名老中医用药经验

精华集

刘俊 李琳霈 刘敏 主编

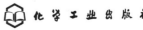

化学工业出版社

·北京·

内容简介

本书以临床实用为原则，精选了近现代中医临床专家的临床用药经验，其中不乏对一些临床疑难病证的独特用药经验，也包括了一些常用中药的非常规用法，对临床工作者临证用药有较大的参考价值。全书内容丰富，实用性强，便于广大中医临床医师、中医院校师生阅读借鉴。

图书在版编目（CIP）数据

名老中医用药经验精华集／刘俊，李琳霈，刘敏主编．—北京：化学工业出版社，2024.11． — ISBN 978-7-122-46152-0

Ⅰ．R285.6

中国国家版本馆 CIP 数据核字第 2024EP2648 号

责任编辑：邱飞婵　　　　　　　　　文字编辑：李　平
责任校对：张茜越　　　　　　　　　装帧设计：关　飞

出版发行：化学工业出版社
　　　　　（北京市东城区青年湖南街 13 号　邮政编码 100011）
印　　装：大厂回族自治县聚鑫印刷有限责任公司
850mm×1168mm　1/32　印张 15　字数 392 千字
2025 年 1 月北京第 1 版第 1 次印刷

购书咨询：010-64518888　　　　　售后服务：010-64518899
网　　址：http://www.cip.com.cn
凡购买本书，如有缺损质量问题，本社销售中心负责调换。

定　　价：59.80 元　　　　　　　　版权所有　违者必究

编写人员名单

主编

刘　俊　李琳霈　刘　敏

副主编

刘　雨　管　聘　康玲玉

编者（以姓氏笔画为序）

邓叔华　刘　雨　刘　俊　刘　敏　杜中华

李琳霈　侯公瑾　曹丕钢　康玲玉　管　聘

前言

　　中医如何发展？我认为，中医工作者应该是先有继承，才能有创新，有了创新，才能发挥中医药的优势。那么，我们怎样继承呢？除了对中医古籍经典的研读外，还需要对各个时期的中医大家的临床经验进行认真研究，因为中医是一门实践医学，这些老一辈中医临床大家在自己数十载的临床工作中，得到了一些心得体会，作为后学者，认真学习和运用好这些临床经验，是学习中医的一条捷径。

　　中医的生命力在于临床，医者想要提高临床水平，除了要有扎实的理论基础，更重要的是学习前辈们的临床经验。而当代中医大家是中医药学这个巨大宝库中的一笔宝贵财富，因此，对临床上颇有建树的当代名老中医用药经验的总结显得尤为重要。

　　医不精于药者，则难以成良医，中医自古医药不分家，但随着社会的分工精细化，现在的中医临床医师对中药特别是中药的特殊临床应用了解相对较少。而中医治病讲究理、法、方、药，因此，临床用药如果不精益求精，即使是理论、诊法、治法和方剂的大原则基本上是对的，其效果也往往不理想，甚或无效。

正是在这种社会背景及中医临床需求的情况下，我们以临床实用为原则，收集和整理了近现代名老中医的临床用药心得体会，其中既有理论总结，也有特色用药的介绍，便于读者学习、利用。其引用之处，皆属经验之谈，且多有创新。正是因为有了这些老前辈的辛劳学习、临证，得以总结出实用的心得，才使得中医得到传承。作为青年中医师，应当感谢前辈们的辛勤付出，感谢他们毫无保留地将自己一生的临床经验奉献出来。所以，必须学习和运用好这些宝贵的经验和理论，以帮助提高医疗效果，造福患者。

此书所选内容充分弘扬了近现代名老中医的用药思想、临床经验，便于中医、中西医结合乃至西医临床医生和中医药爱好者阅读、借鉴。

刘　俊

2024 年 5 月

目录

第五章　化湿、利湿药 / 146

第六章　温里药 / 181

第七章　理气药 / 194

第十一章 化痰止咳平喘药 / 305

第十二章 安神药 / 339

第一章

解表药

第一节
辛温解表药

本类药物性味多属辛温，辛以发散，温可祛寒，故以发散肌表风寒邪气为主要作用。

麻 黄

麻黄最早载于《神农本草经》，其性温，味辛、微苦；归肺、膀胱经；其基本功效有发汗解表，宣肺平喘，利水消肿。

【董漱六临床经验】麻黄有发汗解表、平喘利水之功，列辛温解表药之首，有治哮平喘圣药之称。麻黄治哮，重在配伍。合桂枝发汗散寒；合石膏宣肺清热；合桑白皮清肺达邪；合葶苈子宣肺下气；合射干祛邪化痰定喘；合厚朴理气宽胸平喘；合党参益气调脾，宣肺定喘；合熟地黄滋肾纳气，温肺止咳；合附子温肾阳，宣肺气，化痰治喘。既适用于寒哮、热哮，亦可应用于实证、虚证，通过不同配伍又可用于各种类型的哮喘。至于麻黄的用量，轻证用1.5~3g，重证用3~9g，最多可用至15g，应用得法，并无副作用。对实证顽固病例，剂量一定要重，轻则无效。小儿用量一般较成人减少，但若剂量减少过多，则会影响疗效，因婴幼儿服药重在头煎，且有浪费现象（如拒服、呕吐等），加之小儿发病急，变化快，宜速战，剂量过小则疗效不著。对于高血压的哮喘患者，只要配伍得当，一般亦无副作用。

【李成年临床经验】湖北中医药大学李成年善于用大剂量麻黄配合石膏治疗小儿大叶性肺炎。麻黄常用剂量为2~10g，或者说是10g以下。李氏使用麻杏石甘汤治疗小儿大叶性肺炎时，麻黄用到了 30g，而石膏用到了 120g。用石膏凉性有效地牵制了麻黄的温热之性，充分发挥了麻黄宣肺平喘之功效，对小儿大叶性肺炎喘息症状的控制效果十分显著。另外，大剂量使用石膏也充分利用了其凉性降温的作用，配合麻黄的辛散之力，共奏清散内热、宣肺平喘之功。临床用之平喘迅速，降温平稳，屡试屡效。

如治朱某，女，五岁半。其母代诉：1 周前不慎感冒，症见恶寒发热，头昏头痛，鼻塞流涕，偶尔咳嗽。遂口服维 C 银翘片及止咳糖浆，无效。3 天后高热，体温高达 39.0～39.8℃。当地卫生院以抗生素治疗收效不显，转黄梅县中医院治疗。入院时症见形寒、壮热、精神萎靡、微喘。查体：体温 39.6℃，双下肺有明显的湿啰音，其他未见异常。舌红苔薄黄，脉浮数。证属风寒束表，内郁积热，热郁于肺，肺不得宣，肺气上逆。治以宣肺泄热，方用麻杏石甘汤投之，处方：麻黄 30g，苦杏仁 9g，石膏 120g，甘草 9g。3 剂，取水 1500mL，煎取汁 1000mL，趁温热少量频服。1 剂后小儿体温降至 38.4℃，中间没有体温的反弹。第 2 天再服第 2 剂，服药后体温降至 37.8℃。3 剂后小儿体温恢复如常，诸症皆消，观察 1 天出院。后追访无体温反弹现象发生。

此后工作中，李氏也曾多次使用此方治疗风寒束表、内郁积热型的高热（相当于大叶性肺炎之类的高热），均获痊愈。

【郑惠伯临床经验】麻黄的三大功用为发汗、平喘、利水，在临床上疗效是可靠的。据郑老的临床经验，麻黄的功用远远不止上述三种，其用途甚广。麻黄除用于治风寒表证、外感喘咳、风水浮肿等证之外。对重症肌无力、颜面神经麻痹、多发性神经根炎后遗症、遗尿及子宫脱垂等病也都有很好的疗效。郑老并非单用麻黄治之，而是在辨证立法的基础上，于方中加入麻黄，即见奇效。

重症肌无力属于中医痿证范畴，1959 年曾治 1 例。患者系女教师，30余岁。其咀嚼肌、吞咽肌、眼肌都麻痹，每日饭前必须注射新斯的明，才能咀嚼吞咽。曾用温补脾肾之类中药，如黄芪、附片、党参、白术、仙茅、淫羊藿、当归、川芎及人参再造丸，疗效不明显。后于方中加入麻黄，剂量由6g增至15g，患者病情大有好转，最后不用新斯的明，亦能自己进食。

颜面神经麻痹，中医谓风中经络，多以牵正散为主，辅以针灸治疗，有一定疗效，但收效缓慢。曾治何某，已用牵正散加味及针灸治疗1周无效。便在原方白附子、全蝎、僵蚕、蝉蜕、防风、荆芥、当归、川芎、桂枝、白芍、白芷中加入麻黄、葛根，服3剂患者颜面即牵正。此后，凡遇此病，开始就加入麻黄，疗效明显提高。

治疗多发性神经根炎后遗症，将麻黄加入补阳还五汤中，有较好的疗效。

遗尿是小儿常见病，多为肾气不足、膀胱虚寒。常用方如缩泉丸、桑螵蛸散，有一定的效果，但很难迅速起效。如加入麻黄，收效即快。

用麻黄治子宫脱垂的来历，乃黄天星医师用加味乌头汤治风湿痹，于无意中治愈老年妇女多年不愈的子宫脱垂（三度脱垂），后被推广，曾治愈近百例二度、三度子宫脱垂。其方中有麻黄24g，曾将麻黄减量，则起效较慢；若去麻黄，则基本无效。其方如下：黄芪24g，麻黄24g，川乌、草乌各15g，川芎12g，白芍12g，黄芩12g，生地黄15g，甘草6g，蜂蜜60g。

【陈瑞春临床经验】麻黄的功用止咳、平喘、利水。然而临床用麻黄治咳嗽药量宜轻不宜重。因为肺为华盖，轻清在上，所以用麻黄治咳，旨在宣肺，用量宜轻。吴鞠通说的"治上焦如羽，非轻不举"，即是指肺药要轻用。再者，麻黄用量过大，有耗伤肺气之虞，每剂3～5g用得恰到好处即可。

陈瑞春喜欢用麻黄治咳嗽，尤其是冬春两季咳嗽，麻黄是必用药。夏秋也不忌用麻黄，但用量都很轻。如果嫌其量轻不能祛病，可以用前胡、桔梗、紫苏叶、紫菀、款冬花、僵蚕之类药，辅佐麻黄宣肺，既达到宣肺止咳的目的，又无耗气或留邪之弊。陈老还认为，如在小青龙汤中用麻黄，其量可用至 10g，因有五味子的收敛，麻黄量大无碍。麻黄炙用，药力更缓和而有效，量稍大亦无妨。如果是在越婢汤中用麻黄也不限于 3～5g，可以用至 10g。甚至更多亦是常事。

【王国三临床经验】麻黄辛温，入肺经和膀胱经，有发汗解表、宣肺平喘、利水消肿之功效。一般方书均列在解表药之首。其实麻黄的作用非常广泛，除治疗外感风寒表证外，《神农本草经》言其破坚积聚，《日华子本草》谓其通九窍、调血脉，《现代实用中药》认为其对关节疼痛有效。王老行医 60 年，对麻黄这味药的临床应用有深刻而独到的认识。从王老应用麻黄这味中药来看，可以看出王老用药之妙，经验之丰富。

1. 痹证

《素问·痹论》云"风寒湿三气杂至，合而为痹也"，而痹证成因与人体之阴阳气虚有关。《素问·评热病论》云："阴虚者，阳必凑之。"相反，阳虚者阴必凑之。在外感六淫邪气中，寒邪、湿邪为阴邪，麻黄能通达太阳经气，故能散风寒之邪气，王老认为一般用量应大，可用 10～20g。

患者王某，女，46 岁，主因感受寒湿而致腰痛及双下肢疼痛，难以行走，转腰不能，舌质淡红，苔白，脉沉。前医给予口服温阳通络方 7 剂无效。王老考虑此证为寒湿痹阻，经络不通。方予麻黄 15g，熟附子 10g，白芍 12g，党参 20g，炙甘草 8g，川牛膝 10g。水煎服，5 剂。服完 3 剂，病告痊愈。

2. 遗尿

麻黄通利九窍，宣利肺小便，如配伍益智丸、桑螵蛸等，可治遗尿，比单纯应用缩泉丸，疗效更佳。

患者张某，男，12岁，每晚尿床1～2次，深睡不醒，有时强行唤起让其排尿，却自言不尿，入睡后不久便尿床，曾先后多次口服桑螵蛸散和进行针灸治疗未取效。王老看过患者，处方如下：麻黄6g，益智仁10g，乌药8g，山药6g，桂枝8g，白芍8g，龙骨、牡蛎各15g。连服10剂而愈。

王老认为：不论老年小便不禁还是小儿遗尿，虚证居多，大多是肾气不充，皆以补肾固摄为主。加用麻黄入肺经与膀胱经，其性温，能通阳化气、升提阳气，而助气化，有固摄膀胱的作用。麻黄能宣肺通气、通调水道，膀胱气化得以恢复，开阖有度，遗尿自止。正如张景岳所云："小水虽利于肾，而肾上连于肺，若肺气无权，则肾水终不能摄，故治水者必先治气，治肾者必先治肺。"

3. 泄泻

王老认为本病是阳气下陷，水液不能固摄所致，即《素问·阴阳应象大论》云"清气在下，则生飧泄"。《本草正义》谓麻黄，"轻清上浮，专疏肺郁，宣泄气机"，对病久而阳虚不升者，甚为切当。

患者李某，女，26岁，每日于清晨4时至6时腹痛，泄泻，时已5年余。饮食正常，无畏寒肢冷症状，多次应用温补脾肾、收涩止泻等药无效。查舌质淡红、苔薄白，脉缓。王老给予处方：麻黄8g，党参8g，白术10g，茯苓15g，薏苡仁5g，防风10g，炙甘草8g，水煎分服。1剂后泄泻反剧，但腹痛减轻。此麻黄疏通气机后阳升阴降所致，正是《伤寒论》所云"虽暴烦下利日数十余行，必自止，以脾家实，腐秽当去故也"。7剂后，患者痊愈。

【王玉英临床经验】麻黄广泛用于各种证型的咳喘病，"凡喘证，麻黄均可选用"。王老自拟麻黄葶苈汤治寒热错杂之喘证，并根据病证寒热之所偏来调整麻黄与葶苈子的用量。他通过多年实践，发现虚喘在辨证论治的前提下，加入一味炙麻黄，确有立竿见影的近期疗效，并经临床验证，虚喘用麻黄，既无不良反应，又常因喘势能及时缓解而病情逐步转机。

王老善用麻黄治疗顽固性咳嗽。王老认为，顽固性咳嗽的治疗，宣肺祛邪外出为第一要务。王老善用生麻黄祛邪外达，宣发肺气，常说："肺气不宣则不能降，致肺气上逆，遂咳嗽不愈。"又说："病根不除，咳嗽焉有愈期。而久陷之邪，又非一般发汗透表能祛，而麻黄确可建奇功，无论寒热，均可恰当配伍使用。"麻黄性温味辛，辛能开其闭，温可散其邪，最能拔除深陷之邪，为宣发肺气之要药。故王老对于外感后久咳不愈，无论有无表证，均首选麻黄为用。

【于己百临床经验】著名中医临床家于己百治疗小儿遗尿，考虑患儿常有睡后不易叫醒而尿床的实际情况，同时受到麻黄汤兴阳不眠不良反应、别称"还魂汤"的启发。所以治疗小儿遗尿时，在辨证处方的前提下，常加入麻黄汤之主药麻黄 10g，桂枝 10g，以充心阳、健元神，往往取得非常显著的临床效果。

桂 枝

桂枝最早载于《名医别录》。其性温，味辛、甘；归肺、心、膀胱经；通行十二经。其基本功效有发汗解表，温通经脉，助阳化气，平冲降气。

【石景亮临床经验】名老中医石景亮认为，桂枝用量一般为 5～10g，特殊情况，如病态窦房结综合征，可用至 15～30g，多从 10g 开始，逐步递增，服至口干舌燥时，递减用量。病态窦房结综合征引起之心动过缓证属心阳不振、心脉痹闭者，治以石老自拟方益心温阳汤：桂枝 20g，太子参 20g，麦冬 10g，玉竹 15g，丹参 30g，川芎 15g，生黄芪 30g，甘松 6g，苦参 10g，细辛 5g，炙甘草 10g。

【邹良材临床经验】著名中医肝病专家邹良材善用桂枝治疗肝

硬化腹水。邹老认为，对于阴虚型肝硬化腹水，临床治疗原则为以阳行阴而利小便。按阴阳互根的机制，阴虚患者可在养阴、淡渗的基础上，略佐通阳药物，借助膀胱的气化作用达到"以阳行阴"的目的。主要药物为桂枝，用量在 3g 以内，加入煎剂中。正如曹炳章云："凡润肝养血之药，一得桂枝，化阴滞而阳和。"

【言庚孚临床经验】湖南名老中医言庚孚最善用桂枝治疗妊娠恶阻。妊娠恶阻首见于张仲景《金匮要略·妇人妊娠病脉证并治第二十》："妇人得平脉，阴脉小弱，其人渴，不能食，无寒热，名妊娠，桂枝汤主之。"言老治疗本病，善取桂枝，每于方中，习加桂枝，一般医家，用之甚少。言老认为无论虚实之阻，桂枝均能及。实则量宜重（常用 10g），虚则治宜缓。热宜轻取（常用 6g），寒宜重剂。此为入药之要乎。

荆芥（荆芥穗）

荆芥最早载于《神农本草经》，其性微温，味辛；归肺、肝经；主要生用和炒炭用。其基本功效有祛风解表，透疹，消疮；炒炭止血。

【董德懋临床经验】董老友人刘金福之妻，住某医院剖宫产后 3 日开始发热，热势持续不退，继之右下腹部出现界限不明之包块如烧饼大，腹胀痛，灼热而拒按，恶露少而色淡，选投多种抗生素不效，曾邀请某医院专家会诊，诊为：炎性包块？阑尾炎？异物遗留？建议消炎抗感染，必要时进行手术探查。后邀董老会诊，脉见浮数，舌绛苔黄。统观诸证，错综复杂，表病尚未解，毒热复阻结，内袭营分。正虚邪实，为表里同病之候。治以疏风清热，佐以凉血化瘀，俾表邪外泄而瘀热内解。方药用：黑芥穗 6g，连翘 10g，金银花 10g，蒲公英 10g，赤芍 5g，嫩桑枝 10g，野菊花 10g，桑叶 10g，白茅根 10g，芦根 12g，紫花地丁 10g。投药 4 剂，其中以桑、菊、银、翘等辛凉解表，芦根、蒲公英、紫花地丁清热解毒；白茅根、赤芍清血热而行瘀定痛；桑枝清热通络；方中用黑芥穗一味，以其为入血分之风药，善于祛风理血，又有破瘀下结之功。因本病外感风邪，恶露不畅，瘀血停滞，产后血虚，亦有风自内生，谨防内外相引，临证必须统筹兼顾，荆芥散血中之风最为适用。服药4剂热退而表邪得解，包块缩小，滞行而积聚渐散，药已中的。

服药后病情见轻，仍守前方，去辛凉解表之品，仍以黑荆芥祛风理血，金银花、连翘、蒲公英清热解毒，加入当归、赤芍、丹参、牡丹皮以养血活血，祛瘀生新，用香附调理气机善后，服5剂后包块消失，诸症悉愈而出院。黑芥穗疏风解表众所周知，然黑芥穗破结下瘀乃经验之谈。《本草纲目》云"假苏即荆芥"。荆芥生用可祛风解表，风热风寒均可用，如治风寒表证之荆防败毒散，治风热表证之银翘散，在表证兼湿、兼瘀时，荆芥则可除湿祛瘀。除湿生用，祛瘀则可炒用，后者乃"黑以入血"之例。在产后恶露不尽，外感风热之邪，内有瘀血时，所谓"邪在血分而表实之证"出现高热、腹痛之急性病候时，用银翘散加牡丹皮、赤芍、丹参等，重用黑芥穗解热兼清血分，毋虑"产后宜温"的说法，临证每多效验。

防　风

防风最早载于《神农本草经》，其性微温，味辛、甘；归膀胱、肝、脾经；其基本功效有祛风解表，胜湿，止痛，止痉。

【黄融琪临床经验】福建名医黄融琪在其经验方"益气防风汤"中重用防风20～30g治疗胃下垂，每获良效。其基础方为：炒防风、黄芪各20～30g，人参、白术、炒当归各10g，升麻、柴胡各4.5g。

如治患者孙某某，女，32岁，2001年9月13日初诊。患者胃下垂病史 3 年，消瘦乏力、体重肢困、食纳减少、胸脘胀闷不适，进食后即产生腹下坠的感觉，平时做弯腰动作时感觉疼痛，久医乏效。就诊前，行 X 线检查提示：胃小弯角切迹低于髂嵴连线水平以下 13cm。拟诊为重度胃下垂。诊得舌质暗淡少苔，舌底脉络色暗，略有迂曲。辨证为气虚血瘀，中气下陷。治宜益气升阳佐以活血行瘀。处方：炒防风 30g，黄芪 30g，人参 10g，白术 10g，炒当归 10g，莪术 6g，桃仁 6g，升麻 4.5g，柴胡 4.5g。6 剂，水煎服。二诊：服药后纳增，胸脘胀闷不适减轻。续前方再服 7 剂。三诊：诸症明显好转，弯腰自如，不疼痛。此后，以前方加减治疗共 20天，复查 X 线提示：胃小弯角切迹低于髂嵴连线 2cm，为轻度胃下垂。宗原旨巩固治疗 20 天，嘱患者加强腹肌锻炼。疗程结束后，复查 X 线示胃位置已回归正常，患者饮食正常，精神、体力明显好转。

防风不仅能加强机体免疫功能，增强体力，同时尚有加强并协调胃肠道蠕动的作用。黄老的临证经验表明，重用防风治疗胃下垂，对改善胃动力效果显著，如按常规量使用，则难以获效。

【刘强临床经验】天津名医刘强临床重用防风治疗耳鸣，每用多获佳效。刘氏认为耳鸣之作，多责之于肝肾，因肝经循行于耳，肾开窍于耳。故治耳病多清肝泻火，或滋阴补肾。耳鸣虽为肝肾之病，但因脾虚而浊阴上逆蒙蔽清窍而致者亦属多见。刘氏认为其治用防风乃为理想之品，因防风味甘，入足厥阴肝经，燥己土而泄湿，达乙木而息风。故防风实为治疗浊阴上逆蒙蔽清窍所致耳病之妙品。刘氏临证多重用防风（30～40g）治耳鸣，其效甚捷。

如治一刘姓男子，年 30 余岁。患耳鸣 3 月余，无有休止，经西医检查，诊断为神经性耳鸣，服西药倍他司汀、谷维素，并注射 B 族维生素及 ATP 未能缓解。后延中医诊治。初以龙胆泻肝汤不效，继用杞菊地黄汤治疗月余罔效。刘氏应邀为其诊治。患者除诉其耳鸣隆隆不休以外，尚有头部昏沉且重如裹，时眩晕泛恶，胸胁满闷，食少，便溏，舌质胖淡苔白，脉沉弦滑。证属浊阴上逆蒙蔽清窍，刘氏初以苓桂术甘汤 2 剂，其眩晕、泛恶略除，但耳鸣不减，后刘氏在前方基础上加防风 30g，患者服药 1 剂耳鸣减轻，2 剂后耳鸣及诸症皆除。

紫 苏

紫苏最早载于《名医别录》。其性温，味辛；归肺、脾经；其基本功效有解表散寒，行气和胃。

【徐青临床经验】 紫苏为临床常用中药，有叶、茎（梗）之分。紫苏叶长于解表散寒，消痰止咳；紫苏梗长于行气宽中，解郁安胎；紫苏茎叶则二者兼而有之。此外，紫苏尚有和血止血之作用，只是近代常易忽视。其实，古代早已有紫苏止血的先例，《本草纲目》中又称之为"苏"。李时珍说"苏性舒畅，行气和血，故谓之苏。曰紫苏者，以别白苏也""其味辛，入气分；其色紫，入血分"。李时珍在说明紫苏茎叶的功用及主治时称其能"……和血温中止痛"，并在其后列举附方应用时记载"治诸失血病，紫苏不限多少，入大锅内，水煎令干，去滓熬膏，以炒熟赤豆为末，和丸梧子大。每酒下三五十丸，常服之"。又有"金疮出血不止以嫩紫苏叶、桑叶同捣，贴之……伤损血出不止，以陈紫苏叶蘸所出血接烂傅之，血不作脓，且愈后无瘢，甚妙也"（《永类钤方》）的论述。可见古人早已认识到紫苏茎叶内服或外敷均有止血之功。

紫苏茎（梗）叶，味辛而甘，辛则疏肝以利藏血，甘则益脾以助统血，行气和血，肝脾两调，使血有所归，故能治崩漏下血等出血病证。受此启悟，徐青曾以紫苏等参合二至丸组成苏桑二至饮，内服治疗月经量多或崩漏等出血病证，疗效颇佳。苏桑二至饮基本方为：紫苏叶（或紫苏梗）6～10g，冬桑叶 20～30g，女贞子 15～20g，墨旱莲 20～30g，白薇 10～15g。随症加减，取得很好的疗效。由此可见，紫苏确能用于治疗漏下出血之病证，其和血止血治漏之功，值得重视并发掘。

【陈笑夫临床经验】紫苏叶，除了常用于治疗感冒风寒，作为发散药之外，还偏重于用来治疗某些腹泻（相当于过敏性结肠炎）。这种腹泻，在急性发病后，往往余毒未清，常因饮食不节，反复发作。迁延日久，遂酿成慢性。该药的适用范围：主要是患者有可追忆的食物过敏史，并曾有类似急性胃肠炎的发病过程。这些引起发病的食物，主要是海产品中的虾、蟹、蛤类及某些鱼。急性发病时，肠鸣、腹痛、腹泻、呕吐，并有恶寒发热等。治疗宜重用紫苏叶茎 30g，配陈皮 10g，加焦山楂 10g、焦麦芽 10g、焦神曲 10g、炒苍术 10g、干姜 5g。本方以紫苏叶茎为主药，配合陈皮，一两剂即可显效，但治疗必须彻底，方可免于导致慢性。

慢性阶段，腹泻时发时止，一日数次，夹有黏液，肠鸣，腹痛绵绵，食欲减退。治疗用药，仍以紫苏叶茎 30g 为主药，配陈皮 10g，并可因证选用温中、补阳、理气等药。获效后，仍要耐心服药，以固疗效。用紫苏叶茎 30g，陈皮 10g，青木香 3g，桔梗 9g，山药 20g，莲子 15g，炒白芍 15g，干姜 3g，甘草 9g。服至症状全部消失。

无论急、慢性腹泻，紫苏叶必须与茎同用，并须配陈皮。获效后，必须忌口，由哪一种食物引起发病的，就忌哪一种食物。

细　辛

细辛最早载于《神农本草经》，其性温，味辛；归心、肺、肾经；其基本功效有发散风寒，祛风止痛，通窍，温肺化饮。

【张鸣鹤临床经验】《本草纲目》曰细辛"主治……头痛脑动，百节拘挛，风湿痹痛，死肌……"，又曰"辛温能散，故诸风寒风湿头痹……宜用之"。刘河间曰："细辛气温，味大辛，气厚于味……

入足厥阴、少阴血分……温少阴之经，散水气以去内寒。"可见，历代医家均推崇将细辛用于治疗痹证。中医认为，不论是行痹、着痹、痛痹，痹证均因正气不足，风、寒、湿邪反复侵袭肌表，"独居分肉之间"，留滞经络，又"各以其时重感于风寒湿之气也"而发病。《景岳全书》风痹条曰："然痹本阴邪，故惟寒者多而热者少，此则不可不察。"因此，痹痛之发生，必先有阴寒之内盛，又后有外寒之诱发。若在辨证用药的基础上加细辛，可使内寒去，外寒散，则经不闭，络自通，血则畅，痹痛自愈。

张鸣鹤老中医治疗痹证善用细辛。张老认为，细辛为祛寒胜湿之良药，且有较好的止痛作用，适用于风寒痹证，但与寒凉药配伍亦可用于寒热错杂的痹证。细辛用量要大，不能拘泥于"细辛不过钱"的陈规，古人所定这一戒律只是指服用粉剂不能过一钱之量，并非指服用汤剂。张老认为，如欲发挥细辛的有效作用，细辛必须过钱，他常用的剂量少则 6g，多则达 20g，从未发现任何不良反应，只要认证确切，就应大胆使用。

【邵长荣临床经验】老中医邵长荣认为细辛有祛风散寒、温经平喘、祛痰通窍的作用，是治疗肺部疾病的要药。祛风平喘常配川芎、荆芥、防风、羌活、独活；温肺平喘常配干姜、五味子、桂枝、炙麻黄、黄荆子、赤芍、白芍、柴胡、前胡；祛痰通窍则配苍耳子、辛夷花、川芎、石菖蒲、黄芩、鱼腥草等。细辛古有"用量不过钱"的说法，邵老认为这种说法是针对细辛末吞服，用水煎不妨适当加量，治疗哮喘使用该药的剂量为 4.5～6g，并未见不良反应。

【张任城临床经验】张任城认为细辛治疗牙痛，表证、里证均可应用。而肾主骨，上齿龈多责之于足阳明胃经，下齿龈多责之手阳明大肠经，张老常取细辛 5～6g，辛温入肾，具有止痛之功。属胃火牙痛者，合清胃散、玉女煎加减，清胃泻火止痛；属虚火牙痛者，合六味地黄丸加减，滋阴补肾，泻虚火止痛。

【柏正平临床经验】细辛是临床常用中药，且如上所述有诸多功效，但是其毒性剂量一直是限制临床使用和疗效的关键所在。下面就有关细辛毒性及剂量问题略谈管见。

细辛首载于《神农本草经》，书中没有注明细辛的用药剂量。而最早论述细辛剂量的本草著作是宋·陈承的《本草别说》，书中记载"细辛若单用末，不可过半钱匕，多即气闷塞不通者死"。所谓"半钱匕"相当于今之 1g。明·李时珍在传承的基础上不断发扬光大，《本草纲目》中记载，细辛"若单用末，不可过一钱，多则气闷塞不通者死"。李时珍将《本草别说》"半钱匕"提升到一钱，"一钱"相当于今之 3g。

其间，尽管历代不少医药学家对陈、李之说提出了质疑，甚至持反对意见，但"细辛不过钱"仍然得到了普遍的认同而被传承下来。诚如近代著名医家张锡纯在《医学衷中参西录·例言》中所说："细辛有服不过钱之说，后世医者，恒多非之，不知其说原不可废。"其主要的原因是细辛为"味辛兼能麻口之药……盖能麻口者，即能麻肺，肺麻则其呼吸即停矣"。提示细辛有呼吸毒性作用。

往昔"细辛不过钱"之说，特别是《中华人民共和国药典》和《中药学》教材，均将细辛剂量规定在 1～3g，使细辛临床应用受到较大限制。尽管近年来重剂细辛的临床应用取得捷效及除沉疴的报道屡见不鲜，但在临床仍存在着需要解决和亟待明确的问题。

其实，"细辛不过钱"之说是一种误传，从以上论述不难看出，无论是《本草别说》还是《本草纲目》，都是针对"单用末"的散剂而言。然而，在长期师徒口耳相传及传抄过程中，竟将"单用末"这个重要前提无端删去，以致后来的学者对之都未加重视。实际上剂型与剂量的关系问题是中医学历来都很重视的内容。陈承、李时珍所定的量并不包括汤剂。因此，在复方汤剂中，"一钱"并非不可逾越。"细辛不过钱"之说，应亟待予以更正。

即使从古方来看，细辛的用量也远远超过"一钱"。先于陈承的汉代中医医圣张仲景，在《伤寒论》《金匮要略》中，细辛用量一般为 2～3 两。如麻黄附子细辛汤中用细辛 2 两，小青龙汤中用细辛 3 两。根据目前古今度量换算制的研究结果，可有 3 种折算方法：一是 1 两折合 15.6g；一是 1 两折合为 13.92g；一是 1 两折合为 3g。然而，无论怎样折算，古方细辛之用量均超过"一钱"之限。尤其是前两种折算量，实可谓超大剂量。晚于陈承的清代陈士铎，在《石室秘录·完治法》中，分别用细辛 5 钱和 1 两，治疗头痛。综上述可见古圣今贤之共识。

近年来在临床治疗中，细辛入汤剂时，20g 以上屡见不鲜，有重用 30～40g 者，更有超大剂量达 90g，河北刘沛然老中医则以善用、单剂量使用细辛而闻名，并且多后下使用，非但未发生不良反应，反而取得良效。

关于细辛的有效安全量问题，从收集到的资料来看，入汤剂时，10g 左右为一个比较安全的有效量，对于一些特殊疾病如寒痹疼痛等可酌情加大剂量。大剂量细辛临床应用，可以说古有根、今有据。

纵观细辛的用药经验，归纳为四点。①寒证选用。绝大多数情况下，用于寒证，若有热证用细辛时，须与寒凉药同用，而且药量要轻。②汤剂煎服，一般应煎煮 15～30 分钟，亦有主张久煎达 40 分钟者。③注意配伍使用，以辨证为依据，宜伍以酸寒或咸寒之品。有报告称以伍用白芍、甘草为宜，白芍滋阴以和细辛之辛烈，甘草"调和诸药而解百毒"。④小量渐增，此法符合有毒药物疗病的传统服药方法。

白　芷

白芷最早载于《神农本草经》。其性温，味辛；归肺、胃、大肠经；其基本功效有解表散寒，祛风止痛，宣通鼻窍，燥湿止带，消肿排脓。

【李兰舫临床经验】 名老中医李兰舫善用白芷治疗胃脘痛。李老认为，白芷辛温芳香，归足阳明胃经，味辛能散，可行郁结之气，气味芳香，能化湿浊之邪，性温气厚，有温中散寒止痛之功。用于湿浊中阻或寒凝气滞之胃痛，与砂仁、木香、干姜、豆蔻等辛甘通阳之药相伍，功效颇著。对胃阴不足之证，用小剂量白芷与北沙参、麦冬、白芍、石斛、谷芽、麦芽、乌梅等酸甘化阴之药相伍，既能动静相宜，阴阳相济，畅气机以助阴津化生，又可避免滋润滞中之弊。一般用蜜水炙用，以制其升发之性。小量可用 5g，可行气健胃、芳香醒脾、增进食欲，多则可用 10～15g，能温中散寒化浊、理气止痛。

【章次公临床经验】 白芷香燥，燥以胜湿，故擅长治寒湿带下，症见带下色白或淡黄，质黏稠，无臭气，绵绵不断，面色㿠白，四肢不温，纳少便溏，舌淡苔白，脉缓。《杨氏家藏方》补宫丸为温肾健脾化湿、收涩止带之剂，方中即有白芷。白芷可与海螵蛸配伍，白芷得海螵蛸不走表而入里，海螵蛸得白芷温散寒湿之力强，两药共奏除湿祛邪、固涩止带之功。有热象者，加黄芩既可清内热，又可制白芷温燥之性。

名医章次公治疗子宫内膜炎所致的月经异常、带下腥臭，常用白芷，随症加减，亦取其排脓除湿止带之功。《雷公炮制药性解》云白芷"主排脓托疮，生肌长肉，通经利窍，止漏除崩"，《神农本草经》云白芷"主女人漏下赤白"。其对于炎症所致月经异常效佳，例如急慢性子宫内膜炎表现为经期延长、不规则阴道流血、带下量多腥臭，即所谓"漏下赤白"，病理改变为内膜充血、水肿、炎性渗出物，或有肉芽组织及纤维质变，即内膜"痈疮"，用白芷正宜。现代药理研究表明，白芷对多种细菌具有抑制作用。

【陈玉峰临床经验】 李杲谓白芷"其气芳香，能通九窍"，《蒲辅周医疗经验》云"白芷祛风为主，并能下乳"，其气味芳香，性升浮，气温力厚，功善通窍达表，故能通乳窍。产后缺乳者，可重用白芷 20～30g，煎汤代茶饮或配当归、穿山甲、漏芦、通草、王不留行，并随症加减。《清太医院配方》下乳涌泉散乃疏肝解郁、通络下乳之剂，方中即有白芷。因白芷入胃经，为阳明经要药，既兼顾脾胃后天之本，气血生化之源，又可通畅阳明经经气，通经下乳，故不论虚实皆可用之。

中医名家陈玉峰认为，乳汁不足多因气血不足或肝气郁滞而致，且气血的生化与足阳明胃经有密切关系。而白芷入阳明经，能通阳明经络，并能引药入乳房，是治疗缺乳的有效药物。临证常用白芷与当归、川芎、穿山甲珠、漏芦、冬虫夏草、黄芪、路路通、通草相配伍治疗缺乳证。如属肝郁者可在上方加柴胡、青皮。

【祝友韩临床经验】 祝友韩收集的民间验方中有"香芷起痿散"一方，由白芷 120g、当归 90g、蜈蚣 30 条组成，共为细末，分 30 包，每次 1 包，每日 2 次，早晚温开水送服。祝老在行医几十年间，为验证此方效果，每遇阳痿患者辄，投以香芷起痿散，临床治疗 79 例，年龄在 23～60 岁之间，病程最短 3 个月，最长 2 年零 7 个月，服药最少 1 剂，最多 3 剂，有 81％以上患者症状消失，性生活恢复正常。但对白芷是否有兴阳作用，仍需加以验证。于是遇到阳痿患者，经辨证治疗不愈，常加白芷，每达满意效果。

《黄帝内经》云"阳明者，五脏六腑之海，主润宗筋"，又云"阳明虚则宗筋纵"。故有"治痿独取阳明"之说。白芷辛温，归肺、胃经。《主治秘要》云"味辛性温，气味俱轻，阳也，阳明经引经之药"，又云"阳明本药"。《日华子本草》谓："补胎漏滑落，破宿血，补新血……长肌肉。"据现代药理研究，白芷主要成分是白芷毒素、白芷酸、挥发油，可兴奋中枢神经，使呼吸增强，血压升高，大量可致惊厥。可见白芷不仅善治头痛、痈肿疮疡肿毒，而且具有补益健脾燥湿之功。其治疗阳痿，一是引诸药直达阳明，增加效用，二是兴奋中枢神经，激发活力，使机关利，宗筋张，阳事兴。

苍耳子

苍耳子最早载于《神农本草经》，其性温，味辛、苦；归肺经；其基本功效有发散风寒，通鼻窍，祛风湿。

【凌云鹏临床经验】苍耳为常见中草药，其应用范围颇广，民间常以茎叶烧汤洗浴治全身瘙痒及风疹。凌老曾遇一妇女，因天花粉引产，出现全身过敏性皮疹，常服马来酸氯苯那敏（扑尔敏），历时一个月不愈，即以本品加野丝瓜藤予之，煎汤洗浴两次而愈，说明治疗药疹，亦有很好效果。苍耳子能治头痛，其曾治一偏头痛患者，月必数发，深以为苦，乃用苍耳子9g，枸骨叶18g煎服，半小时后即止，连服三剂，历半年后始再发，仍以原方煎服即效，以后即以此二味治疗头痛大多显效。盖苍耳子为宣通散风之品，能上达颠顶，疏通脑户之风寒，枸骨叶为滋阴养血之品，两者相合，寓有潜阳息风之效，可得祛邪固正之功，故不论病之久暂，多能获得缓解。苍耳根能治高血压头眩头痛，取其祛风而能通调脉络，仅适用于肝热上亢之证，加育阴潜阳之品同服。苍耳根还能治肢体麻木，在于宣解外感之风寒湿邪，疏通络隧以除痹阻。

【周仲瑛临床经验】苍耳子具有祛风、清热、解毒等作用，早在《神农本草经》中即有记载，谓其"主风头寒痛，风湿周痹，四肢拘挛痛，恶肉死肌"。周师在综合古代文献记载和现代医学研究的基础上，通过大量临床验证，认为苍耳的茎叶（苍耳草）与其果实作用相似，且毒性较小，药性和缓，无升散过度、伤气耗血之虑，大剂量（15～20g）运用亦较安全；并对其主治、功用进一步发挥，用于治疗类风湿关节炎、风湿性心脏病、心力衰竭、荨麻疹、过敏性哮喘等疾病，或径直选用，或在辨证的基础上加入本品，往往收效显著。

辛　夷

辛夷最早载于《神农本草经》。其性温，味辛；归肺、胃经；其基本功效有散风寒，通鼻窍。

【江尔逊临床经验】辛夷辛温发散，芳香通窍，其性上达，外能祛除风寒邪气，内能升达肺胃清气，善通鼻窍，为治鼻渊头痛、鼻塞流涕之要药。偏风寒者，常与白芷、细辛、苍耳子等散风寒、通鼻窍药同用，如《济生方》苍耳子散；偏风热者，多与薄荷、连翘、黄芩等疏风热、清肺热药同用；若肺胃郁热发为鼻疮者，可与黄连、连翘、野菊花等清热泻火解毒药配伍。因此，凡鼻部疾病都可在对症方中加入辛夷。

四川名老中医江尔逊认为，鼻窒的基本病机不外乎两条：一是本虚，即脾肺肾虚、清阳不升；二是标实，即浊邪凝滞鼻窍。运用内治法治疗本病，无论选用何方，均需以开窍通塞药为向导，方能直达病所而奏效。所以开窍通塞药的恰当运用，实为一大关键。

实践证明，通鼻塞的药物中，辛夷最负盛名。但如入煎剂，其有效成分破坏较多，入丸剂，其有效成分又不易发挥作用。唯在散剂中有效成分保存最多，且易发挥药效。

江老过去曾试验：取辛夷1000g，微火烘脆，轧为细末。先后分予10位慢性鼻炎患者，嘱其每次用温开水吞服6g，日3次，并停用其他药物（包括滴鼻药）。后随访，10人均在3日内见效。最快者仅服1次，鼻腔即感通畅，但不久均反复。可知开窍通塞之药，难以治其病本。若再配合治本之方，则标本兼治也。

江老治疗慢性鼻炎，首诊时喜用辛夷散剂，取其速效，增强患者继续服用标本同治方药的信心。如果首诊时就标本同治，服数剂鼻塞依旧，有的患者便不愿坚持长期服药了。

鹅不食草

鹅不食草最早载于《食性本草》。其性温，味辛；归肺经；其基本功效有发散风寒，通鼻窍，止咳，解毒。

【冯先波临床经验】鹅不食草味辛，性温，有祛风利湿、通窍散寒、散瘀消肿的功效，特别对于跌打损伤有很好的消肿止痛效果。临床可用鹅不食草 15g（鲜品 30g），米酒 50mL（不饮酒者可酌减）。先将鹅不食草加水 400mL，煎至约 200mL，兑入米酒 1 次内服，每日 1 次，一般 1~2 次可愈，若连服 3 次无效，改用他法治疗。鹅不食草配合米酒，更能增强行气散瘀之功，故用于治疗急性腰扭伤可收到良好的疗效，本法有简、便、廉之优点，值得临床应用。但鹅不食草属辛散之品，有耗气伤血之弊，故不适宜体质虚弱患者。

生 姜

生姜最早载于《名医别录》。其性微温，味辛；归肺、脾、胃经；其基本功效有解表散寒，温中止呕，化痰止咳，解鱼蟹毒。

【陈瑞春临床经验】尽管在治疗风寒外感中生姜似乎并不被医者所重视，但是在治疗表虚证的桂枝汤中不可缺生姜。陈瑞春认为，桂枝汤中五味药，即桂枝、白芍、生姜、大枣、炙甘草，严格分析，这五味药有两味是血分药，即桂枝和白芍。因而，要说桂枝汤调和营卫，真正起到调和营卫作用的是生姜、大枣。所以说，用桂枝汤调和营卫，姜枣不能缺。

陈老曾经治疗一老教授，因终日畏寒，经常感冒，在某年夏天来诊，自称背部怕冷，既不能洗冷水，也不能睡凉席。据其脉证，拟用桂枝汤原方合玉屏风散，服 5 剂后身腹如热浴，和煦自如，嘱其再服上方。适逢生姜用完，遂煎无生姜的桂枝汤服。未料，吃了没有生姜的桂枝汤后，全身瘙痒难忍，且不得汗出，皮下郁郁不畅，十分不舒服。第二天又来咨询，问是否有何变故？诊脉察舌，仔细询其各部体征，均如常人。嘱其觅生姜置药中再煎服，后患者告之暖如热浴，温煦自如。生姜虽是一味常用药，但竟然如此重要，可见中医的奥秘。

【何任临床经验】国医大师何任用生姜常考虑姜枣并用，《伤寒论》用姜方 40 余则，其中姜枣并用者有 30 余方。《金匮要略》用姜方，除见《伤寒论》者外，犹有 30 余方，而姜枣并用者近 20 方。可见其协同应用之多。何故也？以邪中于表必表气虚，但知去邪，不知崇正，则往往邪去正伤。姜枣协同，据"随剿即抚"之原则是也。以枣而论，守中有走；以姜而论，生者虽散，干则能守。两者同用于内伤杂病，亦相辅相成。故习用仲景之法，亦是探索中之收获。

【叶熙春临床经验】生姜辛散温通，能温中散寒，对寒犯中焦或脾胃虚寒之胃脘冷痛、食少、呕吐者，可收祛寒开胃、止痛止呕之效，宜与高良姜、胡椒等温里药同用。若脾胃气虚者，宜与人参、白术等补脾益气药同用。

著名老中医叶熙春治疗胃痛，对姜的应用十分讲究，用生姜和胃止呕，用干姜温中止痛，用炮姜暖肾止血。有时取其性，以姜汁拌炒竹茹。有时减其味，用性温味淡之淡姜渣理胃气。一般用量为 6～10g。

葱 白

葱白最早载于《神农本草经》。其性温，味辛；归肺、胃经；其基本功效有发散风寒，宣通阳气。

【朱良春临床经验】葱白辛温不燥烈，发汗不峻猛，药力较弱，适用于风寒感冒，恶寒发热之轻证。可以单用，亦可与淡豆豉等其他较温和的解表药同用，如《肘后备急方》葱豉汤。风寒感冒较甚者，可作为麻黄、桂枝、羌活等的辅佐药，以增强发汗解表之功。

国医大师朱良春善巧用葱白散治疗外感风寒。朱老认为，葱白辛温而润，是一味发散表邪、宣通阳气之佳品。早在《神农本草经》中，即谓其"主伤寒寒热"。晋代葛洪《肘后备急方》载有葱豉汤，治伤寒初起，寒热无汗。方中豆豉功擅解表透邪，与宣肺通阳之葱白相伍，对外感初起寒热身痛者，不失为简约速效之良方。朱老用葱白治外感初起，有以下三法。一法，用葱白一握，和米煮粥，粥成，加入食醋，趁热食之，可迅速收发汗解表退热之效。此方又名"神仙粥"。盖借米粥以助胃气，充养津液以益汗源，托邪外出，对老人、虚人之外感发热更为相宜。二法，婴儿感冒，不便服汤药者，用葱白绞汁，兑入母乳或牛奶中，然后放奶瓶中吮吸，服后得汗便热退身安。此用药之巧法也。三法，葱白、生姜各30g，同捣如泥状，临用加食盐少许，布包，对感冒发热患者，涂擦其前胸后背，一日两次，涂后盖被取汗，如适当加热后用，效果更好，此外治法也。

第二节
辛凉解表药

本类药物性味多辛苦而偏寒凉，辛以发散，凉可祛热，故以发散风热为主要作用。

牛蒡子

牛蒡子最早载于《名医别录》。其性寒，味辛、苦；归肺、胃经；其基本功效有疏散风热，宣肺透疹，解毒利咽。

【张锡纯临床经验】牛蒡子辛、苦，性寒，于升浮之中又有清降之性，能外散风热、内解热毒，有清热解毒、消肿利咽之效，故可用治痈肿疮毒、丹毒、痄腮喉痹等热毒病证。因其性偏滑利，兼滑肠通便，故上述病证兼有大便热结不通者尤为适宜。用治风热外袭，火毒内结，痈肿疮毒，兼有便秘者，常与大黄、芒硝、栀子、连翘、薄荷等同用。治疗乳痈肿痛，尚未成脓者，可与金银花、连翘、栀子、瓜蒌等药同用，如《外科正宗》牛蒡子汤。本品配伍玄参、黄芩、黄连、板蓝根等清热泻火解毒药，还可用治瘟毒发颐、痄腮喉痹等热毒之证，如《东垣试效方》普济消毒饮。一般用量为10~12g。

张锡纯擅用牛蒡子消痈排脓，张氏根据《用药法象》记载牛蒡子"散诸肿疮疡之毒"，将牛蒡子用于治疗肺痈，如治肺脏损烂，或治将成肺痈之"清金解毒汤"，即以牛蒡子配乳香、没药散结消痈。盖牛蒡子能疏风清火，又能解毒散结，治肺痈甚为合拍。诚如《药品化义》云："牛蒡子能升能降，力解热毒。味苦能清火，带辛能疏风，主治……诸毒热壅。"临床体会，牛蒡子有一定的抗痨、排脓肿作用，对肺结核、乳痈、痒病等都有一定效果。

【张光复临床经验】牛蒡子除具有疏散风热、解毒透疹、利咽消肿等功效外，尚有降逆平喘之作用。近代名医张锡纯著《医学衷中参西录》的资生汤方后曰"牛蒡子体滑气香，能润肺又能利肺，与山药、玄参并用，大能止嗽定喘"，在参麦汤方后又曰"能降肺气之逆……平其逆气，则喘与嗽不治自愈矣"。特别是在治疗温病的犹龙汤方后曰："喘者，倍牛蒡子。"因此，他不仅在喘息方中用牛蒡子，且在治疗伤寒、温病、阴虚劳热、吐衄、淋浊等证而兼喘咳的方剂中，均加入牛蒡子。中医临床家张光复继承其经验，在临床工作中，不论患者以喘咳为主症还是兼症，也不分表里寒热虚实，每于辨证施治基础上，均加用牛蒡子，而明显地获得了降逆平喘效果。尤以风热犯肺、表寒里热、痰热郁肺、肺肾阴虚等原因而喘咳者，常为必用之品。因本药性味辛苦寒，唯对阳虚水泛之喘证宜慎用或炒用。

【章次公临床经验】牛蒡子辛、苦，性寒，能疏散风热、宣肺透疹、解毒利咽。临床常以之治风热诸症，其效颇佳，如善治风热外感之银翘散中，即有此一味。而言其善能通便，此亦临证所得。曾医一病者，夏月感冒，发热咽痛口干，舌红苔薄黄，脉浮，投银翘散加射干2剂，以牛蒡子善能利咽解毒散肿，增量至15g，逾日患者来告，病已痊矣，且素常便下不通之症，亦豁然而解。细思方中并无通便之品，何有此功，良久始悟此或为牛蒡子功。乃于临床中留心观察，遇便秘患者，或单以牛蒡子治之，或加牛蒡子于辨证处方中，多能应手取效，至此益信其通便之功矣。

凡草木之实，性多善降，能通大便，如苦杏仁、紫苏子、莱菔子、牵牛子、决明子之属，历来医者多有以此等药治便秘者。而于牛蒡子一味，考诸家本草，或谓"脾虚便溏者慎用"，独未明言其通便之功，唯张锡纯于燮理汤中以牛蒡子治痢，并谓"牛蒡能通大便……"。盖牛蒡子味辛能散，入于肺经，有宣透发散之功，其体滑又善能下降，《药品化义》谓其"能升能降"，诚非虚言。以之通便，原有微旨存焉。肺主一身之气，气机之升降出入，皆赖肺之宣肃，且肺与大肠相表里，肠腑之通降，尤赖肺之宣肃。肺失宣肃，易致腑气不通，而腑气不通，亦易致肺气不降，故通便必先治肺。牛蒡子入于肺经，能宣能肃，其功擅通便，正有"提壶揭盖"之妙。而今人少用，不无可惜。临证治便秘，无论新病旧病，咸多用之。实证者多取一味以取功；虚证者伍于他药中，效亦颇佳，并无虚虚实实之弊。且其用量，颇有讲究，以治风热诸症，取其升散之功，宜 6～9g；以治便下不通，取其降下之性，须 15～20g 其功始著。一味之中，用量不同，功各有擅。

【李年魁临床经验】《食疗本草》记载："牛蒡子利腰膝，通利小便。"张锡纯验之于临床，发现有很好疗效。如治花柳毒淋之毒淋汤，以牛蒡子配金银花、鸦胆子、石韦等利湿解毒；治小便频数遗精自浊之澄化汤亦以牛蒡子配车前子等利小便。一方面取其利湿浊之功；另一方面，牛蒡子能利肺气，治小便不利可起到"提壶揭盖"作用。现代研究表明，牛蒡子苷和木脂素类似物具有抗肾病作用，能抑制尿蛋白排泄的增加，并能改善血清生化指标。有人以牛蒡子为主治疗肾性蛋白尿，总有效率达 92%。临床观察到，牛蒡子有温和的利尿作用，以张氏澄化汤（牛蒡子、生山药、生龙骨、生牡蛎、生杭白芍、甘草、车前子）为基础方，重用牛蒡子和山药，治疗蛋白尿，收效颇佳。

贵阳中医学院第一附属医院李年魁即以治疗肾病出名。李老认为，肾病的发生或病情的反复多是由于外感引起，常常伴有咽部红肿、扁桃体肿大等外感风热表现，在辨证方中常加一味牛蒡子，不仅外感症状消除，而且往往蛋白尿、血尿亦随之减少甚至消失。临床一般用量为 10g。

桑 叶

桑叶最早载于《神农本草经》。其性寒，味甘、苦；归肺、肝经；其基本功效有疏散风热，清肺润燥，清肝明目。

【张玉珍临床经验】桑叶苦寒清泄肺热，甘寒凉润肺燥，故可用于肺热或燥热伤肺，咳嗽痰少，色黄而黏稠，或干咳少痰，咽痒等症。轻者可与苦杏仁、沙参、贝母等同用，如《温病条辨》桑杏汤；重者可与生石膏、麦冬、阿胶等同用，如《医门法律》清燥救肺汤。

著名中医张玉珍治外感咳嗽的主要用药宗旨是宣散祛邪，主药是桑叶、薄荷。既然是风寒为患，依理当辛温解表，何以桑叶、薄荷轻清宣透？张老认为今之患儿与古往不同，往往饮食肥甘有余，衣着温厚太过。肥甘有余则易积痰内生，温厚太过则易郁闭生热，故体质多偏于阳盛，所以风寒外袭，虽为阴邪，却易从热化，内闭肺气，引发伏痰，这种病机变化决定小儿咳嗽初发多伴有发热症状或先发热而后咳嗽发作。此时若再行辛温发散，必致稚阴倍伤，阳无根舍，终为阴阳两虚，这恰恰正是临床上经常出现的用其药无其效，或初用有效，继则重感邪气的情况。病情加剧又添盗汗的病机所在。因此张老一般不用辛温，而采用桑叶、薄荷轻清宣透，达邪外出而不伤阴。再配以宣肺止咳祛痰之苦杏仁、桔梗，共理肺气，使之宣降调和，邪去咳止。

【孙朝宗临床经验】桑叶苦寒，兼入肝经，有平降肝阳之效，故可用治肝阳上亢，头痛眩晕，头重脚轻，烦躁易怒者，常与菊花、石决明、白芍等平抑肝阳药同用。

著名中医学家孙朝宗擅用桑叶平肝风。孙老认为，桑叶一药，苦甘而寒，入肝肺二经，功可祛风清热、凉血明目。《重庆堂随笔》："桑叶……息内风而除头痛，止风行肠胃之泄泻，已肝热妄行之崩漏、胎前诸病，由于肝热者尤为要药。"孙师认为："桑叶少用则清肺，多用则平肝泻肝，因桑得箕星之精，箕主风，风气通于肝，故桑叶善平肝风、泄肝热。"临证中每每重用桑叶 30～60g，治疗肝热风旋之目昏脑涨、耳鸣头摇、项强抽搐，以及木火刑金之咳嗽、咳血等症。

【魏龙骧临床经验】 桑叶为止汗良药。《本草撮要》言："桑叶……以之代茶，取经霜者，常服治盗汗。"《删补颐生微论》亦云："桑白皮……叶可止汗，去风。"再如《辨证录》之敛汗汤，以桑叶、五味子、黄芪、麦冬用治大病后，气虚不固，遍体汗出淋漓。《傅青主男科·虚痨门·血虚面色黄瘦》篇亦取桑叶补阴生血之妙，用治血虚之出汗、盗汗、夜卧常醒等症。桑叶，苦寒降火，气味清香，既有疏风之力，又有燥湿胜湿之性，故治疗湿汗、热盛汗出亦为其所长。临证湿热蕴蒸之慢性前列腺炎或阴虚火旺之糖尿病性阳痿患者，可见阴囊潮湿，甚至阴汗淋漓，常辨证加入桑叶止汗，常用量 15g 左右。

北京名老中医魏龙骧对于桑叶止汗有较深的体会。1973 年冬，司机工人陈某，年 35 岁，因久苦汗证，来魏老所在医院中医科就诊，自述，每于夜 12 时左右，即汗出如洗，枕被尽湿，夜夜如此，无日或爽，症已经年，医治罔效。其特点：夜溺时，必如冷风袭人，皮肤栗起，内则若有热流上冲，旋即头眩欲仆，摇摇不能自持。兼见口苦、音嘶、小便短赤等症。脉细微而数，舌质淡红。

从症而论，溺主膀胱足太阳一经，外应皮毛，其脉上行至头络脑，故小便黄，溺时恶风，或见头眩。据《金匮要略·百合狐惑阴阳毒病脉证治第三》，溺时淅然者，但头眩者，皆述及之。病之所苦在夜汗，求愈之迫者在此，他症未介意焉，问之始得。故医者务在止汗，方可偿其所愿。"百合"一证，时人颇多此类神经症。凡患者之见神经症，中医视之又半属营卫失和使然。如《伤寒论》："病人脏无他病，时发热自汗出而不愈者……宜桂枝汤。"病人脏无他病，其非形体实质之病变可知，盖所指亦即神经症也。依证立方，投桂枝汤。是方兼具平冲逆、障风袭、止汗出三症之用。投以"百合滑石代赭汤"，百合滋而润之，滑石清而利之，赭石重而镇之，以其有口苦、音嘶、小便短赤、头眩上逆诸症故也。汤药之外，嘱患者每日吞干桑叶末9g，米汤下之。

上方三进，夜汗顿止，续服五剂，虚热上冲，淅然恶风，头眩欲仆诸症悉蠲。后以益气养阴、清轻调理之味以善其后。

魏老治此证，尚属称意，故津津乐道，偶逢医友，尝谈及之。友人曰："君一矢人彀，诸候皆中，理法井然，原无可厚非，可谓善用'经方'者矣。然尚有疑点存焉，患者夜汗长达一年之久，乃宿恙也，非比时病，今三投剂而汗顿止，桂枝汤有止汗之功，其奏效吾恐未必竟能如此之速。然则，止汗之功，其赖一味桑叶之力，是耶非耶，望君审之！"不逾月，又连遇夜汗者数起。为穷其究竟，不杂他药，独取桑叶一味。不期，信手拈来，皆成妙用，无不应手。

葛 根

葛根最早载于《神农本草经》，其性凉，味辛、甘；归脾、胃、肺经；其基本功效有解肌退热，生津止渴，透疹，升阳止泻，通经活络，解酒毒。

【陈建新临床经验】陈氏用葛根治外感风热之头痛、项背强痛、肌肉酸痛和湿热泻痢或脾虚泄泻、热病口渴等证均以量大取效，每每下笔即120g一剂，药房中人因量大曾质询。

葛根甘、辛、凉，归脾胃经，辛味虽有发散之力，使本品具发表、解肌、升阳透疹之功。但甘味重而辛味轻，其升透力并不强，兼之性凉并不甚寒。而脾虚泄泻则葛根宜炒，世人有用土炒，或用米汁浸润后炒至老黄，与方中诸药同煎亦获其效，米汁有健脾胃作用，炒后葛根凉性减，升发清阳之力增。

陈氏用葛根大量取效来自三证。以生活中实例证之，世人每用塘葛菜或生鱼煲葛汤，一家四口每用 1～1.5 公斤葛煲汤，实即 1000～1500g，四人平均分之，每人 250～375g，诚然为鲜品，但葛根 120g 仅及一半或 1/3 而已，故虑其升散太过或过凉诚属多余之虑。其次证之古人，仲景《伤寒论》葛根芩连汤证"喘而汗出"用葛根 0.25 公斤。《梅师方》治热毒下血用生葛根 1 公斤。三证之今人：郭姓患者，女，33 岁。1983 年 2 月来诊，连日头项痛不能转侧，微恶寒，舌淡苔薄，脉浮紧，陈氏头二诊四剂均用桂枝加葛根汤（葛根初诊 15g，二诊 30g），上午服药下午头项痛即止，转动自如。1983 年秋，李姓患儿，男性，2 岁。患秋季泄泻 3 天，日下十数行，前医以葛根芩连汤用葛根 12g 不效，陈氏以同方葛根 30g，按上法处理，下午服药，当晚泻即止。

由此看来，葛根重用而取奇效，无论从生活饮食或长期临实践都说明葛根重用得当，可药到病除。

葛根临床上运用应该是大量才能取效，且很安全。纵观临床上大多数医师运用此药量不大的情况，比比皆是，屡见不鲜。实际上是见效的少（可能是受李东垣认为的小量有升阳作用的影响），无效的多。早年行医时，充其量也就是用 15～30g，且在复方中运用，基本上也看不出什么大的作用，对此也不得其解。后看到陕西老中医杜雨茂先生的回忆文章，谈到 20 世纪六七十年代，困难时期人们将此作为饭吃，可见无毒，但是副作用是吃多了拉稀，这一点临床上也可证实。受此启发在运用葛根上实现了突破。首先就是运用葛根汤治疗颈椎病，每剂药先从 60g 用起，直至 150g。经观察治疗此病葛根用 90～120g 疗效较好，只要脾胃不虚寒，一般都是用 120g，中气虚，便稀溏者少用，或用炒葛粉。曾治一尚姓老妇颈椎增生引起的颈肩综合征，项酸困，肩臂痛，一月余，用葛根汤加减：葛根 120g，麻黄 15g，桂枝 15g，白芍 30g，海桐皮 15g，片姜黄 15g，鸡血藤 60g，生姜 10 片，甘草 30g，大枣 6 个。7 副，水煎服，日 3 服。一周后即见大效，又续 5 副痊愈。临床上治疗此类病症还习惯用葛根汤合活络效灵丹加减运用，其中葛根量大，效果显著。

【陈运芬临床经验】陈运芬重用葛根治痛风。葛根治疗痛风的作用机理，与葛根能扩张心脑血管，促进体内血液循环，增加对体内尿酸的排泄有关。临床常以生葛根 50～100g，加水 1000mL，浸泡 30 分钟后煮沸 15～20 分钟，嘱患者水煎代茶饮，预防痛风性关节炎的复发，效果良好。

如治疗一男性患者，75 岁，既往曾患痛风，关节疼痛反复发作。血尿酸 625μmol/L。检查：双足第 1 跖趾关节肥大、僵硬、肿胀、触痛，行走困难。诊断为慢性痛风性关节炎。本想开药治疗，但是这位患者说过去吃了很多药，但是都没有什么效果，不想再吃药了，问有没有什么食疗或者比较简单的治疗方法。便处以葛根 200g，每日 1 剂，早晚各 1 次口服。服药 1 个月后复查血尿酸为 400μmol/L，关节肿痛消失，随访 4 年，仅轻度发作 1 次，自服葛根而愈。

葛根具有祛风胜湿、活血通经、芳香醒脾而解毒的作用，本身无毒副作用，是治疗急慢性痛风性关节炎及预防痛风发作的良药。

柴 胡

柴胡最早载于《神农本草经》，其性微寒，味辛、苦；归肝、胆、肺经；其基本功效有疏散退热，疏肝解郁，升举阳气。

【张琪临床经验】柴胡辛散，善解肌清热，对于外感发热有透表泄热的功能，柴胡与桑叶、菊花配伍如柴胡散，临床常用于风热感冒、发热、咽痛；与葛根等配伍如柴葛解肌汤，临床常用于风寒感冒，郁而化热，恶寒渐轻，身热增盛，无汗头痛，目痛鼻干，心烦不眠，眼眶痛，脉浮微洪者疗效显著。

国医大师张琪认为，透邪是治疗发热的基本方法，而透邪的关键是柴胡的使用，世人多有"柴胡性燥劫肝阴"之说，因此治疗热病时常避而不用。而张老治疗发热时，使用次数最多者莫过于柴胡。张老认为，柴胡具有疏解肝胆、畅利三焦的作用，为利枢机之剂；柴胡虽能疏解邪气，能开气分之结，但不能清气分之热，故常配伍黄芩协之以清热，热甚者加用生石膏。张老使用以柴胡为主的小柴胡汤化裁治疗发热，凡临床表现为发热恶寒、苔白、脉浮数者，皆可用之，不必局限于往来寒热者，并重用柴胡，剂量一般在20g以上。通过大量的病例观察，不仅未见劫阴助热之弊，且屡用屡效，足见柴胡为退热之良药。

【言庚孚临床经验】言老临证立论，擅长调理肝脾，组方遣药，常以四逆散、逍遥散、补中益气汤等方加减，使用柴胡既广泛又灵活。

柴胡为肝经主药，小柴胡汤、柴胡疏肝散、逍遥散、清肝饮、龙胆泻肝汤、痛泻要方、四逆散均将柴胡列为主药，防邪由表入少阳，令邪自少阳转表而出，引药入少阳之经，透达膜原之邪，更是非柴胡不可。肝脾不和，肝气犯胃，木火刑金，女子冲任不调，热入血室，柴胡也绝不可少。李东垣制补中益气汤去柴胡质轻气薄而选入补气之剂，以达升阳举气之目的，东垣可说是识柴胡而又妙用柴胡者，由此，柴胡之用，又别开生面。

中西医结合以来，柴胡广泛用于治肝、治胆、治胰腺、治内脏下垂、治一些热性传染病、治妇科病、治喉科病。

柴胡的功效可以归纳为以下几点：柴胡能出表入里，转动枢机，散寒泻热，透达膜原，疏泄肝气，调理气血，升阳举气，引经入药。红、白柴胡大同小异，可互为通用，唯红柴胡入血分，主里，白柴胡疏肝气，走表。银柴胡不同于红、白柴胡，专清虚热。言老常言："柴胡为医家之宝，肝家之要，选用有方，其功难得。"

柴胡用量：作为升举药、引经药给 3～5g 便可。其余用途，均可给 10～15g。

柴胡劫肝阴之说，对后世影响颇大。清代温热病学家也力主柴胡劫肝阴，致使不少医家不敢大胆使用，甚至忌用柴胡，弃宝为废，故柴胡劫肝阴之说，确有澄清之必要。

言老善用柴胡，认为本品按正常剂量使用，无论使用久暂，均无劫肝阴之弊。非但不劫肝阴，反能助养肝阴之品疗补肝阴不足。如《医宗己任编》所出滋水清肝饮、滋肾生肝饮，均系六味地黄汤合柴胡加柔肝之品。持劫肝阴之说者认为，柴胡系纯阳之品，久用阳能伐阴。言老认为决不可离开肝的特点而论肝。肝喜条达，得柴胡疏泄，气行郁解，气血畅达，肝血调顺，肝阴何以会被劫？再则，柴胡质轻味薄，并非攻伐之品，具升散之功，而不备伐阴之力。受劫肝阴之说而忌用柴胡者可放胆施用。当然，肝阴不足之体，使用柴胡时，切忌辛燥之品。柴胡虽为医家之宝，仍应根据其功用，有适应证再投药，且中病之后，也当适可而止。如无柴胡之证，恣意用柴胡试之，徒然也！

升 麻

升麻最早载于《神农本草经》。其性微寒，味辛、微甘；归肺、脾、胃、大肠经；其基本功效有发表透疹，清热解毒，升举阳气。

【颜德馨临床经验】国医大师颜德馨临床常用升麻以调畅气机，治疗多种疑难病证。

1. 升麻配苍术，升清泄浊治泛恶

脾宜升则健，胃宜降则和，脾胃同居中州，是升降气机的枢纽，脾气升浮而胃气和降，则行生化之令，如脾胃失和，则清气不

得宣升生发，浊气失于和降而停滞，呕恶、腹胀、泄泻蜂起。先贤李东垣创脾胃学派，发明升阳益胃汤、清暑益气汤诸方，倡"升清降浊"之说，颜老对此颇为推崇并有发挥，临床习用升麻、苍术相配，调理脾胃气机，《本草崇原》谓升麻"辟瘟疫、瘴气、邪气，……中恶腹痛"，取其轻清，以升脾气，辅以苍术味苦燥湿，以降胃气，一升一降，升清降浊，治疗泛恶等症，颇多效验。若湿热中阻者，则佐以左金丸、温胆汤；寒湿内盛者，则合以玉枢丹、旋覆代赭汤。

赵某，男，68岁。患胃脘胀痛多年，经胃镜检查示"慢性浅表性胃炎伴糜烂"，近2个月来腹胀日甚，泛恶频频，曾先后服多潘立酮（吗丁啉）、甲氧氯普胺（胃复安）未见好转。刻下患者脘腹饱胀，泛泛欲呕，便溏不实，脉细，舌红苔薄白腻，当从脾气不升、胃气失和立法。药用：炒升麻4.5g，苍术、白术各9g，姜半夏9g，枳实、旋覆花各9g，代赭石30g（先煎），陈皮6g，荜茇24g。服药1剂，泛恶顿失，连服7剂，诸症悉安。

2. 升麻配黄芪，益气升阳愈眩晕

眩晕一证，常责之于清阳不升。头为天象，诸阳会焉，阳气不到，血难上承，则目眩头晕。颜老临床习用升阳益气法治之，取升麻、黄芪配伍。《药鉴》谓升麻"盖阳气下陷者，可升提之，若元气不足者，升之则下益虚，而元气益不足矣"，升麻气味俱薄，轻清上升，最能引清阳上升于头，配以黄芪补益元气，则功擅升阳益气，升阳而不伤气，益气而不壅滞。临床每取益气聪明汤、补中益气汤、清暑益气汤化裁，并佐以川芎、红花、葛根、丹参等活血化瘀之品，气血双治，则效果更佳。

李某，男，67岁。眩晕反复发作2年有余，经脑血流图及眼底检查，拟诊为脑动脉硬化。患者眩晕阵作，胸闷心悸，两臂发麻，口干口苦，神萎乏力，脉细弱，舌淡苔薄白。年逾花甲，气血日衰，清阳不升，瘀血阻滞。治以益气升阳，活血化瘀。药用：炒升麻4.5g，黄芪30g，麦冬9g，五味子4.5g，白术9g，陈皮

4.5g，川芎 9g，葛根 9g，黄柏 6g，枳壳 4.5g，桔梗 4.5g，通天草 9g。服药 20 剂，眩晕渐减，其他症状次第消失，随访 1 年，疗效巩固。

3. 升麻配虎杖，活血消斑疗肌衄

升麻既走气分，亦行血分，功能凉血化瘀，为消斑治疹良药，如《本草纲目》谓升麻"消斑疹，行瘀血"。斑疹布于胸腹，或发于四肢，无高出肌肤，其表现与血液病的紫癜颇为相似。《温疫论》谓："邪留血分，里气壅闭，则伏邪不得外透而为斑。"提示斑的形成与血热、血瘀相关，升麻治此最为合拍，若与清热活血的虎杖相须使用，凉血以消斑，祛瘀以生新，用治血小板减少性紫癜，多有效验。临床每与桃红四物汤合用，有相得益彰之功。

赵某，男，47 岁。全身反复显现紫癜 1 年余，以两腿内侧为重，查血小板计数 18×10^9/L，诊断为血小板减少性紫癜。经泼尼松、辅酶 A 等治疗月余，疗效不显。患者有全身散在性紫癜，下肢尤甚，伴头昏乏力，口干欲饮，脉细弦，舌紫苔黄腻，证属血热致瘀，治宜凉血化瘀。药用：升麻 3g，虎杖 30g，生地黄 12g，当归 9g，赤芍 9g，桃仁 9g，红花 9g，川芎 9g，丹参 15g，大枣 7 枚。服药 1 周，紫癜见退，原方再加龟甲胶 4.5g，鳖甲胶 4.5g，连服 1 个月，全身紫癜全退，血小板上升至 60×10^9/L，随访 3 个月，病情稳定。

4. 升麻配石膏，清热解毒疗口疮

升麻性微寒，归阳明经，善清胃热，主治口疮，如《本草经》谓其能治"诸毒喉痛口疮"，王好古则誉称升麻"为疮家圣药"。升麻生用有凉血解毒之功，炒用则有升提阳气之效。颜老临床习以生升麻代犀角而用，泛治热毒诸证，颇有疗效，可取升麻与石膏相配，专入阳明，清胃解毒，主治口疮反复不已，口干口臭，大便燥结，舌苔黄腻等属胃热内炽者。实火者，多合以玉女煎；虚火者，则参入养胃汤，辨证而施，奏效更捷。

【方药中临床经验】著名老中医方药中先生生平擅用升麻葛根汤治疗迁延性慢性肝炎，升麻 15～45g，葛根、赤芍各 30g，甘草6g。本方系《阎氏小儿方论》方，原治麻疹未发，或发而不透。升麻甘辛微寒，前人多用以透泄疹毒，清解阳明热毒，或升阳举陷。方老取其解毒之义，用于慢性肝炎，毒热内蕴，血瘀津耗，肝功能损害较重，转氨酶较高者，常与其他对证方合用。

方老认为升麻解诸毒，效验颇良。临床上可以定性为"毒"病的情况大致可归纳为二种：其一可定性为火病而系暴发者，如具有传染性的温毒、时疫之类疾病皆属其范畴之内；其二因误食药物或有毒物所致疾病。这两种情况均可在辨证论治的基础上，使用大剂量的升麻。多年来，方老曾重点对病毒性肝炎患者及其他药物中毒患者在辨证论治的同时，重用升麻进行治疗。其剂量一般均在30g，多时曾用到 45g，效果很好，无一例不良反应。

方老曾治疗郭姓女化验员，肝功能严重损害，谷丙转氨酶在500U/L 左右，经用升麻葛根汤为主，重用升麻（45g）治疗 3 个月后，肝功能恢复正常，服药期间无任何不良反应出现，以后即全日工作，迄今疗效巩固。此后方老常用此方重用升麻，配合加味一贯煎、加味黄精汤等治疗本病活动期，谷丙转氨酶持续增高波动较大者，均获良效。一般服用 20 剂左右，谷丙转氨酶即开始下降。提出大量升麻对肝炎病毒或有一定的拮抗作用，值得进一步研究。

【李逸民临床经验】名老中医李逸民擅用升麻治疗子宫脱垂，李老认为，升麻气味甘苦平，微寒无毒，去皮色青，形如鸡骨者良。在临床应用上始见于《伤寒论》，至金元时期，李东垣对于升麻的使用范围之广，疗效之妙，给后世医家治疗虚劳内伤、中气下陷诸证树立了典范，其代表方剂就是补中益气汤。

李老临证治疗子宫脱垂时，就以补中益气汤为主方。在初期治疗升麻只用 1.5g，大部分患者疗效都不显著。后由 1.5g 逐渐加至15g 始效。似乎有离经叛道之嫌，然又何尝不小心从事？审视《药性》，升麻被列入寒性；察看《神农本草经》，升麻气味甘苦平，微寒无毒，质轻而宣，能发越脾气而上升。如中阳不振、谷气下流之妇科带下证，升麻用1～3g一般可以奏效。子宫脱垂是虚劳内伤、脾肺气虚之重证，药量过轻如杯水车薪，不济于事。参、芪、草绒是补脾肺气虚之圣药，如不借升麻升举之势，子宫脱垂如何上提？

蝉 蜕

蝉蜕最早载于《名医别录》。其性寒，味甘；归肺、肝经；其基本功效有疏散风热，利咽，透疹，明目退翳，解痉。

【彭景星临床经验】彭景星擅用蝉蜕，经验如下：

1. 平肝治中风

蝉蜕入肝经，功能息风止痉，善治头痛眩晕，乃平肝要药。彭老据三化汤治"气实风邪中腑"之义，对中风复苏后之头痛眩晕、二便秘涩等肝阳偏亢、阳明腑实证，常以升降散（蝉蜕、僵蚕、姜黄、大黄）为基础方，将蝉蜕用至15g以上，使该方于升清降浊通腑之中，增强平肝息风之力，且无三化汤内羌活辛温燥烈之弊。肝经风阳逆升过甚，不仅使胃降无权，还加速气血并走于上，促使病情发展。服此方2～3剂后，往往因肝风平息，气降腑通，诸症皆缓。

如田叟中风复苏后，住院治疗月余，仍口眼歪斜，语言不利，右半身不遂，于1988年12月16日来诊。尚兼头痛眩晕，面赤，神昏，腹胀满，大便秘结，小溲短赤，脉弦数，舌红晦苔黄厚微腻，血压180/100mmHg等气实风邪中腑，且兼痰阻之象。药用：蝉蜕18g，僵蚕、姜黄、瓜蒌仁、菊花各10g，石决明（先煎）、蛤粉各20g，青黛、大黄各6g。水煎2次，取汁600mL，趁热溶玄明粉15g，兑鲜竹沥100mL于内，1日分3次服完。服药2剂，即便通神清症减。遂于上方去玄明粉、大黄，瓜蒌用皮，加荸荠

（切）5个，再服 10 剂，血压明显下降，可搀扶下床便溺。续予育阴潜阳、化痰通络之剂，调理月余，已能携杖而行。

2. 开肺治肾炎

蝉蜕性味咸寒，其气清虚，张锡纯谓其"能发汗"，又"善利小便"，乃集"开鬼门，洁净府"于一药，又据"海蝉散"治肺热声哑之说，而蝉蜕乃宣开肺气之佳品。肾炎初期，颇类"风水""皮水"，病理上虽与脾、肾、三焦相关，但多因外邪侵袭、肺气失宣、湿热蕴结所致，治宜宣肺为主。盖肺主一身之气，肺气宣达，治节有权，水道自通。因而彭师以大量蝉蜕为主，配宣畅气机之苦杏仁、白蔻仁、薏苡仁、白茅根组成"蝉茅三仁汤"加减治疗。

患儿袁某，男，7 岁。患肾炎 3 个月不愈，于 1993 年 6 月 6 日来诊。症见全身浮肿，尿量减少，腹胀纳呆，或兼咳嗽，舌深红，苔白中心稍厚，脉浮数。尿检：蛋白＋＋，红细胞＋，白细胞＋，透明管型少。药用：蝉蜕、金银花、连翘、薏苡仁、茯苓皮各 10g，苦杏仁、厚朴各 6g，白茅根 20g，白蔻仁、通草各 2g。水煎服，日一剂。服药 6 剂，病情改善，舌淡苔薄，脉数亦减。遂去金银花、连翘、茯苓皮，加黄芪、赤小豆各 15g，防风 5g，再服 15 剂痊愈，尿检正常，令饮白茅根汤 1 个月以巩固疗效。以治疗之日起，嘱百日内进低盐食物，谨防感冒，随访 8 个月，一切正常。

【刘弼臣临床经验】著名中医儿科专家刘弼臣治疗破伤风，每每配伍大剂量的蝉蜕于辨证方中，临床收效甚佳。

如治董某，男，48 岁。痉证 7 天，因皮靴误伤右眼上睑，伤口约 0.2cm×0.2cm，自用羊畜粪和泥土覆盖以止血。旋即颜面浮肿。经某医院诊治，内服消炎片和外敷药后肿消、伤口结痂。3 天后自觉牙关发紧，颈项强硬，治之不效，病情日趋严重。刻下唇口发紧，项强，面肌抽搐，呈苦笑状，瞳孔缩小，对光反射消失，口角不时抽动，大便数日未行，苔色薄白，脉弦而数。辨证为风毒内蕴，经络脉隧受阻，营卫壅滞，气血不运，肝风内动，以致口噤发痉，颈项强直，形成破伤风，势颇危险，治拟祛风镇痉。

玉真散（白芷 6g，生天南星 6g，天麻 6g，羌活 6g，防风 6g，白附子 30g 共研细末）20g，每服 5g，日 3 次，开水调服。

二诊：药后病情无大变化，今晨因帮助翻身，抽搐大作，喉中痰鸣，呼吸一度窒塞，经抢救后仍持续出现痉挛不已，病情至危，再拟祛风定痉，解毒开窍治之，以尽人事。

麝香玉真散 6g 炙烤人工创口 3 小时。

三诊：炙烤后抽搐仍继续，但不甚重，甚至尚呈昏迷，牙关紧闭，不时龂齿，口角流涎，身热气促，体温 38℃（腋温），喉中痰鸣，大便秘结，此为风毒稽留经脉，营卫仍然失宣，故筋脉拘急；邪毒化热伤津，肠道失润，故便结不行，亟当清化邪热，解毒止痉，兼通腑实治之。

荆芥 10g，净蝉蜕 30g，全蝎 10g，蜈蚣 3 条，防风 10g，天南星 10g，钩藤 15g，白芷 10g，生石膏 50g（先下），天麻 10g，羚羊角 15g（先煎），金银花 30g，连翘 20g，生大黄 10g（后下），木通 10g，玄明粉 10g（冲服），水煎后，鼻饲法灌服。麝香玉真散 6g，炙烤。

四诊：炙烤后稍出微汗，大便未行，抽搐仍未停止，痰鸣稍已，病情仍然危急，再拟前方增减治之。

荆芥 10g，净蝉蜕 30g，全蝎 10g，蜈蚣 3 条，防风 10g，天南星 10g，钩藤 15g，生石膏 60g（先下），天麻 10g，羚羊角 15g（先煎），金银花 30g，连翘 25g，生大黄 12g（后下），木通 10g，玄明粉 10g（冲），瓜蒌 25g。水煎服，鼻饲法灌服。

五诊：药后汗出较多，身热下降，大便已通，小便亦利，抽搐显减，偶有面肌抽动，神志呈半清醒状态，有事能够理解问话，痰多黏稠，不能咳出，前方既效，无再更张。以养阴清热善后而愈。

刘氏认为，内服玉真散、炙烤麝香玉真散，对破伤风有较好的疗效。蝉蜕是一味治疗破伤风有效的药物，但用量须大，可以

30～60g，单用可增至 120g，玉真散是治疗破伤风的基本有效方药，临床可推广运用。

蔓荆子

蔓荆子最早载于《神农本草经》。其性微寒，味辛、苦；归膀胱、肝、胃经；其基本功效有疏散风热，清利头目。

【李浩儒临床经验】蔓荆子辛、苦，微寒，治疗头痛眩晕有很好疗效。名老中医李浩儒用蔓荆子治疗头痛、眩晕有独到之处。他认为蔓荆子，蔓走经，荆主风，子下沉，故有专走经祛风止痛的作用。他治疗头痛、眩晕分虚实两类。如属实证者，用蔓荆子50g，白芷10g，川芎3g，荆芥10g，黄芩15g。如属虚证者，用蔓荆子40g，防风5g，黄芪15g，苍术10g，山茱萸15g，山药20g，白豆蔻3g。方中蔓荆子需打碎或研碎，生用或微火炒均可用之。

【董俊峰临床经验】蔓荆子苦、辛，微寒，有疏风清热、凉肝明目之功效。常用于风热头痛、风水、目疾。董俊峰在治疗头痛时，偶然发现蔓荆子也能治疗习惯性便秘，且疗效显著。便秘由多种原因引起，其治疗方法有寒下、温下、润肠通便等法，方书未见载蔓荆子有通便之功。董老偶然发现蔓荆子能治疗便秘，并且做了20余例观察治疗，都收到了较好的效果，可见蔓荆子除具有疏风清热、凉肝明目功能之外，还有清热润肠之作用。一般用量为50g。

淡豆豉

淡豆豉最早载于《名医别录》。其性凉，味苦、辛；归肺、胃经；其基本功效有解表，除烦，宣发郁热。

【钱育寿临床经验】淡豆豉辛散轻浮，能疏散表邪，且发汗解表之力颇为平稳，无论风寒、风热表证，皆可配伍使用。用治风热感冒，或温病初起，发热、微恶风寒，头痛口渴，咽痛等症，常与金银花、连翘、薄荷、牛蒡子等药同用，如《温病条辨》银翘散；若风寒感冒初起，恶寒发热、无汗、头痛、鼻塞等症，常配葱白，如《肘后备急方》葱豉汤。

著名中医儿科专家钱育寿非常推崇淡豆豉发表透邪之功，无论春夏秋冬，四季均用豆卷、豆豉，解表力薄，无大汗出。因其用麻黄制过，故有过桥麻黄之称。外感风热者配薄荷、荆芥、蝉蜕、连翘，方如银翘散；暑天感冒配香薷、青蒿、藿香，方如香薷饮、藿香正气散；湿蕴卫气证配藿香、川厚朴、鸡苏散，方如藿朴夏苓汤；卫营同病，或热甚阴伤，卫表未解，配生地黄，如黑膏汤，用之能微微汗出，祛邪外达，化湿浊，解暑气。豆卷、豆豉由于制法不同，功用有别。豆卷发表之力胜过豆豉，多用于风热在肺、卫表失疏，另有清水豆卷，发表之力微弱。豆豉化湿之力胜于豆卷，多用于风热夹湿，或湿蕴卫气者。豆豉有生、炒之别，无汗、表证明显用淡豆豉，有汗、胃经症状明显用炒豆豉。

【颜德馨临床经验】国医大师颜德馨对淡豆豉治疗口腔炎有独到心得。颜老指出，口腔炎是一种常见的口腔疾病，以口腔黏膜及舌面出现溃疡为主要临床表现，溃疡成点叫口疮，融合成片如糜粥样，称口糜，自觉灼热疼痛，妨碍饮食，烦躁不安。其中亦有因长期应用抗生素引起霉菌生长所致，治疗尤感棘手。《巢氏诸病源候论》列有"鹅口候"条文："小儿初生，口里白屑起，乃至舌上生疮。如鹅口里，世谓之鹅口。"小儿的发病率高与胎中伏热蕴积心脾有关，发病迅捷，或因白屑延及咽喉，阻塞气道，甚至见有面青唇紫等恶候，殊属危险。

《本草纲目》引《太平圣惠方》以焦豉末，治口舌生疮，含一宿即瘥，和《葛氏方》以豆豉煮服，治舌上出血。颜老乃以豆豉研末外治口腔炎，疗效满意，对小儿尤佳，试用于霉菌性口腔炎，亦有显著疗效。曾治一麻疹后口腔炎，症见满口及舌腭溃疡糜烂，不能进食，口水极多，经龙胆紫、金霉素、碘甘油、冰硼散、珠黄散等治疗均无效，后用豆豉粉外敷局部，一日 3 次，翌晨即见局部干燥，口水减少，至第 4 日痊愈。后又治疗多例皆效。

淡豆豉，苦凉，入肺、胃两经，善开发上焦之郁热，宣泄阴浊之留着。邹澍曰："豉有震象，治上则取蒸盦以后之轻扬，治下则取豆黑性沉，能于陷伏中拨出阴邪外达于外，其与逢热便清，遇火即折之黄连、龙胆大相径庭。"其药理作用与治疗本病颇合。再考现代医药研究，发现淡豆豉中含有蛋白质、脂肪、糖类、B 族维生素及钙、铁、磷盐等物质，其不但可用于溃疡之发作期，还能有效地制止复发，是一味值得开发的药物。

另介绍一则治疗复发性口腔溃疡验方：淡豆豉 9g，栀子 9g，小麦 30g，石膏 30g，地骨皮 9g，茯苓 9g，淡竹叶 6g，胡黄连 45g，凤凰衣 6g，橄榄苗 7 茎。方以豆豉为君药，说明豆豉与本证确有渊源，颇堪玩味。

【姜华临床经验】 姜氏认为，历代医家多认为淡豆豉是发散风热或涌吐膈热的药物，这种说法已相沿成习，特别是"发散风热"之说牢固地占着统治地位。实际上，淡豆豉是一味滋阴药，如《名医别录》称其能治"虚劳喘息"，《药性论》称其"熬末，能止盗汗，除烦"，《罗氏会约医镜》称其"治骨蒸"，但均未引起重视。

葱豉汤之用葱白、淡豆豉，原为养阴解表之意，如九味羌活汤之用生地黄，桂枝汤之用白芍，皆无帮助主药发汗之功，反具制约主药发散太过之力。用相反相成之法配方者，在古今方剂中比比皆是，不独葱豉汤为然。民间常用单味姜葱发汗解表，而无单用淡豆豉发汗解表的例子，可说明淡豆豉无发汗之功。

淡豆豉能滋肾宁心、开胃消食，虽其滋阴之力不及地黄、麦冬，但无麦冬、地黄呆滞碍胃之不良反应，用于内热尚盛、阴未大虚者，与栀子配合应用，颇为合拍。《备急千金要方》谓"栀子豉汤，治少年房多短气"，便是针对能治阴虚内热之证而言的。仲景《伤寒论》用栀子豉汤凡数见，都用于汗、吐、下及瘥后劳多出现的虚实并见之证。如淡豆豉果为发散风热之药或为催吐药，则不应用于兼有里虚之证。《伤寒论》第76条明言具有栀子豉汤证而又兼呕者加生姜和胃止呕，其非催吐之剂甚明。《萃金裘本草述录》载淡豆豉："能宣足少阴、太阳之真气，今生化达于藏府以际周身，其治虚烦者心火为烦，由肾阴不至于心也，淡豉能化阴气上奉于心，故治烦躁。"这也说明本品为一味滋阴药物。

第二章

清热药

第一节
清热泻火药

热为火之渐，火为热之极。本类药物性味多苦寒或甘寒，清热力较强，用以治疗火热较盛的病证。

石 膏

石膏最早载于《神农本草经》，其性大寒，味甘、辛；归肺、胃经；其基本功效有清热泻火（清气分实热、清肺胃实热），除烦止渴，煅后外用收湿敛疮。

【张琪临床经验】石膏性味辛甘寒，性寒清热泻火，辛寒解肌透热，甘寒清胃热、除烦渴，为清泻肺胃气分实热之要药。治温热病气分实热证，症见壮热、烦渴、汗出、脉洪大者，常与知母相须为用，如《伤寒论》之白虎汤。石膏善清泻气分实热，若配清热凉血之玄参等，可治温病气血两燔，症见神昏谵语、发斑者，如《温病条辨》之化斑汤。

石膏既能清热泻火、除烦止渴，又能祛暑，配益气养阴之人参、麦冬等，可用治暑热初起，伤气耗阴或热病后期，余热未尽，气津两亏，症见身热、心烦、口渴者，如《伤寒论》之竹叶石膏汤。

国医大师张琪认为，石膏为治疗急性热病的有效药物，但须生用，更需大剂量方效（常用剂量为 50～100g）。生石膏性凉而散，有透表解肌之力，为清阳明实热之圣药，其退热之功，直胜过犀角、羚羊角等名贵之品。张老认为凡热病见洪滑脉象，唇红、舌红、苔白稍粗涩，口略渴而恶寒不甚重者，即可放胆应用石膏，不必拘泥于阳明经证之具备与否，也不必拘泥于温病学家的热在气分之说。若有轻微恶寒、恶风表证，也不必顾忌，可酌加解表药；若有出血发斑等热入营血之证，也可酌加清热凉血药。

【张锡纯临床经验】张锡纯言石膏"为清阳明胃腑实热之圣药"。其常与知母配伍取其清热生津之力，治疗气分热盛证，如白虎汤。陆渊雷说："白虎汤之主药为石膏知母，知母解热生津，治阳明病阳盛津伤，最为适当。"故可知石膏配知母可治阳明热盛津伤证。张锡纯认为石膏"凉散之力与人参补益之力，互相化合，能旋转于腑脏之间，以搜剔深入之外邪使之净尽无遗"。

临证遇阳明实热证，若"其人或年过五旬，或壮年在劳心劳力之余，或其人素有内伤，或禀赋羸弱"，邪盛正虚者，均用人参佐石膏退热，以扶正祛邪，如白虎加人参汤。若治燥热伤肺而见身热口渴、干咳痰少而稠者可以石膏、桑叶为伍合以苦杏仁、人参、麦冬、枇杷叶等。方如《医门法律》清燥救肺汤。一般用量为15～100g。

【仝小林临床经验】石膏首载于《神农本草经》，长于清肺胃气分之大热，解肌透热之力强，生津而不燥，煅用还可敛疮生肌。大剂量石膏应用于中医临床，由来已久。汉代张仲景《伤寒论》《金匮要略》中的白虎汤、白虎加人参汤、竹叶石膏汤、麻杏石甘汤、越婢汤、大青龙汤等方剂，均含有石膏，用量少则半斤，多至一斤。唐代《备急千金要方》治心热欲吐、吐不出、烦闷喘急、头痛之石膏汤，石膏用量为一斤。清代桐城医家余霖创清瘟败毒饮，大剂量石膏可用至180～240g。近代名医张锡纯对石膏有独特的认识，认为"无论内伤、外感用之皆效""凡脏腑间蕴有实热，石膏皆能清之""临证四十余年，重用生石膏治愈之证当以数千计。有治一证用数斤者，有治一证用至十余斤者，其人病愈之后，饮食有加，毫无寒胃之弊"。中医学家孔伯华不唯于外感方面运用石膏得心应手，且于杂病方面亦用当通神，根据患者病情轻重、年龄大小、性别等而定剂量，少则三五钱，多至半斤，甚至数斤煎煮代水饮用。新中国成立之初，运用大剂量白虎汤治疗流行性乙型脑炎等，取得了令人瞩目的疗效。

仝氏临床亦擅重用石膏治疗热病，如治王某，男，61 岁。因"头晕一天，昏迷 12 小时"而入院。颅脑 MRI 示：双侧小脑大面积梗死，双侧丘脑及桥脑梗死，脑白质病，脑萎缩。给予脱水、降颅压、抗凝及对症治疗，患者仍处于浅昏迷状态，发病 10 天后出现发热，体温在 38.0～39.5℃之间波动。发病第 23 天颅脑 CT 显示：双侧基底节区、放射冠区脑梗死，左侧枕部、左小脑脑出血并溃入第四脑室。患者为多发性脑梗死，日前又出现梗死后出血，故考虑为中枢性发热，给予药物降温及物理降温，效果均不理想。面红赤，大便数日未行，舌干红，苔黄厚腻，脉滑数。查体：压眶反射存在，双侧瞳孔不等大，四肢肌张力低，肌力 0 级，双侧巴宾斯基征（＋）。

西医诊断：多发性脑梗死继发脑出血，中枢性高热。

中医诊断：中风。

中医辨证：闭证。

治法：清热醒神开窍。

处方：犀角地黄汤合安宫牛黄丸。

① 犀角地黄汤加减：生石膏 60g，生地黄 60g，水牛角 60g（先煎），羚羊角粉 1g（分冲），牡丹皮 30g，赤芍 30g，生大黄 9g，金银花 30g，败酱草 30g，野菊花 30g，紫花地丁 30g。两剂，水煎服，每剂煎至 300mL，于当日晚 8 时、凌晨 1 时、次日早 7 时分别服用 150mL。

② 安宫牛黄丸一丸，2 次/日，温开水化开后胃管注入。次日早 8 时体温降至 38.0℃，大便 3 次，下午 4 时服用 150mL，晚 8 时体温为 37.1℃，连续观察两日体温均正常。

本案为多发性脑梗死引起的中枢性发热，重用生石膏、生地黄、水牛角两清气营。高热时体内积热太多，散发不出，生石膏在此处用之以清泄郁热、打开玄府，内热清，玄府开，自然汗出而热解。亦可仿效张锡纯生石膏配阿司匹林之意，加服对乙酰氨基酚等解热镇痛药辅之。在气营两燔、热毒转重时，生石膏可配大剂量生地黄 30～60g，甚或 120g，两清气营，气分阶段即可配伍用之，以防伤阴。气分热很重时亦可用三石汤（滑石、生石膏、寒水石）以清泄内热。

知　母

知母最早载于《神农本草经》。其性寒，味苦、甘；归肺、胃、肾经；其基本功效有清热泻火（清气分实热，清肺胃实热），滋阴润燥。

【张琪临床经验】知母用于水肿，最早在《神农本草经》中有记载，言其能"主消渴热中，除邪气，肢体浮肿，下水"。此后至唐代，医家多用于清热除烦、滋阴润燥；唐宋以后，多数医家又常用于滋阴泻火，止嗽。而知母"下水"治水肿之功临床少用。

肺为水之上源，肺有伏热，渴而引饮，每致水道不能通调，膀胱绝其化源，小便闭塞而水泛溢为肿。高原水泛，当责之肺。知母苦寒，清肺金而滋水之化源，通调水道，则肿自消。若下焦真水不足，膀胱干涸，无阴则阳无以化，水亦泛滥为肿。下游泛滥，当责水脏。知母润燥滋肾，清金泻火，金水相生，使阴气行，阳自化，小便通，水肿消。正如叶天士云："肾恶燥，燥则开阖不利而水反蓄。知母寒滑，滑利关门而水自下。"膀胱热郁，气化失司，小便不利。知母泻膀胱之热，亦可主之。

知母治疗水肿，临床上常与黄柏、肉桂配伍，即李东垣《兰室秘藏》之通关丸。用于治疗热蕴膀胱、尿闭不通、小腹胀满、尿道涩痛等。国医大师张琪善用通关丸治疗老年前列腺肥大导致的小便不利及癃闭，收效甚佳。一般用量 10～20g。

栀 子

栀子最早载于《神农本草经》，其性寒，味苦；归心、肺、三焦经；其基本功效有泻火除烦，清热利湿，凉血解毒。焦栀子凉血止血。

【赵荣胜临床经验】赵老治顽固性痛经（子宫内膜异位症、膜样痛经）时，每于方中加栀子一味，多获良效。栀子既是清热利湿之佳品，又是解郁化瘀止痛之良药。如《伤寒论》中用栀子豉汤治"心中结痛"，丹栀逍遥散解肝经火郁，民间治跌打挫伤肿痛常用生栀子末调鸡蛋清外敷等。赵老发前人之意，乃移治痛经，多年应用。每随栀子用量增大而效果更佳。对寒凝、血瘀者，与姜、桂配伍，恒用30～50g。如乔某，30岁，患痛经4年，进行性加剧，遇寒尤甚，近年来，每次行经须卧床休息，痛甚则恶心呕吐，汗出肢冷。月经周期正常，持续4天，量偏多，色紫黑，有血块。平时畏寒，少腹坠胀，大便质稀，苔薄白，脉沉弦。B超检查提示"左侧巧克力囊肿（5cm×5cm×5cm）"。西医诊断为"子宫内膜异位症"。结婚三年未孕，其丈夫精液检查正常。赵老予以少腹逐瘀汤加栀子40g，令其每周服3～5剂，经期，每日1剂。患者连服50余剂，痛经基本消失。后受孕，顺产一女婴。

芦 根

芦根最早载于《名医别录》，其性寒，味甘；归肺、胃经；其基本功效有清热泻火，生津止渴，除烦，止呕，利尿。

【王庆国临床经验】北京中医药大学王庆国临床善用芦根，经验如下。

1. 清肺热而祛痰排脓

近代临床大家张锡纯言其："性凉能清肺热，中空能理肺气，而又味甘多液，更善滋阴养肺。"本品有清肺润燥的作用，故临床上常用于肺热痰咳及阴虚性咳嗽。芦根最早的药用记载，当属《金匮要略》所载《千金》苇茎汤，"治咳有微热，烦满，胸中甲错，是为肺痈"，与桃仁、薏苡仁、瓜瓣配伍，有清热排脓之效，故服后"当吐如脓"。另如《暑病证治要略》之芦根清肺饮，用芦根为主药，配伍冬瓜皮、茯苓、通草等，治疗暑湿伤肺、心烦口渴、痰黄咳喘。王老常将本品与麻杏甘石汤相伍，再加入冬瓜仁、瓜蒌仁，重用鱼腥草与本品至 30g 以上，对感冒后咳嗽、支气管炎、肺炎属于肺热咳喘者，效果甚佳。

芦根长于生津润燥，故对于肺阴不足、干咳少痰、肺痿吐涎等证亦颇为适宜。如《顾松园医镜》载有八仙玉液，即以本品捣汁，与白茅根汁、人乳、童便等同用，治疗阴虚咳嗽，痰中带血。《外台秘要》芦根饮，以本品为主药配伍麦冬、地骨皮、茯苓等，治疗"骨蒸肺痿，烦躁不能食"（类似于肺结核后期）者，可供借鉴。

2. 清胃热而生津止呕

芦根甘寒入胃经，可清胃和中，治疗胃热气逆之呕吐哕逆。《金匮玉函方》单用本品治疗"五噎呕逆"，《肘后备急方》单用本品煮汁服，治"呕哕不止厥逆者"，可知单用本品即有治呕逆之效。《千金要方》芦根饮子，以本品为主药，辅以竹茹、生姜、粳米治疗"伤寒后哕逆反胃，及干呕不下食者"。《太平圣惠方》以本品与麦冬、人参、黄芪等同用，治疗"脾胃积热，耗伤气阴，胸膈烦热，呕哕不下食"。《医宗金鉴》加味温胆汤，以本品与竹茹、黄连、陈皮等同用，治疗"妊娠胃热恶阻"，为其止呕之例证。临床上治疗胃阴不足、胃燥胃热之呕吐，以本品配伍连翘效佳。

3. 生阴津而止渴除烦

《名医别录》谓其"主消渴客热"，《玉楸药解》云其"清降肺胃，消荡郁烦，生津止渴"。本品味甘而多汁，可清热生津，适用于热病伤津，口渴喜饮及内热消渴之证。如《温病条辨》的五汁饮，即将芦根捣汁，与梨汁、荸荠汁、麦冬汁、藕汁同用，治疗"太阴温病，口渴甚者"。中医学家蒲辅周先生有一验方二鲜饮，用鲜芦根与鲜竹叶同用，治疗"外感热病，肺胃津伤，身热不退，心烦口渴"。本品生津止渴除烦之功，更可用于治疗糖尿病，如《太平圣惠方》的泄热芦根饮，即以本品与天花粉、知母、赤茯苓同用，治疗糖尿病之阴虚内热证确有疗效，而《圣济总录》茅根饮，以本品配伍白茅根、石膏、乌梅、菝葜，治疗"消渴口干尿多"，明显就是治疗糖尿病的方药。

4. 清头面郁热而止淋

芦根甘寒而润，清热泻火，通利小便，可用于治疗淋证涩痛、小便短赤。对于热淋，常配伍木通、车前子、滑石等，对于血淋，则常伍用白茅根、小蓟、炒栀子等。除此之外，本品还可以除头面郁热，《圣济总录》之中黄汤，以本品配石膏、竹叶、生地黄等，以治"脾胃实热，目赤涩痛"。同书之芦根汤，以本品为主药，辅以栀子、木通、桔梗、黄芩等，治疗"脾肺热炎，赤痒生翳"。本品对于咽喉肿痛也有效验，如《喉痧症治概要》载有滋阴清肺汤，治疗"疫喉白喉，内外腐烂"，即将本品与生地黄、木通、玄参等同用，王老在临床上常以此方配伍板蓝根、山豆根、木蝴蝶、鱼腥草等，治疗急性扁桃体炎，效果甚好。

5. 清小儿积热

王老在临床上常用本品治疗小儿积热。当今儿童营养较好，高热量的食物摄入较多，再加之睡眠不足、学习压力过大等因素，很多患儿出现心烦、脾气大、易怒，伴睡眠不实、舌红少苔等内热症状，甚者鼻衄。对此，王老有一验方，也名二鲜饮，即用鲜芦根30g、鲜白茅根30g，煮水代茶，而且煎水味道甚好，有荸荠之味，甘甜好喝，深受儿童欢迎，临床上治愈了很多此类患儿。

芦根内服入汤剂，干者20～30g，鲜者20～60g。本品药性平和，非常安全，但脾胃虚寒者服用当注意。芦根性非滋腻，生津而不恋邪，凡温热病后津伤口渴，无论有无邪恋不去，均可应用。

芦根药用以鲜品为佳，可于当地掘取，此物北方虽有，但较南方不易得，好在现在网购甚易，可以在网上购之，也不甚贵，在冰箱冷藏可以存放较长时间，随取随用。

芦根与苇茎并不相同，芦根为芦苇的地下根茎，苇茎为芦苇的嫩茎。在唐代以前，多以苇茎入药，如千金苇茎汤，由于苇茎只能在春季采取，而芦根一年四季可得，加之二药的药性相似，故唐以后多以芦根入药。然苇茎更长于清热排脓，多用于肺痈，芦根长于生津止渴，多用于胃津不足。

天花粉

天花粉最早载于《神农本草经》，其性微寒，味甘、微苦；归肺、胃经；其基本功效有清热泻火，生津止渴，消肿排脓。

【余跃平临床经验】余氏采用自拟活血抗孕汤治疗异位妊娠。药物组成：天花粉 45g，赤芍 15g，桃仁 15g，丹参 15g，三棱 15g，莪术 15g，蜈蚣（研粉冲服）3 条，蒲黄（包煎）20g，益母草 45g，紫草 15g，川芎 15g。水煎服，每日 1 剂。连续服至血 β-HCG 降至正常。治疗初期，每隔 3 天查 1 次血 β-HCG，如 β-HCG 下降≥15%，则改为每周 1 次，直至正常为止。治疗前后做 B 超检查和肝肾功能检查。治疗输卵管妊娠 30 例，取得较好疗效。

现代药理学研究表明，天花粉有致流产和抗早孕作用。其原理是天花粉蛋白能迅速引起胎盘的滋养层细胞变性坏死，坏死细胞的崩解碎片充斥在绒毛间隙，导致血液循环障碍，然后加速绒毛组织退化坏死，造成胎儿死亡；同时，内源前列腺素的合成和子宫积液增加，使子宫收缩增强，造成流产。天花粉蛋白是一种植物蛋白，具有较强的抗原性，容易发生过敏反应，临床常与抗过敏药同用。

天花粉饮片的常用量为 10～15g。余氏根据临床经验，在自拟活血抗孕汤方中重用天花粉 45g 治疗输卵管妊娠 30 例，取得较好效果，30 例患者治疗前后的肝、肾功能及血常规各项值均在正常范围。

夏枯草

夏枯草最早载于《神农本草经》，其性寒，味辛、苦；归肝、胆经；其基本功效有清热泻火，明目，散结消肿。

【施今墨临床经验】夏枯草亦是治疗失眠的常用之药，特别对于肝阳偏亢兼有眩晕之失眠症，更是不可或缺之药。《重庆堂随笔》谓夏枯草"散结之中，兼有和阳养阴之功，失血后不寐者服之即寐"。《本经疏证》亦谓其能"通阴阳……治不眠"。临床常将半夏、夏枯草二药合用治疗失眠症，《重订灵兰要览》谓"不寐之证，椿田每用制半夏、夏枯草各五钱，取阴阳相配之义，浓煎长流水，竟覆杯而卧"。这段记载充分证明了古人已经通过实践认识到了二药配伍对失眠症的协同治疗作用。后世医家对这一药对也是时有用及。名医施今墨先生以善用药对著称，他治疗痰热遏阻中焦之失眠最常用的药对便是半夏、夏枯草。

【邹良材临床经验】夏枯草是一味消肿泻火的常用药，以其每至夏至即枯萎，故名夏枯草。它用于治疗肝炎之肝功能不正常，若为转氨酶长期不降者，用之颇有良效。据邹良材多年治肝炎的经验，认为其味苦而不甚，副作用小，效果确切，而且用后降酶作用稳定，很少有反跳现象。

夏枯草的用量：一般轻者 10～18g，重者可用 30g。蒲公英 10～18g。但二味药都是苦寒之品，其人若胃虚者，可酌加太子参、陈皮、大枣等以保护胃气。

至丁用夏枯草治疗目痛，分虚实两种。凡属肝虚而引起的目珠疼痛，夜间尤剧烈，须配当归 12g，炒白芍 10g，炙甘草 3g，玄参 10g。水煎服（《张氏医通》方）。凡属本虚标实证之眼痛，又常流泪者，可用夏枯草与制香附各 30g，研成细末，每次用 3～5g，用温开水冲服。早、晚各 1 次，饭后服。此方见于李时珍《本草纲目》，一男子，至夜目珠疼，连及眉棱骨及头半边肿痛。先用黄连膏点之，疼痛更甚，诸药不效，后用灸法，灸厥阴、少阴经穴，疼虽止，但半月疼痛复作。后用夏枯草、制香附各 60g，炙甘草 12g，共为末，服后，下咽不久疼即缓，连服 4～5 次，即愈。并加注曰："目珠……属厥阴之经。夜甚及点苦寒药反甚者，夜与寒亦阴故也。"肝经血脉不足，症见羞涩怕日光。夏枯草纯阳之气，能补厥阴血脉，故治此如神，以阳治阴故也。

决明子

决明子最早载于《神农本草经》。其性微寒，味甘、苦、咸；归肝、大肠经；其基本功效有清肝明目，润肠通便。

【邹孟城临床经验】著名中医学家邹孟城擅用决明子治疗便秘。邹老认为，便秘不通原因甚多，治法也因之而异。如热秘用麻子仁丸，气秘宜六磨汤，气虚需黄芪汤，血虚则润肠丸，阳虚投济川煎等。其中肝火内郁而致大便不通者，古方有更衣丸，以芦荟、朱砂为剂，药性较峻，易伤脾胃，且朱砂内藏汞质，久服非宜。而决明子味甘、性微寒，炒焦后甘香悦脾，具清肝明目、解暑通便之效，可久服无虞，为便秘不通之良剂。还能清肝热、降血压、化脂质、消肥胖，则开通地道仅为其诸般功效之一端而已。且决明子于通便诸药中，性味平和，无明显不良反应，虚人、老人及稚童皆可服用，亦不仅限于肝热便秘。

决明子治便秘乃今人之发明，集中药大成之《本草纲目》亦未载决明子具有通便功能。决明子善通便秘之报道首先于《本草推陈》："慢性便秘及卒中后顽固便秘：用决明子一斤炒香研细末，水泛为丸，每日三回，每回一钱，连服三五天，大便自然通顺，且排出成形粪便而不泄泻。此后继续每日服少量，维持经常便通，并能促进食欲，恢复健康。"用上述方法治疗便秘效果确切，服法亦甚科学，以丸剂缓治更能润肠而不伤正气，但制用不易。故恒常可以用适量决明子泡茶饮服，每次10g左右，可视大便通畅程度而增减其用量，以适应本身之情况为宜。邹老曾治一晚期腹腔肿瘤患者，大便不通数日，忽觉腹中急迫难忍，但登圊又不能排便，不得已于居室内辗转踯躅，直至夜深仍不得通。急电邹老，患者自知肠道多为肿瘤侵蚀损坏，恐用力不当致成意外，故不敢过分努责，要求授予速通大便之方。邹老踌躇再三，回电嘱其家属急购炒决明子60g。此时已近子夜，其妻幸得药店值班人员之帮助将药购回。嘱先以30g加水一大碗，煮成浓汁约大半饭碗，吹冷予饮，服后腹中微微躁动鸣响，便仍不下，腹胀如故。一小时后再次来电求助，嘱将剩余之30g和入首次药渣中，加水再煎再服，服后半小时许，竟得畅解坚硬栗子粪数十枚。腹筍宽转，痛苦尽失。患者于半年后病故，但自服用决明子以后未再便秘。

由此可知决明子之通便也，小病可医，大病亦可治；壮盛者可施，虚衰者亦可投。其性缓而不伤正气，其效速而不致泻痢，诚为医门之上品，通便之良剂也。

【余国俊临床经验】 决明子，传统用于清肝明目、润肠通便，现代已证实能降低血清胆固醇。四川名老中医余国俊先生经临床验证发现，血脂过高而平素大便干燥或偏干者，重用决明子，其胆固醇可较快地降至正常，同时兼能降低三酰甘油，唯其作用不显著，不能降至正常而已。

决明子降血脂的这一功效，其机制拟可用"降脂泄浊"四字来概括。余老数年前曾自拟一首降血脂的专方：生决明子30g，生山楂、葛根各 20g。本方以决明子降脂泄浊为主，辅以生山楂化瘀消脂，葛根升清气（清气上升，脂浊易降）。曾验证过 30 例（男 12 例，女 18 例，年龄 46～67 岁），服药 20～60 剂后，22 例胆固醇降至正常，三酰甘油降低 1.05～2.08mmol/L，其余 8 例因服药数天或十余天后大便稀溏或泄泻而辍服，未予复查。

观察验证结果，22 例胆固醇降至正常者，其共性是平素大便干燥或偏干，而 8 例服药后大便稀溏甚至泄泻而辍服者，其共性是平素大便正常或不成形。可见本方取效的关键在于大便干与不干。盖因决明子性本微寒，其降脂泄浊之良效，或与其润肠通便之降泄作用有一定的内在联系，故而只适用于血脂高而肠燥津乏之人。

这就说明，中医在无显证可辨而采用"辨病治疗"降血脂之际，务必首先考虑体质因素，而不能盲目套用具有降脂作用的单味药物或专方。若患者平素大便偏干，而又有显证可辨者，则宜本方与辨证论治相结合。

余老曾治过两种证型：其一，肾虚肝郁，头晕目眩，腰膝酸软，烦躁易怒，舌红少苔，脉弦细或稍数，本方合滋水清肝饮化裁；其二，痰热扰心，胸闷，心烦，呕恶，舌红苔黄腻，脉滑数，本方合黄连温胆汤化裁。若显证基本消失而胆固醇仍偏高者，可单用本方徐图之。

【刘昌海临床经验】决明子以清肝明目、润肠通便而功著，刘氏临床观察其有解毒散结、消痈通乳之效，用之治疗初期乳痈 38 例，每获佳效。

如治田某某，女，25 岁。产后 3 日，乳汁分泌不畅，双侧乳房肿胀疼痛，左乳房可扪到约 3cm×4cm 肿块，触痛明显，局部红热，伴有怕冷发热，胸中烦闷不舒，大便干结，小便短赤，查舌微红、苔薄黄，脉滑数。诊断：初期乳痈。方药：决明子 60g。用法：水煎服，每日一剂。服 2 剂后，泌乳正常，乳房肿痛及肿块消失，全身不适感觉亦消失。

《药性论》谓决明子"利五脏，除肝家热"。而乳痈多由于初产妇情志内伤，饮食厚味，引起肝胃失和，肝经郁热，乳络不通，排乳不畅。应用决明子可使肝气和、乳汁通，且不损元气，所治38例均于3日内治愈。在临床上可根据乳痈患者病情的轻重和体质强弱而用药，决明子用量在 25～100g 范围内，未发现毒性作用。

淡竹叶

淡竹叶最早载于《本草纲目》。其性寒，味甘、淡；归心、胃、小肠经；其基本功效有清热，除烦，利尿。

【胡志红临床经验】淡竹叶性寒能清泻心胃实火，甘淡能渗湿利尿。用治心、胃火盛，口舌生疮及热移小肠热淋涩痛，可配滑石、白茅根、灯心草等药。

胡志红擅用淡竹叶治疗牙周炎。胡老指出，牙周炎是由原有的慢性牙龈炎发展而来的，以牙龈肿痛为主要临床表现，严重者甚至张口困难、牙齿松动、溢脓。中医称之为"牙痈""牙槽风"。在治疗牙周炎的临床实践中，在传统的方剂中加入露蜂房、淡竹叶，因为淡竹叶归心、胃、小肠经，善治口舌生疮，牙龈与舌同居口腔之中，用它清热兼利尿，使胃中湿热得以除，诸药合用，其效相得益彰，可收到更为满意的治疗效果。

另外，淡竹叶有利尿作用，可治疗特发性水肿。特发性水肿是一种水盐代谢紊乱综合征，目前对特发性水肿的治疗方法除采用休息及限制钠盐摄入之外，尚使用拟交感神经药、利尿药及醛固酮抑制药等。虽用上药较满意地使水肿消退，但不良反应较多，且使部分患者发生药物依赖现象。采用淡竹叶来治疗特发性水肿亦可收到与利尿药物作用同等的效果，淡竹叶药源广，应用方便，无任何不良反应。

谷精草

谷精草最早载于《开宝本草》。其性平，味辛、甘；归肝、肺经；其基本功效有清肝热，疏风热，明目退翳。

【章亮厚临床经验】名中医章亮厚喜用谷精草、五谷虫养胃阴兼益胃气，疗阴虚胃痛。他认为谷精草产于稻田，傍谷而长，采于水稻吐穗扬花之后，得禾谷之精华，其性味甘平、质轻清，善养胃阴、舒胃气；五谷虫得五谷之精微，为疗疮消积之品，甘咸养胃，滋胃阴且益胃气。两药润而不腻，补而不滞，促消化、增食欲，不失为治阴虚胃痛之上品，年老体弱者更宜。应用时既可合用在据证辨治所拟的处方中，亦可以谷精草开水冲服代茶饮，或五谷虫研粉常吞服，半年为一个疗程。

第二节
清热燥湿药

本类药物性味苦寒，苦能燥湿，寒能清热，以清热燥湿为主要作用，主要用于湿热证。

黄 连

黄连最早载于《神农本草经》，其性寒，味苦；归心、脾、胃、肝、胆、大肠经；其基本功效有清热燥湿，泻火解毒。

【徐景藩临床经验】黄连在临床的配伍运用甚多，徐老也常用之，并有独到之处。徐老临床运用黄连配伍，略有所得，现将其经验介绍如下：

1. 黄连配补骨脂

久泻脾虚，运化失司，湿邪内生，蕴久则有化热可能，即使临床表现热象不著，也不能完全排除"潜在"之热，结合肠镜检查结肠黏膜有充血、糜烂、出血点等，则更能说明肠道局部热象的存在。因此，徐老认为，即使是久泻脾肾阳虚的患者，在健脾温肾止泻的同时，也应配以少量黄连，临床常以补骨脂与黄连相伍，盖黄连清热燥湿、坚阴厚肠胃，历来治泻痢之方用此甚多。两药配伍，温清并用，清涩并施，清热而不损阳，温阳而不滞邪，互制互济，共奏温清止泻之功。配伍中黄连一则可清肠腑"潜在"之热，燥肠胃之湿，使泻止而不敛邪，二则坚阴而不过温，亦寓反佐之意。用于治疗久泻，效果甚佳，黄连与补骨脂之比常为1∶5左右，若脾肾阳虚较甚，可加益智仁以助温补脾肾止泻。

2. 黄连配香附

肝主气，心主火，情志不畅，心肝气郁，久则化热生火，可见胸腹疼痛、痞胀，更年期女性患者多见，诚如王旭高《西溪书屋夜话录》所云"肝气、肝风、肝火，三者同出而异名，但为病不同，治法亦异耳"。此当疏泄肝火，清心理气。香附辛、微苦、微甘而性平，宣畅十二经，为气药之总司，长于疏肝解郁、理气止痛，因其性平，故寒热均宜。黄连泻心火，解热毒，《黄帝内经》云"诸痛痒疮，皆属于心""火郁发之"，两药合用，取《韩氏医通》黄鹤丹意，一疏一清，清疏并用，寒不郁遏，疏不助火，相辅相成，共奏行气泻火之功，使心火去，肝郁解则痛痞除。

3. 黄连配藿香

藿香气味芳香，辛散而不燥烈，微温而不燥热，功善化湿解暑、和中止呕，现代药理研究证实其对胃肠神经有镇静作用，能促进胃液分泌，增强消化能力，并有广谱抗菌作用。黄连苦寒，清热燥湿。两药相配，一寒一温，共奏清热化湿、和中止呕止利之功。徐老临床常用于湿热中阻之胃痛、痞胀、恶心、泄泻等症，尤其是夏季，暑湿当令，徐老常嘱可在辨证的基础上加用黄连、藿香以祛时邪。徐老认为两药合用尚有鼓舞脾胃、增进食欲的功能，对纳谷不香者也常加用，体会到少量黄连确有健胃开胃之效。黄连一般用量为1～3g，藿香10～15g。

4. 黄连配紫苏梗

紫苏梗性温，味辛，入肺、脾经，能理气宽中、止痛、安胎，而徐老认为"梗能主中"，紫苏梗善主中焦脾胃，理气宽中，故尤常用于脾胃气滞、胃脘痞胀隐痛的患者，其效甚佳。并认为其性微辛微温，温而不燥，且其气芳香，有醒脾化湿止呕之功，若兼有中焦湿热，此时与黄连相配，辛开苦降，平调寒热，宣通调和，具理气消痞、清热化湿、通降止呕之功。感冒及夏秋季节进食螃蟹时可与紫苏叶同用，一则表散之力有增，二则可解鱼蟹之毒。对于妊娠期胃脘胀痛、恶心欲吐者，黄连、紫苏梗同用则有理气止痛、清热安胎之功。

【仝小林临床经验】黄连善清胃火而可用治胃火炽盛、消谷善饥之消渴证，常配麦冬用，如《普济方》消渴丸；或配黄柏用，以增强泻火之力，如《圣济总录》黄柏丸；若配生地黄，可用治肾阴不足、心胃火旺之消渴，如《外台秘要》黄连丸。中医名家仝小林以重剂（30g以上）治疗糖尿病取得良好效果，对于重剂黄连败胃的预防，可在其复方中加用干姜或生姜，防止其苦寒伤脾胃。

【张瑞临床经验】张氏在临床中发现部分阵发性室上性心动过速的患者，常伴有心经热证，根据文献报道，尝试重用清心热、降心火的黄连治疗本病，并根据兼症，依辨证论治精神，灵活配伍其它药物。以黄连20～25g为主药，随兼症加减。若症见心悸、面赤口渴、心烦易怒、舌质红、脉数等，属心火上炎者，可伍以栀子、黄芩、麦冬、玄参等；若症见心悸不宁、手足心热、口燥咽干、眩晕耳鸣、舌质红少苔、脉细数等，宜酌情配伍养阴安神之品，如天冬、麦冬、地黄、当归、酸枣仁、柏子仁等；若热兼有痰证见胸闷烦躁、口干苦、舌质红苔黄腻、脉弦滑等，可再配陈皮、半夏、竹茹、远志、贝母、胆南星等祛痰之剂，疗效显著。

如治赵某，女，22岁，大学生。患阵发性室上性心动过速1年余，平均1个月发作1次，每次持续数分钟。每遇学习紧张及情绪激动则发作趋频，严重时1个月数发，持续时间亦长，发作时心电图示心率180次/分。心烦易怒，夜寐不宁，口干喜饮，舌边尖红，苔少，脉细数。辨为心火上炎，扰乱心神。治宜清心安神。方用安神丸化裁：黄连25g，麦冬10g，栀子12g，酸枣仁15g。水煎服，1日1剂。服药2个月，阵发性室上性心动过速发作1次，持续时间有所缩短。其心火上炎之证亦减。以上方药物比例，嘱其配丸药长服，每日2服，每服6～8g，温开水送下，并尽量避免烦劳及情绪激动。

龙 胆

龙胆最早载于《神农本草经》，其性寒，味苦；归肝、胆经；其基本功效有清热燥湿，泻肝胆火。

【张锡纯临床经验】龙胆大剂量使用易伤胃气，但小剂量使用（小于5g）却能开胃助食。它的这一功用以张锡纯的《医学衷中参西录》说理最详："龙胆草味苦微酸，性寒，色黄属土，为胃家正药。其苦也，能降胃气，坚胃质；其酸也，能补益胃中酸汁，消化饮食。凡胃热气逆，胃汁短少，不能食者，服之可以开胃进食。"基于这一功用，在治疗各类慢性胃炎时，在辨证用药的同时加用小剂量龙胆可收到满意的临床疗效。加用龙胆能短期内减轻胃炎患者的嘈杂、胃脘胀满、食欲不振等临床表现。一般用量2～5g。

【蒋立基临床经验】膝关节积液，与中医痰湿留滞骨节相似。膝为筋之府，肝主筋，筋附于骨节，即关节处之滑膜、韧带（筋）为肝所主。风寒湿邪侵袭，郁而化热，火炼津液为痰；或因气机不利，聚湿为饮，水湿痰饮，停于经络，积聚于骨节而成斯疾。

既往蒋老也循常法，用二妙、四妙之类，其治在湿，然见效甚慢。后来阅读《续名医类案》魏玉璜云"木热则流脂，断无肝火盛而无痰者"，方有所悟。治痰饮之大法，贵在调畅气机。朱丹溪谓"气顺则一身之津液亦随气而顺矣"，所谓气顺，要在肝气条达。通过不断摸索，蒋老认为龙胆是治疗膝关节积液的要药。《本草新编》谓其"功专利水、消湿"；《神农本草经》曰其"主骨间寒热"；《本草正义》称其"疏通湿热之结"。清热、除湿、散结，均能使肝气条达。在使用中，因其适于苦寒，故常加桂枝以和营、通阳、利湿、下气、行瘀、补中；或加陈皮行气化痰、健中燥湿；或合三妙、四妙以清热利湿等。以此为主，据其证情加减组方，每获良效。

如治赵某，女青年，患风湿性关节炎，左膝肿痛，时有寒热、汗出，经中西药治疗，热退痛止，但左膝髌肿胀不消，查髌上肿胀显著，抽之有淡黄色液体，量较多，舌淡红苔白，脉弦数。处方：龙胆 24g，桂枝 9g，薏苡仁 20g，牛膝 12g，陈皮 12g，生姜 3 片。服 3 剂，患者症减大半，再 3 剂而瘥。

现代医学认为，关节积液与组胺释放及变态反应有关。动物实验表明，龙胆泻肝汤（龙胆为主药）有抗组胺作用。据日本江田英昭研究，龙胆等对热证表现为主的变态反应有抑制作用，故推测以龙胆为主治疗膝关节积液可能与此有关。

苦 参

苦参最早载于《神农本草经》，其性寒，味苦；归心、肝、胃、大肠、膀胱经；其基本功效有清热燥湿，泻火解毒，杀虫，利尿。

【朱良春临床经验】心律失常属中医惊悸、怔忡等症范畴，对于异位搏动及快速型心律失常，过去多依"脉结代，心动悸，炙甘草汤主之"径用炙甘草汤，有效者，有不效者。研究发现苦参对多种快速型心律失常有效，实践结果表明，苦参有降低心肌收缩力、减慢心搏、延缓房性传导以及降低自律性等作用。朱氏采用这一成果，在辨证用药的同时，加用苦参，经长期实践证明，确有较好效果。

如治程某，男，28 岁，职员。素日工作劳累，兼之睡眠不足，经常头眩、耳鸣、心悸怔忡，近日心悸加剧。心率每分钟达 150 次，口干，心烦，掌热，夜眠不宁，苔薄、质红，脉细疾数。心电图示：室上性心动过速。证属肝肾阴虚、水不济火、君火妄动、上扰心神，治宜滋阴降火、宁心安神。药用：苦参、生地黄各 20g，黄连 5g，丹参、功劳叶各 15g，玉竹 12g，生牡蛎、炒酸枣仁各

30g，麦冬 10g，炙甘草 8g。5 剂。

药后，诸象均见好转，心悸显缓，自觉安适。苔薄、质略淡，脉细数（每分钟 94 次）。此佳象也，效不更方，继进 5 剂，心率已降至每分钟 80 次。嘱注意劳逸结合。继以杞菊地黄丸善后之。

【王幸福临床经验】苦参是一味清热燥湿杀虫的良药，在治疗皮肤病中屡有运用，而且效果很好。该药始载于《神农本草经》，是豆科多年生亚灌木植物，药用根部。味苦，性寒。归心、肝、胃、大肠、膀胱经。

王氏认识和使用苦参起源于消风散。消风散（出自《外科正宗》），是治疗皮肤病的名方，很多名老中医都喜欢用它。开始用于轻症的皮肤病效果还不错，但是对复杂性、长久性的皮肤病，尤其是顽症牛皮癣（即西医所称的银屑病）效果就显得不理想，王氏对此百思不得其解，退而勤求古训，翻阅名贤医案，终于发现问题所在。即消风散中的苦参一味药很关键，量用大用小大不一样。

王氏过去治疗牛皮癣时用消风散一般用苦参 10g 左右，这对于一般的痒疹和银屑病还可以，但重症就不行了，不管用多少剂，多长时间都无进展，后经过学习文献，有几则医案，对其启发很大。现引录于下：

1. 张子维运用苦参一得

1984 年秋，王叟午逾古稀，居城南郭，体丰壮，于八月十旬来院就医，自云患癣疾已数月，多治少效，诊其脉浮数有力，解衣观之遍体斑癣，体无完肤，白屑纷落，痒不可忍，乃因湿热淫于血脉，郁于孙络，风因热生，虫从湿化，治当清热燥湿、疏风杀虫。

方用：苦参 30g，玄参 13g，蒲公英 30g，白蒺藜 17g，苍耳17g，牡丹皮 12g，白鲜皮 12g，乌梢蛇 10g，甘草 5g。三剂，水煎服，日服一剂，忌五辛。

患者服后症状小减，二次复诊苦参加至 40g，服三剂后功效显著，原方续服十余剂，痒止屑脱，症状大减，共服二十余剂病告痊愈。其翁乃曰："人皆谓我病此生难愈，谁知竟如此速效，实出意外。"

《本草经集注》云"苦参味苦性寒，玄参为使"，为治风热疮疹之良药。用苦参治顽癣、湿疹疗效颇佳，若脉浮数而热盛者其效更显，因此症多因湿热之邪浸于皮肤，淫于血脉，留滞不去，郁热甚而生风，湿热蕴而生虫，风行虫动故痒而难忍也。古人认为，风热湿虫为癣癞之主要因素，取苦参之苦寒，以其苦燥湿清热。湿气除，虫无复生之机，热气清而风自息也。

2. 周玉朱重用苦参治疗湿疹瘙痒

张某，男，27岁，1998年6月8日初诊。两小腿肿痒、渗液一周，红疹密布，抓痕累累，左足底长满水疱，触之灼热，渗液较多。舌红苔黄腻，脉弦滑。证属湿热下注。法当清热利湿。

方用：苦参50g，黄柏、蒲公英、豨莶草、泽漆、地肤子、冬葵子、生薏苡仁、茵陈各30g。每日煎服头剂，二煎水外洗。

一周后，小腿红已退，渗液明显减少。宗原方继用10剂，其足底皮损已消，干燥而愈。

周老认为清热利湿，苦参为先，临证用苦参治疗的外科疾病主要有急性皮炎、湿疹、痤疮、银屑病、脂溢性皮炎、急性胆道感染、丹毒等属湿热实证。临床表现多有患处红肿热痛，或痒，或起丘疹、红斑、水疱、渗液，或有腹痛以胁肋为甚，伴发热及身目尿黄，舌红苔黄腻，脉弦滑或弦滑数。苦参常用量为10～50g，可酌情配伍黄芩、黄连、茵陈、薏苡仁等。周老认为苦参味苦性寒，归心、肝、胃、大肠、膀胱经，临床适用范围较广，对外科病证为上中下三焦热证者皆可应用，尤对各类皮肤病有较好的疗效，可为首选之药，既可煎服，又可外用，具有清热燥湿、解毒止痒、祛风利水之效。

3. 张林运用消风散治松皮癣

尹某，于1978年12月为医癣，叩门求治。自述半月前劳累、出汗、受风后，周身瘙痒，并见较多的红色扁平丘疹，曾服中、西药半月余均无效。诊见：其周身有散在癣斑，肘膝关节的伸侧面为多见，胸腹及背部散在发生。境界明显，皮损直径 0.5～3cm，有的融合成片，上覆多层银白色鳞屑，其屑脱落后，可见有出血点。其皮损形态有的呈点状，有的呈钱币状、盘状或地图状。舌淡红，苔白腻，脉弦无力。诊为松皮癣。治宜活血疏风、清营解毒，投以消风散加减。

方用：当归 25g，川芎 15g，红花 15g，川羌活 25g，独活 15g，木通 15g，荆芥 15g，防风 30g，麻黄 10g，苍术 25g，胡麻仁 15g，蝉蜕 25g，苦参 40g，白鲜皮 50g，甘草 25g。一日一剂，水煎，早晚空腹温服。

患者服药期间及愈后百日内，忌食鱼、蛋、肥脂、辛辣、生冷。将煎剩的药渣，放入脸盆内加适量水，煎汤，趁热熏洗患处，一日 1～3 次。内外二法同用，奏效更快。

患者遵法服用，连用十剂痒止，脱屑多，大部分丘疹消退，未见新发。患者又用五剂，皮损基本消失。共服二十四剂治愈。后多次随访未见复发。

通读以上三则医话医案，可见方中其它药均为常见用法，唯独苦参用法不同，均为重量，这也是取效的关键点之一。通过学习领悟后王氏也将其经验大胆地运用于临床取得了显著的效果。现举例示之：

曾治一老妇，65 岁，患有糖尿病、高血压和严重的银屑病。患者已几经治疗，无效，经人介绍找到王氏，不要求治高血压和糖尿病，专治银屑病。

刻诊：人中等个，略显富态身胖，舌淡红，苔薄白，脉弦滑有力，饮食二便正常。查全身皮癣，除面部无疾，无一处好地方。尤其是双下肢、臀部、背部大面积皮癣，厚度有一个硬币之多，上面覆有白屑，基底粉红，个别地方抓挠出水，而且满头皆是，奇痒无比，影响美观。曾在某中医处吃过大量蜈蚣、全蝎、蕲蛇等药，初期有效，后无效。现诊为重症牛皮癣（银屑病），辨证为风热郁表、湿毒浸淫。处方消风散合荆防败毒散加减：荆芥 12g，防风 12g，羌活 15g，独活 12g，前胡 12g，柴胡 12g，麻黄 6g，苍术 10g，当归 15g，川芎 10g，生地黄 30g，鸡血藤 50g，胡麻仁 15g，苦参 40g，白鲜皮 50g，蝉蜕 12g，金银花 30g，连翘 30g，猪牙皂 3g，土茯苓 60g，乌梢蛇 30g，生甘草 12g。7 剂，水煎服，日 3 次，药渣外洗。

一周后，复诊，癣处已无流水，痒轻，无伤胃呕吐副作用。效不更方，又服 20 剂，癣处叠加厚屑已退，接近正常皮肤，基本不痒，患者甚为高兴，信心大增。再续 30 剂痊愈收功。

王氏在临床上治疗顽固的湿疹和牛皮癣，现在基本上都是在有效的方中加入大量的苦参 30～50g，疗效较过去大幅提高，实践证明苦参重用是治疗牛皮癣的有效药物，值得重视。

秦 皮

秦皮最早载于《神农本草经》。其性寒，味苦、涩；归肝、胆、大肠经；其基本功效有清热燥湿，收涩止痢，止带，明目。

【王琦临床经验】 北京著名中医男科专家王琦擅用秦皮治疗男科疾病。王老认为，白头翁汤之用秦皮，清热解毒疗下痢，尽人皆知。然其生精种子之功，却不被今人所道。《名医别录》谓："秦皮，疗男子少精，妇人带下。"《本草纲目》云："治男子少精，益精有子，皆取其涩而补也。"男性不育症的传统认识多责乎肾之阴阳精气不足，虽不止于肾，亦不离于肾。而王老据多年临床实践和认识，明确提出现代男性不育症的主要病机为"肾虚夹湿热瘀毒虫"，病性属"实多虚少"。认为环境污染、生殖系统感染及饮食结构等生活方式的变化，使湿热、痰湿、瘀血的产生机会大大增加。现代药理研究证明，秦皮有抗菌、抗炎和抗过敏作用。故王老认为，感染性、免疫性等湿热瘀毒内蕴之不育症，选用秦皮最为中的。临床常与车前子、丹参等配伍使用，疗效显著。

白鲜皮

白鲜皮最早载于《神农本草经》，其性寒，味苦；归脾、胃、膀胱经；其基本功效有清热燥湿，祛风解毒。

【尚德俊临床经验】《药性论》："治一切热毒风、恶风，风疮疥癣赤烂。"《本草纲目》："白鲜皮，气寒善行，味苦性燥，足太阴、阳明经，去湿热药也。"白鲜皮为皮肤科常用药物，有内达关节、外行皮肤、清热解毒、除湿止痒之功效，可治疗荨麻疹、扁平疣、足癣、湿疹等慢性、顽固性皮肤病。白鲜皮可治疗妇科常见的外阴及阴道炎症，常以白鲜皮复方煎水熏洗或坐浴的治疗方法以清热燥湿、止痒杀菌。唯用量宜大，最少用至30g方能显效。

尚德俊编《实用中医外科学》中载白鲜皮饮组成：白鲜皮15g，金银花、生地黄、赤芍、丹参各15g，黄芩、蝉蜕、当归、苍术、荆芥、防风各8g，甘草6g。方中白鲜皮味苦性寒，归脾、胃、膀胱经，具有清热解毒、除湿、祛风止痒作用，为君药；金银花、黄芩清热解毒，荆芥、防风、苍术、蝉蜕祛风止痒，上六味药为臣药；热邪波及血分致血热，故皮疹红色，以生地黄、赤芍、丹参凉血活血，当归甘辛性温，补血活血，佐制白鲜皮等苦寒之品，以免伤正，且有扶正祛邪之意，甘草调和诸药。诸药合用，相辅相成，标本兼治，具有清热除湿、祛风止痒的作用，适用于神经性皮炎、湿疹、荨麻疹、玫瑰糠疹、脂溢性皮炎等多种皮肤病。

【冯先波临床经验】白鲜皮性味苦寒，有清热燥湿、泻火解毒、祛风止痒之功。治湿热疮毒、肌肤溃烂、黄水淋漓者，可配苍术、苦参、连翘等药；治湿疹、风疹、疥癣，可配苦参、防风、地肤子等药，煎汤内服、外洗。

第三节
清热解毒药

本类药物性寒凉，清热之中更长于解毒，具有清解火热毒邪的作用。

金银花（忍冬藤）

金银花最早载于《新修本草》，其性寒，味甘；归肺、心、胃经；其基本功效有清热解毒，疏散风热。

【白清佐临床经验】金银花甘寒，清热解毒、散痈消肿，为治痈疖肿毒之要药，可用治一切内痈外痈。治疗痈疮初起，红肿热痛者，可单用本品煎服，并用渣敷患处，亦可与皂角刺、穿山甲、白芷等配伍，如《妇人大全良方》仙方活命饮；用治疔疮肿毒，坚硬根深者，常与紫花地丁、蒲公英、野菊花等同用，如《医宗金鉴》五味消毒饮；用治肠痈腹痛者，常与当归、地榆、黄芩等配伍，如《辨证录》清肠饮；用治肺痈咳吐脓血者，常与鱼腥草、芦根、桃仁等同用，以清肺排脓。

名老中医白清佐治疗乳痈重用银花白酒散（金银花240g，白酒240g）。白老认为，乳痈者，多为肝胃郁热、气血壅滞，以致乳络阻塞，发为乳痈。其治宜用大剂量金银花，可期速效。或者以为用量过大，然在初期毒盛邪实，实非小剂量可以济事也。而且金银花不单清热解毒，其性亦补，为治痈最善之品，白酒温散善走，能引药力直达病所，二味合用，药专剂大力强，对初期乳痈，体质壮实者，内消神速，诚良方也。

【冯先波临床经验】忍冬藤即金银花藤，可清热解毒，且藤类有疏通经络功效，故用于热痹最为适宜。凡痹证具有关节红肿灼热者，冯氏在治痹方中加入忍冬藤30～120g，常收到满意疗效。为加强疗效，常与桑枝、海桐皮、石膏、青风藤等清热治痹药物同用。

连 翘

连翘最早载于《神农本草经》，其性微寒，味苦；归肺、心、小肠经；其基本功效有清热解毒，消肿散结，疏散风热。

【李文瑞临床经验】名老中医李文瑞临床应用连翘一般用量3～15g，重用20～45g，最大用至60g。李氏认为连翘具有清血分结热、通淋之功，与抗菌、抑菌、利尿等现代药理作用相符。重剂用于血淋。多与重剂白茅根配伍，相得益彰，清热散结而不伤阴，凉血止血而不留瘀。常加入二至丸、八正散等方中重用。临床主要用于原因不明之血尿、肾炎、肾盂肾炎、尿路感染等。如治一男性21岁患者。因患急性肾炎年余而休学，尿常规检查红细胞10～30个/高倍镜视野，已持续月余。症见神疲乏力，腰膝酸软，纳可便调，舌质红，苔薄黄，脉弦有滑象。证属热结血分，迫血下行。投予连翘35g，白茅根30g。服5剂后，尿中红细胞3～8个/高倍镜视野。上方再进10剂后，尿常规正常，症状缓解。继以六味地黄丸巩固疗效，之后随访未复发。

大青叶

大青叶最早载于《名医别录》。其性寒，味苦；归心、胃经；其基本功效有清热解毒，凉血消斑。

【冯先波临床经验】大青叶苦寒，善解心胃二经实火热毒，又入血分而能凉血消斑，气血两清，故可用治温热病心胃毒盛，热入营血，气血两燔，高热神昏，发斑发疹，常与水牛角、玄参、栀子等同用，如《医学心悟》犀角大青汤。本品功善清热解毒，若与葛根、连翘等药同用，便能表里同治，故可用于风热表证或温病初起，发热头痛，口渴咽痛等，如清瘟解毒丸。冯先波先生治疗皮肤瘙痒多从血热论治，在以犀角地黄汤为主方的基础上加用大青叶增加清热解毒、凉血的功效，临床疗效甚佳。

板蓝根

板蓝根最早载于《新修本草》，其性寒，味苦；归心、胃经；其基本功效有清热解毒，凉血利咽。

【冯先波临床经验】关于板蓝根的运用，冯先波先生善用板蓝根治疗咳嗽，无论外感、内伤咳嗽，凡属于热或者夹有热象者恒用之，特别对慢性咽炎感染后引起的咽痒干咳有较好的疗效。对于这类咳嗽，若单纯只敛肺止咳，虽有一时之效，但停药后必会反复，用板蓝根清热解毒利咽，解决咳嗽之病源，方能收功。在用量上，冯老亦有心得，一般用板蓝根者，多在 10～15g，冯老认为板蓝根性寒无毒，小量运用不能奏效，常用 20g 以上，对于咽痛明显者甚至达 30g，往往 3 剂则咳止，并未见不良反应。

青 黛

青黛最早载于《药性论》。其性寒，味咸；归肝经；其基本功效有清热解毒，凉血消斑，泻火定惊。

【王海燕临床经验】王海燕治疗肛周湿疹擅用青黛。肛周湿疹是一种常见的多发性疾病，属传统医学"肛门顽湿"范畴。病因多为下焦湿热，风湿热邪留滞肛周肌肤，或血虚失养，也可见继发于痔或肠道寄生虫者。王氏采用青黛油外敷，疗效显著。方中取青黛燥湿收敛、防腐生肌的作用，外用方法操作简便，疗程短，效果好，无不良反应而使患者易接受。青黛不溶于水，用水调糊外敷难以起效，外用青黛更适合选用油膏，对糜烂、渗液不多者可用散剂。

【孙谨臣临床经验】青黛 2g，芦荟 6g，共研极细末。此方乃名中医孙谨臣家传秘方。功效：消炎解毒，止血定痛。主治牙疮、慢性牙龈炎。如治某患者，右下牙龈红肿溃破月余，稀脓血水不止，疼痛难忍，彻夜不宁，饥不能食。前医用抗生素日服及静脉滴注数日无效。遂将药粉搽敷患处，药与疮面凝固如胶，稀脓血水即止，当日疼痛减轻，可进食稀粥。前后用药 5 天，肿消痛止。也可用于拔牙后出血不止，亦可收到止血消炎之效。

关于青黛药物的使用，需要注意以下几点。

其一，青黛在临床运用前一定要进行水飞炮制，除去夹带的石灰杂质，保证用药安全有效，剂量准确。具体方法是：先将青黛筛去杂质，置乳钵内加适量清水，混合研细，复注入清水，轻轻搅动，使细粉悬浮，倾入另一容器，待沉淀后，倒去清水，然后将沉淀之粉末倾倒在铺有白纸的筛内晒干，装瓶备用。

其二，鉴于青黛粉细质轻易漂浮，且不易溶于水的特性，临床运用时一定要选用丸散剂或胶囊剂，用药汁或温开水调服或送服，用量掌握在 1.5～3g 之间，而不入煎剂，以提高疗效，节省药材。

其三，鉴于青黛成分难溶于水的特性，故在外科疮疡、皮肤病、口腔溃疡及五官科疾病的临床外用治疗中，不管是单方运用或是复方运用，都要将其调制成油膏剂或使用散剂，使青黛最大限度地发挥治疗作用。

鱼腥草

鱼腥草最早载于《名医别录》，其性微寒，味辛；归肺经；

其基本功效有清热解毒，消痈排脓，利尿通淋。

【印会河临床经验】鱼腥草治疗风热外感，取其味辛入肺经之性也，北京名医印会河最为善用。印老认为，风热外感，习有邪在皮毛与邪重在肺之分，在典型病例上，确有可分与应分之必要，但在临床多数患者身上，常常是既有邪在皮毛之恶风发热，又有邪重在肺之咳嗽、咽痛、鼻塞等同时存在。见此，就不能再以皮毛与肺来区分，而是根据病情之相兼互见而遣用桑菊、银翘之合剂。热重或久不能退者，则需加用石膏。

印老早年用鱼腥草、山豆根二药，乃循金银花、连翘二药的药理作用而加以发展者，因早年市场金银花、连翘供应困难，故即选取鱼腥草、山豆根二药代金银花、连翘。在使用过程中，又发现鱼腥草、山豆根用了较大量以后，其作用又远远超过了原来的金银花、连翘，通过大量观察发现，其疗效不但不见减低，且一定程度上是有提高的，效果之快，亦远远超过原来的银翘散。

蒲公英

蒲公英最早载于《新修本草》，其性寒，味苦、甘；归肝、胃经；其基本功效有清热解毒，消肿散结，利湿通淋。

【王一鸣临床经验】王一鸣认为，肠胃积热或肠燥热，耗伤津液，津失输布，不能下润大肠，则致大便干燥，排便困难。而蒲公英苦甘性寒，入胃经，能清热化滞，缓泻通便而不伤胃，对治疗热秘疗效确切，然其用量成年人必须用 50g 以上方有佳效。

【孙一民临床经验】我国著名中医血液病专家孙一民治疗白血病善重用中药鲜品，治愈了诸多当今血液系统之疑难病证。

如治杨某某，男，23岁，农民。患者曾于1974年4月经某医院确诊为急性淋巴细胞白血病，5月13日转北京某医院治疗。住院 10 个多月，于 1975 年 3 月 23 日出院。出院时诊断为急性淋巴细胞白血病缓解期。出院后继续用巯嘌呤、甲氨蝶呤、环磷酰胺、白花蛇舌草、狗舌草等中、西药治疗。1975 年 4 月 13 日来就诊，当时患者鼻腔、齿龈出血，齿龈瘀紫肿胀，口唇发绀，面部发暗、面色㿠白，精神萎靡，说话声音低弱，行走无力。自述：烦躁，手足心热，汗出，口咽干，恶心，纳食不佳，遗精，小便黄，睡眠不宁。舌质红，舌苔黄，脉细数。根据上症乃系阴虚内热，血热妄行。治则：养阴清热，凉血解毒。

选方：犀角地黄汤加减（生地黄 12g，牡丹皮 9g，杭白芍 15g，藕节、荷叶各 9g，石斛、麦冬各 12g，山栀子 9g，连翘 15g，茅根 30g，建曲 9g，竹茹 6g，牡蛎 24g，大蓟、小蓟、扁豆花各 9g）。每日 1 剂，水煎服。

4 月 25 日二诊。上方连服 10 剂后，病情略有减轻，齿龈、鼻腔衄血暂止，饮食渐增，恶心减轻。仍烦躁，手心热，汗出，口咽干，遗精。按上方意，加量、调整：生地黄 15g，牡丹皮 9g，杭白芍 15g，小蓟 24g，藕节、荷叶各 9g，石斛 15g，麦冬 12g，山栀子 9g，连翘 18g，茅根 30g，竹叶 9g，竹茹 6g，陈皮 9g，牡蛎、浮小麦各 30g。每日 1 剂，水煎服。后又在上方基础上加减化裁。

11 月 28 日复诊。上方加减服 20 余剂后，因连续感冒，发热，阴液受伤，内热仍炽，现在又见齿龈出血，口唇干裂，加重养阴清热、凉血解毒药物剂量。方用：生地黄、小蓟各 30g，茅根 60g，玄参 30g，石斛、麦冬各 15g，知母 12g，连翘 15g，山栀子、荷叶各 9g，藕节 15g，甘草 3g，天花粉 15g，金银花、蒲公英各 30g。每日 1 剂。

在上方基础上，随症加减，服至 1976 年 6 月 9 日，经数月治疗，症状虽有好转，但患者内热及衄血仍时有反复，考虑是否某些药有副作用，服后助长了内热。针对这一情况，征得患者同意后，停用其他药物，并根据在治疗中的临床观察，发现每用大剂量鲜药如鲜生地黄、鲜小蓟、鲜蒲公英、鲜茅根等，效果比较好。因之，每日只以 4 味鲜药加大剂量服用。处方：鲜蒲公英、鲜小蓟各500g，鲜生地黄250g，鲜茅根250g，切碎、洗净，每日煎 1 剂当茶饮。

上方鲜药服 10 余剂后，齿龈出血即止，遗精亦愈，阴液渐复，内热渐清，口咽干减；饮食增加，精神好转。到 1977 年 5 月 15 日为止，共服上方 158 剂，患者精神很好，无出血，无发热，无明显贫血，肝脾不肿大，周身淋巴结不肿大，神经反射正常，齿龈瘀紫肿胀消失，日吃主食约一斤半，已能从事重体力劳动。

在辨证论治处方用药的基础上，孙氏选用了鲜药，在治疗过程中，孙氏选用了四味鲜药作为治疗的主药。因为鲜药含有自然汁，其养阴清热等作用比干药好。如梨有清肺润肺的作用，鲜梨含有大量自然汁，所以吃鲜梨比梨干的作用好得多。张锡纯认为"大小蓟皆能清血分之热，以止血热之妄行……单用鲜小蓟根数两煎汤，或榨取其自然汁，开水冲服，均有捷效""茅根善清虚热而不伤脾胃……为涵养真阴之妙品"。鲜生地黄长于清热凉血，生地黄的提取物能促进血液凝固而起止血作用；鲜蒲公英有清热解毒的作用。可见鲜药的自然汁中所含有效成分较干药高。这可能与在干燥过程中丧失某些有效成分有关。所以选了鲜生地黄等四味药作为主药，终于取得了良好效果。

关于用药剂量：本例患者从诊断到治疗，从选方到用药，都以极谨慎的态度来对待，但患者内热出血却时有反复。问题在什么地方呢，考虑患者齿龈瘀紫肿胀，似为血分热毒较甚，内伏较深，轻者齿龈出血，重时很可能腐溃化脓。前一段治疗，虽药证相符，奈热毒根深蒂固，病重药轻，犹如"杯水车薪"，疗效不大。遂在不影响胃纳的情况下，逐渐加大了剂量，最后每日量达 1500g，经长期服用，终于取得比较满意的疗效。孙氏认为对这例患者的治疗，最后加大了药量，是提高疗效的一个重要因素。

疗效评定：根据 1973 年全国白血病座谈会急性白血病疗效评

定标准，这一例白血病患者在治疗前虽为"部分缓解"，但患者却没有一点劳动力。经过一年余的治疗，特别是后一阶段只服四味鲜药158剂后，患者精神很好，无出血，无发热，无明显贫血，肝脾不肿大，周身淋巴结不肿大，神经反射正常，齿龈瘀紫肿胀消失，每天能吃主食约一斤半，已达到"完全缓解"标准，后任小学教员，并能参加重体力劳动。家属对治疗效果很满意。到1977年底为止，患者健康状况良好。

又如治牛某某，女，52岁，营业员。患者从1979年开始感觉低热、乏力、纳呆、五心烦热。1980年春节前，又感左下肢关节疼痛，同时发现左腹部有一肿块，因身体逐渐消瘦、乏力加重而停止工作。1980年4月1日在地区肿瘤医院行辅助检查。超声波提示：①脾脏最大厚度9cm，肋下7.5～9cm；②左上腹部有一肿块，最大直径9cm，肿块区波型为微小低波。周围血象：白细胞153.6×10^9/L，中性粒细胞61%，淋巴细胞7%，嗜碱性粒细胞7%，嗜酸性粒细胞5%，幼稚细胞20%，血红蛋白108g/L。4月4日骨髓穿刺检查意见：慢性粒细胞白血病。

予以化疗：口服白血宁一周，后又改服白消安，效果不佳，病情未得到控制，白细胞计数继续增高。4月11日血液检查：白细胞258×10^9/L，中性粒细胞39%，淋巴细胞2%，嗜碱性粒细胞2%，嗜酸性粒细胞2%，杆状核细胞2%，早幼粒细胞4%，中幼粒细胞22%，晚幼粒细胞23%，晚幼嗜酸性粒细胞3%，原始粒细胞1%。于1980年4月17日来院就诊。主症：低热，五心烦热，齿龈瘀紫肿胀，关节疼痛，腹中痞块，纳呆，神疲乏力，舌质嫩、尖红、中心有裂纹，苔白，脉细微数。检查：心肺（一），肝未触及，脾脏增大至肋缘下约9cm，左腹部触及一可移动性肿块，约9cm×5cm，质软，无压痛。

西医诊断：慢性粒细胞白血病。中医辨证：阴虚内热，热毒蕴伏血分。患者低热，五心烦热，舌红、有裂纹，脉细数等症，系阴虚内热所致。血分热毒壅盛，则发生白细胞恶性增生，进而出现脾大、腹部痞块、关节疼痛、齿龈瘀紫肿胀等浸润现象。治拟滋阴清热、凉血解毒为法，停止其他一切治疗。

处方：鲜蒲公英、鲜小蓟各 250g，鲜生地黄 60g。每日 1 剂，水煎服。

5 月 19 日血液检查：白细胞 10.2×10^9/L，中性粒细胞 5%，淋巴细胞 44%，嗜酸性粒细胞 1%，血红蛋白 145g/L，血小板计数 116×10^9/L。处方：①鲜生地黄 100g、鲜小蓟 40g、鲜蒲公英 400g，每日 1 剂，水煎服。②建曲 9g，谷芽、麦芽各 15g，焦内金 9g，佩兰 9g，云茯神 15g，白芍 12g，甘草 3g。3 剂，水煎，另服。

7 月 14 日复查：未见异常，服下方继续观察。处方：鲜生地黄 250g、鲜小蓟 500g，隔日 1 剂，水煎服。8 月 6 日骨髓穿刺检查：基本缓解。

临床治疗白血病，多以化疗为主，但药物之副作用对身体损害较大，往往邪正同衰，病情易反复。孙氏通过长期临床实践，发现用大剂量凉血解毒、甘寒养阴的鲜中药来治疗，既祛邪又扶正，可达邪去正复之目的，与其他治疗白血病的药物比较，不仅疗效显著，且没有什么副作用。

土茯苓

土茯苓最早载于《本草纲目》，其性平，味甘、淡；归肝、胃经；其基本功效有解毒，除湿，通利关节。

【班秀文临床经验】《诸病源候论》提出："诸淋者，由肾虚而膀胱热故也。"湿热蕴结下焦是淋证的主要病理基础，湿为黏腻之邪，与热胶结，久羁难消。土茯苓为除湿泄热解毒之要药，故适合于淋证的治疗。国医大师班秀文指出淋证虽有寒、热、虚、实之分，治之有温、清、补、泻之别，但淋证任何类型均夹有秽浊之邪，蕴结于下焦。土茯苓甘淡平，甘则能健脾养胃、调和营卫，淡则能渗湿除毒而利关节，用之既能利水通淋，解毒杀虫，又不损伤正气，是治淋最好药物，临床常用于急性淋病、尿路感染、前列腺炎等疾病。但用量需 30～60g，功效始显。

【朱良春临床经验】《素问》曰："风寒湿三气杂至，合而为痹也。"其中湿邪留著关节在痹证的发展中起了重要作用。痹证多以湿邪为患，唯风寒热易散，湿邪难化，湿邪贯穿疾病的始终，这是由于湿邪的性质及致病特点所致。湿邪重浊黏滞，难于化解，留滞经络关节，则阳气布达受碍，痹阻气血，故可见肌肤不仁、关节重着疼痛等；湿邪为病多缠绵难愈，病程较长或反复发作。故化湿治疗在痹证治疗中占有重要的地位，湿邪既去则风无所留，寒无所依，热无所引。土茯苓"健脾胃，强筋骨，祛风湿，利关节……治拘挛骨痛"，配合薏苡仁、苍术、忍冬藤、防己等除湿通络之品，对湿热痹证有良效。

土茯苓对于现代医学之痛风亦有佳效，国医大师朱良春认为，"此乃嘌呤代谢紊乱所引起，中医认为系湿浊瘀阻、停着经隧而致骨节肿痛、时流脂膏之证，应予搜剔湿热蕴毒，故取土茯苓健胃、祛风湿之功。脾胃健则营卫从，风湿去则筋骨利"。朱老治疗此证，恒以土茯苓为主药，配用萆薢加强清热化湿之效，屡有效验。但用量需 30～60g。

【任继学临床经验】肾风水肿多指现代医学的急慢性肾炎等，其病之成，多系外邪侵袭肺卫，肺失宣降，通调失职，水溢肌肤，而在疾病的整个过程中，湿热之邪始终存在，清热利湿应是治疗本病的基本治则。土茯苓淡渗利湿、消肿利水，临床常与白茅根、茯苓等渗湿利水之品同用。

国医大师任继学善用土茯苓治疗肾炎蛋白尿，认为土茯苓为治肾风湿毒要药，能通经透络，解毒除湿，既能渗利湿浊之邪，又能化湿浊而使之归清，则湿渗、浊清、毒解，精微固藏，尿蛋白自可消除。任老治疗肾风常重用土茯苓至 200g 为君，长期大剂量服用并未见不良反应。

对于慢性肾衰竭者，亦可在辨证方中加用土茯苓化浊解毒，而且还可与大黄、附子等煎汤保留灌肠，对于肠道毒物的清除有很好疗效，能减轻氮质血症，延缓肾功能恶化，对于有些透析患者，可以减少透析频率甚至无需透析，其疗效值得进一步的研究。

【余国俊临床经验】土茯苓治头痛者，历代本草所言甚少，现代《中药学》教材亦未论及。但头痛一证，病因繁杂，虽风寒、肝阳之证为多，但痰浊、湿热者亦不少。现代人醇酒厚味、膏粱美食，多致痰浊湿热内蕴之头痛，土茯苓健脾除湿泄热，并可祛风湿而止痹痛，用土茯苓治疗正为恰当。

《外科正宗·卷之三》记载，治头痛在辨证论治的基础上加土茯苓 30g 有效。国医大师朱良春在《朱良春用药经验集》中指出："土茯苓所主之头痛，乃湿热蕴结，浊邪害清，清窍不利而作痛，若延之日久，经脉痹闭，则痛势甚烈，斯时祛风通络之剂难缓其苦，惟有利湿泄热，祛其主因，配合祛风通络之品，始可奏功，一般每日用 60～120g，随症配伍，多可获效。"四川名老中医余国俊在《我的中医之路》中单用土茯苓 120g 煎服或泡水代茶饮治疗头痛，亦取得理想效果。

对于脑外伤后综合征亦可应用，此病多属中医瘀血头痛范畴，血瘀脑络、气血不通是其主要病机，病久者尚可兼夹虚证。古今文献中虽未见土茯苓治疗瘀血的记载，然"血不利，则为水"，土茯苓功专除湿、利关节，又能"治拘挛骨痛"（《本草纲目》），取其除湿止痛之效配以活血理气之品验于临床，有较好祛瘀止痛作用。

余国俊先生善用土茯苓治疗头痛。而《本草纲目》未言其治头痛，而后的中医学著作亦未言其治头痛。若为解毒清热、健脾除湿之药，重用 120g 何以能止痛？余老百思不解，便重温清·徐灵胎关于"药性专长"的一段妙论："凡药性有专长，此在可解不可解之间，虽圣人亦必试验而后知之。如菟丝之去面黚，亦其一端也。

以其辛散耶？则辛散之药甚多；以其滑泽耶？则滑泽之物亦甚多，何以他药皆不能去，而独菟丝能之？"徐氏由此而推论药性之专长曰："但显其形质气味者，可以推测而知，而深藏于性中者，不可以常理求之……药中如此者极多，可以类推。"故临证者除了熟悉药物的四气五味、升降浮沉、归经及常规用法之外，还应掌握药物的特殊专长与优势，便于出奇兵而奏绝功。

【李可临床经验】皮肤疾病的发病，常与风、湿、热、毒等密切相关。而湿疹、神经性皮炎、银屑病等皮肤顽疾，与湿邪关系尤为密切。故祛湿解毒是治疗这些皮肤疾病的关键。土茯苓既可化湿邪，又可解毒杀虫，常与生地黄、赤芍、地肤子、白鲜皮、茵陈等凉血止痒之品配伍。

名医李可在《李可老中医急危重症疑难病经验专辑》中用土茯苓120g，煎汤代水煎药，谓"对重症湿疹，确有覆杯而愈之效"。验之临床，对治疗顽固性湿疹属于湿热内盛者有良效。另外，亦可配合苦参、蛇床子、百部等外洗患处。

白头翁

白头翁最早载于《神农本草经》，其性寒，味苦；归胃、大肠经；其基本功效有清热解毒，凉血止痢。

【余国俊临床经验】带下病的主要病因与湿邪有关，故前人有"诸带不离湿"之说，又如《傅青主女科》曰"带下俱是湿症"。白头翁汤能清热祛湿，现代药理研究证实其还具有杀灭多种病原体的作用，因此常用来治疗带下病见带下量多、色黄、阴部湿痒溃烂、口渴等属肝经湿热者。一般用量10～15g。

四川名医余国俊先生善用白头翁汤治疗带下，乃方中主药白头翁能清肝经湿热故也，验之临床确有疗效。

贯 众

贯众最早载于《神农本草经》。其性微寒，味苦，有小毒；归肝、胃经；其基本功效有清热凉血，驱虫，止血。

【刘尚义临床经验】 全国名老中医刘尚义临证擅用贯众治疗血尿。刘老认为，贯众味苦，性微寒，具有凉血止血等功效，是治疗风热感冒、湿热斑疹、吐血、便血及崩漏等疾病的常用药。刘老以贯众为主组方治疗急、慢性肾炎血尿，取得了满意的疗效。中医学认为"血尿"有虚实之不同。实证多因外感风热，湿热内盛，热毒内侵脾肾，或因瘀血阻滞化火而成；虚证多因阴虚火旺，迫血妄行，或邪毒入侵后迁延不愈，久病入络，血脉瘀阻，血行不畅，血不循经所致。大量临床实践证明，肾炎血尿多以阴虚内热、脾肾气虚为本，邪毒阻滞为标，刘老认为无论是实热还是虚火，最终皆与热毒有关，毒邪内侵，热迫血行，症见头面、四肢水肿，尿少色赤，或发热恶风，舌质红，苔薄黄或黄腻，脉数。针对其病机，治以清热化湿、凉血解毒、利水消肿、滋补脾肾为法，重用贯众，适当配伍一些治疗兼症的药物如虎杖、土茯苓、白花蛇舌草、墨旱莲、女贞子、玉竹、生地黄、车前子、白茅根、泽泻等，多数患者用药后症状大大改善或消失，屡验屡效。

【王钟贤临床经验】 辽宁名老中医王钟贤擅用生贯众粉治疗钩虫病，并获得满意疗效。《神农本草经》谓贯众能"杀三虫"，但未指出具体用法。王老曾试水煎剂治钩虫病，但阴转率极低。经过不断探索比较，并用动物饲以生贯众粉进行试验，未发现毒性反应，但阴转率明显提高。王老临床以生贯众粉10g，每日二次吞服，用于钩虫病患者，收到了满意的疗效。

【沈仲理临床经验】 妇科专家沈仲理，长期从事治疗妇科疾病，积累了丰富经验，特别对治疗子宫肌瘤、卵巢囊肿每有独到之处，常常以重用贯众取效。

沈老在治疗子宫肌瘤方面，取其既能化瘀消肿，又有止血之功，故常用之。贯众凉血止血，世所共知，而化瘀消肿，沈老主要的根据是《名医别录》曾记载其"破癥瘕"，《本经续疏》也说其"消顽肿"。具体用法是消子宫肌瘤常用生贯众30g，止血用贯众炭20g。

如治倪某，女，49岁，票务员，初诊日期：1984年10月30日。主诉：发现子宫肌瘤一年余。现病史：一年多来月经量多，夹有小血块，色暗红，约5天净，经行伴腹痛。B超检查：子宫60mm×50mm×75mm，宫内见40mm×32mm低回声区，边缘模糊不规则，提示子宫肌瘤。刻下，面色萎黄，四肢乏力，腰酸欲折，舌暗红，脉弦细。

辨证：血瘀胞宫，肝脾同病。治拟健脾养血，化瘀消瘤。方药：党参12g，黄精15g，牡丹皮9g，鹿衔草、花蕊石、贯众各30g，海藻、半枝莲各20g，夏枯草15g，三七粉2g（冲）。

经上方加减治疗7个月，头晕已愈，经量逐渐减少，约4天净，腰酸亦愈，面有华色。于1985年6月12日做B超复查：子宫79mm×69mm×64mm，肌瘤不明显，祛邪务尽，再拟养血化瘀，消瘤缩宫。方药：生地黄、熟地黄各9g，黄精15g，夏枯草12g，半枝莲30g，海藻20g，制香附6g，青皮、陈皮各3g，桑寄生12g，14剂，以巩固疗效。

败酱草

败酱草最早载于《神农本草经》。其性微寒，味辛、苦；归肝、胃、大肠经；其基本功效有清热解毒，消痈排脓，祛瘀止痛。

【沈仲理临床经验】沈仲理治疗经行腹痛善用败酱草。用于热因痛经，多因肝郁气滞，郁而化火化热，以致火郁血热，阻于冲任二脉而作痛者。实证者，多见经前或经期少腹胀痛，伴有乳房胀痛或乳头痛，苔薄、脉沉弦。治以和血疏肝，理气止痛法。采用逍遥散合金铃子散加败酱草。虚证者，多见经行腹痛绵绵，或经后腹痛不止，舌质暗红，脉弦细带数。治以养血疏肝，清热止痛法。采用红酱金灵四物汤。药用四物汤加大血藤、败酱草、川楝子、五灵脂、乳香、没药等十味。上述二方之止痛特点在于败酱草。李时珍曾说："败酱，善排脓破血……古方妇人科皆用之。乃易得之物，而后人不知用，盖未遇识者耳。"再配以大血藤之清热消肿，五灵脂之散瘀止痛，用于治疗热因痛经有明显的疗效。

【蒋和轩临床经验】精液不液化是指射入女方阴道的精液不液化，始终呈胶冻状或团块状。在实验室检查中是指离体精液在室温下或37℃水浴温箱中60分钟不液化或60分钟仍含有不液化的凝块，其是导致男性不育症的常见病因。中医认为，本病多因阴虚火旺、湿热蕴结、痰浊阻滞等所致，属中医"精浊"范畴。蒋和轩在治疗精液不液化时，重用败酱草30～60g，主用于湿热蕴结型。此证表现为精液外观大部分属于黄稠状，黏稠凝块，有腥味。重用败酱草清热解毒、行瘀散结，使精液液化。有报道称败酱草有降低神经系统兴奋的作用，可解除前列腺局部肌肉血管痉挛，增加前列腺分泌，奏清热利湿、分清泌浊之功。既消除前列腺炎症，促进其血运以利炎症吸收，又改善精液质量，以达治疗目的。

【范伏元临床经验】前列腺增生，多因年迈体弱，气血亏虚，肾阳衰惫，腐血败精瘀阻膀胱久致腺体增生，州都气化失司。本病渐有年轻化趋势。治当补益肾阳、祛瘀通浊为要。《本草正义》谓败酱草："此草有陈腐气，故以败酱得名。能清热泄结，利水消肿，破瘀排脓。"范伏元在治疗前列腺增生时，重用败酱草30g以上，取其腥臭陈腐直趋下焦，入肝经达阴器，能破瘀消肿，能通浊祛败精，去故生新而窍道畅利。

【邵冬珊临床经验】邵冬珊认为败酱草为一抑制胃酸良药。泛酸或吐酸为临床常见症状，脾胃肠病证中或以其为主症，或为胃痛、胁痛、呕吐之兼症。夫酸者，肝木之性也，吐酸多与肝、胃相关，且有寒、热之别，《证治汇补·吞酸》云"大凡积滞中焦，久郁成热，则本从火化，因而作酸者，酸之热也；若客寒犯胃，顷刻成酸，本无郁热，因寒所化者，酸之寒也"。但吐酸总以热证多见。故无论病之寒热，凡有吐酸症者，皆随方加用败酱草，常用量15g，效不显者，可用至 20～30g。湿热郁滞于中，随气上逆，则吞酸作矣。败酱草用于湿热之证，此其制酸之理也。

大血藤

大血藤最早载于《本草图经》。其性平，味苦；归肝、大肠经；其基本功效有清热解毒，活血，祛风止痛。

【张伯臾临床经验】大血藤苦降开泄，长于清热解毒、消痈止痛，又入大肠经，善散肠中瘀滞，为治肠痈要药，也可用于其他热毒疮疡。用治肠痈腹痛，常与桃仁、大黄等药同用；用治热毒疮疡，常与连翘、金银花、贝母等药同用，如《景岳全书》连翘金贝煎。上海名老中医张伯臾擅用大血藤配败酱草治疗急性胰腺炎、肠痈等属于实热证者，张老认为，大血藤配败酱草清热解毒，活血化瘀止痛，对局部炎症的控制有很好的作用。常重用30g。

【臧堃堂临床经验】著名中医学家臧堃堂善于治疗内科杂病。临证常用大血藤治疗多种疾病，每用辄效。现将其经验介绍如下：

其一，消痈。大血藤清热解毒，历代医家均以其作为治疗肠痈、腹痈之要药。临床上常用于急慢性乳腺炎、肝脓肿、皮肤化脓性感染等。现代药理研究证实，大血藤对金黄色葡萄球菌、大肠埃希菌、铜绿假单胞菌等均有抑制作用，抗菌谱较广。临证要点：肠痛腹痛拒按、发热、便秘，乳痈、皮肤痈、红肿热痛或溃脓，舌红、苔黄腻、脉数。

其二，泄湿热。大血藤入肝、大肠经，味苦，苦能泄湿、燥湿，加上大血藤具有清热解毒的作用，故其有较好的清泄肝胆、肠道、下焦湿热作用。常用于急慢性胆囊炎、病毒性肝炎、急性肠炎、急慢性泌尿系统感染、急慢性盆腔炎等。临证要点：发热、黄疸，或腹痛、腹泻，或尿频、尿痛，或带下臭秽、色黄、量多，舌苔黄腻、脉滑数。

其三，活血。大血藤入血，上通下达，无所不至，具有较强的活血化瘀之效，临床上既用于瘀血内阻各证，如瘀血性的痛经、闭经、子宫肌瘤、跌打肿痛等，也因其能清泄湿热更常用于瘀血兼夹湿热之证，如慢性盆腔炎、慢性胆道感染、肠粘连等。临证要点：各种病证日久不愈，伴疼痛、肿块，唇舌色暗或舌有瘀点，脉弦涩。

其四，和营。大血藤入血分而达营卫，能祛风解肌，可用于营卫不和、肌表不固的伤风感冒，变应性鼻炎，自主神经功能紊乱，更年期综合征等。临证要点：汗出恶风、周身酸楚、时寒时热，或表现为半身或局部出汗，苔薄、脉缓。

其五，行气。《图经本草》载大血藤"行血、治气块，因其入肝家而行血分，走而不守"，故行气活血止痛效佳，尤善于治疗肝郁气滞疼痛诸证，如胃肠功能紊乱、癥症、气滞痛经、闭经、乳房囊性增生等。临证要点：证情复杂多变，疼痛时作，肿块时起时消，随情绪增减，脉弦。

其六，宣痹。大血藤入血分走经络，既能行气活血，又能泄湿解毒，不失为治疗风湿痹证之良药。《植物名实图考》载大血藤"治筋骨疼痛、追风、健腰膝气"，临床上根据配伍定向，可广泛应用于风湿阻络、血脉不通的各种风湿痹痛，如风湿性关节炎、皮肌炎、骨关节炎等。临证要点：关节、肌肉肿痛麻木，活动障碍。

其七，通便。大血藤入大肠经，能行气消滞、清热泄湿。临床上可用于胃肠湿热引起的大便黏滞不爽，以及气滞、燥热引起的大便秘结，或单纯性便秘、肠道炎症引起的便秘。临证要点：腹胀、大便黏滞不爽或秘结，舌红、苔黄腻。

其八，杀虫。大血藤归大肠经，借其清热解毒之功，能杀灭肠道寄生虫如钩虫、蛔虫、蛲虫等。用大血藤50g，黄酒100mL加水适量煎煮取汁内服可治疗胆道蛔虫病。临证要点：腹痛、纳差、苔薄腻，大便化验查出肠道寄生虫卵。

其九，外用。虽然大血藤多用于内服治疗疾病，但若使用得法，外治亦能收到佳效。如大血藤浓煎保留灌肠可治疗肠道寄生虫病、慢性结肠炎、慢性盆腔炎；大血藤煎水洗外阴可治阴部瘙痒；大血藤用黄酒浸泡后外涂，可消跌打肿痛；大血藤浸酒精外涂可治疗皮肤疔疖；大血藤煎水温洗患处，可治疗风湿痹痛。

臧老临证应用大血藤，既注重病证结合、辨证为本的用药原则，也善于配伍其他药物来提高疗效，以达治疗目的。如大血藤配蒲公英、橘叶、广郁金等能提高治疗乳痈疗效；大血藤配大黄、丹参治疗肠痈效佳；大血藤配蒲公英、大黄、玄明粉治疗急性胆道感染疗效增加；大血藤配蒲公英、萆薢、龙胆等善治急性泌尿系统感染；大血藤配桂枝、赤芍、莪术、蒲公英、黄芪等治疗慢性盆腔炎。在治疗瘀血痛经、闭经时多配当归尾、制香附、益母草等；用大血藤调和营卫时多配桂枝、白芍；大血藤用于治疗气滞疼痛多配延胡索、郁金、香附等；治疗风湿痹痛常与威灵仙、秦艽、乌梢蛇等配伍；用于通便时配蒲公英、玄参等。外用配伍多以大血藤配大黄、黄连、黄芩浓煎灌肠治疗慢性结肠炎；配百部浓煎灌肠治蛲虫病；配苍术、苦参、地肤子煎水外洗治疗外阴瘙痒；大血藤配三七、蒲黄，黄酒浸泡外涂跌打肿痛疗效显著；大血藤煎水外洗治风湿痹痛常与威灵仙、桂枝、细辛、银花藤等配伍。总之，合理的配伍不仅扩大了大血藤的治疗范围，且能显著提高大血藤的治疗效果。但须注意，孕妇及脾胃虚寒、大便溏泄者禁用大血藤。另外，大血藤内服用量除了治疗胆道蛔虫病用至 50g 外，其他病证常用 10～30g 即可取效，不必盲目追求大剂量。

白花蛇舌草

白花蛇舌草最早载于《广西中药志》。其性寒，味微苦、甘；归胃、小肠、大肠经；其基本功效有清热解毒，利湿通淋。

【刘继祖临床经验】白花蛇舌草苦寒，有较强的清热解毒作用，用治热毒所致诸证，内服、外用均可。如单用鲜品捣烂外敷，治疗痈肿疮毒，也可以与金银花、连翘、野菊花等药同用；用治肠痈腹痛，常与大血藤、败酱草、牡丹皮等药同用；若治咽喉肿痛，多与黄芩、玄参、板蓝根等药同用；若用治毒蛇咬伤，可单用鲜品捣烂绞汁内服或水煎服，渣敷伤口，疗效较好，亦可与半枝莲、紫花地丁、重楼等药配伍应用。

近年来，利用本品清热解毒消肿之功，已广泛用于各种癌症的治疗。著名老中医刘继祖认为，白花蛇舌草能够治疗癌肿、疫毒、热毒、郁热、食积。临床指征：各种热毒肿痛、癌瘤。禁忌：阴寒之毒或虚寒证不宜使用，误用则寒毒深甚。其用药心得：一者，本药散结消肿力强，宜用于任何肿瘤；二者，药性寒却不致碍脾胃，反有消积食之功，故用之少有禁忌。

【祝谌予临床经验】北京名老中医祝谌予认为，糖尿病肾病不容易治疗，在原来经验方的基础上，加上白花蛇舌草与川续断，加大黄芪用量，控制蛋白尿疗效较好。别人用白花蛇舌草治疗肾炎蛋白尿取效，祝老吸收此经验，加上补肾的川续断，并加大黄芪用量，控制尿蛋白疗效较好。

【倪寄兰临床经验】北京名老中医倪寄兰在临床上注意将白花蛇舌草与其他药物配合使用，用于各科疾病收到良好的疗效。

配龙葵可以增强清热利咽的作用，能治疗咽炎；配鱼腥草可以增强清肃肺金、止咳化痰的作用，用以治疗急性支气管炎；配桑白皮有清泻肺热、化痰平喘作用，可以治疗肺炎；配金钱草能清肝利胆、渗利湿邪，治疗胆囊炎；配垂盆草有清肝解毒、利湿化浊之效，用以治疗急性肝炎，效果良好；配石韦能清利膀胱湿热，常常用以治疗泌尿系统感染；配萹草有清热利湿化浊的作用，常用于治疗肾小球肾炎；配牡丹皮、玄明粉可以清热凉血、通腑泻下，能治疗急性阑尾炎；配萆薢、术术能清热利湿、活血消肿，可以治疗急性前列腺炎；配漏芦、穿山甲能清热解毒、活血止痛，治疗急性乳腺炎；配穿破石、薏苡仁可清热利湿、散瘀止痛，用以治疗盆腔炎；配重楼、芙蓉叶能清热解毒、散瘀凉血，多用于治疗急性淋巴管炎；配蝉蜕、苦参以清利湿热、散风止痒，用以治疗各种痒疹；配生石膏、知母能清热解毒、生津止渴，共奏退热之功；配芦根、葛根能清热解毒、疏风解表，可以治疗病毒性感冒；配急性子、威灵仙能清热解毒、抗癌利膈，用以治疗食管癌；配砂仁、蜈蚣能解毒抗癌、行气止痛，可治疗胃痛；配鳖甲、水红花子有解毒抗癌、软坚散结之功，可以治疗肝癌；配紫苏子、地龙能解毒抗癌、降逆平喘，可以治疗肺癌；配薏苡仁、白蔹以解毒抗癌、渗湿散结，临床用以治疗宫颈癌；配黄药子、山慈菇能清热解毒、散结消瘿，可以治疗甲状腺肿瘤。

倪老认为，白花蛇舌草味甘、性淡凉，能清热解毒、活血利尿，不仅有抗菌作用，还能抗病毒及抗癌，其作用难以一一列举，不再赘述。由于配伍不同，作用各异，疗效也大相径庭。此药用量宜大，一般用 30～60g，药量太小则疗效不佳。

穿心莲

穿心莲最早载于《岭南采药录》。其性寒，味苦；归心、肺、大肠、膀胱经；其基本功效有清热解毒，凉血，消肿。

【凌云鹏临床经验】穿心莲为常用草药，本品具有良好的清热消炎作用，著名中医外科专家凌云鹏常将其用于腹泻、痢疾等胃肠疾病及外科急性感染脓肿，疗效显著，但传统认为现有的注射剂及片剂，疗效不及煎剂、末药为高，这可能是偏见，凌老以临床实例证之：1972年凌老曾参加血吸虫病防治，对于体征差的患者，应用呋喃丙胺治疗，其中患者袁某出现严重胃肠道反应，一昼夜腹泻43次，并伴剧烈腹痛，经采用多种止泻制剂无效，乃以本品30g煎服，1小时后腹痛、腹泻均减，第二天统计24小时腹泻减至12次，其后即以穿心莲液送服呋喃丙胺至疗程完成，每日腹泻维持在3～4次，取得显效。任某，30年前有阿米巴痢疾史，治疗四个多月方愈，其后凡遇腹泻均需十余天治疗始缓解，1978年秋因胃肠炎引起腹泻，每日十余次，经注射小檗碱、穿心莲，内服氯霉素、呋喃唑酮（痢特灵）等历20余日不能缓解，转为痢疾症状，乃以穿心莲末装胶囊吞服，每次2粒，一日4次，停止其他药物，3天痢疾即止，5天后即照常工作。又曾以本品制成软膏配以胶囊内服，治疗炎症期的疖肿及手指疔毒，一般在3天内痛止肿消，说明穿心莲的清热消炎作用显著。但因应用方法的不同，疗效亦有差异，所以为充分发挥本品的药效，在提炼调制上，似尚有进一步研究的必要。

马齿苋

马齿苋最早载于《本草经集注》。其性寒，味酸；归肝、大肠经；其基本功效有清热解毒，凉血止血，止痢。

【陈树森临床经验】马齿苋具有清热解毒，凉血消肿之功。用治血热毒盛、痈肿疮疡、丹毒肿痛，可单用本品煎汤内服并外洗，再以鲜品捣烂外敷，如《医宗金鉴》马齿苋膏；也可与其他清热解毒药配伍使用。

名老中医陈树森先生创带状疱疹方马齿苋膏。适应证：带状疱疹灼热疼痛或化脓者。药物组成：新鲜马齿苋100g。制法和用法：将新采的鲜马齿苋洗净、切碎，捣成糊状涂敷患处，日换1～2次。如已破溃用野菊花煎汤洗净后再敷药。随症加减：如已破溃者加黄连粉10g同敷。方解：带状疱疹古名"缠腰火丹"，系邪毒（病毒）蕴结肌肤所致，本品具有清热解毒、凉血消肿之功，对热毒疮疡内服、外敷均佳，故用以治疗本病亦有良效。

【王豪临床经验】王豪用马齿苋100g，水煎2次，早晚分服，每日1剂，治疗糖尿病7例，效果较好，对起病不久和未曾服用过西药的患者疗效显著。一般服药1～2周尿糖即可转阴，如坚持服药1个月以上，血糖也可望恢复正常。马齿苋对阴虚燥热型患者效果最佳，而对阴阳两虚或久病不愈者疗效欠佳。

鸦胆子

鸦胆子最早载于《本草纲目拾遗》。其性寒，味苦，有小毒。归肝、大肠经。其基本功效有清热解毒，止痢，截疟；外用腐蚀赘疣。

【单苍桂临床经验】鸦胆子能解毒邪、散结聚、破瘀血、攻坚结、腐鸡眼、脱赘疣，常用于鸡眼或疣。可单用，如《医学衷中参西录》载鸦胆子去皮，取白仁之成实者，以烧酒调和涂之，治疣；《经验方》至圣丹，即以鸦胆子仁20个，去皮取仁，同烧酒捣烂敷患处，外用胶布固定，治脚鸡眼。

名老中医单苍桂擅用鸦胆子治疗耳痔，耳痔又称耳息肉，是耳道内长出的赘生物，有的形如核桃，有的状如菇菌，间或暴出耳道口外，色红无皮，触之出血。若见此病可用鸦胆子治疗。方法：取鸦胆子2～3粒，敲破去壳取仁，合上米饭2粒，共捣如泥搓成小丸，放在息肉上，外用干棉球塞紧。隔日必见息肉部分蚀去，并有少量黏液渗出。换药时用消毒湿棉球将患处洗涤干净，继续外敷上药，直至痔赘平复为止。但有时毒水浸淫，痔周皮肤发生腐蚀现象，则应暂停上药改为冰石散撒于患处，外盖黄连膏，每天换药一次，3～5天毒水自止，腐蚀皮肤已好，再继续用鸦胆子腐蚀，3～5次，耳痔就可以平复而愈。

【李静临床经验】 名医李静受张锡纯先生的影响，擅用鸦胆子治疗热毒诸证。李老自己10多年前患外痔，疼痛难忍，外科医生以手术治之。后每遇酒喝多时复发。思之不能再手术了，用消炎药内服、外用或可治愈。

2004年夏突发外痔，大如鸽蛋，站不可，坐亦不可，痛不可忍。思之鸦胆子乃解毒妙品，且其曾因血脂高间断服过数月，乃自服鸦胆子胶囊，每服30粒，日服3次，次日即感疼痛大减，续服至3日外痔全消。此为李老自治之经过。此前亦曾用过此方，唯未敢用此大量。今自服之，一日服至90粒鸦胆子，服至3日痔全消，实出意料之外。但体虚之人万不可用此大量也。

2000年治一朋友朱某之婶母，医院诊为舌癌3个月，疼痛而致饭食减少来求治。视其舌边有花生米粒大溃疡如菜花状，因其体质尚可，且朋友诉其家庭困难，住院放疗、化疗治不起，询之有无偏方、单方治之。用鸦胆子胶囊，每服10粒，日6次，每三餐饭前、饭后服之。同时加三七粉每日10g，服半月疼痛止，服一个月溃疡面愈合而愈。又服半月至今未发。

另一患者陈某，男，患痔出血，出血量多来求治。嘱其服鸦胆子，每服30粒装入胶囊内，日3次，3日即大效，一周血全止。

李老认为，鸦胆子苦寒，清热解毒、活血止痛。灭原虫，蚀腐肉，脱赘疣。治热毒下痢脓血、里急后重等。因其有毒，故多外用为多。前贤张锡纯曰："鸦胆子味极苦，性凉，为凉血解毒之要药。善治热性赤痢，二便因热下血，最能清血分之热及肠中之热，防腐生肌，诚有奇效……治梅毒及花柳毒淋皆有效验，捣烂醋调敷疗毒，效验异常，洵良药也。"

现代药理研究证明，鸦胆子仁或水剂（油剂效果较差），能使瘤组织细胞发生退行性变性和坏死，作用于正常组织和瘤组织时，也有类似作用。经病理组织观察，本品有使瘤细胞变性、破碎、坏死的作用，可使肿瘤体液免疫反应明显增高，细胞免疫也有所增强，对人体正常代谢功能的骨髓有保护作用，能升高白细胞。

现代报道其制剂用治肿瘤，能除肠中积垢。李老曾服之，每服之后所解大便皆如黑色油状，是以知其确能排出肠中积垢也。且又能降血脂、减肥，李老曾间断服数月体重减了20余斤。

鸦胆子乃苦参之种子，古人将鸦胆子去皮，用益元散为衣，名曰菩提丹，治二便下血入神，赞其有神灵之功也。其善清血热，而性非寒凉。善化瘀滞，而力非开破，有祛邪之能，兼有补正之功。前人有诗赞鸦胆子云："一粒苦参一粒金，天生瑞草起疴沉，从今觅得活人药，九转神丹何用寻。"

故在临床上，凡遇有毒热之证，每思用鸦胆子治之，且与三七配伍用。一解毒其性偏凉，一解毒则性平。临证视其毒热重则鸦胆子重用之，其热不重则三七重之。唯其有毒，则方能攻毒，毒去毒消则毒自无。但苦体虚之人，始服时需从小量开始，贵在灵活运用也。

【关幼波临床经验】著名肝病大家关幼波擅用鸦胆子治疗血吸虫性肝病。关老在临床中也常使用复方与单味药相结合的治疗方法。多数情况下，运用复方以调治整体，单味药以治局部；复方以扶正，单味药以祛邪。少数情况也有反之。单味药鸦胆子具有清热、燥湿、杀虫之功。这在明代以前尚未见有记载，清代赵学敏所著《本草纲目拾遗》指出，鸦胆子能治各种痢疾。关老用于治疗血吸虫性肝病和滴虫性肠炎，疗效较好，可以广开中药治疗多种原虫病和吸虫病的思路。前人多用桂圆肉、馒头皮、粥皮等包裹鸦胆子内服，以减少胃肠道的反应。关老用鸦胆子研粉装胶囊吞服，未见毒性作用。

清热凉血药

凡能清热凉血，以治疗营血分热为主的药物，称为清热凉血药。

生地黄

生地黄最早载于《神农本草经》，其性寒，味甘；归心、肝、肾经；其基本功效有清热凉血，养阴生津。

【冯先波临床经验】生地黄"内专凉血滋阴，外润皮肤荣泽"。古今中医学者用生地黄治疗顽固的皮肤疾病积累了丰富的临床经验，如《医宗金鉴》消风散依据"治风先治血，血行风自灭"的中医理论，在大量祛风、除湿、止痒药中加入生地黄、当归，凉血、养血、活血，在临床上取得了良好的效果，成为后世治疗风疹、湿疹等皮肤疾病的基础良方。

冯先波治疗血热皮肤瘙痒常予犀角地黄汤，其中重用生地黄20～30g以凉血、养血，收效甚佳。

【朱仁康临床经验】著名中医皮肤科专家朱仁康治疗皮肤瘙痒亦善用生地黄。朱老因考虑皮肤病血热所致者颇多，故喜用生地黄作为凉血清热的主药，药量既大（多30g以上），使用范围亦广，常与牡丹皮、赤芍配伍，收效满意。

【姜春华临床经验】著名中医学家姜春华最善用生地黄治疗痹证。姜老治疗痹证，注重以肾为本，善用大剂量生地黄于温散蠲痹、祛风通络药之中，以凉血清营、养血补肾、滋阴通络，用其治疗反复发作的顽痹，每获良效。

姜老以补肾为主治疗各种痹证，并结合科研试验研究，自创地乌蠲痹汤治疗风、寒、湿、热痹，效佳。方中大剂量生地黄为君，生地黄具有滋阴通络、凉血清营、补益肝肾之功，《神农本草经》曰其"逐血痹""除寒热积聚""除痹"。姜老用生地黄治疗顽痹一般用量在60～90g，最多可用至150g。其用意有三：第一，生地黄甘寒，入肝肾经，可滋阴养血，补肝益肾，得酸平之怀牛膝、辛温之五加皮协助，共同发挥补益肝肾、扶助正气的作用。第二，风、寒、湿痹三痹中寒痹和湿痹均需辛温或燥烈之品方可消除，然辛温燥烈之品无不有伤阴耗血之弊。方中川乌、蚕沙、威灵仙、独活便是此类药物，得大剂量之生地黄，可缓和它们的燥烈之性，双向调节，取利去弊。第三，根据《神农本草经》记载，地黄有除痹作用，生者尤良，风、寒、湿痹三痹中风痹（行痹）需以散风为主，佐以祛寒利湿，但古有"治风先治血，血行风自灭"的理论，更需参以补血之剂，血不足者痹着不行，生地黄补血养血，补养充足，自然流通洋溢而痹行矣。该方以生地黄为君，组方严谨，配伍精当，用于临床确有良效。

赤 芍

赤芍最早载于《开宝本草》，其性微寒，味苦；归肝经；其基本功效有清热凉血，散瘀止痛。

【孔荣顺临床经验】诸病黄疸，皆属于肝。初病在气，多实；久病入络，多虚。黄疸稽留不退，日久入血分，瘀阻脉络，郁而生热。虚、瘀、热成为久黄不退的基本病机。赤芍入肝经，微寒，性味平和，长于活血凉血，可大剂量运用而无克伤肝木之弊，用于久黄不退者甚为合拍。孔荣顺运用大剂量（30～60g）赤芍治疗瘀阻黄疸屡见奇效。

【汪承柏临床经验】 重用赤芍治疗黄疸为汪承柏先生经验。先生重用赤芍也是偶然一得。下面是先生偶然一病例。杜某某，男，40岁，1981年7月3日入院。主诉：乏力，尿黄2周伴有咽痛、流涕。查体：有不典型肝掌，心肺未见异常，肝剑突下3.0cm，腹水阴性。辅助检查：B超提示肝脾大。治疗经过：用清热解毒中药，输白蛋白、冻干人血浆等治疗，但是黄疸仍进行性加深，出现高度腹胀，大量腹水要求会诊。西医诊断：乙型慢性活动性肝炎；肝内严重胆汁淤积；肝硬化失代偿期。中医症见：恶心未吐，脘腹胀满，纳少，（餐半两）食后脘胀加重，大便不爽，日行十余次。后重下坠。皮肤瘙痒抓后有出血，口不渴不欲饮。小便不利，大量腹水（腹围79cm），苔黄腻。中医辨证：湿邪弥散三焦。方药：苦杏仁15g，滑石15g，薏苡仁30g，茵陈30g，黄芩15g，白蔻仁15g，葛根30g，丹参30g，石菖蒲15g，泽泻30g，香橼15g，车前草15g，升麻6g，木香9g，服上方同时原有治疗不变。服上方后诸症未缓解。原方加赤芍60g。1981年10月12日三诊：大便日行1~2次，腹水消退，腹围68cm。食量2~3两，原方继进。12月17日四诊：诸症消失，带方出院。

临床有典型的湿热弥散三焦证，但用三仁汤加减疗效不佳。因其顽固性腹水、便频、胃脘胀满皆系门静脉高压所致，而赤芍有降低门静脉压作用，故在原方基础上重用赤芍60g，药后不仅诸症迅速改善，黄疸亦日渐消退。提示赤芍有消退黄疸作用。这一发现纯属偶然。

水牛角

水牛角最早载于《名医别录》，其性寒，味苦；归心、肝经；其基本功效有清热凉血，解毒，定惊。

【冯先波临床经验】 皮肤瘙痒多因素体禀赋不足，或进食辛辣之品后血热生风生燥，肌肤出现风团、瘙痒。水牛角有很好的凉血功效，治疗血热之皮肤瘙痒，症见痒处色红，天气转热时明显，或进食酒肉辛辣之品后加重等疗效甚佳。"治风先治血，血行风自灭"，对于这类皮肤瘙痒可于方中重用水牛角，取其为血肉之品，具凉血之功，合用其与消风、凉血之品而收效。

冯老最善用犀角地黄汤易犀角为水牛角治疗皮肤瘙痒，常用剂量在30g以上，配伍荆芥、防风、苦参、赤芍、牡丹皮、生地黄等散风凉血养血之品，若大便不通者加用生大黄，屡用屡效。

缠腰火丹相当于现代医学的带状疱疹，因其好发于两胁肋，而两胁肋为肝经循行之处，所以多用龙胆泻肝汤治疗以清泻肝火，但是临床有有效、有不效者。冯老用犀角地黄汤易犀角为水牛角合龙胆泻肝汤治疗该证，疼痛症状迅速缓解。《黄帝内经》言"诸痛痒疮，皆属于心"，又此处为胆经循行之处，故治疗该证当以泻肝火、凉心血为主，若只用龙胆泻肝汤则只能清泻肝火而不能泻心火，故需合用水牛角地黄汤，方中水牛角粉凉心血、泻肝火、清营血之热，诸药合用，共奏凉心平肝之效，故临床疗效甚佳。一般用量为30～50g。

【江尔逊临床经验】四川经方大家江尔逊曾治一患者，高某，男，65岁，患者因痛风发作，服西药别嘌醇7天后，头身瘙痒；继服10多天后，瘙痒加重，皮肤发红、浮肿、干燥，腰以上尤甚，而急诊入院。西医诊断：全身性剥脱性皮炎（别嘌醇过敏）。经某医院专家会诊，主用进口高效激素甲泼尼龙，配合抗生素、维生素等静脉滴注及对症治疗半个月。症状无改善，又配服中药消风散加减数剂，大小便不畅。更医用大剂八正散加减，服2剂大小便皆闭，神志不清。家属接到病危通知后焦急万分，急来室邀诊。刻诊：面部、全身皮肤发红漫肿，瘙痒无度，多处大面积脱皮；腹胀按之如鼓，大小便俱闭已3天，神志时清时昧，舌体肿大，舌色紫暗，苔灰黄厚少津，脉大无力。综合病史与治疗史，考虑为湿热久羁深入营血，耗血动血，伤阴损肾。本应凉血散血、养阴滋肾，奈何大小便皆闭，危在顷刻，急当育阴利水、宣肺通便。用猪苓汤加味：

阿胶 20g（烊化），猪苓 15g，茯苓 15g，泽泻 30g，滑石 30g，苦杏仁 15g，桔梗 6g，枇杷叶 30g，车前子 30g（包煎），虎杖 30g，炒莱菔子 30g。2 剂，浓汤频喂。西药治疗不变。

二诊：当晚 6 时许开始频喂，翌日凌晨 2 时自行解小便 1 次，下午 6 时许大便亦通，神志清，转危为安！改用犀角（水牛角代）地黄汤加味，大清深入营血分之毒热：

鲜水牛角（先煎 2 小时）50g，生地黄 30g，牡丹皮 15g，赤芍 30g，紫草 30g，墨旱莲 30g，益母草 30g，仙鹤草 30g——若效不著，可将水牛角加至 200g。

三诊：上方连服 5 剂，病无进退；因撤减激素过快，病情反弹，全身大面积脱皮，瘙痒难忍，烦躁不安。遂将方中水牛角加至 200g（文火炖 2 小时，滤取 100mL，分 3 次兑入药液中），并逐渐恢复激素用量。又服 5 剂，全身大面积脱皮得到控制，皮肤发红、瘙痒显著减轻。上方徐服至 20 剂，全身皮肤终于恢复正常。唯颜面虚浮，气短乏力，夜梦纷纭，纳差，大便稀，口干不欲饮，舌质淡紫，苔薄白，脉弦弱。此脾虚气陷，纳运不及。改投升陷汤合参苓白术散加减。服 8 剂后诸症减轻，眠食转佳。

2 年后随访：出院后曾遵医嘱服用泼尼松 3 个月。曾经几次全面复查，不仅心肝肾等内脏功能正常，骨密度亦正常，体健无恙。

江氏恪守此法，以大剂犀角（水牛角代）地黄汤为主，重加紫草、仙鹤草、墨旱莲等解毒凉血止血之品。其中鲜水牛角每剂用至 200g 方才显效，足证其营血分热毒之深重。

水牛角，近贤有称之为"灵异草"者，服之能令心主复辟，精神内守，魂魄安定，而收"移精变气"之功。据长期临床观察，过敏性疾病的病因相当复杂，但有一条是不容忽视的，即精神失内守，魂魄不安定之人，容易发生过敏性疾病。既然如此，水牛角抗过敏之功便可意会了。

救治本例的主要方药，江氏后来又验证过一次：患者，男，36岁，身体壮实。因宿患痛风，几年来断断续续服用别嘌醇，疗效尚可。唯偶尔皮肤瘙痒，便停服，并口服抗过敏药物，未尝贻害。1999年春节前，连续服用别嘌醇半月，致头面、全身发红，剧烈瘙痒，脱皮，乃急诊入院。西医亦诊断为全身性剥脱性皮炎。西药治疗同本例高某，其时高某尚未出院，乐为之介绍，患者即来室商治。

因有高某案之治验，急予大剂量犀角（水牛角代）地黄汤加味，水牛角用200g。连服12剂，全身瘙痒逐渐减轻乃至消失，皮肤发红亦大减，脱皮得到控制。因家贫要求出院，出院后遵医嘱服用泼尼松，续服上方至30剂，一切病证完全消失，至今安然无恙，足见水牛角在血热型皮肤疾患中的价值。

玄　参

玄参最早载于《神农本草经》。其性微寒，味甘、苦、咸；归肺、胃、肾经；其基本功效有清热凉血，滋阴降火，解毒散结。

【王明福临床经验】对于玄参的临床应用，北京名老中医王明福深有体会：玄参是临床常用中药之一，有元参、浙玄参、黑参、乌元参等之称，其味甘、苦、咸，性微寒，归肺、胃、肾经，清热凉血、泻火解毒、滋阴。本品性微寒，能清营血分之热，用于治疗温病热入营血，常与生地黄、牡丹皮同用，如清营汤；本品质润多液，能清热邪而滋阴液，用于热病伤津的口燥咽干、大便燥结、消渴等病；用于热毒炽盛的各种热证，取其清热泻火解毒的功效，治疗发热、咽肿、目赤、疮疖、脱疽等；本品味咸，能软坚而消散郁结，治疗痰火热结所致的肿结包块，处方如消瘰丸等。临床常用 10～15g。使用注意：脾胃虚寒、食少便溏者不宜服用，反藜芦。

王老在辨证处方中喜用玄参，认为其禀至阴之性，专主热病，味苦则泄降下行，故能清脏腑热结，《药品化义》谓独此凉润滋肾，功胜知母、黄柏，特为肾脏君药，味辛而微咸，故自走血分而通瘀。亦能外行于经隧，而消散热结，寒而不峻，润而不腻，性情与知母、黄柏、生地黄近似，而较为和缓，临床常用量轻者 10～15g，小剂量偏于清热养阴，重者用量宜大（30～60g），重剂偏于养阴解毒活血。"药贵中病"，明·张景岳在《景岳全书》中云"治病用药，本贵精专，尤宜勇敢……但用一味为君，二三味为佐使，大剂进之，多多益善。夫用多之道何在？在乎必赖其力而料无害者，即放胆用之"。

【彭静山临床经验】著名中医学家彭静山认为，玄参性寒，入肺、胃、肾经，既可祛外感之风，亦可去内脏之热，寒而能补。彭氏用玄参一味，每取 50g，煎浓汁 500mL 温饮，一次内服，对风热头痛，屡用皆效，特为介绍，供临床参考验证。

【白伟临床经验】白氏使用中药治疗慢性干燥性鼻炎，在常规使用宣通鼻窍药物时，重用玄参可以获得较好的疗效。白氏认为，玄参能够肃清枢机，调节火热燥邪，是治疗慢性干燥性鼻炎的良药。

如治一男性患者，45 岁，具有慢性鼻炎史，平时发作时自己使用萘甲唑啉滴鼻液（滴鼻净）滴鼻治疗。2010 年 12 月发作使用后效果不明显，鼻镜检查为干燥性鼻炎，西药治疗效果不显，前来就诊。患者自我感觉鼻部干燥，有异物感，交替性鼻塞，时轻时重，遇寒加重，头部微胀不适。现鼻黏膜及鼻甲肿胀，色淡，大便每天 1 次，略显干燥，小便少，无汗，口渴欲饮，舌淡，苔薄白，脉缓。中医诊断为：寒燥伤阴所致之鼻炎。治以养阴润肺，通鼻窍。处方：玄参 30g，黄芩 9g，藿香 9g，白芷 9g，辛夷 9g，金银花 12g，桔梗 5g，甘草 3g。3 剂。每天 1 剂，水煎服，分 2 次服用。嘱忌食辛辣、油腻、生冷食物。

二诊：患者感觉鼻部异物感明显减少，鼻塞减轻，干燥感略有好转，大便每天 1 次，不显干燥。处方：上方玄参增加至 50g，余不变。5 剂。每天 1 剂，水煎服，分 2 次服用。

三诊：鼻部干燥感明显好转。上方连服 15 剂，上述不适症状消失，随访无复发。

牡丹皮

牡丹皮最早载于《神农本草经》。其性微寒，味苦、辛；归心、肝、肾经；其基本功效有清热凉血，活血化瘀。

【李文瑞临床经验】名老中医李文瑞认为，牡丹皮一般用量为 6～12g，重用 25～60g，最大用至 90g。李老认为牡丹皮凉血、散瘀、止痒，与解热、抑菌、降低血管通透性等现代药理作用相合。血热所致之病证，重用方可获佳效，常在犀角地黄汤等方中重用。临床主要用于血小板减少症、血液病之发热、皮肤病等，服后无腹痛、腹泻等不良反应。

紫 草

紫草最早载于《神农本草经》。其性寒，味甘、咸；归心、肝经；其基本功效有清热凉血，活血解毒，透疹消斑。

【康良石临床经验】紫草者，《药性本草》云"治恶疮"，名老中医康良石通过多年临床观察，证实紫草有抗癌之效。对临床表现为烦躁不眠、口干口苦、大便秘结、小便短赤、舌红苔黄、手足心热、脉弦数或滑数等症患者，用之则症状明显改善，癌肿得到控制，从而增强患者治病信心。对表现为少气懒言、倦怠无力、畏寒喜暖、泄泻便溏、舌胖淡、苔白腻而滑、四肢不温、脉沉迟或细弱等症患者，用后诸症反而加重，泄泻次数增加，甚至滑泄失禁，导致治疗难以继续而中断。依中医理论分析，紫草有抗癌之功，然而性味甘寒，通利二便，故为脾肾虚寒者之所忌，是以变通之，立"温凉并施""标本兼顾"的治则，对虚寒癥瘕仍用紫草，其剂量由轻到重，逐渐增加。脾气虚弱者，配伍性味甘温的人参或刺五加、白术、黄芪、扁豆等扶正抗癌药；肾阳虚衰者，配伍性味辛温的补骨脂、肉豆蔻、莪术、乌药等扶正祛瘀抗癌药；脾肾虚寒者则联合应用以上药物，服药期间忌饮酒及食刺激性食物，方可收到良好效果。

【夏小军临床经验】甘肃省名医夏小军采用紫草浓煎外用，防治血栓性静脉炎。夏老谓，紫草首载于《神农本草经》，并列为上品。《名医别录》言其可"治恶疮病癣"。《药性本草》谓其能"治斑疹痘毒，活血凉血，利大肠"。《本草纲目拾遗》则说其"煮汁洗疮肿，除血长肤"。受此理论启发，夏老在临床上采用紫草浓煎液外擦防治化疗引起的血栓性浅静脉炎，效果显著，制作介绍如下。

方法：取市售紫草饮片200g，加凉水1000mL，浸泡2小时，后用文火煎煮40～50分钟，至药液为250mL左右时过滤，收其滤液，装瓶备用。使用时以棉签蘸药液涂搽患处。每日4～6次，症状严重者每日可涂擦10次以上。若作为预防，则在每次静脉输液后即用上述方法沿血管走向涂搽，每日2～4次，且只能凉用，不能加热后涂搽。

如治李某，因患急性单核细胞白血病2年，已分别应用DA3-7、HOAP方案化疗7个疗程，致使左前臂两处、右前臂一处并发血栓性浅静脉炎。症见局部血管变硬呈条索状，色暗红，刺痛明显，周围轻度肿胀，用上法涂搽10天后疼痛肿胀及条索状突起完全消失，局部色泽转正常。此后每次静脉化疗或输液前后均用以上方法涂搽，未见血栓性浅静脉炎发生。

血栓性浅静脉炎是静脉化疗患者常见的并发症之一。其特点是穿刺部位及化疗药物途经的血管产生疼痛，变硬或呈条索状，周围皮肤呈充血性红斑，有时可伴水肿。若不及时治疗，不仅妨碍化疗的继续进行，而且给患者带来新的痛苦。根据其临床特征，属中医血瘀证范畴，依据"痛则不通"的原理，拟定以上方法防治而获效。同时，还可用于长期静脉输液引起的血栓性浅静脉炎，以及药物外渗等，且方法简、便、验、廉，值得推广。

【谢海洲临床经验】北京名老中谢海洲先生擅用紫草治疗皮肤疾病。李时珍曰："此草花紫根紫，可以染紫，故名。"紫草外科应用制膏，正是取其紫色，如紫草膏、紫云膏、生肌玉红膏，这几张方子都是以紫草为主药，用麻油煎熬成膏，外治取其凉血除湿，用于治疗痈疽肿毒，常用于溃疡糜烂创面，有生肌长肉、除湿热、凉血止痒、消肿止痛的作用。

治疗烧伤，谢老常用紫云膏（紫草 30g，当归 30g，胡麻油 500mL，黄蜡 150g，先溶油蜡，胡麻油、当归熬枯去渣再入紫草。熬至油呈紫红色，去渣待冷即成）摊贴患处。或用 10% 紫草膏 ［紫草根粉 10g，基础膏（85% 凡士林，15% 羊毛脂）90g，搅匀成膏］敷患处。治Ⅰ、Ⅱ度烧伤疗效均好。临床观察证明，紫草中之主要成分乙酰紫草素和紫草精、碱化紫草素有收敛作用，对某些分泌物过多之皮肤损伤有效。紫草有抗真菌作用，因此用于治疗癣、皮肤疹痒脱屑等症。

谢老擅用紫草治疗类风湿病出现的结节硬肿，用紫草 10～15g，效果显著。理由是紫草可代牡丹皮且与赤芍相须为用，发挥其清血热、解毒滞、凉血消肿、散结的作用。紫草清润，味咸入血，甘寒清热，入心肝二经，凉血活血，解毒透疹，利尿滑肠。血热毒盛，斑疹紫黑色暗，二便闭涩者，可使血凉毒解疹透。这是传统用法，古今书籍不乏记载。

以前因牡丹皮缺货，有人以地骨皮、桑白皮、生地黄或栀子代替，均取得一定疗效。谢老是以紫草代之，取犀角地黄汤之意，不仅协助生地黄凉血滋阴，且能助水牛角（犀角以水牛角代之）凉血解毒，故可代牡丹皮发挥疗效。在犀角地黄汤中赤芍、牡丹皮相须为用，赤芍偏于活血，清血中虚热，牡丹皮凉血清热，今以紫草代之，具二者之作用总和。

紫草习惯用软紫草，皮部紫，质软而疏松，成条状的鳞片常十几层重重相叠，容易剥离的软紫草质优，俗称新疆紫草。

谢老个人将紫草作为活血化瘀药，认为其兼具养血之效，内服可强心（活血）、促进外周血液循环，从而解热、降压。

【洪广祥临床经验】李时珍曰"紫草味甘咸而气寒"，善清血分之热，能行血滞、凉血热、泻热毒，其性平和，凉血不峻，活而不妄，为凉血活血解毒之要药。江西名中医洪广祥常用紫草于慢性乙型肝炎的治疗。洪氏认为，慢性肝炎（迁延、活动）的病理特点，大多为"湿热毒瘀"，"瘀热"是其病理核心。"瘀热"日久，既可伤阴损阳，又可耗气伤血，进而使病情迁延反复，逐渐演变为肝硬化或肝癌。因此，洪氏十分重视"瘀热"的治疗。"瘀热"得清，不仅可以改善和缓解临床症状，而且可以阻断病势向深层发展。肝病瘀热证的证候表现为面色晦滞，肝大或肝脾均大，或有黄疸，肝区闷痛，或痛如针刺，低热烦躁，小便赤，或大便不畅，口苦口干口黏，舌质红暗，舌苔黄腻，脉弦等。血液检查，往往显示肝功损害比较明显。紫草既行血滞，又可泻热毒，同时还具有通水道、导大便和治五疸的综合作用。因此，它对肝病瘀热证有较强的针对性。体外试验亦证明，紫草有抗乙肝病毒的作用，对肝病伴有出血倾向者，如齿衄、肌衄、鼻衄等，用之可起到泻热、凉血、止血的效果。肝硬化伴有腹水，出现瘀、热、水互结者，紫草也有其独特的治疗作用，可收散瘀、泻热、利水、通便之效。紫草用于慢性肝病瘀热证，常与牡丹皮、赤芍、山楂、虎杖、败酱草、苦参、柴胡、郁金配合组成基础方，然后根据兼夹症进行辨证施治。

　　紫草除用于慢性肝炎外，也可用于高血压病具有肝经瘀热证候者，如血压升高，面目赤红，头晕目眩，烦热失眠，大便燥结，小便赤热，舌质红暗，舌下静脉粗紫扩张延伸，脉弦或数。血液流变学指标提示血液处于黏稠凝聚状态。此类高血压患者的治疗，如用清肝、平肝、泻火的常法，往往降压效果不佳，这是因为患者的肝阳亢逆，是由于肝经瘀热、化火上冲所致，"瘀热"为其病之本，肝阳亢逆，是其病之标。"瘀热"清则亢逆自平。对于肝病瘀热证所致的高血压，洪氏常用紫草 30g、牡丹皮 15g、赤芍 20g、决明子 30g、地龙 15g、生栀子 10g、川牛膝 20g 等作为基础方随症加减，常收标本两清之效。

　　洪氏用紫草治肝病和其他内科杂证，均用老紫草，取其质厚力大，直入血分。其内服用量，一般为 30g，大剂量可达 50g。由于紫草具有寒滑之性，易导致腹泻，脾胃虚寒且又大便溏泻者宜慎用。

第五节
清虚热药

本类药物药性寒凉，主入阴分，以清虚热、退骨蒸为主要作用。

青 蒿

青蒿最早载于《神农本草经》，其性寒，味苦、辛；归肝、胆经；其基本功效有清虚热，除骨蒸，解暑热，截疟，退黄。

【印会河临床经验】青蒿浴治疗小儿外感发热。小儿外感无论风寒、风热都易发热，但又苦于服药，印老祖传一法用青蒿一味煎水洗澡，疗效显著。3岁内幼儿用青蒿100g，3岁以上用200～250g。先将洗澡水烧开，加入青蒿，盖上锅盖再煮沸1～2分钟，将锅离火，闷出药味，待药汤温度适宜时倒入盆中，温洗患儿全身，洗后穿衣盖被片刻，令出微汗热退为安，屡获良效，对成年人感冒发热亦效。

【朱良春临床经验】慢性胆囊炎急性发作或胆道感染，多见寒热夹杂、胆热胃寒或寒湿中阻、土壅木郁等证，但临床亦多见湿热中阻，三焦不利，或湿热内蕴。气机阻滞者，当拟利胆清热、宣畅气机为治则。朱氏自拟"青蒿茵陈汤"，药用：青蒿、茵陈各30g，黄芩、陈皮、旋覆花各10g，生甘草6g。有黄疸者，加茵陈量至50g且要先煎30分钟。此方取仲景"茵陈蒿汤"、俞根初"蒿芩清胆汤"及"香附旋覆花汤"三方之意，妙在重用青蒿并茵陈。《本经逢原》云："青蒿亦有二种，一种发于早春，叶青如绵茵陈，专泻丙丁之火，能利水道，与绵茵陈之性不甚相远。"临床体会，青蒿专解湿热，其气芳香，故为湿温、疫疠要药，又能清肝胆血分之伏热。青蒿集宣气、化湿、透邪、清热于一身，其擅搜络道郁热之特性，此乃羌、防、柴、葛所不具备也。《本草新编》云："青蒿……泄火热而不耗气血，用之以佐气血之药，大建奇功，可君可臣，而又可佐可使……但必须多用，因其体既轻，而性兼补阴，少用转不得力。"青蒿合黄芩为清胆、祛湿、泄热之法，适用于伏暑寒热如疟，寒轻热重，口苦胸闷，胸胁胀痛，舌红苔白或间见杂色，脉数滑或弦之症，此型湿热内蕴、胆气不通、三焦不利，选用青蒿、黄芩清胆利湿，透达少阳热邪，和解枢机，黄芩亦入胆经，清少阳胆热，青蒿有化湿之力，黄芩有燥湿之功，俾气机通畅，湿去热解，诸症除也。

实践证明，青蒿重用，虽言味苦、辛，性寒，但久用无伤阴之弊，且寒而不碍湿，故清·吴仪洛说"凡苦寒药，多与胃家不利，惟青蒿芬芳袭脾……不犯冲和之气"。朱氏历年来常用大剂量青蒿治疗各种发热痼疾，如急性胆囊炎或慢性胆囊炎急性发作，伏暑发热，热淋、劳淋（肾盂肾炎）等，且用大剂量青蒿治疗内伤或外感音哑每收著效。

【陈湘君临床经验】陈湘君在治疗系统性红斑狼疮的时候，常用重剂祛邪。例如，青蒿清热解暑，退虚热而不伤阴，一般每剂用 15～30g 已属大剂。陈氏认为，系统性红斑狼疮患者发热不退，面见红斑，在清热解毒凉血诸品应用的同时，当重用青蒿以退其热，每剂药量可用到 60g，临证观察亦见青蒿每剂 30g 而热不退者，增到 60g 往往数剂而热清，且面部或肢体红斑也随之减退。

如曾治一王姓系统性红斑狼疮女患者，发热不退，面颊蝶形红斑，口干欲饮，目赤溲黄，腰酸时作，舌质红，脉细数。陈氏据上述症状、体征，认为该患者体内热毒深重，虽有腰酸等肝肾不足之象，但目前以热毒亢盛为主，治疗应以清热解毒为主，佐以滋补肝肾，处方为：青蒿 30g，重楼 30g，金银花 30g，水牛角（先煎）30g，茅莓根 15g，白芍 30g，牛膝 15g，枸杞子 15g，红花 9g，甘草 9g。7 剂后口干、目赤溲黄好转，但体温不退，面部红斑依旧。此乃体内热毒充斥，杯水车薪，无济于事。遂将方中青蒿改为60g，再进 14 剂即热清而红斑渐消，泼尼松从每日 40mg 逐渐降至日服 10mg。

地骨皮

地骨皮最早载于《神农本草经》，其性寒，味甘；归肺、肝、肾经；其基本功效有凉血除蒸，清肺降火。

【裴学义临床经验】名老中医裴学义善用地骨皮治疗小儿外感，裴老根据小儿阳常有余、阴常不足，一般外感发热多有伤阴趋向的特点，自拟一方治疗小儿外感发热，其中主要采用地骨皮 9g、薄荷 4g，用意一方面用地骨皮之甘寒，清热育阴，另一方面取薄荷之辛凉开泄，助邪热外透而不伤阴，多年来治疗小儿外感屡获效验，且无留滞余邪之弊。

【焦树德临床经验】地骨皮性寒清热，能清泻肺胃之火，用于肺胃蕴热所致的唇干口燥，常与石膏、小麦合用，如《僧深方》枸杞汤；若消渴，日夜饮水不止者，可与芦根、麦冬、大枣合用，如《圣济总录》地骨皮饮。著名中医学家焦树德常在辨证论治的基础上，加用地骨皮治疗糖尿病表现为消渴者，有一定的降血糖和止渴功效。

【刘绍勋临床经验】刘老用地骨皮有两点体会：

其一，临证应用地骨皮，与清热、养阴之品合理配伍，十分重要。例如，清肃肺热，须与生石膏、滑石配伍；退骨蒸劳热，应与青蒿、女贞子之类合用；补益正气，方中加入沙参、麦冬、五味子等，疗效尤其显著。试举一例：一女性职员，患重症肺痨，咳嗽痰血，骨蒸潮热，盗汗气怯，身体虚弱。曾大量用抗结核药、抗生素未效，遂服中药百合固金汤、紫菀汤等，疗效亦不明显。刘老经手治疗后，参其脉症，拟用秦艽扶羸汤、清骨散加减化裁，方中加入女贞子、五味子、青蒿、麦冬等养阴解肌之品，重用地骨皮50g，仅服十余剂，诸症悉减，后又坚持服药半年余，身体逐渐康复，至今宿疾未犯。

其二，用足药量，是取得良好疗效的关键。古今某些医方中，对于地骨皮的用量似乎略显不足，这对发挥其药效很有影响。一般书上的常用量是在15～30g之间，刘老认为地骨皮的基本用量不能少于50g，否则疗效较差。曾遇一女性患者，系瘰疬病，西医诊断肺结核进展期，有活动性病灶，长期低热不退，因对抗生素过敏，故找中医治疗。该患者系中学教师，略知医学常识，因又身体瘦弱，思想负担很重。刘老参其脉症，拟投秦艽扶羸汤，方中以地骨皮为君，每服剂量为50g，经治3个月有余，低热完全消退，体质大见恢复，拍胸片病变钙化吸收，心情愉快，上班工作。

上述两例，均属阴虚火旺，水不制火，阴阳失调，肺金被刑所致。方中重用地骨皮，意在滋阴降火，收敛虚浮之阳，俾令阴平阳秘，故收功效。按照惯例，治疗肺痨，似乎方中必用百部之类，刘老看不必尽然。痨之为病，一般而论，初期病情进展，多属阴虚火旺，迁延日久，或者体质虚弱，才会出现阳虚之证或是阴阳俱虚并见。以刘老之见，治疗肺痨，初期严密控制病情进展实属关键，而滋阴降火之法应为其基本治则。地骨皮抑菌作用较强，百部却仅能润肺化痰止咳而已，前者确胜后者一筹。由此看来，在滋阴降火的方药中，地骨皮应是不可缺少之品。

刘老曾治愈十余例典型肺痨患者，通过对地骨皮的药效观察，遵循"异病同治"的原则，临床中又做了新的尝试，例如长期低热不退是病证中的一大难题，病因复杂，病状多乖，治疗难度较大，特别是某些体征不够典型，仅有长期低热不退的患者，治疗就更不是轻而易举的了。那么，按照中医的辨证施治之法，某些长期低热难愈的患者，能否治愈呢？还是大有希望的。凡是大病初愈或因外感传里化热未愈等，由于气阴两伤，造成低热缠绵者；凡经透视、化验等西医检查没有器质性病变，而午后或夜间必现潮热症状者；病因待查或被称为功能性低热者……都可以重用地骨皮，用滋阴降火之法进行治疗，效果还是比较理想的。1974 年五月末旬，刘老经治一张姓中年妇女，自述患低热已一个多月，早晨和上午身凉无恙，至中午自觉周身不适，骨节酸楚，午后则身疲乏力，五心烦热，夜间盗汗，醒后汗止。午后和夜间体温在 37.4～37.6℃之间，次日上午则热自消退。曾去某医院经透视、化验等全面检查，未发现器质性疾病。按中医辨证，此乃阴虚火旺之象，拟用秦艽鳖甲散合清骨散加减化裁，重用地骨皮 50g，方中加入沙参、生石膏、滑石等养阴、清热、解肌之品，服药十余剂，体温基本恢复正常，继服二十余剂，热退身安，诸症悉平。1975 年 8 月又治一吴姓女患者，22 岁，未婚。该患者月经期长，经量多，夹有瘀块，小腹隐隐作痛。每次月经须十余日方净，月经来潮时，颜面潮红，头晕耳鸣，手足灼热，热甚有时须用冷水浸浴，或有心中烦忧之感。每次月经来潮期间，身有微热，体温波动在 37.3～37.5℃之间。此患已有一年多，患者甚为苦恼。此乃阴虚内热，血室被扰所致。刘老拟用滋阴降火、逐瘀生新、凉血止血之品，重用地骨皮 50g，治疗三个月有余，症状渐减，直至痊愈。

白 薇

白薇最早载于《神农本草经》。其性寒，味苦、咸；归胃、肝、肾经；其基本功效有清热凉血，利尿通淋，解毒疗疮。

【施奠邦临床经验】著名老中医施奠邦认为，白薇味苦、咸，性寒，多用以治温邪虚热，取《黄帝内经》"热淫于内，治以咸寒"

之意。如千金葳蕤汤、仲景竹皮大丸中俱用之。又如《普济本事方》之白薇汤治妇人血厥。盖白薇苦而能敛，咸而可收，凡阴虚血热而致肝阳浮动者均宜，施老在临床凡见头眩目糊、口苦心烦等症，均伍白薇，臻滋阴敛阳之功。

【宋向元临床经验】名老中医宋向元曾介绍用白薇汤防治老年人排尿性晕厥，验之临床效果满意。临床上本证属反射性晕厥范畴，反复发作者多见于平素气血虚弱、肝阳偏亢之人。肾司二便，肝主调节，小便后气津下泄，虚热上扰，阴阳之气不相顺接，元神一时失主，故发生暂时性晕厥。白薇汤原为治妇人血厥之方，《医贯·主客辨疑》曰"有人平居无疾苦，忽如死人……或微知人……移时方寤。此由已汗过多，血少气并于血，阳独上而不下，气壅塞而不行，故身如死。气过血还，阴阳复通，故移时方寤……宜白薇汤"。所述病机与本病相类。方中党参、甘草益气防脱；当归养血，治气血虚弱之本；重用白薇，其性味苦咸寒，入肝、胃经，清虚热，平肝阳之亢。气血充，虚热清，故可愈。白薇可重用至30g。

胡黄连

胡黄连最早载于《新修本草》。其性寒，味苦；归胃、肝、大肠经；其基本功效有退虚热，除疳热，清湿热。

【韩梅临床经验】关于胡黄连的临床应用，北京中医韩梅颇有心得。韩老认为，黄连清心火，胡黄连清疳热。黄连专治心经实热、卒热心痛、肝火为痛、阳毒发狂等；而胡黄连专治骨蒸劳热、五心烦热、小儿惊痫、小儿疳热等。

韩老行医之际，喜用胡黄连，自觉若使用得当，确有药到病除之功，屡经揣摩，小有心得如下：凡用胡黄连，其脉或滑数或弦滑或弦而有力者方可，细脉当慎用；凡用胡黄连，舌质必见红、粉红、深红，淡白舌者忌用；凡用胡黄连，必见黄腻苔，薄黄而腻，或黄厚腻苔，只黄不腻则宜另选他药；凡用胡黄连，因禀赋之异，多现腹痛、便溏之弊，故凡用之必以生姜或干姜佐之，其用量当视舌脉而定，或胡黄连 3g、生姜 6g，或胡黄连 3g、生姜 9g；大便量少不畅，且肛门时觉潮湿而痒者，亦可用此药。

第三章

泻下药

第一节
攻下药

本类药大多苦寒沉降，主入胃、大肠经。既有较强的攻下通便作用，又有清热泻火之效。

大 黄

大黄最早载于《神农本草经》，其性寒，味苦；归脾、胃、肝、心包、大肠经；其基本功效有泻下攻积，清热泻火，凉血解毒，逐瘀通经，利湿退黄。

【李翰卿临床经验】名老中医李翰卿认为，大黄在攻下通便方面有三个作用：寒、燥、泻，即是说大黄对实热、湿热的便秘比较适宜。关于大黄的产地和炮制方法，西大黄的泻下通便、泻火作用较川大黄强，而燥湿作用较川大黄弱；酒大黄、熟大黄的泻下作用较生大黄弱，而善清头部之火热。关于煎煮时间，水煎在半小时以下者泻下作用强，40 分钟以上者泻下作用较弱。关于用量大小，用量大时泻下作用强，小剂量时泻下作用较弱。在配伍方面，配合行气、润燥软坚药时泻下作用强，不配伍泻下作用弱。在正气的盛衰方面，属于津液不足或者血虚便秘者，常在应用大黄的第一剂后，大便即通，其后不久大便又趋秘结，此时若再反复应用大黄，其泻下作用则日渐下降，甚或使便秘更加严重。这是由于大黄虽多能攻下，但却伤津伤血所致，此时必须配合增液润肠或养血润肠之品方可使大便得通。气虚或阳虚的便秘者，因大黄苦寒攻伐，大伤元气，不但不能使大便通畅，而且常常使便结更甚。对于寒实便秘者，虽用大黄 3g，亦可使大便泻下 1～3 次，并在泻下之前往往兼有腹痛，而湿热结滞的便秘，最少9g，甚或用15～30g才有效。对于逐瘀破血，由于大黄逐瘀破血力量大，所以在妊娠期间一定要慎用，否则容易发生堕胎。

现在临床上除用大黄泻下通便外，还运用大黄的泻下作用治疗急腹症。根据"六腑以通为用"的理论，六腑必须经常保持通降的功能，才能维持正常的生理功能，保持人体的阴阳平衡。在病理上，凡六腑出现病变，牢记以"通降六腑，令其通畅、疏泄"为治疗大法。胆囊炎、胰腺炎、阑尾炎、肠梗阻、腹部寄生虫病，特别是急性发作，多有胆、胃肠阻滞，功能减弱，通降失司的表现。如胆腑郁滞（炎症、结石等），出现胁痛拒按、黄疸、厌油食少；胃肠郁滞出现脘腹胀痛、拒按、食少、便秘。此外，急腹症多有发热甚至高热，均为六腑不能通降之故。大黄具有较强泻下攻积之功，借其通下导滞，有利于六腑恢复正常通畅功能，通常配厚朴、枳实以通胃肠，配茵陈、郁金、金钱草、黄芩等以通胆腑。

【王少华临床经验】 王少华老中医认为，血证者，尤其是大量的咯血、吐血、便血等，轻则耗气伤血，重则发生血脱而危及生命。如能及时制止出血，则危重急症，自可化险为夷。王老认为这一止血重任，非大黄莫属。《血证论·吐血》条云"止血之法虽多，而总莫先于降气……而大黄一味，既是气药，又是血药，止血而不留瘀，尤为妙药"，此说诚是。大黄性专沉降，对于齿鼻耳目诸衄等表现于上部的疾病，辄以酒炒后用，借酒性之上升，祛瘀热以下。治面部诸衄，还可配升麻上行，与大黄共成高屋建瓴之势，且可发挥升麻的散火毒、解火郁之功。用量方面，考虑到大黄具悍利之性，有将军之称，利在速战速决，因而治火热内灼、阳络受损而血外溢的吐衄疾病，在发病之初，患者证实体实，用大黄之目的在于大泻血热，祛瘀生新，因而用量宜大（10～15g）；若妇人经漏既久，崩中或吐衄反复发作，证虽实而体已虚者，大黄用量宜小（3～6g），借以化瘀磨积，缓图奏功。

【张大宁临床经验】我国著名中医肾病专家张大宁善用生大黄配伍大黄炭、生黄芪、海藻炭治疗肾衰竭。张老认为，降浊在肾衰竭治疗中亦有重要作用，升清降浊、推陈致新，降浊尤重用炭类。生大黄苦寒沉降，力猛善走，可荡涤肠胃积滞，能清血分实热，泻热通便，有清热泻火、凉血解毒及活血祛瘀之效。大黄能使血中尿素氮、肌酐含量及门静脉血中的氨基酸含量明显降低，肝和肾中的尿素氮亦分别降低，尿中尿素氮排出量显著增加。现代研究认为，大黄致泻的作用部位主要在小肠，能使中远段结肠的张力增加，蠕动加快，但并不妨碍小肠对营养物的吸收。大黄炭则止血效果显著，因其含有鞣质，可降低尿素氮，具有收敛作用。生黄芪性温，补气升阳、利水消肿，生用偏于走表，固表止汗、利水消肿，用于气虚不运、水湿内停之小便不利、水肿等证。海藻炭性寒能泻热引水，咸能润下，故能清热消痰、利水消肿。四药相互配伍，补运相辅，攻补兼施，升清降浊，补不留邪，攻不伤正。意在补其不足，攻其有余，寒温并投，相得益彰。

芒　硝

芒硝最早载于《名医别录》。其性寒，味咸、苦；归胃、大肠经；其基本功效有泻下通便，润燥软坚，清火消肿。

【杜雨茂临床经验】芒硝能泻下攻积，且性寒能清热，味咸润燥软坚，对实热积滞、大便燥结者尤为适宜。常与大黄相须为用，以增强泻下通便作用，如《伤寒论》大承气汤、调胃承气汤。

名老中医杜雨茂临床常将芒硝用于胆石症见腹痛、便秘者。如化结石以芒硝为主，配制成化石散治疗胆结石疗效可靠。具体用法是：芒硝50g，明矾30g，共为细末，每次服1～3g，每日服2次，3个月为1个疗程，一般服用1个疗程后胆结石即得以排解，正如《神农本草经》所言"芒硝能化七十二种石"。

【邹学熹临床经验】邹学熹中医师擅用芒硝治疗流痰。流痰者，包括现代医学的骨髓炎、骨结核之类疾病。以芒硝50g为主药，配入硼砂、白矾、朱砂、青盐各15g，研制成末，方名消痰换骨丹，一般连续服用3～6个月而愈。此用法是根据《神农本草经》治"结固留癖"和《本草纲目》言"骨蒸热病"之说而用之。

【张衍鹗临床经验】著名老中医张衍鹗先生擅用芒硝治疗足跟骨疼痛，足跟骨质增生属中医"骨痹"范畴，好发于女性更年期，男性也多发于年逾五旬者，其临床表现多见气血不足、肝肾虚亏等证。临床表现常以足跟痛，有麻胀感，且疼痛以初立、初走时明显，活动后反而减轻，久立久站后则又加重为特征。本病疼痛一般较局限。跟骨基底结节部骨刺，痛点多在跟骨下方，偏内侧。粗隆结节部骨刺，痛点多在跟骨后侧（即跟腱附着处），痛点可窜到足踝、足背等处。疼痛程度与骨刺的大小无明显关系，而与骨刺的方向有关。骨刺的方向与跟骨底面近乎平行时，疼痛较轻，而斜向下方时，疼痛较剧烈。张老用芒硝适量研成细末装入布袋，铺平约半厘米厚，放在鞋后跟部。踏在足跟下，2～3日症减，不超5日疼痛消失，如有复发，反复使用仍有效。其机制与芒硝的软坚作用有关。药直接作用于患处，软坚止痛。

番泻叶

番泻叶最早载于《饮片新参》。其性寒，味甘、苦；归大肠经；其基本功效有泻热行滞，通便，利水。

【韦文贵临床经验】著名中医眼科名家韦文贵擅用番泻叶治疗目赤眵泪。韦老认为，番泻叶味苦而性寒，质黏而润滑，是一种使用方便的泻下药，能入大肠经，泻积热而润肠燥，可用于热结便秘之证，唯近代才被用于临床，古书并无记载，用于治疗眼疾的资料则更为罕见。

韦老认为，本品不但能利肠通便，而且可治目赤红肿、眵多壅结之证。其曾遇一在西藏工作的干部，两目微赤，而两眦常有大量眼眵壅结，视物昏花不清，韦老给予番泻叶30g，嘱其每用2～3g，泡水代茶饮之，尽剂而病愈大半，又服30g，则两目完全恢复正常。盖目眵壅结，多属肺经实热。又因肺与大肠相表里，泻大肠即可清肺热。本品入大肠经而泻热导滞，故可导肺经之实热下行，从大便而解。所以，凡见白睛红赤、疼痛羞明、眵多泪热之症，均可用番泻叶治疗。而且本品可用开水浸泡代茶，服用甚为方便，颇受患者欢迎。应当注意的是本品的用量：小量使用可清肠胃之热而开胃进食，用5～10g即可，在2～3小时内发生肠鸣、腹痛而致泻；过量则会引起恶心，甚或呕吐。所以，若非胸腹胀满、便秘不通而需要峻下者，用量一般在3g以下为宜。

第二节
峻下逐水药

本类药物大多苦寒有毒，药力峻猛，服药后能引起剧烈腹泻，有的兼能利尿，能使体内潴留的水饮通过二便排出体外，消除肿胀。

甘 遂

甘遂最早载于《神农本草经》，其性寒，味苦，有毒；归肺、肾、大肠经；其基本功效有泻水逐饮，消肿散结。

【张琪临床经验】国医大师张琪善用甘遂配大黄治疗水血互结之证。张老认为：水蓄可以导致血行阻滞，血瘀亦可影响水液分布运行。水阻则血不行，血不利则为水，水与血影响，相互瘀结，如水蛊、血蛊（相当于肝硬化之腹水，肝脾大，腹壁静脉曲张等腹部膨隆），见青紫筋脉，全身或手足有红缕赤痕（蜘蛛痣），大便色黑，小便赤，或见吐血、衄血等，治宜活血化瘀、健脾利湿。此时若单纯祛瘀，则因蓄水不除压迫脉道，使血行阻滞，终致瘀血难消，单纯逐水则会因瘀血障碍，津液敷布及排泄受阻，使水瘀互阻而加重。故两者必兼施，方能达到瘀水并除之目的。宗"留者攻之""去宛陈莝"，创祛瘀逐水之法。《金匮要略》有大黄甘遂汤为攻瘀逐水之代表方剂。大黄破瘀，甘遂逐水，二者为瘀水并除之要药。张老以此二药合用治疗肝硬化腹水颇有效。如治疗脾大性肝硬化高度腹水处之大黄 15g，甘遂 10g，海藻 30g，牵牛子 40g，白术 20g，茯苓 30g，桃仁 15g，党参 20g。方中大黄与甘遂合用，合参、术等消补兼施，初服尿微增，连服小便渐增，大便日行 2～3 次，所下皆清水。腹胀见松，连服 20 剂，小便一昼夜增至

3000mL，腹水全消，基本缓解，随访此患者已上班两年，情况良好。

商 陆

商陆最早载于《神农本草经》。其性寒，味苦，有毒。归肺、脾、肾、大肠经。其基本功效有逐水消肿，通利二便；外用解毒散结。

【赵绍琴临床经验】商陆苦寒性降，能通利二便而排水湿，泻下作用较弱。适宜用治水肿膨胀、小便不利等水湿肿满实证。单用有效，或与鲤鱼、赤小豆煮食，或与泽泻、茯苓皮等利水药同用，如《济生方》疏凿饮子。亦可将本品捣烂，入麝香少许，贴于脐上，以利水消肿。

北京名医赵绍琴治疗肾炎经验：肾炎属于湿热蕴郁、三焦不利证，症见水肿全身沉重，胸脘痞满，小溲黄少，大便干结，舌红，舌苔厚腻，脉沉实，治宜宣三焦气机、峻下逐水，方中紫苏叶、羌活、防风、青皮、陈皮宣通气机；商陆 6g，茯苓皮、赤小豆、大腹皮泄腑浊，峻下逐水，常获桴鼓之效。

【张琪临床经验】国医大师张琪治疗慢性肾炎，针对水邪火热弥漫三焦、水热阻结之证，方用疏凿饮子，方中商陆 15g，加黑丑、白丑各 20g。针对湿热阻滞下焦、气化失常、水湿泛滥之证，方用牡蛎泽泻散，方中商陆 15g，亦有良效。

【顾丕荣临床经验】著名中医学家顾丕荣治疗肝硬化腹水在健脾、养肝、补肾的治疗大法前提下，随症加减。腹水严重则重用商陆，认为商陆具有逐水功效。

另有商陆穴位外敷治疗肾炎腹水者，方用商陆 100g，麝香 1g，葱白 1 茎，将商陆研粉末，每次取药 3～5g，葱白 1 茎，捣成膏，再加凉开水适量，调成糊状，将麝香研细取 0.1g，放入神阙穴，再将调好的药糊敷在上面，盖纱布，胶布固定，每日 1 次，贴药 24 小时，尿量明显增加。此外，还有腹水散穴位贴药法，商陆、大戟、甘遂各等份，混合研粉，每次取药 5～10g 撒神阙穴内，盖纱布，胶布固定，每日 1 次。

【冯先波临床经验】冯先波先生在治疗不明原因水肿时，常在利水消肿方药中加商陆 10g，不仅未见任何毒性作用，反而其消肿利水速度比不加用时大大提高，往往很快则水肿消退，从而提高患者治疗的信心，再以辨证方药调理防止复发。

【张志远临床经验】名医张志远擅用商陆消疳热红肿。张老论述，商陆之根入药，口中嚼之过久能麻舌，《五十二病方》内言以醋渍之外涂"疳"证，可"熨"红肿，实则和《神农本草经》所记完全一致。《张文仲方》谓"传恶疮"，发病较慢，高出皮肤不太明显，表现为红肿热痛的外科疾病，同后世痈属阳、疳属阴之区分方法不同，究诸实际，还应归入阳证范畴。关于该药的外治作用，已故耆宿万先生曾传授过他的经验，先将商陆打碎，轧为细末，加醋调匀，贴于患部，以之治疗无名肿毒，方法简单，疗效甚好。用于疖腮、丹毒、毛囊炎、蜂窝织炎等，都取得了一定的效果，如再配合内服清热解毒、通络散血之品，则药效更佳。

牵牛子

牵牛子最早载于《名医别录》。其性寒，味苦，有毒；归肺、肾、大肠经；其基本功效有泻水通便，消痰涤饮，杀虫攻积。

【施奠邦临床经验】名老中医施奠邦善用牵牛子。施老认为，牵牛子，泻水剂也，少则动大便，多则下水。煎则效大减，临床多用丸、散剂。施老常用牵牛子治肝硬化腹水。健脾利水无效，而体质尚实，可用禹功散（牵牛子 15～18g，红糖等量，小茴香 3g，共为细末），清晨一次顿服，或有恶心、胃部不适等反应，但一般多可忍受。药后1～2小时即大便水泻，多时可达2000mL左右，泻后腹部舒适，进食增加。若体质允许，可隔日或隔二三日服药一次，连用数次，到腹水减退为止。用中药攻泻是否会引起电解质失调？施老曾观察一些病例，多次应用西药利尿引起低钾、低钠，以致利尿效果不好。改用上法，大便泻水而胀减，电解质亦趋于平衡，再用西药利尿，又可取效。舌红、苔少、黄疸明显者不宜使用牵牛子攻逐，因其伤津耗气，可促使病情恶化。另外，如服药后水液泻下不多，仅有一些黏液样便者，亦非适应证。

【刘绍勋临床经验】辽宁名老中医刘绍勋善用牵牛子。牵牛子在临床中应用比较广泛。在肾炎、尿毒症水肿、肝硬化腹水等危笃疾病中，牵牛子每每大显身手，疗效堪称满意。刘老认为，无论中焦湿热壅滞之证，或是食积潴留之候，皆可用牵牛子攻之、逐之、消之。治疗这类疾病，主张用熟牵牛子。此药经过炮制，一可减其毒性，二可缓其燥烈，三可去其辛辣刺激之味。总之，凡有食滞之象者均可用之，基本剂量15g，体质强壮者可用30g，不必诚惶诚恐。刘老按上述剂量治疗一些患者，并未出现意外情况。现举两例证明：

1972年国庆节前夕，刘老母亲因过食膏粱厚味，当夜脘腹剧痛，辗转反侧、痛苦万分，经吞服开胸顺气丸一包症状暂缓。次日仍胃痛胁痛不已，嗳腐厌食，腹部胀满，尿道涩痛，溲中带血，舌质绛，苔黄腻，口渴思饮，脉象弦滑有力，一派食积停聚、湿热蕴结之象。刘老母亲当年已是82岁高龄，病情发展如此迅猛，阖家惊骇。刘老反复思量，如投鸡内金、焦三仙等消导之品，恐怕病重药轻，贻误病机。考虑再三，遂予消食和胃之品中，加入熟牵牛子24g，仅服一剂，症状大减，继服一剂，病趋稳定遂停服汤剂，仅以米粥调理而告痊愈。

李某，男性，20岁。6年前因颜面及四肢水肿，腹部胀满如鼓向刘老求医，经医院诊断为"肾炎合并尿毒症"，住院治疗月余未效。观其脉症，已属湿热蕴毒传入脏腑，气血衰微之候。刘老拟用扶正与祛邪兼并之法，在清热解毒、通关利湿、扶正益气之品中，重用熟牵牛子30g。该患者服药两小时许，排尿一小水桶（约有1000mL），诸症豁然减轻，后继续治疗，方药随症加减，竟获痊愈。

以上两例说明，临床中应用牵牛子，必须辨证准确，药证相符。此外，要胆大心细，当机立断，只有药达病所，牵牛子才会显见殊功。

【岳美中临床经验】北京名老中医岳美中常用黑丑、白丑各等份炒熟，碾细取末，治疗偏食。用时以一小勺药与红糖少许喂服。此方为岳美中老友高聘卿所传，屡经投用，效如桴鼓。

第四章

祛风湿药

第一节
祛风寒湿药

本节药物性味多为辛苦温，入肝、脾、肾经。辛能行散祛风，苦能燥湿，温可祛寒。

独 活

独活最早载于《神农本草经》，其性微温，味辛、苦；归肾、膀胱经；其基本功效有祛风除湿，通痹止痛，解表。

【焦树德临床经验】独活辛散苦燥，气香温通，功善祛风湿、止痹痛，为治风湿痹痛主药，凡风寒湿邪所致之痹证，无论新久，均可应用；因其主入肾经，性善下行，尤以腰膝、腿足关节疼痛属下部寒湿者为宜。治感受风寒湿邪的风寒湿痹，肌肉、腰背、手足疼痛，常与当归、白术、牛膝等同用，如《活幼新书》独活汤；若与桑寄生、杜仲、人参等配伍，可治痹证日久正虚，腰膝酸软，关节屈伸不利者，如《备急千金要方》独活寄生汤。治疗风湿疾病素有"北焦南朱"之称的"北焦"焦树德，治疗痹证常用独活配合桑寄生、补骨脂、威灵仙、牛膝、红花、附子片等祛风湿止痛之品，用于风湿性关节炎偏于虚寒性者，效果较好，尤其是对腰痛、腿痛，效果尤为明显。一般用法是：上半身疼痛明显者用羌活；下半身疼痛明显者用独活；全身疼痛者，羌活、独活同用。经动物实验研究，证明独活有镇痛、抗关节炎的作用。

威灵仙

威灵仙最早载于《新修本草》，其性微温，味辛、咸；归膀胱经；其基本功效有祛风湿，通经络，止痛。

【岳美中临床经验】威灵仙走散力强，以其威猛神效而得名，善治顽痹，王肯堂言其为"止痛之要药"，人常畏其猛而不敢用。其实，对体实者可放心用之，即使是体虚者，只要适当配伍，但用无妨。如朱丹溪的上中下通用痛风方即用之，著名中医岳美中认为这是一张治疗类风湿关节炎的良方，应用得当，收效颇著，对于久病顽痹痰瘀阻络，周身关节肿痛乃至活动受限者可以选用。古代由威灵仙配伍组方治疗痹痛的用方很多，说明其应用甚广。

【王平临床经验】王氏在临床上治疗胆囊结石时，重用威灵仙，配入疏肝利胆、利湿排石之品，疗效满意。

基本方为：威灵仙 60g，金钱草 30g，鸡内金 30g，柴胡 10g，郁金 10g，枳壳 10g，青皮 10g，甘草 6g。湿热重者加黄芩、龙胆；胁腹胀痛明显者加川厚朴、延胡索；有时剧痛者加三棱、莪术；气虚明显者加黄芪、党参。每日 1 剂，水煎取汁，分早晚 2 次温服。

治疗 22 例，治愈 14 例（其中泥沙样结石 4 例，<0.5cm 的结石 6 例，配合体外碎石者 4 例），好转 5 例，无效 3 例，治愈好转率 86.4%。

如治患者，女，40 岁，因右上腹胀痛 1 个月，加重 2 天为主诉就诊，劳累后胀痛明显，近 2 天来疼痛加重且纳差，在当地治疗无好转。诊见右上腹明显压痛，墨菲征阳性，舌质暗红，苔微腻，舌边尖有瘀点，脉滑。B 超检查示胆囊壁厚、毛糙，内可见数个强回声光点，大者为 0.4cm×0.7cm，确诊为胆囊结石。辨证属湿热内蕴、煎熬成石，治以化痰、疏肝、利胆、排石。处方：威灵仙 60g，金钱草 30g，鸡内金 30g，柴胡 10g，郁金 10g，枳壳 10g，黄芩 10g，三棱 9g，莪术 9g，白芍 10g，甘草 6g。用药 3 天，腹部胀痛减轻、大便稀溏，1 周后减黄芩继服，2 周后症状消失，B 超检查示结石全消。

胆囊结石属临床常见病，发病率达自然人群的 10％，大多患者不出现症状，半数有腹胀、嗳气、厌油，部分患者出现寒战、发热。西药口服溶石剂仅治胆固醇结石且疗程长达 1～2 年，手术切除术对一般患者来说不易接受。中医学认为属情志、饮食、虫积等因素致疏泄失常、湿热内生，湿热煎熬而成结石。上方中威灵仙能消痰散癥积，《本草正义》有"以走窜消克为能事，积湿停痰、血凝气滞，诸实宜之"，《本草纲目》有治"风湿痰饮之病"；金钱草、郁金利胆排石，鸡内金消积化石，柴胡疏肝，枳壳、莪术、三棱理气，白芍、甘草缓急止痛，佐以黄芩清利湿热。合用能增强除湿滞、消痰凝、利胆之力，对胆囊结石有消除、排出之功。虽历代医家对威灵仙的毒性说法不一，《开宝本草》认为"无毒"，《本经逢原》认为有"小毒"，但在临床应用中未见明显毒副作用。

川 乌

川乌最早载于《神农本草经》，其性热，味辛、苦；归心、肝、肾、脾经；其基本功效有祛风除湿，温经止痛。

【李可临床经验】中医大家李可每遇急险重危症，使用毒剧中药救治，多获起死回生之效。疑难痼疾用之则立见转机，累起沉疴。其中，使用最多的是附子，川乌次之，经治人次万名以上，无一例中毒。如何驾驭药中猛将，使之听从调遣，治病救亡而不伤害身体？奥秘在《伤寒杂病论》中已有揭示。仲景在 1800 多年前，已取得了临床应用乌附剂的成功经验：一，凡乌、附类方（附子汤除外），炙甘草为乌、附之两倍，甘草善解百毒，甘缓以制其辛燥；二，蜜制川乌，蜜为百花之精华，芳香甘醇凉润，善解百毒，并制其燥烈；三，余药另煎，取汁与蜜再煎，中和毒性，使乌头之毒性降到最低点，而治疗效能不变。

按上法应用川乌安全稳妥。为确保万无一失，李氏从 20 世纪 60 年代起，又加 3 条措施：

（1）凡用乌头剂，必加两倍量之炙甘草，蜂蜜 100g，黑小豆、防风各 30g；凡用附子超过 30g 时，不论原方有无，皆加炙甘草 60g，即可有效监制。从古今各家本草论证得知：炙甘草扶正解百毒，杀乌、附毒。蜂蜜，补中润燥、止痛解毒，治肺燥咳嗽，肠燥便秘，胃脘热痛，鼻渊口疮，汤火烫伤，解乌头、附子毒。黑小豆，活血利水、祛风解毒，治水肿胀满，风毒脚气，黄疸水肿，风痹筋挛，产后风痉，口噤，痈肿疮毒，解药毒。《本草纲目》："煮汁，解砒石、甘遂、天雄、附子……百药之毒。"防风，发表祛风、胜湿止痛，治风寒外感，头痛目眩，项强，风寒湿痹，骨节酸痛，四肢挛急，破伤风。《本草求原》："解乌头、芫花、野菌诸毒。"《本经集注》："杀附子毒。"

（2）凡剂量超过 30g 时，乌头剂加冷水 2500mL，文火煮取 500mL，日分 3 次服，煎煮时间 3 小时左右，可有效破坏乌头碱之剧毒。附子剂用于慢性心力衰竭，加冷水 1500mL，文火煮取 500mL，日分 2～3 次服。

（3）凡用乌头剂，必亲临病家，亲为示范煎药。患者服药后，必守护观察，详询服后唇舌感觉。待患者安然无事，方才离去。

有以上 3 条保证，又在配伍上、煎药方法上做了改进，采取全药加蜜同煎、久煎法，既保证疗效，又做到安全稳妥，万无一失。1965 年李老曾参与川乌中毒濒危 2 例的抢救，以生大黄、防风、黑小豆、甘草各 30g，蜂蜜 150g，煎汤送服生绿豆粉 30g，均在 40 分钟内救活。由此也可反证，使用新定乌头汤，绝无中毒之虞。

如治灵石高某，51 岁，患者于 1941 年严重冻伤。1966 年，发现双下肢冷痛，多次住院治疗无效，发展至 1976 年病情恶化。先后在 5 所大医院住院 7 个月。确诊为脑动脉硬化、心肌下壁梗死、双下肢血栓闭塞性脉管炎。后又赴晋中某医院接受下肢放血疗法，

10 余日无效，建议高位截肢。绝望之下，患者于 1976 年 9 月 7 日求治于李老。诊见双下肢膝以下冰冷，左侧尤重，足趾青紫，电击样剧痛日夜不休，左上下肢麻木。胸部憋胀刺痛，发作时以硝酸甘油片维持。脉沉细迟微，双足背动脉消失。面色苍白晦暗，畏寒神倦。此证由寒邪深伏血分，痹阻血脉，已成真心痛及脱疽重症。且病经 30 余年之久，已成沉寒痼冷顽症，非大辛大热温通十二经表里内外之乌头、附子猛将不能胜任。遂拟当归四逆加吴茱萸生姜汤合乌头汤，加虫类药入络搜剔，麝香辟秽通窍，合而为大辛大热、开冰解冻、益气破瘀、通络定痛之剂：

生黄芪 240g，附子、当归各 60g，川乌、丹参、黑小豆、川牛膝、防风各 30g，麻黄、桂枝、细辛、赤芍、桃仁各 15g，油桂 10g，吴茱萸 20g（开水冲洗 7 次），另用麝香 1g，炮甲珠 5g，生水蛭 3g，全蝎 3g，蜈蚣 2 条（研粉分冲），蜂蜜 150g，鲜生姜 40g，大枣 20 枚。加冷水 500mL，文火煮取 500mL，兑入黄酒 500mL，日 3 服夜 1 服，4 剂。

服 1 剂，当夜安然入睡。又连服 3 剂，诸症均退。原左足大趾内侧之溃疡亦收口愈合，心绞痛及下肢电击样剧痛亦消失。后患者注射毛冬青针 15 盒，遂痊愈。追访未见复发。

乌梢蛇

乌梢蛇最早载于《药性论》，其性平，味甘；归肝经；其基本功效有祛风，通络，止痉。

【李可临床经验】乌梢蛇善行，祛风而能止痒，配白附子、大风子、白芷等，以治麻风，如《秘传大麻风方》乌蛇丸；配枳壳、荷叶，可治干湿癣证，如《圣济总录》三味乌蛇散；治疗皮肤瘙痒，可与白鲜皮、地肤子、生地黄、蛇床子等杀虫止痒药同用。

李可先生最为善用乌梢蛇治疗皮肤病。李老认为，皮肤病虽在皮肤肢节，却内连脏腑，并与情志变化、气血失和息息相关。一切皮肤病的根本原因，首先是整体气血失调，"邪之所凑，其气必虚"，然后风、寒、暑、湿、燥、火六淫之邪，或有害物质等诸多外因乘虚袭入而致病。治皮之道，首当着眼整体，从调燮五脏气血入手，见皮治皮，永无愈期。遂创"乌蛇荣皮汤"，以乌梢蛇为主药，执简驭繁，用治多种皮肤顽症，竟获奇效。

其方药组成如下：乌梢蛇 30g（蜜丸先吞），生地黄（酒浸）30g，当归 30g，桂枝 10g，赤芍 15g，桃仁 10g，红花 10g，牡丹皮 15g，紫草 15g，白鲜皮 30g，何首乌 30g，白蒺藜 30g，炙甘草 10g，鲜生姜 10 片，大枣 10 枚。加减治疗各种皮肤疾病。

李老认为，乌梢蛇一味，味甘性平，可祛风、通络、止痉。治皮毛肌肉诸疾。主诸风顽癣、皮肤不仁、风瘙瘾疹、疥癣麻风、白癜风、瘰疬恶疮、风湿顽痹、口眼歪斜、半身不遂等，实是一切皮肤顽症特效药。又据现代药理研究证实，乌梢蛇含多种微量元素、多种维生素、蛋白质，营养丰富，美须发，驻容颜，延年益寿。

徐长卿

徐长卿最早载于《神农本草经》。其性温，味辛；归肝、胃经；其基本功效有祛风，化湿，止痛，止痒。

【朱良春临床经验】国医大师朱良春擅用徐长卿配姜黄宣痹定痛。朱老认为，痹痛一症，多因风、寒、湿、热邪之侵袭，着于经脉所致。尽管其见症各异，施治有温凉之殊，但宣通痹着实为要务。根据朱老之经验，徐长卿与姜黄相伍，行气活血，有利于痹着之宣通，有明显的祛邪止痛作用。风湿痹痛，加用虎杖、鹿衔草等，有较好的疗效。至于顽痹，因病邪深伏经隧，急切难解，应以益肾蠲痹为主，在对症方药中加用徐长卿，可以缓解疼痛之苦。

徐长卿止痛作用强，治疗痛经效果显著。若气滞或寒凝所致的气血运行不畅，经前或经期小腹胀痛，行经量少，淋漓不畅，色暗有血块，胸胁、乳房作胀，畏寒喜温，舌质紫暗，苔白，脉沉弦或沉紧者，用徐长卿配香附、延胡索、枳壳、五灵脂、桂枝尖、小茴香等行气活血、温经散寒之品；若气血不足，血海空虚，胞脉失养的经期或经后小腹绵绵作痛，按之痛减，经色淡红，面色苍白，精神倦怠，舌淡，苔薄，脉细者，用徐长卿宜配党参、黄芪、当归、熟地黄、白芍、香附、川芎等益气养血之品；若肝肾亏损，精血不足，冲任俱虚，胞脉失养的经后小腹隐痛，经来色淡量少，腰背酸楚，头晕耳鸣，舌质淡红，苔薄，脉沉细者，用徐长卿配山茱萸、山药、当归、白芍、巴戟天、续断等调补肝肾之品。

朱良春常用徐长卿治疗瘾疹。瘾疹（又称风疹块）一证，多系风热搏于营分所致，严重者疙瘩遍体，瘙痒不已。辨证治疗，以消风止痒为大法。久发不已者，恒需参用和络消瘀之品；若卫气已虚，又当益气固卫。徐长卿不仅能祛风，又能镇静止痒，故为治此证之佳品。临床实践证明，本品有抗过敏作用，既可入煎剂，又可作外洗剂。内服常与白鲜皮为伍，加用于辨证论治之方药中。外治常用徐长卿、白鲜皮、苍耳草、蛇床子各30g，煎成后俟温时熏洗之，止痒效果较为明显。婴儿湿疹多起于6个月之后，严重者由周身及于面部，瘙痒难熬，搔破后脂水淋漓，此症顽缠，不易速愈。朱老拟一方：徐长卿、生地黄各12g，赤芍9g，紫草、炒枳壳各5g，白鲜皮、焦山楂各10g。随症加减，收效较著。

【谢海洲临床经验】北京名医谢海洲临床上常以徐长卿替代细辛止痛。谢老谓：徐长卿属萝摩科，其根细长，初看好似白薇，但味道不同，其气味较香，但如嚼之稍有麻辣感，在细辛缺短时可代替细辛，用于止痛较好。

谢老用此药代替细辛，收到良好的效果，不论牙痛、心腹痛、痛经、跌打损伤的疼痛，都可用此止痛，且用量不受细辛常用量（"细辛不过钱"）的限制，可以用至 10g，效果相差不多。如风湿痹痛的寒痹用麻黄附子细辛汤，或与细辛常配伍的药如生石膏或生地黄用于头痛、牙痛、口舌生疮诸症，前者属胃火炽盛，后者属阴亏津少、虚火上炎。只要用细辛有效的方剂，用徐长卿均可代替，且用量可比细辛加大 2～3 倍。

【叶景华临床经验】徐长卿，辛温，无毒。历来认为本药具有祛风止痛、解毒消肿之功。用于治疗风湿病及跌打损伤等。叶师继承前人的经验，并对本药的运用有发展和创新，治疗各种顽疾沉疴，收到较好的疗效。

叶师通过多年临证应用，发现该药还具有益气利水、活血化瘀等功用。以徐长卿配合鹿衔草、金雀根、川牛膝、黄柏、制茅术等治疗肾脏病；配合王不留行、六月雪、皂角刺、菝葜、土茯苓、生大黄等治疗慢性肾功能衰竭；配葛根、豨莶草、防风、防己、赤芍等治疗颈椎病；配合川牛膝、桑寄生、杜仲、独活、川续断等治疗腰椎增生症；配合威灵仙、秦艽、接骨木、豨莶草、生地黄、甘草等治疗结缔组织病；配合地龙、全蝎、桃仁、丹参、天麻等治疗缺血性卒中；配合伸筋草、豨莶草、透骨草、威灵仙治疗痛风性关节炎；配合川楝子、延胡索、制香附、失笑散等治疗慢性胃病；与龙胆、生山栀、黄芩、牡丹皮相合，治疗带状疱疹；与柴胡、赤芍、平地木、田基黄相合，治疗慢性肝病；以及随症配伍，治疗各种皮肤瘙痒、肿瘤疼痛等，均能取得较好疗效。徐长卿常用剂量为 15～30g，小儿酌减。现代药理研究表明，本药含有牡丹酚、桂枝酸、黄酮苷、糖类、氨基酸类等成分。动物实验亦证明，本药能镇痛、降血压，并可减慢正常动物心率，改善心肌急性缺氧的心电图变化。对金黄色葡萄球菌、痢疾杆菌等有抑制作用。

蕲 蛇

蕲蛇最早载于《雷公炮炙论》。其性温，味甘、咸；归肝经；其基本功效有祛风，通络，止痉。

【朱良春临床经验】国医大师朱良春对蕲蛇的应用颇有心得。朱老认为，蕲蛇能搜风通络，解毒定惊，能外达皮肤，内通经络，其透骨搜风之力最强。凡疬风顽痹，肢体麻木，筋脉拘挛，半身不遂，口眼㖞斜，惊痫抽掣，瘾疹瘙痒，破伤风等，证势深痼，而风毒壅于血分之病，常以其为主药，故称之为"截风要药"。《开宝本草》谓本品主治"脚弱不能久立"，临床用治乙型脑炎及脊髓灰质炎等后遗瘫痪痿软之症，验之有效。蛇类性偏温燥，凡血虚生风者，需与养血之品相伍。本品用量，一般煎剂6～8g，散剂1～2g。朱良春临床应用如下。

其一，用于类风湿关节炎。使用龙蛇散治疗类风湿关节炎获效甚佳。处方：蕲蛇、地龙各30g（酌加土鳖虫、蜈蚣、僵蚕，疗效更显），研末分作四包。每日一包，分2次服；重症每服一包，一日2次。龙蛇散沿用已久，李时珍谓其能治"手足缓弱，口眼㖞斜，语言謇涩，筋脉挛急，肌肉顽痹，骨节疼痛，恶疮疥癞"等疾，后加以化裁，用其专治类风湿关节炎。如有阴虚之证者，应酌加养阴之品。

其二，用于带状疱疹。带状疱疹又称"蛇丹""缠腰火丹"，好发于背胁腰腹部，疼痛甚剧，多由肝经郁毒而致，应清热解毒、祛风止痛，可外用"蕲冰散"：蕲蛇30g，冰片3g，研细末，用麻油或菜油调为糊状，涂敷患处，一日2次。一般2～4日可愈。其药量较大，所以奏效较著，值得参考。如有阴虚之证者，应酌加养阴之品。

其三，用于破伤风。《普济方》之"夺命散"治破伤风项强身直者有效。处方：蕲蛇、乌梢蛇各 2 寸，炙蜈蚣 1 条，共研细末，每服 9g，温酒调服，日 2～3 次。

其四，用于麻风。《疡医大全》以"白花蛇丸"治麻风。处方：蕲蛇 120g，川芎 90g，天麻 60g，羌活 60g，独活 60g，白附子 60g，当归 90g，蔓荆子 90g，萆薢 90g，飞雄黄 15g，石菖蒲 45g，威灵仙 90g，蝉蜕 90g，赤芍 90g，雷丸 90g，苍耳子 120g，枳壳 60g，大风子 90g，防风 60g，何首乌 150g，僵蚕 120g，牛膝 90g，苦参 90g，皂角 90g，甘草 30g。研末制丸，每服 9g，一日 2 次。

其五，用于乙型脑炎后遗症。凡乙型脑炎高热、昏迷、惊厥已平，而出现智力丧失、健忘、不语、失明、手足拘挛、搐搦不能自主、瘫痪、流涎等后遗症者，用祛风通络、活血舒筋、健脑开窍之品，内服、吹喉，并配合针灸、推拿，疗效较好。朱老曾经治数十例，效果比较满意。

其六，用于痉挛性瘫痪。外伤性截瘫而呈现痉挛性瘫痪者，应调补肝肾、祛风舒筋、疏通经络，乌梢蛇、蕲蛇、地龙等是主要药物。处方：炙乌梢蛇、蕲蛇、土鳖虫、全当归、熟地黄、金毛狗脊、川牛膝、鸡血藤各 15g，地龙 30g，鹿角片、锁阳、续断各 9g。水煎服，每日 1 剂，严重者并用"蝎蜈片"（全蝎、蜈蚣等份研细末，加入稠膏及黏合剂适量，压片，每片重 0.3g，每服 6 片，一日 2 次）。

其七，用于荨麻疹。处方：炙乌梢蛇、柴胡、黄芩、荆芥、防风、徐长卿、生甘草各 9g，蝉蜕、赤芍各 12g，当归 15g，白术、黄连各 6g。服后要避风，取微汗。一般服 3～5 剂获效。因乌梢蛇善于祛血中之风，消退疹瘰，制止瘙痒，再伍以养血、散风、清热凉血之品，不仅可迅速控制荨麻疹，且可使其少发或不发。

其八，用于脊髓灰质炎后遗症。蕲蛇或乌梢蛇与黄沙混合在一起，置锅内炒干后，去黄沙，将蛇研成粉末，每次 3～6g，黄酒为引，早晚各一服。需连续服用，不可间断。忌食猪肉、香椿、黄瓜、南瓜。朱老历年来用乌梢蛇为主药，部分配合辨证施治的汤剂，或佐以针灸、推拿，治疗脊髓灰质炎后遗症，收效比较满意。

其九，用于牛皮癣。白花蛇粉，每服 3g，每日 1 次，开水送下。

其十，用于骨关节结核。俗称骨痨，属串痰流注之类，多发生于儿童和青少年。病变可波及所有的骨与关节，但最多见的是脊椎，其次为膝、髋、踝、肩、肘、腕等关节，一般用乌梢蛇粉，每服 2.5g，每日 3 次。如疼痛剧烈，加六轴子 0.6g；排脓不畅，加鹿角霜、炒白芥子各 1.5g；疮口不敛，加炙蜈蚣 1g。连续服用，可以治愈。

其十一，用于半身不遂、风湿关节痛。蕲蛇 24g，当归、羌活、防风、天麻、秦艽、五加皮各 15g，用白酒 1500mL，加热后浸泡 7 天。每服 10～15mL，每日 2 次。

路路通

路路通最早载于《本草纲目拾遗》。其性平，味苦、辛；归肝、肾经；其基本功效有祛风活络，利水，通经。

【蔡淦临床经验】从中医学角度分析，现代医学消化系统中的胃、胆、大肠、小肠器官均属于"六腑"范畴，表现出了"以通为用"的生理特性，一旦受内外邪气侵扰，气、血、痰、湿、食、火邪气滞留，腑气不降，气化不通，则表现出各器官的病变。上海名老中医蔡淦基于对消化系统疾病这一基本病机的认识，在治疗胆囊炎及胆结石、功能性消化不良、慢性胃炎、慢性腹痛及泄泻时，喜用路路通一味，以通气机、助运化，对胆囊炎、消化不良属肝郁气滞、湿热阻塞证者尤为适宜，用量一般为 15g。常与四逆散、左金丸、二陈汤、失笑散配伍应用，疗效颇佳。《本草纲目拾遗》："枫果去外刺皮，内圆如蜂窝，即路路通。其性大能通十二经穴。"《中医大词典》："本药又名枫球子，苦、平，入肝胃经，行气活血，通络利水，治胃痛腹胀，风湿痹痛，手足拘挛，月经不调。"目前，临床上路路通多用于治疗部分风湿类疾病、五官科疾病、乳腺病及输卵管疾病，在胃肠疾病治疗中运用较少。蔡老对本药的临床用药经验值得进一步探讨总结。

【朱良春临床经验】国医大师朱良春擅用路路通。朱老认为路路通才薄不堪重用，也就是说，不能用它去独当一面，但如能知其所长，用作辅佐，亦自有其功效在焉。

路路通之作用在于通利，故无论气滞、血瘀、痰停、积水，均可用之以为开路先锋。气滞胃痛，症见脘腹胀闷，走窜作痛，嗳气，大便不爽，舌暗，脉弦涩，常用辛香行气法，药如香附、木香、枳壳、槟榔、台乌药、青陈皮、川楝子之类，加入路路通，则其效更捷；滞气窜入经络，周身痹痛，或在四肢，或在腰背，走窜不定，其人郁郁不乐，嗳气频频，常法用羌活、独活、桑枝、秦艽、防风、细辛、川芎、赤芍、姜黄、海桐皮、威灵仙之类，有效者，有效不显者，加入路路通，其效立见。产后乳汁不通，虚者，当补益气血；实证，则宜通利，实证必见乳房胀痛，乳汁涓滴难下，此际用路路通，其效不在王不留行、穿山甲、木通之下。妇女痛经，多见气滞血瘀之证，常用当归、川芎、赤芍、柴胡、香附、泽兰、益母草之类，路路通既能行气，又能活血，以之加盟，颇为合拍。水肿亦可用路路通，《本草纲目拾遗》说它"能搜逐伏水"，盖水伏之处，必有瘀血、气滞，此物兼有行气、活血、利尿之长，宜乎其效也。然通利之物，不可重用、久用，庶免耗气伤阴；孕妇、虚人亦当慎用之。

第二节
祛风湿热药

本节药物性味多为辛苦寒，入肝、脾、肾经。辛能行散，苦能降泄，寒能清热。具有良好的祛风除湿、通络止痛、清热消肿之功。

防　己

防己最早载于《神农本草经》。其性寒，味苦；归膀胱、肺经；其基本功效有祛风湿，止痛，利水消肿。

【熊小刚临床经验】 熊小刚擅用防己治疗结节性红斑。结节性红斑是一种多发于小腿的以红斑、结节为主要特征的真皮血管及脂膜炎性皮肤病，类似中医文献记载的"湿毒流注""瓜藤缠"。中医学认为，本病多与湿热内蕴、气血瘀滞有关。防己性味苦寒，入膀胱、肺经，具有清热除湿利水、祛风通络止痛之功效。现代药理研究证实，防己含有生物碱、黄酮苷、酚类、有机酸、挥发油等，有镇痛、抗炎及抗过敏作用。因此，其对于肝脾湿热下注、气滞血瘀络阻的结节性红斑有良好的治疗作用。

【施奠邦临床经验】 名老中医施奠邦擅用防己。施老谓防己有木防己、汉防己之分，但历来名目混乱。近代以广防己为汉防己，粉防己为木防己。汉防己外棕内白，粉性足，木防己外黄根大而空虚，心有车轮纹，味俱苦而性寒；汉防己偏于利水湿，木防己偏于通经络。从汉防己中提取汉防己甲素，治疗高血压。施老仿其意，用汉防己15～30g入煎剂，效较佳，可补前人之不足。

【张从善临床经验】 张从善擅用防己治疗特发性水肿。张老认为，特发性水肿因原因未明，西药治疗颇感棘手。张老根据本病多见于女性更年期前后，或与月经周期有关，且多伴有腰膝无力、两尺脉沉弱等症，认为属肾虚者多。自拟二仙防己黄芪汤：仙茅15g，淫羊藿15g，汉防己24g，黄芪15g，白术10g，党参10g，何首乌10g，车前子（包煎）10g，炒酸枣仁10g，炒山楂10g。本方是在仲景防己黄芪汤的基础上加减而成，重用仙茅、淫羊藿温肾助阳，重用防己利水消肿。有资料报道汉防己小剂量利尿，大剂量则作用相反，张老认为汉防己善走下行，长于除湿、通窍、利尿，重用之，利尿作用慢而持久。临床上用治特发性水肿多例，效果堪称满意，并对功能性水肿、肾炎水肿亦有一定疗效。

【王国三临床经验】河北名老中医王国三善于应用汉防己治疗水肿以及肝硬化腹水。如治王某，男，54岁，患乙型肝炎、肝硬化腹水，在某医院住院治疗，西医给予利尿、补充白蛋白等支持疗法，疗效不佳，症状时好时坏。某年6月27日于王氏处就医，刻下：患者消瘦，语声低微，行动困难，腹胀如鼓，脐突，阴囊肿胀，舌质淡红、苔略腻，脉沉缓。辨证为肝肾阴亏，脾虚水湿内停。处以：西洋参粉6g，苍术30g，怀牛膝30g，川牛膝30g，冬瓜皮24g，墨旱莲30g，车前子30g（包煎），焦山楂、焦神曲、焦麦芽各9g，鸡内金18g，汉防己40g。7剂。

二诊：7月6日。患者双下肢水肿减轻，阴囊处水肿减轻，仍腹胀、脐突，王老认为药已见效，继用前方。汉防己加至60g，7剂。

三诊：7月13日。患者双下肢水肿已消退，阴囊已无水肿，腹胀减轻，脐仍突起，前方加葶苈子24g，继用7剂。

王氏认为，肝腹化腹水中医病机为肝肾阴虚，气滞血瘀，脾虚失运。此急症理应攻逐水邪，应用峻猛之药，如十枣汤、舟车丸之类。此类药虽可解一时之快，但易出现如上消化道出血之类的坏证，应缓缓图功。王氏在几十年临床过程中应用此方（消水汤）重用汉防己，治愈肝硬化腹水患者无数。

豨莶草

豨莶草最早载于《新修本草》，其性寒，味辛、苦；归肝、肾经；其基本功效有祛风湿，利关节，解毒。

【朱晓鸣临床经验】 山东名老中医朱晓鸣在早年下乡期间，治疗农民腰腿关节疼痛时常用当地产的绵苍子（豨莶草）和鹤子嘴草（老鹳草）、软灵仙、威灵仙等。其中有一部分患者是风湿性关节炎，而且到县医院查过血沉，都不正常，经过一段时间的治疗，好转很快，血沉多数降至正常。但后来由于草都被割了作燃料，豨莶草没了，在这一段时间用药，止痛效果尚可，但血沉好转不快。后来研究发现，豨莶草用量要大（30g以上），对急性风湿性关节炎和风湿热降血沉作用较好。

【朱良春临床经验】 慢性肝炎活动期，乃由湿热疫毒蕴结肝胆，肝郁气滞，脾胃运化失健而致。治疗一般采用清热利湿和疏肝运脾的大法。凡迭治不愈者，多与血瘀有关，故有"久病多瘀"之说。常于辨证用药的基础上，重用豨莶草等，临床恒获比较满意的效果。

根据实践体会，豨莶草用于急性黄疸型肝炎与慢性肝炎活动期，对改善临床症状，降低黄疸指数、转氨酶等，有显著而稳定的效果。

豨莶草有祛风湿、平肝阳之作用，用于治疗风湿痹痛、肝阳上亢等证，为众所周知。至于用治肝炎，则甚少论及。其性味苦寒，入肝、肾二经。《本草图经》曰："服之补虚，安五脏，生毛发。"《本草经疏》："祛风除湿，兼活血之要药。"《分类草药性》："明目，黑发，滋阴养血。"《中国医学大辞典》更明确指出它"秉少阳升发之气，能升能降，祛风湿，活血化瘀"。是则本品不仅能祛风除湿，还有清热活血、补虚安中、调节肝胆功能之效。移治肝炎，宜其获效。因为既然病邪为湿热，其基本病理变化为湿热蕴结，肝郁气滞，脾运失健，血瘀凝结，重用本品是符合辨治原则的，是治疗黄疸比较理想的药物之一。朱老治急慢性肝炎常以此为主药，随症配伍，每收佳效。

例：徐某，女，43岁，患慢性肝炎已久，肝功能反复不正常，经常发热，口干而苦，脘腹痞闷，肝区胀痛，纳差，苔薄，舌质红，边紫暗，脉弦细。反复给予疏肝理气、健脾培中或养益肝阴、清化湿热之剂，病情时剧时缓，迁延不愈。目前因发热，乃又神疲，食欲显减，身目黄染。肝功能检查：黄疸指数（血清总胆红素）51μmol/L，胆红素 940.5μmol/L，硫酸锌浊度试验 18U，血清麝香草酚浊度试验 18U，谷丙转氨酶 284U/L。疫毒伤肝，湿热逗留，蕴阻脾胃则运化无权，熏蒸肝胆则疏泄失常，缠绵反复，诸象迭起。此次因外邪引动宿疾，病情加剧，经治发热已除，湿热疫毒之邪缠稽不解。"久病多瘀"，除清化湿热，调理脾胃肝胆外，应着重活血化瘀，以去其瘀结所在。

处方：豨莶草 45g，田基黄 30g，丹参 18g，芒硝 3g（分冲），石见穿 30g，生麦芽 30g，麸炒枳壳 8g，糯稻根 30g，生甘草 45g。10 剂。

服药 10 剂后，黄疸消退，症状缓解，食欲增加；又自服 10 剂病情明显好转。肝功能复查：黄疸指数 10μmol/L，硫酸锌浊度试验 12U，血清麝香草酚浊度试验 10.7U，谷丙转氨酶 72U/L。一般情况均好，基本稳定，继续调理巩固。随访，已早恢复工作。

又某传染病医院一女性病员陈某，患慢性肝炎，反复出现黄疸，不思饮食，神疲乏力，肝功能反复不正常，苔腻，舌质暗红，脉弦细，迭经中西药物治疗，收效不著。邀约会诊，给予以豨莶草为主的汤药服之，病情有所缓解，一周后复诊，一般情况良好，黄疸已渐消退，腻苔趋化，纳食亦增。又守方续服，病情逐趋稳定（保肝之西药，仍同时并用）。

朱老运用豨莶草治疗黄疸型肝炎，屡屡应手。朱老认为，黄疸型肝炎多系湿热搏于血分所致，若迁移时日，瘀热胶结难解，一般利湿退黄之剂，殊难中的，必须凉血活血、解毒护肝始为合拍。凡黄疸缠绵不退，湿热疫毒稽留，朱老每从血分取法，以豨莶草30～45g配合丹参、田基黄、石见穿等，多能应验。

络石藤

络石藤最早载于《神农本草经》，其性微寒，味苦；归心、肝、肾经；其基本功效有祛风通络，凉血消肿。

【周仲瑛临床经验】国医大师周仲瑛治风湿性肌炎，常用络石藤、肿节风祛湿消肿。运用藤类药治疗痹证是周老多年临床摸索总结的经验之一。周老指出，凡藤蔓之属，善于攀越缠绕，质地坚韧，不但具有祛风除湿、行气活血功效，更是通络引经之使药佳品，用于痹证尤宜。

【祝谌予临床经验】北京名医祝谌予自创四藤一仙汤（钩藤、络石藤、海风藤、鸡血藤、威灵仙），治疗类风湿关节炎，全方具有祛风除湿、养血活血功效；祝老亦用四藤一仙汤加味治糖尿病合并下肢血管、神经病变，有较好疗效。

【况时祥临床经验】况时祥（国医大师张学文弟子）善用络石藤治疗中风不遂，常与丹参、当归、全蝎、蜈蚣等舒筋通络药合用。况师认为藤类药物善能通经活络，配合虫类之品对肢体功能的恢复疗效更著。《本草便读》曰："凡藤蔓之属，皆可通经入络。"藤类药能深入络道经隧，搜剔逐出滞留其间的外风或内生之风邪，风邪得去，经络疏通，气血畅行，身体麻木则缓解。如天仙藤、络石藤、鸡血藤、海风藤、宽筋藤等都具有较突出的缓解中风后偏瘫、肢体麻木的功用。

老鹳草

老鹳草最早载于《救荒本草》。其性平，味苦、辛；归肝、肾、脾经；其基本功效有祛风湿，通经络，清热毒，止泻痢。

【朱良春临床经验】老鹳草辛能行散，苦而能燥，性善疏通，有较好的祛风湿、通经络作用。治风湿痹痛、麻木拘挛、筋骨酸痛，可单用煎服或熬膏，或配威灵仙、独活、红花等祛风通络活血之品。

老鹳草配川芎有很好的祛风通络作用，老鹳草不仅能祛风湿、强筋骨，且有清热活血作用。临床常可用于治疗风湿久羁、痹阻经络、气血凝滞所致的风湿性关节炎等。治疗本病时，为增强其活血通络、祛风止痛之功，常与川芎伍用。盖川芎辛温，性善走窜，乃活血行气、祛风止痛之品。

国医大师朱良春对于风湿性或类风湿关节炎、坐骨神经痛与腰椎间盘突出症的治疗，常用老鹳草 30g，水煎服，每日 1 剂，早、晚各煎服 1 次，连服 5～7 天，一般即可见效，见效后仍可继续服用。

【王新陆临床经验】老鹳草能清热解毒而止泻痢，治湿热、热毒所致泄泻、痢疾，可单用或与黄连、马齿苋等配伍。山东名老中医王新陆认为，老鹳草除有祛风湿、通经络的作用外，还有止泻痢、止咳作用。《现代实用中药》："止久痢，厚肠胃，调中健脾。"《贵州民间方药集》谓老鹳草"可止咳，益肺气"。常用于治疗咳嗽、慢性腹泻等。

【周通池临床经验】老鹳草伍柴胡、郁金可疏肝利胆治胁痛，名老中医周通池治疗胆囊炎常用老鹳草配柴胡、郁金治之。胆囊炎多因湿热瘀滞胆道、肝胆疏泄失常所致。老鹳草所治胁痛即属此类。本品虽有清利湿热、活血化瘀之功，但无疏泄肝胆作用，故须伍柴胡、郁金。柴胡具有轻清升散及疏泄之特点，是治疗肝气郁结的要药。郁金能疏肝利胆止痛。药理研究证明，柴胡有利胆、抗脂肪肝作用，郁金有促进胆汁分泌和排泄的作用。因此以老鹳草清利湿热合柴胡、郁金疏泄肝胆，治疗胆囊炎收效甚捷。

老鹳草伍厚朴能化湿理气治胃炎，周通池临床上每治湿浊中阻的胃炎，喜用老鹳草配厚朴治之。曾有报道老鹳草在一定剂量下能抑制肠蠕动，有止泻作用，大剂量能促使肠蠕动而有泻下作用。因此周氏体会，方中老鹳草的用量不能少于30g，其目的在于祛湿。厚朴能燥湿散满以运脾，行气降逆且除胀，是用于湿阻脾胃之要药，老鹳草与厚朴相伍，力专行气祛湿。

第三节
祛风湿强筋骨药

本节药物主入肝、肾经，除祛风湿外，兼有一定的补肝肾、强筋骨作用，主要用于风湿日久、肝肾虚损、腰膝酸软、脚弱无力等。

桑寄生

桑寄生最早载于《神农本草经》，其性平，味苦、甘；归肝、肾经；其基本功效有祛风湿，补肝肾，强筋骨，安胎元。

【朱良春临床经验】寄生甘苦平，入肝、肾经，得桑之余气补肝肾、益心脉、通经络。《灵枢·口问》有"下气不足，则乃为痿厥心悗"的记载，进一步阐述了补肝肾可益心脉的理论基础。桑寄生补下气、益肝肾、扶本元，下气得补，以助心气，心脉血流得以畅行，心悸、短气应效。国医大师朱良春亦认为桑寄生是治疗冠心病的重要药物，古代文献和现代的研究均证实桑寄生"通调血脉"的说法，故对冠心病心绞痛、心肌梗死，亦常以桑寄生为主要药物，常配合葛根、丹参、川芎、桃仁、红花、郁金、全瓜蒌、赤芍、玉竹、麦冬、山楂、徐长卿、黄芪等使用，对心绞痛、胸部憋闷、期前收缩、心律不齐均有较好疗效。

【孔伯华临床经验】桑寄生用于中风的治疗，京城四大名医之一的孔伯华经验最为丰富。孔老治疗中风，效果卓著，他认为"中风发病颇急，盖早有前因，致口眼㖞斜……皆乃其果。前贤论之甚详，尤以朱丹溪火气痰郁之说立论更当。闭者宜开，此病宜开者最多，宜于固气以回阳救逆而欲脱者甚鲜"。因此，常用桑寄生为主，豁痰开窍，通络涤痰，少者 15～18g，多者用至 30g，且配伍天竺黄、蝉蜕、竹茹、莲子心等，大多一二剂取效，可迅速改善中风症状。如阴分大伤，经络失养，四肢抽搐不安，或肝、胆、胃三经湿邪盛，筋络失养，用桑寄生清平抑化、柔肝豁痰，加磁朱丸最为适宜。

【杜雨茂临床经验】著名中医学家杜雨茂通过长期临床观察，发现桑寄生具有较强的利尿作用，且其作用随剂量增大而加强，至 30g 时最佳。况该药又有祛湿解毒之功，是以各种水肿，尤其是肾病水肿，用之尤良。因本品补而不留邪，攻而不伤正，加之性平无偏，无论阴虚阳虚，夹寒夹热，用之咸宜。急性肾小球肾炎常合五苓散、五皮饮；急性肾盂肾炎，每配八正散；有表邪者，又当合越婢汤、麻黄连翘赤小豆汤化裁。慢性肾炎（包括肾盂肾炎），当首辨阴阳，阳虚者合真武汤化裁，阴虚者伍六味丸加减。病至后期，阴阳俱损，毒浊内蕴，成为关格（肾功能不全）者，本品性平无偏，解毒降浊，用之合拍，结合灌肠，收效满意。

狗 脊

狗脊最早载于《神农本草经》，其性温，味苦、甘；归肝、肾经；其基本功效有祛风湿，补肝肾，强腰膝。

【焦树德临床经验】名老中医焦树德对于脊柱关节炎、脊髓病、脊椎压缩性骨折后遗症等脊椎疾病善用狗脊，常在补肝肾、通血脉、祛风寒的基础上加用本药 12～25g（如曾用于治胸椎压缩性骨折取得满意效果的主方：金毛狗脊、生地黄、熟地黄、山药、山茱萸、骨碎补、红花、续断、杜仲、独活、制附子片、淫羊藿、牛膝、肉桂，随症加减），似有一定疗效。

鹿衔草

鹿衔草最早载于《滇南本草》。其性温，味甘、苦；归肝、肾经；其基本功效有祛风湿，强筋骨，止血，止咳。

【邵长荣临床经验】 著名中医学家邵长荣用鹿衔草治疗呼吸系统疾病，收到良好疗效。邵老谓鹿衔草味甘苦，为清肺祛湿药，且有补肾强骨、祛风湿作用，一般用于风湿疼痛、肾虚腰痛。民间有用于肺热咯血，治疗肺结核。邵老常以此药治疗支气管扩张、黄脓痰、腥臭痰的患者，配大剂黄芩、鱼腥草、山海螺、败酱草清肺热，化脓痰。治疗支气管炎咳嗽痰黄以鹿衔草配野荞麦根、重楼、黄芩、半边莲，清热排痰、化湿止咳，效果很好。

【张学文临床经验】 国医大师张学文对鹿衔草的运用有较深心得。张老常将其用于心脑血管疾病而获良效。张老总结，鹿衔草，首载于《滇南本草》，《植物名实图考》称为"破血丹"，陕西地区称之为"鹿寿草"。此药甘平无毒，性柔和而不峻。古之记载，有补虚益肾、祛风除湿、活血调经等功效。可作为鹿寿茶，经常当茶饮，经药理研究和临床观察，有良好的降血脂、降压、强心等作用，是中老年人预防心脑血管疾病的良药，经常服用，有健身防病之功效，在日本及东南亚一带很受欢迎。张老从20世纪70年代起，将其试用于治疗心脑血管疾病，发现其作用广泛而平和，值得推广应用。

查古今资料，《植物名实图考》记载其有"通经，强筋健骨，补腰肾，生津液"之功；《陕西中草药》记载其"补肾壮阳，调经活血，收敛止血，治虚劳咳嗽，肾虚盗汗，腰膝无力，风湿及类风湿关节炎，半身不遂，崩漏白带、结膜炎、各种出血"。

药理研究发现，鹿衔草具有祛风湿、强筋骨、抗菌、强心、降压作用。动物实验显示其对衰弱蛙能增强心搏，调整心率，但对正常蛆则无明显作用，能扩张血管而使血压不降，叶的作用较根、茎强。于是进一步认识到鹿衔草对老年心脑血管疾病，不论理论和临床都证实确有疗效。鹿衔草药源广泛，性平无毒，补泄兼能，物美价廉，宜于久服。张老体会其补肾强腰膝、祛风湿作用比较显著，可与杜仲、桑寄生、怀牛膝等配伍应用。鹿衔草还有强心、降压、降血脂作用。强心可配伍附子、人参、桂枝等；降血压可配伍杜仲、豨莶草、夏枯草、钩藤、川牛膝等；降血脂常与决明子、生山楂等同用。

第五章

化湿、利湿药

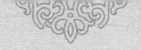

第一节
化湿药

凡气味芳香，性偏温燥，以化湿运脾为主要作用的药物，称为化湿药。

苍 术

苍术最早载于《神农本草经》，其性温，味辛、苦；归脾、胃、肝经；其基本功效有燥湿健脾，祛风散寒，明目。

【顾文忠临床经验】顾氏在临证中遇顽固性寒湿证、湿热证及风寒湿证，应用苍术常规剂量组方治疗难以祛除湿邪时，将其重用至 50g，每获佳效。

如治陆某，男，48 岁，1996 年 2 月 5 日初诊。患者近 3 个月来经常晨起时腹泻，曾服四神丸、补脾益肠丸、诺氟沙星（氟哌酸）、地芬诺酯（止泻宁）等治疗 2 月余，疗效不佳。刻诊：身体较瘦，形寒肢冷，面色苍白，食欲不振，头重身困，全身乏力，腰膝酸软，口中"毛糙"不适。每日晨起即腹泻 2 次，早餐后腹泻 1～2 次。粪便为糊状，夹杂较多黏液。每次泻前在左中下腹部有轻微疼痛。舌质淡，苔白厚腻，脉细滑。粪便镜检：有黏液及少量白细胞，隐血试验（－），血沉正常。乙状结肠镜检见乙状结肠痉挛，黏液增多。证属脾肾阳虚、寒湿内盛，治宜温肾暖脾、散寒祛湿。处方：炒苍术、炒党参各 30g，茯苓、焦六曲各 20g，木香、乌药、补骨脂、炒白术、肉豆蔻各 15g，炮附子、淡干姜、炙甘草各 10g。服上方 7 剂后，患者晨起腹泻减少为 1 次，早餐后仍腹泻 1～2 次，头重身困不减。舌苔依然白厚腻，未见丝毫减退。遂将上方中炒苍术量增至 50g。再进 7 剂。至 2 月 20 日来诊时，见患者面色转红润，精神较爽，诉头重身困，畏寒肢冷消失，口中已无"毛糙"感，腹泻已止。大便成形。舌质淡红，苔为正常薄白苔，脉缓。病告痊愈。为巩固疗效，给服桂附理中丸 2 周收功。随访 1 年余，未见复发。

又如治施某，男，42 岁，1997 年 7 月 3 日初诊。患者近半年多来常感下腰部不适，伴有尿频、尿急，尿道口常有黄白色分泌物。曾在本市某医院男性专科医治，给服诺氟沙星、阿奇霉素等治疗，效果不佳。刻诊：会阴部坠胀不适，排尿时尿道有灼热感，尿末及大便时尿道口滴出黄白色分泌物，小便黄赤，大便干燥。伴头重身困，心中烦热，口干舌燥，腰背酸痛，性功能减退，舌质红，苔黄厚腻，脉滑数。直肠指诊：前列腺稍大，触痛明显。前列腺液镜检：白细胞成堆，卵磷脂小体显著减少。证属精室湿热，治宜清利湿热。处方：炒苍术、生薏苡仁、瓦松、石韦、大血藤、败酱草、金银花、石斛各 30g，苦参、桑寄生、六一散（包煎）各 20g，焦黄柏、牛膝、生山栀、龙胆、王不留行、木香各 15g。连服 7 剂后，尿道灼热感减轻，尿道口分泌物略减。但依然头重身困，舌苔仍黄厚腻，无消退迹象。故于前方中将炒苍术重用至 50g，再服 7 剂。于 7 月 18 日来诊时，诉头重身困减轻，尿道灼热感消失，尿道口分泌物大减，舌苔已变薄呈黄白相兼，药已显效，遂将上述重用苍术方再进 7 剂。于 7 月 26 日来诊时，患者神清爽朗，诉诸症全消。视诊舌苔已为正常薄白苔。为巩固疗效，予三妙丸及龙胆泻肝丸续服 2 周。随访 1 年余，未见复发。

顾氏居住地地处东海之滨，除秋季外，常年空气湿度较大，故民病多湿证。苍术为当地中医常用药物，常规剂量为 15～30g。一般较重的湿证，如苍术用至 30g，大多可取效。但对某些顽固性湿证，常需重用至 50g 或以上才能显效，然苍术重用不当，亦有导致汗多及伤阴动血之虞。顾氏认为，为保证重用苍术安全有效，必须注意以下 5 个指征或条件：①舌苔必须是白厚腻、黄厚腻或灰黑厚腻者；②平素无出汗或出汗少者；③无阴虚、血燥、津枯表现者；④消化道无活动性溃疡及其他出血表现者；⑤经常规剂量苍术治疗后湿邪不除者。

【李新发临床经验】 李氏在治疗湿热阳痿时重用苍术、麻黄，每获奇效。

如治张某某，40岁，某公司经理。1993年5月19日就诊。患者素嗜烟酒及膏粱厚味，公务繁忙，起居无常，遂发阳痿，举而不坚1年。曾自购市售多种"壮阳药"一一服用，非但无效，已致阳痿不举1个月，伴见阴囊潮湿，口苦，口舌生疮，溲黄便干，夜寐不安，身重乏力，舌质红，舌苔白腻，脉弦数。既往健康，形体丰腴。证属肝经湿热，气机阻滞，下焦失于宣泄，宗筋弛纵而痿。处方：龙胆15g，栀子10g，黄芩10g，当归10g，生大黄10g，车前子15g，泽泻15g，柴胡20g，甘草5g。7剂，水煎，每日1剂，2次分服。嘱忌烟酒，饮食宜清淡，慎起居，调情志。复诊口苦、便干、口舌生疮悉退，余症亦然。上方去大黄加苍术45g，麻黄15g。7剂，煎服宜忌同前。十日后患者精神欣快，报告服药后小便频多，清长多沫，随之阴汗止，阴部欲动，服至第五剂成功合房一次。身轻有力，相继房事正常。

又如治薛某，46岁，工人，1993年7月16日就诊。素嗜辛辣烟酒二十余年，每餐不食辛辣味或饮酒则食欲全无。于三年前酗酒后渐发阴茎举而不坚，曾服中药近百剂，几经易医未愈。一个月前闻听羊肉大补，于是每日以籴羊肉佐餐，非但未效，且病日甚，一有欲念，阴茎尚未举，而其精自泄。苦不堪言，伴见臀部多汗，龟头时有白垢，纳少，小便黄，困倦身重，舌体胖大，苔白厚少津，脉濡滑。证属脾胃湿热，由辛辣厚味，损伤脾胃，湿热阻滞脉络，致气血不能充养宗筋，复用补阳，相火愈盛，精愈不固，而致阳痿、早泄。处方：苍术45g，麻黄15g，薏苡仁20g，滑石15g（包煎），厚朴10g，苦杏仁10g，白豆蔻10g，半夏10g，通草10g，竹叶 10g。水煎，每日 1 剂，2 次分服。嘱忌烟酒、辛辣厚味，饮食清淡。7 日后复诊，自述药后小便明显增多，日前有欲念，阴茎已能举但不坚，未发早泄。臀部已无汗，食欲渐增，脉觉有力。前方加女贞子 10g，墨旱莲 10g。续服 14 剂告愈。

《中医治病绝招》载："苍术三倍于麻黄利尿。"李氏依此经验，用于治疗湿热阳痿，以冀其利尿通阳，果然获效。苍术为治上、中、下三部之湿主药，麻黄利水，如此用量配伍，苍术泄水开郁，走而不守，抑麻黄泻肺疏散之功，二药协同，功专走下，利水湿，泄湿浊，使湿从小便而出。故药后小便增多而汗不出，使湿化热亦化，湿热去则阴气自通，以达命门火得以用事。

厚 朴

厚朴最早载于《神农本草经》。其性温，味苦、辛；归脾、胃、肺、大肠经；其基本功效有燥湿，行气，平喘。

【李文瑞临床经验】 著名中医学家李文瑞临床常重用厚朴，一般用量 3～10g，重用 25～50g，最大用至 80g。李师认为厚朴具有理气除胀、增强肠蠕动之功，与兴奋肠管的现代药理作用相符。用于腹胀较甚者，重剂方可获效。常在厚朴三物汤、枳术丸、厚朴七物汤等方中重用。临床主要用于帕金森病、腹部手术后、胃肠功能紊乱等。服药期间未见明显不良反应。如治一男性 80 岁患者，患帕金森病住院。经西药治疗肢体抖动等症状明显减轻，唯腹胀便难如故，遂邀李老会诊。症见腹胀如鼓，便软而难解，纳呆食少，舌淡红，苔薄白，脉弦细。证属气运失司、浊气不降，遂拟厚朴三物合枳术丸，重用厚朴至 80g，加莱菔子 10～15g，服 3 剂后略减，治疗月余症状缓解。

【汤利萍临床经验】 厚朴能燥湿消痰，下气平喘。若痰饮阻肺，肺气不降，咳喘胸闷者，可与紫苏子、陈皮、半夏等同用，如

《太平惠民和剂局方》苏子降气汤。若寒饮化热，胸闷气喘，喉间痰声辘辘，烦躁不安者，与麻黄、石膏、苦杏仁等同用，如《金匮要略》厚朴麻黄汤。若宿有喘病，因外感风寒而发者，可与桂枝、苦杏仁等同用，如桂枝加厚朴杏子汤（《伤寒论》）。

此外，七情郁结，痰气互阻，咽中如有物阻，咽之不下，吐之不出的梅核气证，亦可取本品燥湿消痰、下气宽中之效，配伍半夏、茯苓、紫苏叶、生姜等药，如《金匮要略》半夏厚朴汤。

仲景可谓灵活运用厚朴第一人，汤利萍等对张仲景运用厚朴的经验进行了较为全面的总结。

其一，行气消胀。大承气汤是仲景治疗阳明腑实的主方。方中厚朴半斤、大黄四两、枳实五枚、芒硝三合，厚朴倍大黄，是以气药为君，厚朴与枳实行气破气、调畅气机，故两药协助芒硝、大黄开其闭结，令腑气得通，胃气顺降，诸症自解。小承气汤、厚朴三物汤的药物组成相同，却因为药物剂量的不同而功效各异。小承气汤中大黄四两、厚朴二两、枳实大者三枚，大黄倍厚朴，是气药为臣，故其以攻下为主，其治以大便不通而胀为主。厚朴三物汤中厚朴八两、大黄四两、枳实五枚，厚朴倍大黄，是气药为君，厚朴与枳实行气破气，故以行气消胀为主，其治以气滞而胀为主。两方之中厚朴的功效皆为行气消胀。栀子厚朴汤主治因误下致热留胸膈，气滞于腹，方中厚朴（姜炙）四两、栀子十四枚、枳实四枚，厚朴经过姜炙以后行气发散的力量增强，与枳实相配行气消胀以除腹满，且气行则有助热邪消散，故能助栀子清热。厚朴生姜半夏甘草人参汤主治脾虚气滞所致的腹胀，乃消补兼施的方法，方中厚朴、生姜各半斤，半夏半升，行气消胀、和胃降逆而除腹满，人参一两、炙甘草二两，甘温补气以增强前三药的功效又不伤正气。总之，仲景治疗腹胀的方剂基本上以厚朴为主组方，又根据兼症的不同而组方用药各异。

其二，降逆平喘。《伤寒论》曰"太阳病，下之微喘者，表未解故也，桂枝加厚朴杏子汤主之""喘家作，桂枝汤加厚朴杏子佳"。其病因为太阳病当汗解而反下之，不下利而微喘，为邪陷于胸，未入于胃，表未解也。所谓喘家，当指素有喘咳之人，因新感外邪而复发。故用桂枝汤解肌，调和营卫，因其喘故佐厚朴二两，用其性之苦辛温，善能降逆行气，通过调节机体气机升降而助桂枝和营卫以解表，助杏仁行气降气达降逆平喘之功。枳实薤白桂枝汤方主治因胸阳不振、痰浊痹阻所致胸痹，方中重用厚朴四两、枳实四枚，行气破气降逆以消气结；薤白半斤、瓜蒌一枚，涤痰泄浊；桂枝一两，助阳通脉，诸药同用以除胸痹。

其三，行气散结。《金匮要略》半夏厚朴汤主治"妇人咽中如有炙脔"。咽中如有炙脔，谓咽中有痰涎，如同炙肉，咯之不出，咽之不下，但饮食无碍，即今之梅核气。病机为七情郁结，气机失于通畅而不能正常运化输布津液，津液凝结成痰涎，痰气交结于咽喉所致。方中厚朴三两与半夏一升相配，化痰散结而痰气并治为君，与生姜五两相配，辛以散结，苦以降逆，达行气降气利咽之功，厚朴三两佐半夏一升以利饮行涩，干苏叶二两辛温芳香以宣通郁气。诸药合用气畅痰涎去，病自愈矣。厚朴的运用，主要在于行气散结。

其四，苦温燥湿。厚朴苦温燥辛散，长于燥湿。《金匮要略》厚朴大黄汤主治"支饮胸满者"。《医宗金鉴》注曰"支饮胸满之胸字，当是腹字""支饮腹满，邪在胃也，故用厚朴大黄汤"。汤氏认为不论支饮在胸、在腹，其病机都为湿邪壅滞于人体而成饮，阻滞气机的运行而成满。方中厚朴一尺燥湿行气去结水，佐以枳实四枚破气消满，与大黄六两相配泻下去留饮，使饮邪从大便而解，饮去而胸满愈。诃黎勒丸主治"胃气下泄，阴吹而正喧，此谷气之实也"。此谷气之实指胃气实、肾气虚的腹泻阴吹，方中厚朴三两与陈皮三两相配，行气燥湿平谷气之实，诃黎勒三两固下气之虚，三药合用治腹泻阴吹。

其五，存疑待研。《金匮要略》厚朴麻黄汤，方中厚朴五两、麻黄四两、杏仁半升，主治"咳而脉浮者"。从症状和方药运用来看，其病机为风寒束表、寒饮入肺无疑，用厚朴似为辛温宣肺解表而设。厚朴七物汤中厚朴半斤、桂枝二两、枳实五枚、大黄三两，主治里积腹满兼中风表证而致表里皆热者。厚朴的应用似乎也有解表之意，不然，桂枝的用量似嫌不足。这似乎可以印证厚朴确有《神农本草经》提出的"主中风、伤寒、头痛、寒热"等治疗作用。但在现代《中药学》教材中却并没有这一功效，临床医家也并不把它作为具有解表作用的药物使用，这一现象有待临床进一步观察研究。

藿 香

藿香最早载于《名医别录》，其性微温，味辛；归脾、胃、肺经；其基本功效有化湿，止呕，解表。

【徐学义临床经验】 国家级名老中医徐学义临证时，善用一方，名为黄精膏：黄精30g，生石膏30g，知母10g，藿香15g，加葱白5～6根，入醋500mL浸泡一周后外用，对于手足瘙痒、干燥、脱皮等效果很好。患肢浸泡在药醋中15分钟左右，一天2～3次，药醋可重复使用，但是对于有伤口或者裂缝者不宜使用，因为醋对之有刺激作用。此法既方便又有效，而且价钱便宜，值得临床推广。

佩 兰

佩兰最早载于《神农本草经》，其性平，味辛；归脾、胃、肺经；其基本功效有芳香化湿，醒脾开胃，发表解暑。

【朱小南临床经验】 著名中医妇科专家朱小南对经行头痛、经行眩晕，属血虚肝旺之患者，常于养血柔肝之品中加入佩兰，芳香化浊，辟秽醒脑，令清气上升，浊气下降，协助他药，使肝血得养，清窍得清，头痛、眩晕得以减轻。

草　果

草果最早载于《饮膳正要》。其性温，味辛；归脾、胃经；其基本功效有燥湿温中，截疟除痰。

【王杰临床经验】草果味辛性温，为燥湿温中、截疟除痰、消食化积之药，临床并不常用，老中医王杰临证善用、喜用此药，常云"草果入药，始见于《局方》，又见于《饮膳正要》，最早做调料用之，如煮肉时加入草果一二枚，能芳香化浊，开胃、去油腻之气，调凉菜，凉皮时用草果调汁浇之，其味芳香，能促进食欲"。据王老临证多年体会，此药化湿浊之力非凡。明代吴又可治疗瘟疫名方达原饮，方中即用草果，取其芳香透达膜原湿浊之邪，疗效显著。王老受其启发，结合多年经验体会，对于三焦寒湿、湿浊滞塞之患者，方中配伍草果一味，每每收到佳效。盖湿浊为患，遇寒则凝固，譬如家中所食之肉冻，遇寒则凝结成块，遇热则化成汤汁，论述朴实而精妙。湿浊壅盛时用温药草果治疗亦如此矣，此中医临证之心悟，用药之巧也，为医者不可不知。故临证时，王老对湿浊壅盛者，每配伍草果，收效匪浅。

【张学文临床经验】国医大师张学文善用草果化厚腻苔。张老在治疗内科疑难杂病中，凡舌苔白厚板腻，中焦寒湿壅滞难化，久治效差者，常于方中加草果仁 6g，用之取效尤速。故凡中焦湿浊不化，特别是舌苔白腻而厚者，多于辨证处方中加草果仁 5～6g，收效均甚理想。于是进一步体会到前人用草果仁作调料的真正用意，乃用其辛温芳香之性，防止油腻、生冷、滞气碍胃，寓有芳香化湿醒脾之目的。

草果仁辛温，归脾、胃经，具有燥湿除寒、截疟除痰、消食化积之功，用于疟疾、痰饮痞满、脘腹冷痛、反胃呕吐、泻痢、食积等证。然临证芳化湿邪，每多求助于苍术、藿香、佩兰、砂仁、白豆蔻之类，常湿可化、难证可消。张老思草果仁所治上证虽多，皆取其气味芳香浓馥，辛香可化湿，温燥可散寒，其药力类于草豆蔻而强于草豆蔻，且其温燥之性又较草豆蔻为弱，故不甚伤阴。《本草求真》曰："草果与草豆蔻，诸书皆载气味相同，功效无别，服之皆能温胃逐寒。然此气味浮散，凡冒巅雾不正瘴疟，服之直入病所而皆有效。"说明此二药之力量强弱、温燥之性又有差别矣。

临证当选优择能而尽量避其毒性作用，为医道知药善任之基本功。又值得注意的是，草果化浊，必须用草果仁，古之所谓"草果消膨效，连壳反胀胸"之说，尚需进一步体会与研究。

第二节
利水消肿药

本类药物性味甘淡平或微寒，淡能渗泄水湿，服药后能使小便畅利、水肿消退，故具有利水消肿作用。

茯苓

茯苓最早载于《神农本草经》，其性平，味甘、淡；归心、肺、脾、肾经；其基本功效有利水渗湿，健脾，宁心安神。

【仝小林临床经验】茯苓味甘而淡，甘则能补，淡则能渗，药性平和，既可祛邪，又可扶正，利水而不伤正气，实为利水消肿之要药，可用治寒热虚实各种水肿。治脾肾虚寒、水湿内停所致腹胀身肿，小便不利者，用此利水消肿，常与白术、猪苓、大腹皮、槟榔配伍，如《医宗金鉴》茯苓导水汤；治肾阳虚衰，寒水内停之水肿者，与白术、生姜、附子、芍药合用，有助阳化气、利水消肿之功，如《伤寒论》真武汤；治水湿泛滥肌肤，全身皮肤水肿者，与桑白皮、生姜皮、大腹皮、陈皮合用，如《华氏中藏经》五皮饮；治阳虚气化不行，四肢皮肤肿盛者，与防己、黄芪、桂枝、甘草合用，有益气通阳、利水消肿之功，如《金匮要略》防己茯苓汤；治水湿郁遏，形成水肿身热、大便干燥者，与泽泻、木通、椒目、商陆等相伍，如《济生方》疏凿饮子。

北京名中医仝小林善用真武汤治疗难治性心力衰竭，其中每每重用茯苓利水消肿减轻心脏负荷，常用剂量 150～200g，临床收到良好疗效而未见不良反应。

【范桂滨临床经验】茯苓益心脾而宁心安神。常用治心脾两虚、气血不足之心悸、失眠、健忘，多与黄芪、当归、远志等同用，如《济生方》归脾汤；若心气虚，不能藏神，惊恐而不能安卧者，常与人参、龙齿、远志等同用，如《医学心悟》安神定志丸；亦可用朱砂拌茯苓，以增强其宁心安神之效。

范桂滨发现大剂量茯苓有较好的镇静催眠作用，且无明显的不良反应，常取茯苓50g煎服，服药期间停用一切镇静剂，用药一个月为一个疗程，可收到良好疗效。范氏认为，茯苓的镇静安神作用在安神剂酸枣仁汤、天王补心丹、归脾汤等方剂中均有体现，亦为现代研究所证实，但单味应用却鲜有报道。从治疗结果上看，单味大剂量运用茯苓治疗不寐同样具有较好的疗效，可谓简、便、廉、验，值得推广。

【岳美中临床经验】脱发的形成，多因水湿上泛颠顶，侵蚀发根，使发根腐而枯落，而茯苓能上行渗水湿，并导饮下降，湿去则发生，虽不是直接生发，但亦合乎"伏其所主，先其所因"的治疗原则。张石顽说："茯苓得松之余气而成，甘淡而平，能守五脏真气。其性先升后降。"《黄帝内经》言："饮入于胃，游溢精气，上输于脾，脾气散精，上归于肺，通调水道，下输膀胱。"可知淡渗之味性，必先上升而后降，膀胱气化，则小便利。

著名中医学家岳美中善用茯苓治疗脱发，常处一味茯苓饮，用茯苓500～1000g，为细末，每服6g，白开水冲服，一日2次，坚持服一段时间，以发根生出为度，常在服药2～3个月后头发渐生。

猪 苓

猪苓最早载于《神农本草经》。其性平，味甘、淡；归肾、膀胱经；其基本功效为利水渗湿。

【王沛临床经验】北京名老中医王沛认为猪苓尤有较好的扶正作用。王老认为，欲论猪苓药效，一般认为其能渗湿利水，堪称佳品，而《神农本草经》确定的"久服轻身耐老"作用，鉴赏者已乏其人，推崇者更属罕见。先人用之，多治小便不利、水肿胀满、淋浊带下、妊娠子肿胎肿、脾湿引起的泻痢和痰湿引起的湿疟等证。今人用之，多针对心脏功能不全引起的水肿，各种原因发生的胸腔积液、腹水，下肢浮肿和泌尿系统诸病。

考据历代文献，几乎都把猪苓的利水道功效作为首选。对其"轻身耐老"作用均持否定态度。博览群书，尚未有取"轻身耐老"作用而专用猪苓者，反之均主张猪苓"不入补剂"，更有甚者，告诫之，猪苓"久服必损肾气，昏人目"。清·叶天士大师不愧为临床巨匠，有其独到的见解，他在解释猪苓的功效时论述道"猪苓味甘益脾，脾统血，血旺故耐老。辛甘益肺，肺主气，气和故身轻也"。叶氏虽做了精辟的阐述，然临床并未见其把猪苓做"轻身耐老"而专用之。

王老在诊治晚期恶性肿瘤患者过程中，留意观察，猪苓或入煎剂，或做食疗，用量一般都在30g之多，用期亦不短，服后反应良好，不见有明显的利尿作用，更无损肾昏人目之弊端。大部分患者食欲增强，气力增加，精神转振。中医学讲"有胃气则生，无胃气则死"，食欲增强，说明脾胃得健，正如叶氏所教，血气旺盛，则能耐老轻身。

王老所用食疗方为二苓薏仁大枣粥，其组成为猪苓 30g，茯苓 30g，生薏苡仁 30g，大枣 10 枚，加冰糖适量，亦有时加入山药、银耳之品。纵观其方为健脾利湿之剂无疑，食用后理应尿量增多，但不尽然，常服反能使体重增加，对晚期恶性肿瘤患者来说，达此效果实非轻易之举，它起到了延长存活时间的良效。

结合现代对猪苓研究的结果看，猪苓的主要成分是多糖类的葡聚糖，诸凡多糖类的中药，大都有一定的扶正抗癌作用，如常用的猪苓、云芝等，此点通过多年使用中国中医科学院中药研究所研制之猪苓多糖注射液，治疗晚期癌的疗效观察，已经得到了充分证明，疗效满意，已能肯定是较好的免疫调节剂，使用后能明显提高机体免疫功能。

免疫功能的增强,中医学讲就是扶正。正气得复,就能"轻身耐老",实验业已证明,大凡使用健脾之剂,都能获得免疫功能的提高(主要是细胞免疫功能)。

王老认为,扶正之功,猪苓应列为前茅,在此也大胆提出,猪苓"不入补剂"之说应予纠正,单纯把猪苓用于"利水道"而选之,则多具片面性,且因小失大,不免可惜,应为猪苓的"轻身耐老"作用而正名之也。

薏苡仁

薏苡仁最早载于《神农本草经》,其性凉,味甘、淡;归脾、胃、肺经;其基本功效有利水渗湿,健脾止泻,除痹,排脓,解毒散结。

【钟新渊临床经验】薏苡仁淡渗甘补,既利水消肿,又健脾补中。常用于脾虚湿盛之水肿腹胀,小便不利,多与茯苓、白术、黄芪等药同用;治水肿喘急,如《集验独行方》中用此与郁李仁汁煮饭服食;又本品"去干湿脚气",治脚气浮肿,常与燥湿、利水之品同用,如防己、木瓜、苍术等。

钟新渊在《长江医话》中论述薏苡仁,对治疗水肿很为适宜。对小儿肾炎,不论初期、末期,皆可用之;无论是否脾虚,均可加入大枣同煎。单用薏苡仁,药量要大,每次 20~30g 较为适宜。

【俞长荣临床经验】全国知名伤寒专家俞长荣擅长应用参苓白术散治疗慢性腹泻,方中薏苡仁能利水渗湿、健脾止泻。其应用要点为:舌苔白腻或黄腻,大便不成形,或多黏液。本品功力缓和,尚需根据病情,合理配伍,如与荷叶配伍,其升清降浊、健脾祛湿之功益佳。若偏于湿盛,配伍茯苓;偏于湿热,配合铁苋;偏于脾虚,配合人参、白术;脾虚及肾,配合山药、补骨脂;兼夹食滞,配合山楂、神曲。此外，薏苡仁粥作为久泄患者的食疗方，也有较好效果，用量50～160g。

【李玉和临床经验】老中医李玉和治疗顽痹尤重除湿，除湿首用薏苡仁。李氏治疗湿痹重用薏苡仁，其剂量为45～60g，加入治痹方中。古人云："风可聚散，寒因温去，惟湿浊难以速除。"湿邪不仅在痹证的发生、发展与转归中起重要作用，而且也是痹证迁延不愈的原因之一，用薏苡仁正是体现了健脾祛湿的思路，使湿无内生之源，则顽痹可除。

泽 泻

泽泻最早载于《神农本草经》，其性寒，味甘、淡；归肾、膀胱经；其基本功效有利水渗湿，泄热，化浊降脂。

【马宝东临床经验】泽泻性味甘淡寒，归肾、膀胱经，具有利水渗湿、泄热之效，是痛风的常用药物。在临床各型痛风中与不同的药物配伍，起到不同的治疗作用。如在风湿热痹中配伍白虎汤合四妙散加味，清热利湿、活血行瘀，取泽泻利湿热、降火气之功；在风寒湿痹中，泽泻渗湿利水；在痰浊瘀阻中，利水湿、化痰饮，使邪浊随水而去；在肝肾阴亏中，配伍滋补肝肾之品，补益肝肾、清热利湿，取泽泻"去旧水，养新水"之意，发挥其利水不伤阴的特点。

名中医马宝东善用泽泻治疗现代医学之痛风。马氏认为，痛风的治疗上应遵守"急则清泄浊毒，利湿化瘀"的原则。泽泻有清热利湿、利关节之功效，故重用50g为君药，辅以草薢、苍术、黄柏等加强清热利湿泄浊之功，临床收效明显。

【胡建华临床经验】眩晕（内耳性眩晕）一般在急性期发作，天旋地转明显，必须以治标为主，立足于化痰祛饮，随证权宜，佐以平肝息风、和胃降逆等法治之。化痰祛饮平眩晕能否收效的关键在于是否重用泽泻，此乃取《金匮要略》泽泻汤治支饮冒眩之意，仲景曰"心下有支饮，其人苦冒眩，泽泻汤主之"。泽泻汤以渗湿利水之泽泻为主药，旨在祛除水湿，使痰饮无由以生，则眩晕无以作矣。名老中医胡建华善用泽泻汤治疗内耳性眩晕，认为泽泻用量以30g左右为宜，如病情日久，恐其入络，亦可加用丹参等活血化瘀之品，一则祛瘀以通络，二则活血以助利水，一举两得。

【黄煌临床经验】江苏省名老中医黄煌亦善用泽泻治疗眩晕证，黄煌认为泽泻主治冒眩而口渴、小便不利，其人面色多黄暗，肌肉松软，体形肥胖，动则气短，其舌体多偏大、质淡红，针对这样的体质与表现，可重用泽泻至60g，量大力宏，利水力强，可明显改善患者头晕、头痛诸症。

赤小豆

赤小豆最早载于《神农本草经》。其性平，味甘、酸；归心、小肠经；其基本功效有利水消肿，解毒排脓。

【张志远临床经验】著名老中医张志远认为，赤小豆为豆科植物赤小豆或赤豆的种子，《五十二病方》谓煮熟食之可以"解痛"，说明在金创、跌打方面有活血化瘀作用，同《神农本草经》所载主治基本一致。《朱氏集验方》说，宋仁宗幼时患疖腮，方外人赞宁以此碾成细末涂之而愈，亦充分证实确有"消""散"的作用。从其"通乳汁""下胞衣""利小便"的功能讲，还是一味能通降的下行药物。《伤寒论》麻黄连翘赤小豆汤、《金匮要略》之赤豆当归散对它的使用，无疑也是基于这一点的。但至今尚有不少医家仍执赤小豆味酸，和瓜蒂配伍，强行附会《黄帝内经》"酸苦涌泻"一语，泛指为吐药。据临床经验，该品在瓜蒂散内起不了多大作用，催吐之力不是赤小豆，而在瓜蒂身上。有人讲，虽然不能"因而越之"，但能增加药物体积取得辅助作用，实际没有考虑它与瓜蒂各一份的相等剂量，则是太不足道了。如果这样，那么淡豆豉在方中竟用一合，又为什么呢？一言以蔽之，赤小豆属舟楫之物，既不能载药上浮也不能刺激胃黏膜发生呕吐，否则谁还敢吃赤小豆粥、豆沙馅的糕点呢？李时珍曾明确地提出过此乃"止吐"药。所以我们应溯本求源、立足现实，《五十二病方》记述的功效，是符合客观情况的。

【孙谨臣临床经验】赤小豆性平味甘，有利水消肿的功效，著名中医儿科专家孙谨臣常用赤小豆煎汤代水，用于利水消肿。孙老认为，赤小豆属谷类，各家谓其有行水、通乳、排脓、止痢之效，莫不与补元气、健脾胃、和五脏、安心神有关。本品虽非补药，但泻中有补，如概以泻药视之，未免失之公允。用本品利水消肿，可用之 30～45g，煎汤代水。孙老还谓本品味甘入脾，色赤入心，有受气取汁变化而赤之意，小儿恙后气血虚弱，亦可以本品加枣姜煎汤饮之。

玉米须

玉米须最早载于《滇南本草》。其性平，味甘；归膀胱、肝、胆经；其基本功效有利水消肿，利湿退黄。

【刘炳凡临床经验】湖南名老中医刘炳凡习用玉米须治疗肾病综合征、慢性肾炎而引起的水肿或蛋白尿不消者。常用玉米须 30～60g，入煎剂或煎水代茶，以消除水肿、蛋白尿等症。亦常在原发性高血压中加入，有利尿降压之效。

【欧阳勋临床经验】著名中医学家欧阳勋治疗水肿常用玉米须配车前草。用玉米须 15g，车前草 15g（鲜草要加倍），煎服，每天1 剂，每剂可煎服 2 次，此方有利水消肿、降压之功。据药理研究，玉米须不仅能增加水分排泄，而且可使尿素、尿酸的排泄量增加，故有降血压作用。本方应用于急慢性肾炎、高血压病、妇女更年期水肿、中年妇女功能性水肿等有较好的疗效。

【岳美中临床经验】北京名老中医岳美中治疗小儿慢性肾炎常用玉米须。岳老认为，小儿肾脏脆弱，或因感冒，或因有病用药不慎，常发生急性肾炎。若再一失治，演变成慢性肾炎者，为数亦不少。对小儿肾炎，通过长期临床，摸索到凡在 15 岁以下的儿童，用玉米须持久服用，一般无特殊情况者，均能趋向好转或达到治愈。

玉米须性味甘平，功效利水通淋，用于肾炎水肿、热淋、石淋等证。配方用量 15～30g。

此药在秋季很容易大量收集，可晒干后备用。患者可自己采备，很经济。在多年经验中，亦唯经济较困难者，才能坚持服此药，从而治愈。因为经济富裕者，延医买药不难，不能长期守服此药，数日更一医、换一方，不知慢性肾炎，长期不愈有伤正气，应调护其正气，使其伤损由渐而复。假使中途易辙，培补不终，甚至操之过急，继以损伐，其结果不但会延长病期，甚至导致恶化。所以岳美中先生几年中治愈的几个儿童慢性肾炎患者，多是家庭经济较困难者，该类患者能持久守方不替，故可收到预期的疗效。若因外感发热日久，灼伤阴分者，可兼服六味地黄丸。

曾治患儿田某，男性，11 岁。因久患慢性肾炎，反复迁延不愈，于 1973 年 3 月 17 日来就诊。患儿面色㿠白无华，切其脉虚数，右关尤甚，舌苔白腻，指纹浅淡。症见胃呆纳少，便溏，神疲。尿检查，蛋白（＋），有时微量，红细胞少许。久久不愈，遇感冒或劳累即加重。长期服中西药无效。诊断为慢性肾炎兼脾虚，先投以参苓白术散作汤剂以健运脾胃，进服 2～3 周，待食量增加，大便正常，即长期服用玉米须。

玉米须服法：先储备干燥玉米须 12kg，用时，取玉米须 60g 洗净，煎汤代茶，作一日量，渴即饮之，不拘次数，勿饮其他饮料，到睡时若饮不完，次晓即倾去，再煎新汤饮之。要逐日坚持，切勿间断，间断则效果差。饮到 3 个月时，做检查，观察病情的趋向，若见效，再继续服 3 个月，则可痊愈。但仍须避风寒以防感冒，节劳累以速康复。

1974 年 5 月间，接到其父的来函云："坚持服玉米须 8 个月，并每两周注射胎盘球蛋白 1 支，迁延之肾炎已告痊愈，尿检查正常，无任何临床症状，食欲、食量均好，面色红润，精神旺盛，一直坚持上学。"

岳美中先生多年临床经验是，本品用于 15 岁以下患慢性肾炎的儿童，坚持服用 6 个月，不需要服其他中西药品及针灸，基本上可达到治愈，再适当地休养一段时间（约 3 个月），则可恢复健康，不致复发。岳美中先生治疗的几户贫困家庭之子女，延医购药困难，积年累月不愈，均单服玉米须而痊愈。

儿童患慢性肾炎服玉米须效果良好，已有肯定的临床疗效，但施之于成年人，则效果不显著。若小儿兼有浮肿，可服六味地黄丸，禁用八味丸，因小儿为稚阳之体，温补肾阳，会有不良反应。

【邹云翔临床经验】著名中医肾病专家邹云翔治疗慢性肾衰竭遇有血中尿酸增高者，每每加入玉米须、丝瓜络等药，亦很有效验。

蝼 蛄

蝼蛄最早载于《神农本草经》。其性寒，味咸；归膀胱、胃、大肠、小肠经；其基本功效有利水消肿，通淋。

【田秉澍临床经验】内蒙古名老中医田秉澍先生擅用土狗散。土狗散是 1921 年由桑干河畔一李姓游医所传。经多年临床观察，其治多种病因所致的水臌证，逐水功效卓著，未见不良反应。方如下：土狗 5 份，甘遂 3 份，大黄 2 份，共研末。成年人每服 10g，孕妇忌服。

土狗，又称蝼蛄，用时去尽头、爪、翼，置锅内以文火焙为褐黄色，研末备用。其性味咸寒，入胃、膀胱经。功用利水通淋。主治水肿石淋，小便不利。配伍甘遂、大黄则泄水作用更甚。土狗散功效为攻逐水饮，主要运用于各种原因所致腹水。臌胀必须急则治其标，缓则治其本，可酌情加入助脾、疏肝、活血、消水之品。

【朱良春临床经验】国医大师朱良春擅用蝼蛄治疗疑难杂症。朱老认为，蝼蛄可利水通便，消痈解毒，下胞衣、出肉中刺。适用于水肿、水溲不利、痈肿恶疮、胞衣不下等症。陶弘景曾谓其"自腰以前甚涩，能止大小便；自腰以后甚利，能下大小便"。张颂等对蝼蛄的利尿作用和毒性进行了实验。他们将蝼蛄不分头、足、身，直接研成粉末，用小白鼠及家兔实验，结果无毒性作用，但亦未发现其明显的利尿作用。而吴维智用去头、足、翼的蝼蛄治疗17例水肿病（包括贫血性、营养性、心脏性、肾脏性、脚气性水肿及其他疾病引起的水肿）均有效果，多数患者于服蝼蛄后1～3小时即开始小便，其量和次数逐渐增加，在服药后第3～5天时利尿通便作用最为显著，而消肿也最明显。由此可知，前人的实践经验非常可贵，对中药的炮制方法切不可忽视，否则将影响疗效。

朱老认为，蝼蛄是一味利水通便的佳药，配合蟋蟀并用，则其效更彰。但对虚弱患者，用量宜小，或伍以补益之品始妥，诚如朱丹溪指出的"蝼蛄治水甚效，但其性急，虚人戒之"。

一般入药应去头、足、翼，煎剂用6～12g，如作散剂，每次1～2g，一日3次，效果较汤剂为著，朱老常用于以下疾病。

其一，水肿。蝼蛄（去头、足、翼），文火焙微干脆，研细末，每服2g，开水或米汤送下，一日3次。凡水肿而体质不太虚弱者均可用，服后尿量增加，大便可由干转稀，次数增多，肠鸣而并不腹痛。一般可连续服5～7天。体虚者可用黄芪、党参各10g煎汤送服。

其二，术后尿潴留。蝼蛄用于腹部手术后膀胱麻痹引起的尿潴留也甚效。宋·许叔微《本事方》用蝼蛄、蜣螂虫7个，新瓦焙焦黄，研末，白开水一次送服，治二便闭结有速效。今人以之治肠及膀胱痹而引起之二便不通亦效，可以相互参证。

其三，肝硬化腹水。此症一般根据虚实论治，虚则从脾肾入手，实则清热利湿，而不宜猛峻攻逐；但如腹水较甚，小便欠利，则需攻补兼施。章次公先生尝用下方，屡收佳效：蝼蛄（去头、足、翼）、蟋蟀各两对，黄芪 9g，土鳖虫 4.5g，研细末，分 4 次服，一日 2 次。可以连续服用。此方配伍极佳，蝼蛄得蟋蟀其利水消胀之功益著，土鳖虫活血化瘀、消癥散结，黄芪补气利水、缓和上药，合而扶正祛邪，标本并顾。

其四，慢性肾炎、尿毒症。慢性肾炎及尿毒症是指肾炎迁延已久，迭治乏效，导致肾衰竭，而精神萎靡，嗜睡食少，经常泛呕，小便短少，周身浮肿，苔少质淡滑，舌体瘦薄而细长，脉沉细或细数。此属脾肾两虚，命门火衰，水气泛滥，浊阴上逆，正虚邪盛之危候。治宜温肾补脾，疏肝理肺，益火之源以消阴翳，则肾阳得振，脾胃健运，气化水行，而诸症自已。湖北中医学院（今为湖北中医药大学）张梦侬认为："此时若投微量轻剂，则力小邪不能却，若用大量重剂，则力猛正不能胜，故重用温中利湿，养胃健脾之白扁豆为主，佐以行水消肿之赤小豆，散结消胀之大麦芽，使以逐水祛瘀之蝼蛄、土鳖虫，更合入治肾炎重症之效方（麻黄 4.5g、白术、白芍、陈皮、木通、熟附片各 9g，知母、泽泻、炒地肤子、车前草、茯苓各 12g，细辛 3g，桂枝 4.5g，生姜 5 片），共研为散，名白扁豆散，每服 9g，日三次。此乃重症轻提，急药缓用，补而不滞，行而不峻，如能坚持服用，不急于求成，多能转危为安，并有得到完全治愈的。"这是经验之谈，值得学习。但在病情危急时，要中西医结合，协力抢救，病情稍转稳定后，再以此散巩固善后，以求根治。白扁豆散方：白扁豆 300g，赤小豆 240g，焦白术、白茯苓、熟附片、泽泻、麻黄、桂枝、炒白芍、炒黄柏、车前子、木通、陈皮各 60g，炒知母、炒地肤子、炒麦芽各 120g，甘草、细辛、干姜各 30g，蝼蛄（去头、足、翼）、土鳖虫各 36 个，同炒，以扁豆焦枯为度，共研极细末，瓷瓶密贮，每次 6～9g，以米汤调服，最好干嚼，以少量开水送服，一日 3 次。以一料服完为一个疗程，重病可连服 3 剂。妇女患者，可于本方内加入茺蔚子、泽兰、当归各 60g，效果更好。

其五，胞衣不下。产后胞衣不下，腹胀，用蝼蛄 7 枚，水煮 20 分钟，温服。

其六，泌尿系统结石。蝼蛄 4～7 个，焙干研末，开水调服，米酒为引，一日 1 次。

其七，外伤引起的尿闭。蝼蛄两只，蟋蟀 1 只，菊叶 10g，共捣烂揉成丸，以金钱草 120g，煎水送服。

其八，铁钉、竹木刺、玻璃入肉。蝼蛄 5～10 只，黄糖 15～24g，共捣烂敷之。（另一方加川续断 15g，冰片 0.6g，效更佳。）用后 3～6 小时，异物可自行退出。

泽 漆

泽漆最早载于《神农本草经》。其性微寒，味辛、苦，有毒；归大肠、小肠、肺经；其基本功效有利水消肿，化痰止咳，解毒散结。

【黄吉赓临床经验】名老中医黄吉赓认为泽漆是一味疗效确切的化痰、止咳中药。《金匮要略》曰："脉沉者，泽漆汤主之。""脉沉"为病在里，水饮壅肺。仲景以泽漆为主药，取其行水消痰之功，以治水气泛壅之咳嗽气喘。其方以泽漆、半夏化痰利水；白前降气祛痰；桂枝、生姜温肺化饮；紫参、黄芩清泄肺热；人参、甘草益气补虚。全方扶正祛邪，温清并用，适于久咳病邪入里，痰饮内盛夹有正虚，或有不同程度的痰饮化热之证者。

《金匮要略》泽漆汤中重用泽漆，黄老认为泽漆的治疗量为 30～150g。其常用的加减配伍有：寒痰证用温开化饮，配麻黄、细辛等；热痰证用凉开清化，合柴胡、金银花、连翘等；兼哮喘甚，合射干、炙麻黄等；兼咳甚配紫菀、款冬花等；兼肺气不足，合玉屏风散；并脾胃虚弱，合香砂六君子汤；肾阳虚者，合淫羊藿、补骨脂等；肾阴虚者，合地黄、女贞子等。

历代医家多将泽漆列入利湿渗湿类，但据黄老的临床观察，泽漆的化痰作用胜于利水渗湿作用，通过化痰消饮而达到止咳、平喘目的，故适于各种咳、喘伴痰量明显增多的病例，且疗效显著，是治疗急慢性支气管炎、哮喘的常用药。

【石鉴玉临床经验】泽漆有化痰散结、解毒消肿的作用。用于瘰疬，如《便民图纂》单味熬成膏，以椒、葱、槐枝煎汤洗净患处，再搽此膏，亦可配伍浙贝母、夏枯草、牡蛎等用；用于癣疮，如《卫生易简方》单味为末，油调搽之。外用适量。

名老中医石鉴玉认为，泽漆除有化痰、利水、退肿之功外，还有散结、清热功效。由于其既能化痰，又可散结、清热，故用治无名肿毒可谓是非常相宜。《神农本草经》谓泽漆"苦微寒，主皮肤热"。临床上常用泽漆配凉血清营之品治疗无名肿毒，能收到很好的效果。

【李俊林临床经验】乳糜尿以小便混浊、白如泔浆为主症，往往反复发作，缠绵不愈，属中医"尿浊""膏淋"范畴。或因湿热下注，气机阻滞，膀胱气化失利所致；或为脾肾气虚，精微不能输布，下流膀胱使然。名老中医李俊林常在辨证论治的基础上，施以泽漆、紫菀之属，屡治屡验，令知者叹赏。泽漆入方者，独识有《金匮要略》"泽漆汤"，用治咳而脉沉者，祛之使从下出，乃因势利导之法也。肺通调三焦水道，若肺失肃降，膀胱气化不行，则清浊不分，发为尿浊，故可用止咳平喘利水之泽漆，清泻上焦肺气，澄清水之上源，调畅下焦气机，以下病上取、腑病治脏，正所谓圆机活用也。李老临床常重用泽漆 30g。

第三节
利尿通淋药

本类药物性味多苦寒，或甘淡而寒。苦能降泄，寒能清热，走下焦，尤能清利下焦湿热，以利尿通淋为主要作用。

车前子

车前子最早载于《神农本草经》，其性寒，味甘；归肝、肾、肺、小肠经；其基本功效有清热利尿通淋，渗湿止泻，明目，祛痰。

【焦树德临床经验】车前子能利水湿，分清浊而止泻，即利小便以实大便。尤宜于小便不利之水泻，可单用本品研末，米饮送服；若脾虚湿盛泄泻，可配白术同用；若暑湿泄泻，可与香薷、茯苓、猪苓等同用，如《杨氏家藏方》车前子散。

著名中医学家焦树德治疗因湿盛引起的水泄，常用"分利"止泻法，即用利尿药引导水湿从小便排出而达止泻目的。可将车前子与猪苓、茯苓、薏苡仁、竹叶、白术、炒扁豆、山药等同用。夏季小儿腹泻，大便细如水状，多日不止者，可用五味异功散（人参、白术、甘草、茯苓、陈皮）加车前子3～9g，桔梗0.9～1.5g，往往收到比较满意的效果。

【秦东风临床经验】车前子味甘，性寒，入肺经，甘则升，寒则降，甘升有利于宣散肺气，寒降又有助于敛收肺气之耗散，如此一升一降，宣中有降，调节肺气出纳，为清肺化痰止咳之良药。治肺热咳嗽痰多，多与瓜蒌、浙贝母、枇杷叶等清肺化痰药同用；治痰多咳喘，多与麻黄、苦杏仁、桑白皮等平喘止咳药同用。

名中医秦东风认为，车前子甘淡而不伤肺，利肺平喘，不但适用于痰湿内盛等实喘，也可用于脾胃不足之虚喘，是治疗喘证的有效药物。入煎剂一般用 15～30g，为末冲服，每次 3～6g，每日2 次。

【颜德馨临床经验】高血压为常见病，而较理想的降压药尚缺少。颜老早年受氢氯噻嗪利尿降压作用的启发，遂选择茯苓、泽泻、车前子做实验研究，动物实验和 250 例高血压患者临床验证结果表明，茯苓、泽泻基本无效，而发现车前子疗效确切，作用温和，有效率达 82.5％，尤其是在改善浮肿、眩晕、头痛、目糊、失眠等症状方面疗效显著。而且，车前子不降低正常血压，对于血压偏低者还能起到升压的调节作用。这些特点是其他降压药物所不能比拟的。

服法为每日 9g，经治 1 个月不效，则加至 30g，水煎服。3 个月为 1 个疗程。尤其对舒张压降低具有临床意义。

通过分析车前子的药理作用，颜老认为它的降压机制可能是：①车前子利尿作用能减少细胞外液体及心排出量，从而降低血压，这一作用与氢氯噻嗪相似；②临床发现其止咳化痰平喘作用颇佳，引起对其降压作用与组胺有关的认识，车前子酸、琥珀酸、车前苷、胆碱这些成分能引起某些组织释放组胺或直接作用于组胺受体，使血管扩张，血压下降，在用抗组胺药苯海拉明后，降压作用明显减弱，说明其降压作用是通过组胺受体来实现的；③车前草素能兴奋副交感神经，阻抑交感神经，由此使末梢血管扩张导致血压下降。另外，减慢心率、改善心功能、降低血液黏稠度、降血脂、对血小板的解聚、镇静等作用，亦是车前子降压作用的部分原因。中药疗效奇妙之不可思议者甚多，正有待发掘。单味车前子水煎服治疗高血压的报道尚未见之，颇堪做进一步研讨。

瞿　麦

瞿麦最早载于《神农本草经》。其性寒，味苦；归心、小肠经；其基本功效有利尿通淋，活血通经。

【张建明临床经验】 张建明认为，瞿麦性寒苦泄，阴寒滑利，能导湿热下行，兼有利血脉、通小便、清利湿热、活血通络功效。以治疗尿黄短赤，尿道痛感，灼热出血，热重于湿，热入血分之淋证，最为合适，常与萹蓄、滑石、大黄、木通合伍。石淋茎痛，或下腹疼痛，排尿不畅，尿血明显加海金沙、金钱草、鸡内金、琥珀、乌药清热利尿，化石散结；下腹满胀，前列腺增生肥大，小便淋沥短赤，甚则尿中有血，加皂角刺、穿山甲、制没药、花蕊石清利湿热，活血化瘀，通经活络，软坚散结，凉血止血；小便短赤，血尿明显，舌红口干，热毒内盛加栀子、白茅根、生地黄、牡丹皮、大蓟等。因瞿麦可清利下焦湿热，又入血分，有活血化瘀、通经活络的功效，与当归、益母草、续断、大黄、桃仁、红花、土茯苓、川牛膝配伍，可治疗妇女因湿热下注所致的泌尿生殖系统感染，兼见血瘀经闭，或月经色紫量少，夹有血块者。

【李春棠临床经验】 瞿麦治疗囊肿乃中医专家李春棠经验。囊肿可发生于人体许多部位，常见的有胰腺囊肿、甲状腺囊肿、卵巢囊肿等。李老多年来，应用单味中药瞿麦治疗本病取得了很好的疗效。每日用瞿麦50g，加水1000mL，开锅后文火煎20分钟，取汁当茶饮，用于治疗多种囊肿。根据李老的经验，尤以治疗卵巢囊肿、甲状腺囊肿效果更佳。

李老曾治疗一患者张某，女，30岁，结婚后3年未孕，后经B超检查确诊为：双侧卵巢囊肿。当时其他医院都说需要做手术治疗，患者考虑到影响生育不愿意手术，就抱一线希望找李老求治。

李老应用上述方法进行治疗，两个月后患者复查囊肿明显减小，又继续服药半年，B超提示囊肿完全消失。后来患者怀孕，足月顺产一男婴，随访多年未见复发。

中医学认为，囊肿多由气滞、血瘀、痰结而成，常应用活血化瘀、化痰散结、理气行滞类药物进行辨证治疗。瞿麦有清热利水、破血通经的作用。《本草经疏》曰："瞿麦，苦辛能破血……寒能清热，辛能散结。"《本草正》曰："瞿麦，性滑利，能通小便，降阴火，除五淋，利血脉。"现代药理研究发现，瞿麦有显著的利尿作用，可使氯化物的排出量增加，又能兴奋肠管，降低血压，影响肾容积，且对多种细菌有抑制作用。用其治疗多种囊肿，与其上述作用有密切关系。

萆薢

萆薢最早载于《神农本草经》。其性平，味苦；归肾、胃经；其基本功效有利湿去浊，祛风除痹。

【朱良春临床经验】国医大师朱良春擅用萆薢治疗痛风。朱老认为，痛风之发生，是浊瘀为患，故应坚守"泄化浊瘀"这一法则，审证加减，浊瘀即可逐渐泄化，而血尿酸亦将随之下降，从而使分清泌浊之功能恢复，而趋健复。这也说明：痛风虽然也属于痹证范畴，具有关节疼痛、肿胀等痹证的共同表现，但浊瘀滞留经脉，乃其特点，若不注意，以通套治痹方药笼统施治，则难以取效。

朱老治痛风常用药：土茯苓、萆薢、薏苡仁、威灵仙、泽兰、泽泻、秦艽、赤芍、土鳖虫、桃仁、地龙等。土茯苓、萆薢、薏苡仁、威灵仙、泽兰、泽泻、秦艽是泄浊解毒之良药，伍以赤芍、土鳖虫、桃仁、地龙等活血化瘀之品，则可促进湿浊泄化，溶解瘀结，推陈致新，增强疗效，能明显改善症状，降低血尿酸浓度。曾取以上药物制成"痛风冲剂"，经 6 年的系统观察，大多数病例在服药 2～3 天后，症状有显著改善，继续服用，可以获愈。中国中医科学院中医基础理论研究所实验显示，用痛风冲剂治疗因微结晶尿钠所致大鼠实验性痛风，给药组 2 小时后大鼠的足跖肿胀消退，显然比模型组要快，与秋水仙碱组比较，在消肿方面，痛风冲剂并不逊于秋水仙碱组。毒性试验证明：痛风冲剂对人体是安全可靠的。至于蕴遏化热者，可加清泄利络之萆草、虎杖、三妙丸等；痛甚者伍以全蝎、蜈蚣、延胡索、五灵脂以开瘀定痛；漫肿较甚者，加僵蚕、白芥子、陈胆南星等化痰药，可加速消肿缓痛；如关节僵肿，结节坚硬者，加炮穿山甲、蜣螂、蜂房等可破结开瘀，既可软坚消肿，亦利于降低血尿酸指标。如在急性发作期，宜加重土茯苓、萆薢之用量，并依据证候之偏热、偏寒之不同，而配用生地黄、寒水石、知母、水牛角等以清热通络；或加制川乌、草乌、川桂枝、细辛、淫羊藿、鹿角霜等以温经散寒，可收消肿定痛、控制发作之效。体虚者，又应选用熟地黄、补骨脂、骨碎补、生黄芪等以补肾壮骨。至于腰痛血尿时，可加通淋化石之品，如金钱草、海金沙、芒硝、小蓟、白茅根等。

【张锡纯临床经验】张锡纯认为，萆薢味淡，性温，因其味淡而温，故能直趋膀胱温补下焦气化，治小儿夜睡遗尿，或大人小便频数。其温补之性，兼能涩精秘气，患淋证者禁用。萆薢为治失溺要药，不可用之治淋。

滑　石

滑石最早载于《神农本草经》，其性寒，味甘、淡；归膀胱、肺、胃经；其基本功效有利尿通淋，清热解暑，外用收湿敛疮。

【陈家骅临床经验】滑石能清浊解暑而厚肠止泻，可治疗夏日腹泻、恶心呕吐等胃肠病证。暑夏多湿多热，加之食物不洁之诱因，常常出现发热、胸闷、腹痛、呕吐、腹泻，甚则泻下如水等症状，西医诊断为急性胃肠炎。此病初发或症状较轻者，可试用滑石一味散。现代药理研究证实，由于滑石中所含的硅酸镁有吸附和收敛作用，能保护肠管，止泻而不引起膨胀，故治水泻尤为适宜。吐泻之证，病位主要在胃与肠。胃气下降，浊气上逆则吐；清浊不分，并走大肠则泻。滑石质重则可降逆气，行水利湿则厚大肠，故治之有效。

名老中医陈家骅治痢方中亦多用滑石，并水飞研细用，认为滑石所含的硅酸镁有吸附和收敛作用，研细后总面积增大，内服能吸附大量化学刺激物或毒物，保护肠胃而达消炎、止泻作用。

【刘绍勋临床经验】名老中医刘绍勋经常运用滑石治疗外感疾病，认为它能解肌发汗，发汗而不伤阴，这一特点胜过羌活等药。治疗外感，如果滑石与生石膏配伍，相得益彰，疗效更为突出。无论外感或是流感，刘老方中必用滑石，无不收效甚速，仔细玩味，无非外邪一从汗解，一从溲去使然。刘老一般用量为30g。

石　韦

石韦最早载于《神农本草经》，其性微寒，味甘、苦；归肺、膀胱经；其基本功效有利尿通淋，清肺止咳，凉血止血。

【张志远临床经验】石韦常用于下肢水肿、膀胱湿热、"玉茎"涩痛，黄元御《长沙药解》从其配入鳖甲煎丸进行研究，认为属"泄水消瘀"药，山东崂山所产之小叶石韦，曾广泛用于肾炎、尿路感染等症。本品治疗石淋。历代文献报道不多，除首见于《五十二病方》，唐代《古今录验方》也载有这一经验，同滑石配伍，同米汁或蜜调服，名石韦散。名医张志远亦善用石韦利水排石，张老以前对它的应用，主要是取其利尿退肿之效，虽然亦不断以之治疗淋病，但大多局限在肾盂肾炎、膀胱炎、尿道炎方面，自马王堆帛书问世后，才开始单独实验石韦的确切疗效。治疗膀胱结石，张老常每日用石韦 60g，水煎，4 小时一次，分 3 次服下，取得良好疗效。

【张浩良临床经验】张浩良认为石韦味苦沉降，入肺经，故可下气平喘，这在《名医别录》上已有明训，唯后世未尝留意推广应用耳。临床上每以此品为主，与玉泉散、瓜蒌、苦杏仁等配伍治疗肺热咳喘；如肺经郁热咳喘则再加麻黄；如肺阴不足者，则加北沙参、麦冬；兼有气虚者，酌加人参、黄芪等。石韦止咳平喘，古已言之，现代科研亦证明其有祛痰止咳、下气定喘之功效，唯其性微寒，故用于肺热、肺燥者似为适宜，且其超出常用量倍数，方可建功，一般 5～10 岁者，可用 15～30g，成年人可用至 45～60g。至于寒饮伏肺者，似非所宜，或须适当配伍方可用之。

海金沙

海金沙最早载于《嘉祐本草》，其性寒，味甘、咸；归膀胱、小肠经；其基本功效有清热利湿，通淋止痛。

【焦树德临床经验】焦树德善用海金沙治疗石淋，常用海金沙配合冬葵子、牛膝、金钱草、泽泻、泽兰、赤芍、槟榔（或沉香）、王不留行等，治疗泌尿系统结石，有时可收比较理想的效果。腰痛明显时可配用桑寄生、续断、狗脊、杜仲、乳香、没药等补肾、化瘀、止痛。

地肤子

地肤子最早载于《神农本草经》，其性寒，味辛、苦；归肾、膀胱经；其基本功效有清热利湿，祛风止痒。

【冯先波临床经验】地肤子苦寒，能散能泻，走表达里，燥湿泻火，以平腑安脏，外去皮肤积热而除湿止痒，用于风湿热毒凝结肌肤所致风疹、湿疹、疥癣、皮肤瘙痒者，如《濒湖集简方》用本品同白矾煎汤外洗，治湿疮；亦可加荆芥、防风、苦参、白鲜皮外洗内服，奏效尤捷。

冯先波治疗皮肤瘙痒，善用地肤子配白鲜皮治疗，为治疗皮肤疾病的常用药对，无论属寒、属热，皆在辨证方中加入使用，特别是对于血热的皮肤瘙痒，于犀角地黄汤中重加地肤子、白鲜皮各20g，临床止痒效果明显。

第四节
利湿退黄药

本类药物性味多苦寒，主入脾、胃、肝、胆经。苦寒则能清泄湿热，故以利湿退黄为主要作用。

茵 陈

茵陈最早载于《神农本草经》，其性微寒，味苦、辛；归脾、胃、肝、胆经；其基本功效有清利湿热、利胆退黄。

【甘聚珊临床经验】陕西名老中医甘聚珊治疗肝病黄疸，每每重用茵陈，佐以丝瓜络。《温病条辨》言"湿之入中焦，有寒湿，有热湿，有自表传来，有水谷内蕴，有内外相合"，甘老认为病毒性肝炎之黄疸稽留不去者多是病久入络，湿聚气滞为患，唯使大剂苦寒之品，必致徒伤胃气。临床常用之茵陈系祛湿利胆之要药，表有湿者能微发其汗，里有湿者，可祛湿利尿，故表湿、里湿、寒湿、热湿皆可用，一般用 20g，多则 50～100g；丝瓜络可理气消瘀、疏通经络。二药相伍，可奏祛湿理气、通络之效。

【陈国恩临床经验】通化市名老中医陈国恩认为，遣方用药，寒热虚实，辨证已明即应大胆用药。时感表邪宜轻量小剂，重症顽疾宜峻药攻坚，滋补药味可多，攻邪药量宜重。力求精兵简药，弹无虚发，这样既节约药物，又集中药力，且利于观察疗效，总结经验。陈氏每方药物多不超过 10 味，君药量重，多在 30～50g 之间，并且注意效验价廉，很少使用缺药。如治疗急性黄疸型肝炎，自拟茵陈退黄汤：茵陈 1250g，栀子 10g，大黄 10g，龙胆 15g，红花 10g，白茅根 50g，柴胡 10g，茯苓 30g。陈氏认为茵陈为一年生草本植物，味苦性微寒，阳春三月，百草生发，山野村民常以茵陈嫩苗煮食代菜，味美适口，多食无碍。该药疗效确切，退黄迅速，非大剂量不可，成人每剂不少于1000g，儿童不少于300g。

曾治一李性男患者，素体健康，一周前食欲减少，恶心欲吐，困倦肢沉，面目色黄，伴胃脘不适，厌油腻，右胁隐痛，便燥，舌红苔黄而薄，脉弦数，口腔黏膜黄染，巩膜黄染，肝右肋下2cm，质软，触痛。肝功能化验：血清麝香草酚浊度试验7U，硫酸锌浊度试验14U，黄疸指数25μmol/L，谷丙转氨酶425U/L，碘反应（＋），尿胆红素、尿胆原、尿胆素（＋）。诊断为湿重于热型黄疸，拟清热利湿退黄法。方药：茵陈1250g，栀子15g，黄柏10g，红花10g，滑石30g，木通15g，龙胆10g，白茅根100g，大腹皮20g。水煎服。服药16剂，历时18天，肝功能及黄疸指数均恢复正常，诸症悉愈出院。

金钱草

金钱草最早载于《本草纲目拾遗》，其性微寒，味甘、咸；归肝、胆、肾、膀胱经；其基本功效有利湿退黄，利尿通淋，解毒消肿。

【俞仑青临床经验】俞仑青治疗急性黄疸型肝炎，以金钱草、大青叶、茵陈、虎杖等为基础方对属中医黄疸范畴的24个病例进行治疗观察，根据症状，将黄疸消退、肝功能改善等作为疗效评价指标。结果表明治疗急性黄疸型肝炎效果良好。治疗慢性胆囊炎，采用解毒、清热利胆、通腑泄浊之法。金钱草具有抗炎、松弛平滑肌、收缩胆囊的作用。以金钱草为主药，加败酱草、鸡骨草、茵陈等治疗慢性胆囊炎，以不影响胃肠道的消化吸收功能，而利胆疏肝，增强代谢功能，调整机体以清除胆囊内杂质、异物，从而治愈为目的。

【冯先波临床经验】贵阳名老中医冯先波先生认为，慢性前列腺炎是泌尿外科最为常见的疾病，以男性发病为主。症见尿痛，尿频，尿后有白色分泌物从尿道口溢出，多伴有各种类型的性功能障碍。中医学认为，此病多为湿热内生，经络阻隔，久致气血瘀滞而成湿热夹瘀证。金钱草为治疗各种淋证的要药，具有清热利湿、通淋消肿之功效。临床上常以金钱草、车前草、益母草、败酱草等加减，用于治疗慢性前列腺炎，疗效良好。

冯老每遇结石患者，无论是胆囊结石、肾结石或输尿管结石，均重用金钱草 60g 为君，常收桴鼓之效。

虎 杖

虎杖最早载于《名医别录》，其性微寒，味微苦；归肝、胆、肺经；其基本功效有利湿退黄，清热解毒，散瘀止痛，化痰止咳。

【余国俊临床经验】四川名老中医余国俊认为，虎杖产于江南暖湿之地，味苦能燥，性寒能清，主入下焦，清利下焦湿热，治疗下焦湿热诸证，尤善降泄肝胆湿热，利胆退黄。治疗湿热黄疸单服即有效。此功效近年在临床得到了广泛的研究与应用。常以虎杖配伍茵陈、黄柏、栀子等治疗湿热黄疸，效力更佳。余老论述其老师简裕光，以擅治肝病而闻名遐迩，其秘方之主药便是虎杖，尝曰"虎杖滋养肝阴，疏肝达郁，两擅其长"。足见虎杖用于肝病之疗效。

【颜德馨临床经验】国医大师颜德馨擅用虎杖调节血细胞，在文献中提到"虎杖苷"可引起白细胞总数减少，而颜老通过临床观察发现，虎杖还具有平衡周围血象白细胞之升降的作用。初在感染性疾病（如肺炎、胆囊炎等疾病）的治疗中加虎杖，确能使白细胞总数下降，后即在血液病的治疗中做临床监测，屡有所得，如用治白细胞减少症、嗜酸性粒细胞增多症、核左移、血小板减少症等，调节作用令人满意。用治多例非感染性疾病之白细胞升高皆有效果。包括血小板、红细胞不正常，皆用虎杖作为调节药物，伍以活血之味，尚属应手，殆从经旨"谨守病机……疏其血气，令其条达而致和平"之义也。虎杖用量，感染性疾病，投 15g，非感染性疾病，久病不愈者，用 30g。

第六章

温里药

凡以温里祛寒为主要功效，常用以治疗里寒证的药物，称温里药，又名祛寒药。

附 子

附子最早载于《神农本草经》，其性大热，味辛、甘，有毒；归心、肾、脾经；其基本功效有回阳救逆，补火助阳，散寒止痛。

【张子琳临床经验】山西名医张子琳在其经验集中论述，附子乃起死回生之品，但必须用之得当，其父常以大量附子治病救人，剂量常在30～60g，屡见奇效。常说："附子，要么不用，用则重用，量少则起相反作用。"何意？附子乃下焦药也，量少不能重坠下沉，反在上焦起火。另须注意，附子煎剂宜冷服，取寒因寒用，反治之法。若热饮，易在上焦停留而产生不良反应，出现嘴麻、舌麻、继之浑身皆麻。但遇此亦无需惊慌，饮凉开水多能解之，或时过半日便自然缓解。附子之适用证是脉必沉迟，唇、甲黑青，脉证相合，放胆适用，疗效可靠。

【章次公临床经验】名医章次公先生亦善用附子强心救急，《神农本草经读》说附子为"回阳救逆第一品药"，章老多用附子强心救急，用于热病过程中热毒伤及心脏，以及杂病过程中气随血脱、阳随液亡，出现厥脱之危时。在热病治疗过程中，章老突破了阳亡液脱、大汗淋漓时方用附子的惯例，凡见脉来忽数，或极细极软，或面色黄晦暗淡，神疲迷蒙，或体温骤降，汗出而冷者，即用附子，以防止发展到亡阳的地步。

【张琪临床经验】国医大师张琪善用附子治疗脾胃虚寒，常以附子与半夏合用，药局投药每每提出疑问，因乌头与半夏相反。实际不仅用之无任何不良反应，且用之其效更佳，因附子散寒温中，寒气散则阴霾自消，半夏降气相辅相成，具有其他药不可代替的疗效。临床观察凡慢性胃炎、溃疡病、胃肠痉挛属于虚寒者，用此方效如桴鼓。

【况时祥临床经验】况师每每重用附子治疗重症肌无力获得良效。况师尝言："附子味辛甘，性热，为疗阳虚之佳品。"《本草汇言》曰"附子，回阳气，散阴寒，逐冷痰，通关节之猛药也"。故阳虚证必用附子，辨证要点为精神不振，面色淡白，畏寒肢冷，腹痛喜暖，少气乏力，口淡不渴或渴喜热饮，大便溏薄，小便清长，舌淡嫩，脉微细或沉迟无力等，有一二症即可，不必悉具。用量10～50g，煎煮1小时以上，先武火后文火，既消减乌头碱之毒，又不减温阳之力。

【周信有临床经验】名老中医周信有认为，温热药在痹证各期、各类型中均不可少，这是因为温热药有辛通开闭之功效，这对改善以至消除痹证之经络痹阻、营卫气血凝滞、痰瘀胶结的病理状况是十分有利的。因此，周老主张痹证不论属寒、属热，均可在基本方的基础上加用制附子、制川乌等药。在服用期间注意不要饮酒，因乙醇能促进乌头碱的吸收，从而加强附子的毒性，导致中毒。一般用量是制附子、制川乌、桂枝各12g，最大剂量不得超过20g，如果制附子、制川乌用至15g以上，宜先煎。也可以采取递增办法，如其用量从7g开始，以每剂3g递增。是否继续增大，取决于二点：一是中病即止，二是出现毒性作用时，均应停止递增或应减量。

【李子丰临床经验】对于小儿腹痛，名老中医李子丰认为，小儿腹痛虽有寒热虚实不同，但小儿为纯阳之体，更兼目前小儿进食生冷较多，易致寒凉伤中。因此以寒凝气塞而痛者居多，在治疗上强调温阳行气法，每以制附子与川楝子相伍。附子大辛大热，擅通脾胃之阳气，肾寓元阳，为一身阳气之根本，肾阳足则一身内外之阳气俱足，自能周流全身，但其用量一般视病情在3～6g之间，以免阳热太过，劫津耗液，所谓"亢则害，承乃制"及"少火生气"俱是此意；川楝子性偏寒凉，功擅行气止痛，李老认为其与附子相配一则可以制附子之温热，二则其止痛效果增强。如此两药相配则阳得气助而流行不止，气得阳温而生化无穷。

【邹云翔临床经验】著名肾病专家邹云翔认为，对脾肾阳虚、水湿泛滥所致的慢性肾病水肿，治疗重在温补肾阳，方用附子理苓汤和济生肾气丸加减。其中附子、桂枝不可少，可重用附子。附子剂量可用至30～60g，但需久煎2.5小时以上，去其毒性而存其温阳之效。

【杜雨茂临床经验】著名老中医杜雨茂对于各种原因引起的水肿，尤其是慢性肾炎引起的水肿，如果患者表现出肾阳虚衰或脾肾阳虚的症状，常采用熟附子配茯苓、泽泻、桂枝、葶苈子等药加以治疗。甚至对于脾肾阴虚之人，亦可在滋补脾肾、养阴退火之品中伍以熟附子6g，发挥阳中求阴之功。

【王化文临床经验】王化文在《黄河医话》中论述，水肿病后期，其主要病机为阳虚阴盛，因而造成三焦水道闭塞不得宣通。因此，治疗水肿不仅应温肾健脾，而且要宣窍启闭。蟾附散是在民间流传治疗后期水肿病的经验方。将制附子粉从蟾蜍口内填入，填至蟾蜍之腹结实鼓起来为度。外面裹上一层黄泥，焙干，将泥去掉，再把药蟾研成细粉，分作7包，每天一包，开水冲服。服完后如病不瘥，可继续配制，服至痊愈为止。此法对于高度水肿才有显效。方内附子辛热，温阳消阴；蟾蜍含有蟾酥，性味辛温，能开窍启闭，通调水道。阳复阴消，决渎畅利，水肿自然消退。

【吴佩衡临床经验】吴老深精《内经》《难经》《伤寒论》，长于使用经方，善用附子，胆识过人闻名全国。处方每剂附子辄用60g，重则每剂250～500g，对疑难重症，失治、误治病例，每起沉疴，故获"吴附子"雅号。

吴老生前治伤寒肠出血病例，附子每剂重用到300～400g，而终于力挽狂澜，阳回血止而安。

温阳止血之药颇多，而附子大辛、大温有毒，通行十二经，为温阳止血之要药。《神农本草经》载附子能回阳救逆，散癥冷沉寒，除风湿痹痛，原非止血专药，乃用其温肾回阳而止血。临床使用此药，习惯于开水单独先煎透，以口尝不麻为度。如此剂量即使每剂达300～500g，亦无中毒情况，可以放心使用。

肉 桂

肉桂最早载于《神农本草经》。其性大热，味辛、甘；归肾、脾、心、肝经；其基本功效有补火助阳，引火归原，散寒止痛，温经通脉。

【朱培庭临床经验】上海中医药大学朱培庭擅用肉桂温补肝阳。当肝寒侮胃见呕酸上气、小腹痛、疝瘕等，即木克脾胃时，应用肉桂、吴茱萸。如兼中虚胃寒，加人参、干姜，即大建中汤法。肝经固多火证，若其人素体阳虚，或久受外寒侵袭，或久服寒药伤脾胃，或手术后大量应用抗生素，见肝寒侮胃之呕酸上气、小腹痛、疝瘕等，治宜王旭高所言温肝。阴寒凝聚，非大温不足以破阴回阳。温肝法以吴茱萸"入厥阴散寒邪"，更取肉桂辛甘大热，为治沉寒痼冷之药，合之为温散肝寒凝滞之重剂。如中阳衰微，肝寒之气上逆，见心胸寒痛、呕不能食、上下攻痛、手足逆冷诸症，则加人参、干姜，仿大建中汤温建中阳，取建中阳以祛阴寒。"桂枝下咽，阳盛则毙"，本法较桂枝更为燥烈，用时必须辨证准确，中病即止。若妄施于阴虚之体，则祸不旋踵。

亦有"肝阳虚则筋无力，恶风，善惊惕，囊冷阴湿，饥不欲食"之肝阳虚寒证，朱师用肉桂、黄芪、肉苁蓉、巴戟天。因肝乃体阴用阳之脏。体属阴主血，用属阳主气。若其人先天禀赋不足，后天失调，或受饥劳诸损，皆可致阴阳气血之虚。气主温养，气虚者阳亦微。除用辛甘大热、气厚纯阳之肉桂外，重用黄芪30g，合张锡纯"肝属木而应春令，其气温而性喜条达，黄芪之性温而上升，以之补肝原有同气相求之妙用"，合唐宗海言巴戟天之"温敛肝气"。

朱师用药崇尚养阴，治疗用药，每多柔肝为先。但"肉桂性热，与火同性，杂在下焦壮水药中，能引无根虚火，降而归经……且肉桂之质，在中半以下，故其性专走肾经下部，此本乎地者亲下之义也。又况相火寄于甲乙之间，肝胆木旺则巽风动而烈火焰明。……泻肝即所以泻肾"。《神农本草经》曰："木得桂而枯，乃伐肝之要药也。"故朱师用肉桂若正治不过 9g。

朱师治疗肝血虚兼寒证见心下痛、胃痛、胁痛，而疏之肝气胀更甚者，除应用太子参、当归、枸杞子、柏子仁、牛膝、熟地黄外，兼寒加肉桂。当肝气不疏，肝木恣横之际，复以性偏香燥之理气疏肝药，多致阴津耗损诸变，故有"专用疏泄，则肝阴愈耗，病安得瘳"之弊。张山雷亦认为肝"既已横决矣，亦当抚驭而柔驯之，不可再用气药助其刚燥，否则气益横而血益伤"。王孟英谓："肝为刚脏，在志为怒，血不濡养，性愈猖张。"因肝肾乃精血同源之脏，以"峻养肝肾"之熟地黄、枸杞子、柏子仁，合"能滋液以补血之体，能流利以助血之用"之当归，并以引补药"达于肝肾"之牛膝，"平补气血"之太子参，合之具益精养血以柔肝之作用，与魏玉璜之一贯煎近似。兼寒者，乃阳气失温养，故加辛温"善平肝木"之肉桂，取肉桂辛甘大热，气厚纯阳，入肝肾血分，平肝补肾，补命门相火之不足，且肉桂有由阴引阳的作用，以助阳和之气。全方除肉桂外，皆柔润有余之品。

【李洁生临床经验】名老中医李洁生擅用此药。李老认为痛经一证，病因多歧，病机繁杂。中医历来分虚实两端进行辨证施治。虚者多因气血不足，肝肾虚损，血海不盈，冲任失养；实者多气血瘀滞，寒凝湿阻，或湿热下注，致冲任失调，胞脉不通。仅就临床所见而言，本病夹虚者多，全实者少。观李老治疗本病，无论虚实，皆择入肉桂、牛膝两药，屡有良验。肉桂辛热而散，善逐痼寒，畅利气机，辛散痰湿，即使对于貌似药证相佐者，也用之不疑，只是根据辨证予他药相制，从无生火助热之弊。对气血不足者，每于大补之中，佐入肉桂 2～3g，以振奋阳气，鼓舞气血。牛膝一药而兼两用，"走而能补，性善下行"（《本草经疏》），补肝肾，活血脉，尤擅长止痛。两药相伍，能增强止痛之效，诚为治疗痛经之佳对，合奏温散相宜、补通相融之功。

李老还擅用肉桂配五味子治疗消渴。李老认为，消渴病，阴虚为本，燥热为标。《临证指南医案》谓："三消一证。虽有上、中、下之分，其实不越阴亏阳亢，津涸热淫而已。"治疗总以养阴增液，润燥清热为主。当然，消渴病虽以阴虚为多见，但阳虚者也复不少，尤其对消渴病久，或年老阳虚之辈更应审慎施治，若凉药乱投，非但效微，久用反有损阳竭阴之弊。阳气衰微，上不能蒸津濡润，下不能化气摄水，从而引起上有口舌干燥，渴欲饮水，下有溲多清长诸症。《医学汇海》云："消渴之证，虽因水亏，亦命门衰少之故。盖热气上蒸则肺润，不能上蒸则肺反燥，失其生化之理也。"李老认为，治此当壮其少火，生发肾阳，肾阳蒸腾自能泉源不涸，助气摄水，则消渴庶可得盛。故取肉桂之热，从阴中育阳，即使阴虚为主，阳损不著者，亦可稍稍佐入，微发肾气；五味子，"性温，五味俱全，酸咸为多，故专收敛肺气而滋肾水"（《本草备要》）。两药相伍，用治消渴属下消者，病机为肾阳不足、命门衰少，常以此药对佐于补阴方中，屡能起病。

【贾福华临床经验】 名老中医贾福华运用肉桂降压。贾老认为，高血压病属于中医学"眩晕"范畴。《黄帝内经》曰："诸风掉眩，皆属于肝。"这就是说，治疗眩晕要多从"肝"着眼。针对肝阳亢引起的头晕胀痛、耳鸣如蝉、口苦、脉弦等症状，贾老曾与上海中医学院（今为上海中医药大学）的同事共同制订了一个处方：白蒺藜、黄菊花、黄芩、夏枯草、熟女贞子。由于肝阳上亢者相对地具有肝阴虚，所以处方中佐用熟女贞子，取得了满意的疗效。对某些高血压患者，间或烦躁、面色潮红，同时有小便频数者，加用肉桂少许，可使症状很快缓解，血压下降到正常范围。这从中医传统理论说，是肉桂能"引火归原"，而从现代药理说，是肉桂能扩张毛细血管而使血压下降。

【商宪敏临床经验】 北京名老中医商宪敏亦擅用肉桂治疗口疮。商老认为，口疮以口舌生疮（或称小溃疡）灼痛难忍为特征，因饮食刺激可加重疮痛，故患者常被迫不敢饮水进食，其小疮疡可生于舌体各部及唇颊。一般历治一周或更长时间可愈，但易复发。复发者可持续数年乃数十年，此起彼伏，终年罹病，痛苦至极。

口疮病因，责之于火。辨火当分虚实：新发者多实，久病者多虚；实者多是心胃之火上炎，虚者多是阴火（或称相火）浮越。阴火包括心火与肝肾之火。

复发性口疮的辨证要点：一是火，二是虚。火，要辨阳火还是阴火。虚，要辨脾胃气虚，还是肝肾不足。阴火者，不宜直折，若施苦寒，虽能取效一时，终必水灭湿伏，宜用引火归原，导龙入海之法，于方中加肉桂少量，即是此意。脾胃气虚者，宜甘温补中，取《脾胃论》补中益气汤减去升麻、柴胡；肝肾不足者，宜滋补肝肾，取《小儿药证直诀》六味地黄丸。

肉桂为纯阳之品，善补命门之火，又能引火归原。治疗复发性口疮配伍肉桂，旨在引火归原，剂量宜小，通常入煎剂用 $2\sim3g$，冲服粉剂用 $0.6\sim1.5g$。

口疮久不愈，属中气不足者，用香砂六君子丸或人参健脾丸，另冲服肉桂粉；属肝肾不足者，用六味地黄丸或麦味地黄丸，另冲服肉桂粉。

【赵恩俭临床经验】 全国著名老中医赵恩俭治疗三消证的方药中，赵老善用肉桂一药，以增膀胱气化之功。正如《本草纲目》所云"肉桂下行，益火之源。此东垣所谓肾苦燥，急食辛以润之，开腠理，致津液，通其气者也"，又如《本草正》"桂，善平肝木之阴邪，而不知善助肝胆之阳气，惟其味甘，故最补脾土，凡肝邪克土而无火者，用此极妙。与参、附、地同用，最能降虚火及治下焦元阳亏乏"。

吴茱萸

吴茱萸最早载于《神农本草经》，其性热，味辛、苦，有小毒；归肝、胃、脾、肾经；其基本功效有散寒止痛，降逆止呕，助阳止泻。

【余国俊临床经验】四川名老中医余国俊先生治疗头痛伴恶心、呕吐清水或稀涎之患者，无论是否具备肝胃虚寒、浊阴上逆之全身证候和舌脉（如四肢欠温，脘腹怯寒或冷痛，舌淡苔白滑，脉弦沉或弦迟），均首选吴茱萸汤，屡试不爽，从未败事。并提倡运用原方，初服时吴茱萸 15g，生姜 15g，人参 30g，大枣 30g，中病可酌减。

【冯先波临床经验】吴茱萸善于疏肝下气而止呕制酸，配伍黄连，可治肝郁化火、肝胃不和所致的胁痛口苦、呕吐吞酸，如左金丸。冯先波先生善用左金丸治疗胃部疾病，而见反酸、胃脘部灼热疼痛（如辣椒的刺激不适感）、口干者。胃炎、十二指肠溃疡、胆汁反流性胃炎属于肝胃郁热型的均以左金丸为主方治疗，往往 3 剂即能明显缓解症状。

【焦树德临床经验】焦树德以四神丸为主治疗脾肾虚泄，再适当配合一些应证药物，确有疗效。焦老常用四神丸加炒白术、茯苓、党参、木香、土炒白芍、槟榔、炒黄柏、炒灶心土（煎汤代水）等，随症加减，用于慢性肠炎、肠功能紊乱等病，确能取得一定疗效。

对于小儿腹泻，可取吴茱萸研细粉，用白酒调成糊状，稍加热后敷于脐部。用纱布包裹，胶布固定，一天更换 1 次。用该法治疗婴幼儿泄泻，特别是口服抗生素类药无效的患儿，多于应用后 3 天内见效。需指出的是，本品为辛热之品，只能用于虚寒泄泻，否则易关门留邪，延长病程。

丁 香

丁香最早载于《雷公炮炙论》。其性温，味辛；归脾、胃、肺、肾经；其基本功效有温中降逆，补肾助阳。

【张兴斌临床经验】 "丁香莫与郁金见"，是中药"十九畏"中明确提出的。名老中医张兴斌一次偶然失误，给一位顽固性呃逆患者在丁香柿蒂汤中加入了郁金，不料服完一剂后，呃逆已止，二剂服完诸症均除。张老经过长期实践验证后，自拟用于治疗呃逆的主方，名"呃畏一二汤"。组成：丁香 5g，郁金 10g，柿蒂 5 个，旋覆花 10g（包煎），代赭石 15g（包煎），半夏 10g，陈皮 10g。自 1979 年以来以"呃畏一二汤"化裁治疗呃逆患者 32 例均获显效。

"十九畏"的问题历来争议较多，虽然也有些临床报道曾指出部分相畏药同用无妨，但大多的临床医师仍将它视为禁区。张老通过反复实践与观察，认为丁香辛温，温中散寒，善于降逆，为治呃逆要药。郁金，辛苦寒，行气解郁，活血散瘀，有"血中之气药"之称。呃逆久病不愈，多从瘀血考虑，两药合用确有事半功倍之效。再加旋覆花消痰行水，降气止呕；代赭石平肝潜阳，重镇降逆；柿蒂为止呃要药，半夏、陈皮和胃降逆。此方止呃逆有效，说明了丁香与郁金可以同用。

【杜雨茂临床经验】 著名中医学家杜雨茂擅用丁香治疗嗳气、呕吐。杜老谓，旋覆代赭汤之益气降逆人所共知，惜有时疗效平平。杜老于此加公丁香 2～3g，重者亦可 9g。临床证实其降逆平嗳及止呕之效，远较原方为佳。幽门不完全性梗阻患者呈现呕吐、嗳气不止，身体日渐羸弱，病势危笃者多人，经用此法调治，均转危为安，逐渐痊愈。公丁香气味芳香雄烈，性温而降，其化浊、降逆、和胃之效堪为佼佼者，故可大大提高旋覆代赭汤之功用。

小茴香

小茴香最早载于《新修本草》，其性温，味辛；归肝、肾、脾、胃经；其基本功效有散寒止痛，理气和胃。

【焦树德临床经验】著名中医学家焦树德善用小茴香。焦老认为，小茴香味辛，性温，温肾祛寒、行气开胃，为治疝气疼痛的要药。下焦有寒邪导致肝肾气逆而出现小肠疝气，少腹疼痛，小腹坠胀、睾丸肿胀疼痛，或睾丸偏坠牵掣疼痛等，可用本品配合乌药、橘核、吴茱萸、青皮、炒川楝子、荔枝核、木香、胡芦巴同用。焦老曾用此方随症加减，治疗睾丸结核、慢性睾丸炎，取得良好效果，谨供参考。据现代研究，本品所含的茴香醛用于豚鼠实验性结核的治疗可增强双氢链霉素的效力。

焦老认为，小茴香能入下焦，温经散寒，故也可用于治疗月经后期，行经腹痛、腹部喜暖、月经色黑有块等症。常配合当归、熟地黄、川芎、白芍、炒川楝子、延胡索、五灵脂、南红花等同用。

焦老认为小茴香还能行气开胃，对胃中寒气疼痛、气逆呕吐等，可配半夏、生姜、吴茱萸、茯苓、木香等同用。如因胃寒导致消化不好、食欲不振、饭后胀饱等症者，可配合麦芽、陈皮、香稻芽、炒神曲、砂仁、木香等同用。

焦老称胡芦巴、小茴香均能温肾、散寒，治疝，但胡芦巴偏于治疗陈久痼寒，小茴香偏于治疗浅近新寒。吴茱萸、小茴香俱治寒疝，但吴茱萸偏于温肝，小茴香偏于温肾。小茴香生用偏于理气，盐水炒用，偏于温肾。用量一般 3～9g。阴虚有热者忌用。

花椒（椒目）

花椒最早载于《神农本草经》。其性温，味辛；归脾、胃、肾经；其基本功效有温中止痛，杀虫止痒。

【陈孝伯临床经验】上海名老中医陈孝伯善用椒目劫喘。陈老于"慢性支气管炎"哮喘专科门诊诊病时，常目睹哮喘急性发作之患者痛苦异常，迫切需要有速效的平喘药以解除痛苦。但鉴于常用中西药物如洋金花、麻黄、氨茶碱、肾上腺素等均有一定的副作用，且因常用某些平喘药易产生耐药性，尤其是一些老年病患者，使用此等药物更易受到限制。因此决心在中医药学中发掘既有效又安全、不良反应少的新的平喘药。

《丹溪心法》《丹溪手镜》《脉因证治》三本著作中，在哮喘门均提及"诸喘不止"用椒目为劫药以劫喘，都突出一个"劫"字，"劫"有"强取"之意，是前人治疗急证急则治标的一项强有力的有效措施。将椒目研粉，令患者每日服 3 次，每次服 3g，直接吞服或装胶囊服。亦可榨油制成胶丸，每丸含 200mg，日服 3 次，每次服三五丸。通过 10 余年来大量的临床观察和实验研究，证明椒目劫喘有着特殊的效果。

椒目劫喘有如下特点：其一，起效快。据临床观察记录分析，绝大部分病例在服药后五分钟自觉症状即开始缓解，胸闷减轻，气道通畅，咳痰爽快；10 分钟左右，肺部闻诊哮鸣音显减或消失。其二，临床疗效好。观察近期疗效 786 例，有效率为 87.1%，显效率为 57.9%；有些长期依赖激素的哮喘患者，服该药后能逐步递减直至停用激素。其三，运用范围广。现代医学所谓之支气管哮喘、哮喘性支气管炎、心脏性喘息、肺气肿等病用之均有显著的平喘疗效，符合古人椒目劫"诸喘不止"的论述。

总之，椒目具有药源广、作用快、疗效好、用途广、价格低、不良反应甚微、服用方便等特点，具有劫喘起效快的特效，是目前中医临床，特别是开展中医急诊工作中比较理想的一种新的平喘中药，值得推广应用。

第七章

理气药

凡以疏理气机为主要作用，治疗气滞或气逆证的药物，称为理气药，又名行气药。

陈　皮

陈皮最早载于《神农本草经》，其性温，味苦、辛；归肺、脾经；其基本功效有理气健脾，燥湿化痰。

【吴启尧临床经验】吴启尧擅用重剂陈皮治疗乳腺增生，其自拟陈皮汤（陈皮 80g，夏枯草 30g，王不留行 30g，丝瓜络 30g），随症加减，治疗乳腺增生效果满意。吴老认为，乳腺增生之患，气血易理，痰邪难除，故非重剂不能胜任。陈皮汤中王不留行活血通经，消肿止痛；夏枯草清肝热，散郁结；丝瓜络通络化痰消肿；尤其重用陈皮，既有健脾燥湿之功，以绝痰湿生化之源，又有理气散结，以消痰核之效，其性虽温，与夏枯草相伍，并无伤阴耗气之弊。

【邓铁涛临床经验】陈皮辛行温通，入肺走胸，而能行气通痹止痛。治疗胸痹胸中气塞短气，可配伍枳实、生姜，如《金匮要略》橘枳姜汤。国医大师邓铁涛治疗胸痹属于阳虚者，善用温胆汤治疗，即用方中半夏与陈皮理气化痰之功；对于阴阳两虚者，用温胆汤和生脉散，临床收到很好的疗效。

枳实（枳壳）

枳实最早载于《神农本草经》。其性微寒，味苦、辛、酸；归脾、胃经；其基本功效有破气消积，化痰散痞。

【夏友岳临床经验】名老中医夏友岳擅用枳壳治疗胃下垂。夏老认为，胃下垂属于中医学中中气下陷证。其发病机制主要是脾虚胃弱，运化失司。病理变化有两种不同转归，一是清阳不升，脾虚气滞，动则气短，有时嗳气，二是浊阴不降，水湿停滞中焦，动则有振水音，有时呕吐清水。两者均有脘腹胀满，食少纳差，胃口隐痛不适，饭后有压迫感，甚则疼痛，身体消瘦，四肢无力等症。总的治疗原则为升清降浊，调补脾胃。常用的主要方剂补中益气汤，医者皆知，但必须灵活掌握，不可拘泥固执。夏老根据前述两种不同病理变化情况，采取两种治疗方法。对第一种情况用标本兼治法。以补中益气汤升清降浊，调补脾胃，以治其本；加枳壳20～30g消胀除满，以治其标。对第二种情况用急则治标和标本兼治交替使用之法。先用生甘遂末3～5g，温开水一次调服或送服，攻下胃内水气，以治其标，待水去病缓，再用补中益气汤加茯苓15～20g。补中益气兼利水渗湿，标本同治。2～3周后，可酌情再服一次生甘遂末3～5g，攻尽胃内水气，后用补中益气汤加茯苓10g煎汤服。通过长期实践和临床观察，这两种治疗方法效果均好。

【邓铁涛临床经验】根据国医大师邓铁涛个人经验，子宫脱垂与肝经有关，肝经绕于阴器，故用何首乌作为引经药，此其一；凡气虚而脉细者阴分亦多虚，此其二。凡内脏下垂者，邓老喜用轻量的枳实配以重量的黄芪，攻补兼施，补多攻少，相辅相成，反佐之意也。

【何任临床经验】国医大师何任谓早年常将枳实、枳壳作较大的区别，深信《药性赋》的"宽中下气，枳壳缓而枳实速也"。临床年久，在实践中感到功力并无太大区分。李时珍曾说："枳乃木名，实乃其子，故曰枳实。后人因小者性速，又呼老者为枳壳。生则皮厚而实，熟则壳薄而虚，正如青橘皮、陈橘皮之义。宋人复出枳壳一条，非矣。寇氏以为破结实而名，亦未必然。"李氏此说是值得参考的。何老由于常用经方，故多用枳实。至于用枳实治胃下垂、子宫下垂、脱肛、疝，何老不用单味，如患者宗气不足，乃以补中益气汤为主加入枳实，亦见效明显，且又无背乎中医学之理论。

【张珍玉临床经验】 著名中医学家张珍玉治之必用既能理气祛痰，又能和胃降气的枳壳、陈皮。脾为生痰之源，肺为贮痰之器，二者与痰的生成密切相关。《河间六书·咳嗽论》曰："咳谓无痰而有声，肺气伤而不清也。嗽是无声而有痰，脾湿动而为痰也。咳嗽谓有痰而有声，盖因伤于肺气，动于脾湿，咳而为嗽也。"小儿脏腑成而未全，最易感受邪气，内而肺脾互传，造成肺脾气机失常，症见咳嗽痰多，在轻宣止咳药中佐加理气药，其旨正是调理肺脾气机，利于止咳化痰。如枳壳苦降下行，理气宽中，与桔梗为对，一升一降，调畅肺脾气机，使肺气宣降通达，脾气转输健运，陈皮偏理脾肺气分，燥湿化痰。枳壳、陈皮两药入汤剂，能祛既成之痰而断生痰之源。另外，枳壳功力较缓，极适合小儿脏腑娇嫩用药宜轻的要求，陈皮尤长于行气和胃。胃与脾同居中焦，以膜相连，升降相因，互相为用，和胃气则健脾气。陈皮辛温芳香，枳壳味苦性寒，辛温与苦寒相抑配用，意在避其芳香化燥、苦寒败胃之害，彰其行气化痰之效。因此，陈皮、枳壳是张老治小儿外感咳嗽的必用之品。

【王琦临床经验】 枳实治疗阳痿乃北京名医王琦的经验。王老认为，枳实，辛苦微酸，性微寒，能破气消积、化痰除痞。一般多用治食积痰滞、便秘、胸痹、胸腹胀满痞痛等。如常用之枳术丸、大承气汤、枳实薤白桂枝汤等，皆为此意。今人畏其过于破气，多慎而用之。然其非独破气，实亦有举陷之功。如妇科名医罗元恺擅宗傅青主两收汤（枳实、益母草）用枳壳内服、外用，治疗子宫脱垂。而古时枳实、枳壳用药实无分别（见《本草纲目》枳实条下），现代药理研究亦证实两者药效基本一致。可见，枳实药用不可偏执其破气。王老谓其实乃理气要品，有理气起痿之功，习治气机阻滞之阳痿。

《本草纲目》云："枳实，气味苦寒无毒……解伤寒结胸，主上气喘咳，肾内伤冷，阴痿而有气，加而用之。"可见，古时枳实已有理气解郁起痿之验。现代医学认为功能性阳痿多属精神心理性。王老根据多年实践亦明确提出"阳痿从肝论治"之说，方选四逆散加味治疗功能性阳痿，意义深远。现代医学研究发现，阴茎的勃起并非海绵体平滑肌舒张程度越大越好。不少阳痿患者阴茎海绵体肌纤维由于过度扩张充血而变性、断裂，失去正常的松弛、收缩功能。另外，白膜的适度收缩、剪切机理以维持阴茎的勃起等，足以证明，阴茎勃起时，海绵体平滑肌、白膜的舒缩功能协调才是正常的作用机制。四逆散中白芍、枳实，一柔一刚，一舒张平滑肌、一收缩平滑肌，一入血分滋阴养血活血，一入气分理气导滞，得柴胡之引，直入肝经，肝气得舒，肝血得养，气血流畅，直抵前阴，故阳痿可起。四逆散作用机制与现代海绵体病理生理学研究发现不谋而合。

王老谓：此方中白芍、枳实药量配伍尤为重要。一般用量之比为 2∶1，常用量为白芍 30g，枳实 15g。

木 香

木香最早载于《神农本草经》，其性温，味辛、苦；归脾、胃、大肠、三焦、胆经；其基本功效有行气止痛，健脾消食。

【焦树德临床经验】焦树德亦善用香连丸治疗痢疾，方中木香行胃肠滞气而除里急后重，兼能芳香化湿，黄连燥湿清热、凉血解毒而止大便脓血，故对胃肠湿热积滞所致的痢疾，效果很好。临床上常以香连丸随症加减，用于治疗各种痢疾。如湿重者可加茯苓、薏苡仁、苍术、车前子；热重者可加黄芩、黄柏、白头翁、马齿苋；食滞者可加焦三仙、槟榔、炒鸡内金；有表证者可加葛根、荆芥；有寒者可加吴茱萸、肉桂、干姜；腹痛重或便脓血多者，可加白芍（重用）、当归等。

【高冬来临床经验】木香有明显的止痛作用，行肝经之气。胆附于肝，为"中清之府"，以通降下行为顺，凡情志不畅、湿阻中焦、肝失疏泄、胆失通降，可用木香配伍金钱草、郁金、枳壳、黄芩、延胡索、海金沙、大黄等治疗。

名老中医高冬来实践体会，治疗胆绞痛，木香、大黄为必用之品，二药之剂量，均以15g为宜，然木香属辛温燥烈之品，大剂久服必有伤阴之弊，故在痛止之后，即应减量乃至停服，以免用药过度，造成不良后果。

香 附

香附最早载于《名医别录》，其性平，味辛、微苦、微甘；归肝、脾、三焦经；其基本功效有疏肝解郁，理气宽中，调经止痛。

【于伟臣临床经验】香附为妇科之要药，能行气又能活血，所以前人称之为"血中之气药"（意思是能入血分的行气药）。能理气调经（调整月经周期），对妇女因情志不畅、肝气郁结而致的月经不调、超期不来、经行腹痛确有良效，常配合当归、川芎、熟地黄、红花、川楝子、桃仁等。本品具有引药归经的作用，无论胎前或产后皆可应用。香附生用偏于上行胸胁，外达四肢；熟用入肝肾而利腰足；酒炒善于通经；醋炒善入肝经消积痞；妇女崩漏，月经量多，宜炒炭用。治疗原发性痛经，常以香附、当归为主组成止痛散，效果良好。若治乳房胀痛，多与柴胡、青皮、瓜蒌皮等同用。

于伟臣认为，香附是妇科主药，善调痛经，一般用量不过10～20g，若其胀痛急迫，经水涩滞，常用量力有不逮，对症复方中重用香附50g，痛随药退，疗程减半，足资研究。

【焦树德临床经验】香附行气通滞，通则不痛。常用于气滞胃痛，症见胃痛因生气引起，遇有心情不畅则胃痛加重，兼有胁肋胀满、脉弦等，常与木香、白蔻仁、川楝子、白芍、延胡索等配伍。

常用的药方如良附丸，用于气滞寒凝性胃脘痛效果佳良。焦树德把良附丸、百合汤、丹参饮三方合用治疗胃溃疡、胃炎、胃窦炎之胃脘痛取得满意疗效。药方举例如下：高良姜 10g，香附 10g，百合 30g，乌药 10g，丹参 30g，檀香 6g（后下），砂仁 3g，兼有瘀血者加失笑散（蒲黄、五灵脂），吐酸者加瓦楞子，大便干者加大黄、槟榔，食滞者加鸡内金。

香附加党参、白术、当归、熟地黄，益气养血止痛；香附加木香行胃肠滞气止痛；香附加檀香理气宽胸，消胀醒脾止痛；香附加沉香、柴胡，升降诸气止痛；香附加栀子、黄连，清热降火止痛；香附加厚朴、半夏，消痰除胀止痛；香附加三棱、莪术，消癥化积止痛；香附加葱白、紫苏，祛除表邪止痛。

乌 药

乌药最早载于《本草拾遗》。其性温，味辛；归肺、脾、肾、膀胱经；其基本功效有行气止痛，温肾散寒。

【王少华临床经验】 名老中医王少华擅用乌药治疗痛证。

用于胸闷痛。在排除心血管疾病引起的胸痛后，对于因肺气膹郁，在咳喘的同时，出现胸闷痛而反复发作不愈者，王老在"通则不痛"的治则指导下，以乌药配合纳气归元的沉香治之，虽不能立时平喘，但却能迅速定痛，闷痛止后，呼吸随之渐畅，于是咳嗽也能暂时缓解。

用于胃脘痛。无论寒凝、气滞、血瘀诸痛，乃至胃热气滞的百合汤证，均为乌药的适应证。此外，对于中州虚寒型的胃脘痛，王老辄以乌药配黄芪建中汤，寓消于补，寄走于守，如此用方，既可增强缓急止痛之效，又不致因黄芪、甘草、饴糖、大枣等甘味药引起腻膈滞气的胀满。另外，由于目前煎、炒、爆、烹的食物增多，脾胃阴虚型的胃脘痛已屡见不鲜。益胃汤治此类证候，固属药证相对，然而"六腑以通为用"，一味滋腻，既碍脾生湿，又壅胃滞气，以致服益胃汤者始效而终不效。王老治阴虚脘痛，每以乌药与益胃汤为伍，使滋不生湿，腻不滞气，塞中有通，脘痛能消而无痞满纳呆之变证。

用于痛经。四乌汤出自《张氏医通》，由乌药、香附、甘草配四物汤组成。张璐原用以治血中气滞，小腹急痛者。王老用以治气滞血瘀之痛经甚效，其辨证关键为：①痛与胀并见，胀痛之势均等或胀甚于痛，剧则攻冲至胃脘胁肋，拒按。②胀痛起于经前或经潮时，经血有瘀块，瘀下则胀痛减。如属气滞为主之痛经，则除上述见症外，尚可见郁郁寡欢、噫嗳泛恶等症，可用《济阴纲目》加味乌药散。痛经夹寒而腹中冷、形寒者，加吴茱萸、肉桂；胀痛日久，郁而化热，痛处似灼如刺者，加醋炒柴胡以作"火郁发之"之计，复加牡丹皮、大血藤之属以凉营化瘀。

用于术后腹痛。王老认为，手术时由于脏器组织受机械损伤，以致气血流行不畅，渐致气滞血瘀，或术后感染、湿热邪毒与败血结聚，终成气血阻滞局面而导致腹痛。其中因肠梗阻或阑尾炎术而腹痛，多呈间歇痛，表现为一月数作或数月一作，其痛也急，患者常难以忍受。如因输卵管结扎、剖宫产术而腹痛，常痛无虚日，其势也缓。对于此类疾病，当以调气活血为大法。王老每以乌药配手拈散，常收"通则不痛"之效。

用于儿枕痛。本病见于新产后。产后患者有多瘀、多虚的特点，因而血虚与气血瘀阻常同时存在，而形成虚实夹杂的局面。"不通则痛"是本病的一个侧面。而"不荣则痛"，是本病的另一个侧面，因而治疗时宜采用补虚泻实的法则。王老以乌药配《傅青主女科》生化汤，同时服归脾丸，有一剂知，二剂已之效。

用于疝痛。一旦肝气郁于本经，复加寒邪内乘，以致阴囊肿硬冰冷，睾丸掣痛难忍，上连少腹之寒凝气滞疝痛及气疝，王老用《医学发明》天台乌药散治之，有疏肝理气、温下散寒止痛之功。狐疝以乌药配柴胡疏肝散、金铃子散治之。

【朱良春临床经验】朱良春认为，《妇人大全良方》中乌药伍以益智仁、山药为"缩泉丸"，乃治肾经虚寒、小便滑数之名方，对老人尿频、小儿遗尿而偏阳虚者，有温肾祛寒、固涩小便之功。因其具有温肾固涩之效，以之移治肺寒及肾阳虚之涕多如稀水，或咽部时渗清涎者，取此三味加于辨证方中，大可提高疗效，此则异病同治之理也。

朱老指出："乌药性温气雄，对于客寒冷痛，气滞血瘀，胸腹胀满，或四肢胀麻，或肾经虚寒、小便滑数者，用之最为合拍。若属气虚或阴虚内热者，均不宜使用。本品有顺气之功，但对于孕妇体虚而胎气不顺者，亦在禁用之列。否则祸不旋踵，切切不可孟浪。"由于它上入脾肺，下通膀胱与肾，朱老用此治疗肾及膀胱结石所致之绞痛，取乌药 30g、金钱草 90g 煎服，有解痉排石之功，屡收显效。乌药常用量为 10g 左右，但治疗肾绞痛需用至 30g 始佳，轻则无效，此乃朱老经验之谈。

【李延培临床经验】名老中医李延培临床上以乌药为主治疗肾积水、肝硬化腹水取得了较好效果。治疗肾积水，以乌药 20～30g，泽泻 15～20g，水煎两次合并药液，于上午 9 时顿服，每日 1 剂，20 天为 1 个疗程，适用于肾积水非结石引起者，一般 2～3 个疗程即可痊愈。对于肝硬化腹水者，用乌药 30～40g，鳖甲 20～30g（醋炙，先煎 30 分钟），水煎两次，将药汁混合，早晚分服，每日 1 剂，20 天为 1 个疗程，一般服药 5～10 剂后尿量开始增加，连用 2～3 个疗程腹水消失。李老于临床实践中体会到，乌药对人体的水液代谢具有双向调节作用，其治小便频数之理，固不待言；若究其利水消胀之功，则全在于行气散结之力。因水不自行，赖气以动，气行则水行，气郁则水停，故肾积水、肝硬化腹水辨证属气机郁结者，重用乌药每获良效。然配方不宜杂乱，煎、服亦须如法。

沉 香

沉香最早载于《名医别录》。其性微温，味辛、苦；归脾、胃、肾经；其基本功效有行气止痛，温中止呕，纳气平喘。

【施今墨临床经验】施老认为泌尿系统结石的主要病机是湿热血瘀，临床上出现腰腹痛、血尿等症状时并非结石形成之时，而是瘀积日久乃成。清·郑钦安所著《医法圆通》中说："治砂石，贵以清热为先，而化气之品亦不可少。"故理气活血化瘀为治疗结石的重要内容。结石是病理产物，其病位虽在肾、输尿管与膀胱，但与肝关系密切。肾主水，司气化，肝主疏泄，调畅气机，结石整个病理过程无不与气滞密切相关。气滞则水停、血瘀，气化不利而易致尿液蕴结成石；结石形成后，停蓄肾或输尿管等部位，又阻碍气机，损伤脉络，加重病情的发展。结石既成，拟排出体外，一方面是使结石溶解缩小，另一方面是疏畅气机，促肾气化。气化得司，气机畅通，推动有力，才能通利下窍，逐石下泻；气化得司，气机畅通则水液代谢正常，结石、积水难以形成，已成的结石也难以增大。故理气当是治疗结石、防止复发、预防并发症的重要治疗原则。宋·陈言《三因极一病证方论·淋证治》曰："沉香散，治气淋，多因五内郁结，气不得舒，阴滞于阳而致壅闭，小腹胀满，使溺不通。"这为沉香配伍相关方剂治疗泌尿系统结石提供了思路。沉香辛苦芳香，功专行散，能醒脾开胃、祛湿化浊、行气止痛，性专下降，直达下焦，入于肾经，行而不泄，专于化气降痰，兼有扶脾温肾之功。药理研究认为，理气行滞类药物可缓解输尿管平滑肌痉挛，解除结石嵌顿，并能有效修复因结石嵌顿所造成的黏膜损伤。因此，现代中医治疗泌尿系统结石时，可在辨证处方的基础上加用沉香以行气降逆、暖肾利水，增强肾气化功能及相关脏腑的功能活动，以利于推动结石运化和排出，防止再生之弊，提高临床疗效和降低复发率。一般用量为 1～3g。

川楝子

川楝子最早载于《神农本草经》，其性寒，味苦，有小毒；归肝、小肠、膀胱经；其基本功效有疏肝泄热，行气止痛，杀虫。

【李克绍临床经验】李老治疗胃痛以川楝子合吴茱萸相得益彰，止痛力宏，若以芍药甘草汤合金铃子散则疗效可显著提高，或以含川楝子的一贯煎加减常显卓效。川楝子止痛之效优以延胡索，用于胃痛，不论寒热虚实者均可应用。肝气犯胃者重用 10～30g，砸碎煎之甚佳，配入栀子干姜汤中，可治郁火胃痛而见脘痛拒按、口苦心烦、苔黄脉数者，投之屡效。李老认为，胃热胀痛，有痛而兼胀，连及两胁、脉象弦数者，当泻肝火，用金铃子散效果最佳。

【史沛棠临床经验】蛇串疮，属现代医学之带状疱疹，多为肝气久郁，化火动湿，致湿热酿毒，蕴结肝胆，外渗肌肤使然。病在上，多火郁，治以小柴胡汤；病在下，多湿热，投以龙胆泻肝汤。考川楝子，既可疏肝郁、泻肝热，又可渗湿热、理气止痛，正如《本经逢原》所云："川楝，苦寒性降，能导湿热下走渗道，人但知其治疝之功，而不知其荡热止痛之用。"史老临床用其治带状疱疹之胁肋疼痛，疗效颇佳。

史老认为川楝子既能治疗带状疱疹前期肋间神经痛，并起到预防作用，又能治疗带状疱疹进行期肋间神经痛和带状疱疹后遗肋间神经痛。唯在应用时应注意：治疗肝气郁滞之胁痛，川楝子常用至 10g 左右；治疗湿热内蕴之肋间神经痛，川楝子须用至 20g 左右；而治疗带状疱疹后遗神经痛，川楝子用量在 6g 以下。

【张琪临床经验】国医大师张琪有论：现代中医药学谓川楝子有毒，成年人一次服 6～8g，即可出现头晕、呕吐、腹泻等，但其在临证中用川楝子 15～20g 与其他药配伍治疗肝气犯胃作痛，凡胁肋胀痛属肝气郁滞者均有良效，未见有头晕、呕吐等症。此药疏肝气而不燥，无耗阴液之弊，故可用于睾丸胀痛、妇女经行腹痛。

薤 白

薤白最早载于《神农本草经》。其性温，味辛、苦；归心、肺、胃、大肠经；其基本功效有通阳散结，行气导滞。

【章次公临床经验】著名中医学家章次公先生认为，薤白辛苦温，乃治胸痹心痛彻背之名品，有理气宽中、通阳散结之功，尤能下气散血、健胃开膈，对脘胀具有显效，故凡溃疡病伴有胃胀者，章老悉用之。这是章老独具特色的用药经验。

【施奠邦临床经验】中医名家施奠邦认为，薤白多用于胸痹，治冠心病、心绞痛。然其辛温则散，苦滑能降，能逐寒滞之邪。施老遇慢性肠炎泄利下重，多于对症方中加用本品，有一定效果。妇女肝气郁结而见胸闷不舒者，用瓜蒌、薤白，每常取效。薤白治胃脘痛亦效。曾治一患者，雨中受寒后，胃脘剧痛，昼夜呻吟不止，用散寒理气之品不效，后于方中加薤白、丹参，其痛立止。

【洪竹书临床经验】薤白治疗厥逆证乃名老中医洪竹书经验。洪老治李某，女，28 岁，感冒 10 余日，未在意。于 3 天前劳累后饮凉水一大碗，须臾自觉心胸板闷不适，欲咳不出。次日精神倦怠，卧睡难起，渐觉胸中闭闷，并烦热，但四肢凉冷。家人遂请洪老赴治。诊见：患者卧睡于床，呼吸深缓，时而哼气，四肢逆冷，胸脘温热，扪久热亦不减。舌红、苔中部白厚，边兼黄，脉沉有力。此乃误服寒凉，热郁于内，阳不外达之四逆证。治拟通阳散结、热因热用。药用薤白 36g，取水 300mL，煎取 150mL，分 3 次温服。次日，患者始觉心胸开阔，肢温脉和。拟原药照服，并嘱暂禁肥甘。3 日后，患者恢复如常。本例患者于劳动后，急进冷饮，寒凉冰伏，与阳热胶结心胸，难舍难分，因之显见寒湿郁滞抑遏于内，阳热（气）胶恋不能布达于外，故而出现阴阳气不相接之寒热错杂证。药用薤白一味，虽为治胸痹之主药，但在此取其辛温以散寒郁，苦温以燥痰湿。洪师认为，本病虽为寒湿、郁热滞于内，但必须取辛散、苦降、温通祛散之，此亦与"火郁发之"旨意近似。

天仙藤

天仙藤最早载于《本草图经》。其性温，味苦；有小毒；归肝、脾、肾经；其基本功效有理气，祛湿，活血止痛。

【周仲瑛临床经验】国医大师周仲瑛擅用天仙藤治疗水肿。当前研究发现，马兜铃酸具有肾毒性，长期连续服用马兜铃酸的中成药可导致肾衰竭。然周老在临床上发现其用于治疗不明原因水肿确有良效，非他药所能取代。宋代《妇人大全良方》中亦载有天仙藤散，主治气滞所致子肿。周老训诫曰，有故无殒，毒药治病估计有之，若运用得当砒霜亦可以生人，关键是辨证要准确，用法、用量要有度。如是自可趋利避害，助医者克制顽痼矣。

水肿为临床常见疾病，多由肺的输布、脾的运化、肾的开阖气化作用失常，水湿代谢异常，水液泛滥肌肤所致。但从气血津液辨证而言，水液的代谢运行与气血关系更为密切。因为水不自行，赖气以动，气虚、气滞可致水停；血水同源，同属阴液，血虚、血瘀亦可致气机郁滞、水液停聚。故在水肿的诊治过程中，适当选用调气行血养血法具有重要意义。

天仙藤为青木香之藤，味苦，性温，归肝、脾、肾经，具有行气活血、利水消肿、解毒之功，主治疝气痛、胃痛、产后血气腹痛、风湿痹痛、妊娠水肿、蛇虫咬伤。而鸡血藤苦甘，性温，归肝、肾经，具有活血疏经通络、养血调经之功，治手足麻木、肢体瘫痪、风湿痹痛、妇女月经不调、痛经、闭经。周老在辨证施治的前提之下，配合使用天仙藤，取其具有行气活血、疏通经络、利水消肿之功。凡有气血不调之浮肿，诸如特发性水肿，又如中风后遗症、高血压、心脏病患者因气血不调所致的浮肿以及手足麻木不仁，均可配合使用此二药，可达到较好的治疗效果，这已成为周老临床用药的一个特色。

周老指出，天仙藤常用于肝肾不足、气血失和、久病水肿不消的病证，因其含有马兜铃酸，可造成肾损害，所以现在临床上已被限用，但若能辨证准确，用量适当，使用时间不过长，则可以达到趋利避害的目的。临床一般用量为 15g。

第八章

消食、驱虫药

第一节
消食药

凡以消化食积为主要作用，主治饮食积滞的药物，称为消食药。

山　楂

山楂最早载于《本草经集注》，其性微温，味酸、甘；归脾、胃、肝经；其基本功效有消食健胃，行气散瘀，化浊降脂。

【郝现军临床经验】郝现军善用山楂治疗肝脾大。郝氏认为，山楂味酸，可消食健胃、活血化瘀。临床利用山楂活血化瘀的功效用于治疗肝脾大，亦取得了较好的疗效，一般用量需30g以上。山楂炒黑名黑山楂，除有消积作用外，兼有收敛之性，可用于治疗慢性泄泻夹积滞而伴有腹痛下坠者。

【焦树德临床经验】焦树德治疗胸痹疼痛（包括心绞痛）者，常在应证方药中加用生山楂15g左右，有较好的活血止痛作用。

现代单用本品制剂治疗冠心病、高血压病、高脂血症均有较好疗效。糖尿病并发高血压、高脂血症患者，血液黏稠，血流缓慢，易产生心、脑、肾及视网膜疾病。山楂味酸、甘，能消食散瘀，善消油腻肉食之积。现代药理研究证实：山楂有降血压、降血脂、强心和扩张血管的作用。大量临床观察表明，山楂治疗糖尿病、高血压、高脂血症等病，能提高疗效，缩短疗程，并有较好的预后康复保健的作用。

【秦增寿临床经验】秦增寿老中医运用山楂治疗白喉假膜有独

到心得。秦老认为，白喉之患最棘手者，莫过于少数阴虚患者，虽经辨证施治其症状基本消失，然其患处附生之白腐假膜，却缠绵不已，难以退化。细审证候，分析其因，盖该患者多有夹瘀之征，如舌现紫色或有瘀血斑点，且中焦有腐浊之象，如苔白厚而黏腻等。经多次遣方用药，始发现山楂疗效较好。遂于养阴清肺汤中加入山楂 30g，其效立显。服药一夜后，白腐假膜即可退化，屡用俱验。

中医学认为，山楂善消食积与散瘀血，多用于肉积、癥瘕、痰饮、泻痢等证，推而广之，其善退白腐假膜，亦属其长。白喉之白腐假膜，与患处黏膜相连，强剥则出血，其状如胬肉、如败絮，实属疫毒熏蒸，瘀腐凝聚。用山楂配主方，于滋阴清热解毒之外，具消胬肉而散瘀血之功，药证相投，自然获效。

【张学文临床经验】山楂是常用消食药，传统认为其善消肉食油腻之积，但经多年临床实践及药理研究，发现其能扩张血管，增加冠状动脉血流量，降低血压，降低血清胆固醇，强心及收缩子宫等，对心脑血管病作用广泛，疗效显著，值得认真研究总结。

1. 疑难病擅用活血化瘀，山楂可当重任

张老通过多年的临床实践，发现久病顽疾等疑难病，多有瘀血阻滞之势，或多痰瘀交加、痰水互结等病理改变。在精细辨证的前提下，合理地选择和应用活血化瘀药，往往可收较好疗效。活血化瘀药甚多，药力强弱差异很大，力猛而峻者固可破久瘀之顽证，荡难治之病疾，但也有伤血耗正之弊端。而疑难之病，常是几年或数十年长期演变、日积月累而成的。对此等疑难之病，欲求速效或遍求奇方绝招，绝大多数是不可能的，只能是欲速而不达。因此，必顺应持久之战略，建稳中求效之法，方为上策。

活血化瘀药中，其力峻猛者如水蛭、三棱、莪术之辈，久用易耗气伤血，对疑难病久病，邪盛正衰者，可暂用而不可久服。桃仁、红花、川芎之属，活血虽为常用，其力亦稍嫌峻，年老体弱者，若搭配不当有一定弊端。而丹参、生山楂等，药性平和，作用

广泛，一药多能，活血化瘀功效确切，久用或较大剂量应用，亦未见副作用。久病顽疾属瘀血所致者可首选之。张老用其治疗中风、胸痹、高血压、高脂血症等，多收良效。

例：刘某某，女，41岁，咸阳市外贸车队职工。1991年11月23日初诊：主诉胸闷、心慌、气短一年，下肢浮肿半年。一年前开始胸闷，阵发性胸痛。伴心慌、烦躁、气短乏力，近半年来下肢浮肿，曾在西安某医院检查，诊断为冠心病，经治无效且病情加重。舌暗苔白，脉沉细。听诊心律不齐，心音低钝，肺（一）。肝区压痛，下肢轻度浮肿。证属胸阳不振，心气不足，瘀血内阻。处方：瓜蒌15g，薤白10g，降香10g，丹参15g，三七3g（冲服），麦冬15g，桂枝6g，桑寄生15g，杜仲12g，鹿衔草15g，炒酸枣仁15g，生山楂15g，玄参15g。6剂，水煎服，每日1剂。

1991年12月1日，二诊：服上方后诸症减轻，仍感左侧胸部闷、痛，气短乏力，眠差多梦，腹胀，舌质淡红，苔薄白，脉沉细。继用上方去桑寄生、杜仲、三七，加通草10g、琥珀3g（冲服）、首乌藤30g、五味子10g、茯苓15g。至1992年2月22日再诊时，胸闷、心悸均大减，精神愉快，唯因感冒而求治，用前方加疏风止咳之品而愈。

该方以瓜蒌、薤白、桂枝宽胸理气温阳，降香、丹参、三七、山楂活血化瘀，麦冬、玄参、酸枣仁益阴养心安神，桑寄生、杜仲、鹿衔草补肝肾强心。方中生山楂配合降香、丹参、三七即起活血散瘀之用，活血而不伤正气，且又妨他药碍胃之弊。

2. 活血化瘀当防耗血伤血，山楂可避害趋利

瘀血现象存在于多种疾病多种证型之中，活血化瘀确能解决不少疑难之症。但若对活血化瘀药力量之强弱、利弊之多寡认识不足，往往也不易取得理想的疗效。凡药皆有其偏性，中药治病就是用药物之偏性纠正人体阴阳气血之偏盛偏衰。活血药固为祛邪之必需，但耗血伤血也寓其中，特别是对疑难杂病需久用者，对其每味药的弊端、偏性必须有所了解，尽可能想办法避害而趋利。一般在

活血剂中佐以补血养血或缓和药性之品，如鸡血藤、当归、白芍、地黄之辈，人皆熟知，的确有防止其耗血伤血作用。而选择既可活血化瘀，又可养血滋阴之品的恰当药物，也属于临床必须掌握的技巧。李东垣在《珍珠囊》中所谓的"山楂之甘，宜归脾脏，消食积而不伤于刻，行气血而不伤于荡"，是对山楂的药力有深刻见解的评语。张锡纯谓山楂"若以甘药佐之，化瘀血而不伤新血，开郁气而不伤正气，其性尤和平也"，是对其进一步解释。两位先辈明确地指出了山楂消食活血、药性平和的特点。

在治疗疑难病（如老年人血管硬化、高脂血症所致的冠心病、高血压病、缺血性卒中等）的疗程中运用山楂一药，既可以活血化瘀，又可以防止伤血，还有消食降血脂之功，故皆常用之。肝阳上亢者，可配夏枯草、菊花、川牛膝；冠心病属胸阳不振，痰浊内阻者，可配伍瓜蒌、薤白、姜半夏、丹参等；妇女痛经，产后下腹瘀阻疼痛者，常配当归、川芎、延胡索、益母草等。

例：杜某某，女，52岁，工人。

1992年6月6日，初诊：患者头晕头痛，大便干燥，脑中热痛，血压170/95mmHg，眼花，心情烦躁易怒，腰痛，纳食不佳，有强烈情志不舒史，脉沉弦细，舌质红苔白。辨为肝气不舒，肝阳上亢，夹有肝火伤阴。处方：龙胆10g，大黄（后下）10g，夏枯草30g，磁石（先煎）30g，生地黄12g，川牛膝15g，龙骨（先煎）30g，栀子10g，白芍12g，丹参15g，地龙10g，生山楂12g，菊花12g。6剂，水煎内服，每日1剂。

6月13日，二诊：服上药后头痛头晕锐减，脑中热痛减，但仍纳食不佳，心情怫郁，舌红，苔薄黄，脉细涩，继以上方加减服至7月5日，诸症悉除，后以杞菊地黄汤善后调理而愈。

此方龙胆、夏枯草、栀子、菊花清泄肝火，磁石、龙骨、白芍平肝潜阳，生地黄、白芍养肝阴，川牛膝、大黄、丹参、生山楂化瘀引血下行，地龙清热通络降压。方中用山楂者，取其一则活血化瘀，二则酸甘养阴，不伤正同时可以降压，故收效甚捷。

3. 择药当尽其所能，山楂一药多用

中药成分复杂，一味药往往有许多功效，经炮制和不同配伍后又可出现新的作用。在临床上如能选优择能，物尽其用，可使一味药发挥多种作用，是医者应尽力追求的目标。山楂是传统的消食药，历来主要将其炮焦（焦山楂），用来消导各种肉食油腻之积，此为山楂的主要功能，人人尽知。山楂一药，酸甘可口，其性平和，生熟皆可消食，其对胃酸缺乏、小儿乳食不消，甚有效验。除此之外，生山楂还可活血化瘀以消瘀滞，西医学认为其能降血脂、扩张血管而降血压，对心脑血管疾病中瘀血症状、血管硬化、血脂高、冠状动脉供血不足及妇女痛经、产后腹痛等属瘀滞所致者，山楂一药可起多种治疗作用。山楂炒炭配合三七、白芍、棕榈炭可治胃出血，配合三棱、延胡索，可治萎缩性胃炎之胃痛，具有活血止痛及酸甘化阴的双重作用。山楂还具有抑制痢疾杆菌的作用，有报道用山楂 60g 煎服治疗 30 例轻型及中型细菌性痢疾患者，27 例治愈或好转。临床也可配合肉豆蔻、木香治疗慢性结肠炎之腹痛腹泻，配枳壳治食滞脘腹痞满。山楂以上这些潜能，都是应该发掘的。

张老认为对其不利的一面也不可忽视，山楂味酸较甚，对胃酸过多常有泛酸者不宜。《本草纲目》认为："生食多，令人嘈烦易饥，损齿。"《随息居饮食谱》认为："多食耗气。"这些是应该注意的。

麦　芽

麦芽最早载于《药性论》，其性平，味甘；归脾、胃经；其基本功效有行气消食，健脾开胃，回乳消胀。

【赵棻临床经验】赵棻在《南方医话》中论述麦芽，认为补益脾胃，首重"运化"，而"运化"唯以麦芽、谷芽为首选药物。赵

老认为麦芽、谷芽最具生发之气，是调理脾胃的要药，尤具"运化之妙"。缪希雍说："麦芽功用同谷芽……咸能软坚，温可通行，其生发之气，又能助胃气上升，行阳道而资健运。"王海藏谓："大麦蘖并神曲二药，气虚人宜服，以代戊己，熟腐水谷。"足见二药健运之功不浅。赵老用麦芽、谷芽数十年，从临床实践中体会到，二药实是甘和健运良药。两者合投，可使脾胃和合、升降有序、运化自如，且二药平和，老幼咸宜，除妇女哺乳期禁用麦芽外，可视为健运脾胃良药。

【李历城临床经验】名老中医李历城擅用炒麦芽回乳。论炒麦芽治回乳，早在《丹溪纂要》《薛氏医案》中有记载，一直沿用至今，为断乳之良药。然临证中，其效果全然不一。有的得心应手，效如桴鼓；有的如泥牛入海，全无消息。李老临证摸索，认为其中存在一个药量和煎制法问题。炒麦芽断乳，取效快的关键在于用量要大，煎制法为：取生麦芽180g，微火炒黄（注意一定要即时炒即时用），置砂锅中，加水1000mL，煎至500mL（先文火后武火，煎煮时间需20～30分钟），滤出头汁，复加水800mL，煎至400mL，将两次煎的药物兑在一起，分2次温服，服后令微汗出。李老治疗百余人，均为2剂服完，即告痊愈。

【郑长松临床经验】郑长松老中医治疗肝郁不孕惯用生麦芽，在治疗肝郁气滞型不孕症时，每每投入，收效捷彰。张锡纯云："大麦芽……虽为脾胃之药，而实善舒肝气……夫肝主疏泄为肾行气，为其力能舒肝，善助肝木疏泄以行肾气。"诚如《本草求原》中说："（麦芽）凡怫郁致成臌膈等症，用之甚妙，人知其消谷而不知其疏肝也。"麦芽是郑老治疗肝郁无子的惯用药，临床实践表明，凡在求本方中加入此药，便能明显提高疗效。

【朱良春临床经验】国医大师朱良春亦指出：大麦芽又为疏肝妙药。诚如张锡纯所说："虽为脾胃之药，而实善舒肝气。"盖七情之病，多从肝起，即王孟英所谓肝主一身之里也。肝气易郁，郁则疏泄失职。疏与泄，均有"通达"之意，而扶苏条达，木之象也，故肝郁之用药，疏泄以复其条达之常而已。常用药如柴胡、香附、川芎、薄荷梗之类，一般多用柴胡疏肝散，朱丹溪用越鞠丸，叶天士《临证指南医案》则常用逍遥散去白术、甘草之壅，加郁金。但疏肝之药，率皆辛温香燥升散，故只可暂用，不可久用，宜用小量，不宜大量。尤其是肝病日久，肝阴不足，又兼肝郁气滞者，不疏肝则无以行滞，疏肝则香燥之药难免伤阴。

魏玉璜拟一贯煎一方，于甘润之中，加川楝子一味，川楝子虽能泻肝行气，细究之犹不免苦寒伤中之弊。唯大麦芽疏肝而无温燥劫阴之弊，虽久用、重用亦无碍，而且味甘入脾，其性平，不仅不败胃，而且能助胃进食，大得"见肝之病，知肝传脾，当先实脾"之妙。朱老治慢性肝炎，肝阴不足，症见爪甲少华，口燥咽干，烘热肢软，纳谷不馨，食后胀闷不适，大便干结，两胁胀痛，舌红、苔少，脉细数者，亦常用一贯煎加减，多以生麦芽易川楝子，药如枸杞子、北沙参、麦冬、何首乌、木瓜、蒲公英、生麦芽、生地黄、黄精、鸡血藤等。如肝火炽盛之目赤、烦躁不安、胁肋胀痛，当用川楝子以泻肝止痛者，亦必加大量生麦芽以为辅佐。生麦芽用量以每剂 30g 为宜。

鸡内金

鸡内金最早载于《神农本草经》，其性平，味甘；归脾、胃、小肠、膀胱经；其基本功效有健胃消食，涩精止遗，通淋化石。

【王成魁临床经验】河南名老中医王成魁曰鸡内金者，寻常之药，其消食健胃之功人人皆知。鸡肠的药用价值则鲜为人知，民间偶或使用，亦不被人重视。王老对此二药之用独有心得。王老治疗遗溺、尿频之病，除依照辨证施治原则审证遣方外，其独到处即在于随方加入此两味药，用法是鸡内金一般入药煎服，鸡肠炒为药膳，鸡内金用量 20～25g，鸡肠 60g。小儿减半，用法同上。

【张锡纯临床经验】著名医学家张锡纯在他所著的《医学衷中参西录》一书中载有"论鸡内金为治女子干血痨要药"一文。所谓女子干血病，便是一种顽固性的闭经。文中详细阐述了鸡内金治疗闭经的机制，认为使用鸡内金的功效在于健脾以助生化之源，使其气血生成旺盛，上注于肺，肺朝百脉，输布周身五脏六腑，下注血海，其血海满盈不溢，自无经闭之虞。其瘀滞不通者，亦可达活血而瘀自去之目的。更神奇的是鸡内金不但能消除脾胃之积，而且无论脏腑经络何处有积，鸡内金皆能消之。

对于闭经时间较长、身体消瘦、面无血色、不思饮食而属脾胃虚弱者，应以党参、白术、茯苓、黄芪、当归、甘草为主，佐以鸡内金，使脾胃健壮，气血充盈，闭经则愈。对于精神抑郁、肝气不疏而引起的闭经，可用柴胡、赤芍、川芎、香附、枳实、川牛膝等行气药，同时服用生鸡内金粉，使气行则血行。对于瘀血阻滞引起的闭经，则可口服生鸡内金粉配以桃仁、红花、熟地黄、当归、川芎、白芍等，疗效甚佳。一般用量为 5～10g。

张锡纯认为"鸡内金为鸡之脾胃，中有瓷石、铜、铁皆能消化，其善化有形郁积可知"。既然鸡内金善化瘀血，其用于消渴，就可以有效防止并发症的发生。此外，鸡内金又能消积化浊，消渴日久多产生浊毒，所以鸡内金能治疗消渴不言自明。一般用量为 10～15g。

【王德鉴临床经验】鸡内金有化坚消石之功，亦可用于积聚，且积聚之人，多有脾胃运化失职，症见腹胀纳差等表现，用鸡内金既能软坚化积，又可开胃进食，标本兼顾矣。

王德鉴治疗癥肿肿块坚硬者，常用鸡内金研粉末，装胶囊吞服，每天 3～6g。王老尝言，鸡内金是鸡砂囊角质内壁，有化坚散结消石之功，故用其治疗癥肿，且有助消化作用，用之有益无害。

鸡矢藤

鸡矢藤最早载于《生草药性备要》。其性微寒，味甘、苦；归脾、胃、肝、肺经；其基本功效有消食健胃，化痰止咳，清热解毒，止痛。

【林平临床经验】林平认为，鸡矢藤具有理气止痛、消食健胃等功效，俗称"通幽草"，民间素有用其治疗胃肠道疾病的历史。经过临床的研究证实，鸡矢藤在消化系统方面有显著的消食导滞除胀之功效，能显著改善功能性消化不良患者上腹胀、早饱、恶心等胃肠运动障碍症状。一般用量为 15～60g。

【刘炳凡临床经验】鸡矢藤有良好的止痛效果，可治多种痛证，但以注射剂止痛最佳（《全国中草药汇编》）。现代研究表明，鸡矢藤注射液在癌症止痛方面有很好的疗效，能减轻晚期癌症患者的痛苦，提高生活质量。

湖南名老中医刘炳凡习用鸡矢藤鲜品捣烂敷局部，治疗癌肿性疼痛有良效。此外，与鸡血藤、常春藤配伍，制成三藤汤可治疗因癌肿、风湿引起的气滞血瘀疼痛。

莱菔子

莱菔子最早载于《日华子本草》。其性平，味辛、甘；归脾、胃、肺经；其基本功效有消食除胀，降气化痰。

【章文庚临床经验】生莱菔子味辛而甘，入脾胃，能升能散，善除胸膈风痰，宽中化食，消胀安中，利肠润燥。《滇南本草》谓其能"攻肠胃积滞，治痞块、单腹疼"。临床治疗小儿消化不良，症见腹胀纳呆者，可将其磨粉拌砂糖服之，多效验，且易于接受。

治急腹症术后肠胀气、不排便者，可予大承气汤加减，药如大黄、芒硝、枳实、厚朴、木香、槟榔等，配以大剂莱菔子，服后每见排气通便甚速，未见不良反应发生。又妊娠后罹患麻痹性肠梗阻者，近贤有顾兆农用莱菔子（汁）治验案。名老中医章文庚先生亦有类验，其辨证用药与顾老不谋而合，堪识莱菔子之精工卓识者也，谓治此当首选味辛质滑之品，开膈通腑，俟阳气宣通，积气不为壅阻，肺气以化，则二便自通。

【江尔逊临床经验】《日华子本草》称莱菔子"水研服，吐风痰"。但用水研服，很不方便，水煎服可否？四川名老中医江尔逊先生无病时曾尝试用生莱菔子 30g，捣破，水煎 40 分钟，滤取药液约 200mL，顿服。服后约半小时，便觉头晕，胃脘不适，呕恶欲吐，而后江老催吐风痰或宿食，便单用生莱菔子一味，水煎顿服。

如治陆某，男，66 岁，宿患慢性支气管炎，因外感诱发，气喘痰鸣。已服小青龙汤加味数剂，外感已除，仍咳嗽气急，喉如拽锯，胸膈满闷，苔白厚腻，脉滑数，予生莱菔子 50g，捣破，文火煮沸 1 小时，滤取药约 200mL，顿服。服后约半小时，呃呃连声，频频咳吐黏涎，移时达半痰盂。咳喘痰鸣、胸膈满闷随之大减。转予香砂六君子汤合三子养亲汤，连服 6 剂，渐渐康复。

又曾治张某，男，16 岁，因吃汤圆及干鱼片过多，胃脘满闷，嗳腐呕恶，头晕目眩，西医授以"饥饿疗法"，已两餐未食，又服多酶片、山楂丸等亦不效。予生莱菔子 50g，煎服法如前，服后不及 1 小时，便频频呕吐，并泻下酸臭粪便，胃脘顿觉轻松，转以七味白术散善后。

金元四大家之一的张从正，极擅吐法，以为邪去正自安。后世罕用吐法，或惧催吐药伤正气。而用生莱菔子催吐痰食，效快而不伤正气，值得推广。

《本草纲目》记载："莱菔子之功，长于利气。生能升，熟能降。"据江尔逊长期验证，炒莱菔子降气除胀之力类似枳实、厚朴，而降气通便之力则优于枳实、厚朴，故可用于各种实秘。因本品辛甘平，质润多脂，降气开郁而不伤阴，若加入辨证方药中，又可用于各种虚秘。如临床常见的习惯性便秘，多因脾阴不足、肠燥津亏所致。此证初服麻子仁丸有效，久服则效差甚至无效。乃因麻子仁丸中有大黄、厚朴之苦燥，久用之，伤阴化燥在所难免。江老治此等虚秘，喜用《伤寒论》之芍药甘草汤，常用量为白芍 30～50g，生甘草、炙甘草各 5～10g，以大滋脾阴，再加决明子、肉苁蓉各 30g 润肠通便，疗效颇佳。但遇少数顽固性便秘用之乏效时，必暂加炒莱菔子 30～50g 降气开郁，奏效方速。

临床见有小儿便秘者，大便坚如羊屎，便时哭闹，又艰于服汤药。治此者，可将莱菔子炒熟，捣细。1～3 岁，每服 3g；4～7 岁，每服 5g。开水调成糊状，兑少许白糖，每餐前顿服，3～4 日即见效。

《日华子本草》谓莱菔子"醋研消肿毒"。江尔逊亦曾验证之。一学生，男，18 岁，左腋下忽生一痛，皮色不变，肿痛灼热，西医诊为腋下淋巴结炎，肌内注射青霉素，外敷鱼石脂，3 日乏效，患者左上肢活动受限，夜间灼痛难寐。予生莱菔子 300g，捣极细，用适量食醋调成糊状，摊在塑料薄膜上（厚约 0.5cm），敷于患处，外敷纱布，再用胶布固定，一日一换；同时内服柴胡清肝散合五味消毒饮。敷药当晚疼痛灼热大减，连敷 4 天，痛肿全消。又曾用食醋调生莱菔子细末，外敷治疗产后乳痈（急性乳腺炎），效亦佳良。

【姜润林临床经验】 莱菔子功善下气、消痰。韩懋《韩氏医通》用莱菔子配紫苏子、白芥子组方，名三子养亲汤，治咳嗽多痰，气逆而喘。气上则痰上，气下则痰下，气行则痰行，气滞则痰滞，气利则膈宽。然治痰先理气，此治标之论耳，终不若二陈有健脾祛湿治本之妙也。中医儿科专家姜润林常拟二陈、三拗、四子（三子养亲汤加草劳子）组成"二三四合剂"治疗小儿咳喘（急性支气管炎、喘息性支气管炎、支气管哮喘），收到满意疗效。

姜师认为，丹溪虽有"莱菔子治痰，有推墙倒壁之功"之戒，后学附会者则气虚人不可用之而泯良药之殊效多多。视莱菔子乃不过寻常菜蔬，其子辛虽过于根，只不过下气之功稍强而已。张锡纯《医学衷中参西录》云莱菔子："乃化气之品，非破气之品。"其性能下气，气顺则痰降，咳喘自安，验之临床，确具气平喘止之疗效，实无破气耗气之流弊。

【成孚民临床经验】名老中医成孚民善用莱菔子。成老认为，莱菔子宽中下气，善治胸膈风痰，消面类（五谷）食积。历代医药家如朱丹溪、黄宫绣等均认为其有"推墙倒壁之功"，降气消导宜炒用。生服性升，用量稍大或脾胃虚弱者每致涌吐，故生用捣碎冲服可吐膈上风痰。成老医案中有刘瑞征伤食胃脘痛一例，患者年轻体壮，劳动后食夹生大米饭过饱，以致胃脘满痛难以忍受。服方数剂，平胃散、保和丸以及山楂、神曲、麦芽、枳实、槟榔、香砂之类均无效，最后加入炒莱菔子则胀减痛已。可见，此药为消五谷食积之猛将。

治胸膈痰盛兼有气滞满痛，以及气臌胀满者均加入炒莱菔子，效果颇为满意。

《本经逢原》莱菔子条下言"服地黄、何首乌人忌之"，是因为地黄、何首乌乃滋补肝肾之品，若与莱菔子之下气消伐同用，势必抵消二药的功能。

炒莱菔子还有一特效作用，即用于人参误补酿成气滞脘胀之证，用单味莱菔子煎服即效。如兼有外邪者，可与解表药同用；脘中有热者，佐以黄连，亦可加入小陷胸汤内用之；痛甚者，佐以香附，临床中用之多效。温病热痰停于胸膈，用生莱菔子捣汁凉开水冲服多效。

【刘志临床经验】刘志善用莱菔子治疗习惯性便秘。刘老认为，习惯性便秘产生的原因主要是情志因素。情志失调，忧愁思虑或郁怒伤肝，或久坐少动以致气机郁滞，或木郁乘土，即肝气郁结，乘克脾土，气机不利，导致津液的输布失常，津液不布，肠道失于濡润，故大便干结或欲便不出，正如《金匮翼》所论"气内滞而物不行"。李时珍在《本草纲目》中说莱菔子"长于利气"。元代著名医家朱丹溪形容莱菔子祛除病邪有"推墙倒壁"之功。《本草纲目》记载炒莱菔子有"下气定喘，治痰，消食，除胀，利大小便"等功用。《医学衷中参西录》指出："盖凡理气之药，单服久服，未有不伤气者，而莱菔子炒熟为末，每饭后移时服钱许，借以消食顺气，转不伤气，因其能多进饮食，气分自得其养也。"另外，炒莱菔子含有丰富的油脂，油脂本身就有养阴益气、润肠通便之功能。

【马山临床经验】名老中医马山临床应用莱菔子治疗高血压病，常获较好疗效。单纯性高血压病，取菊花 10g，泽泻 30g，丹参 30g，莱菔子 30～40g，钩藤 15g。水煎服，一般 7～15 剂即可见效。高血压合并冠心病患者，在辨证冠心病基础上加莱菔子 30g。女性因病过早切除子宫或摘除卵巢，内分泌失调，有部分患者可出现高血压，重者可引起卒中，预后不好。这类高血压患者，中西药降压效果均不理想。马老在调补肾阴肾阳基础上加莱菔子治疗，获得很好的降压效果。

消化系统、呼吸系统疾病伴有高血压者，莱菔子为必用之药。因本药有双重治疗作用，除有降血压作用外，还可消积化食、除痞满、止咳化痰。如慢性浅表性胃炎或萎缩性胃炎，伴有高血压者，在辨证治疗时加莱菔子，可消食化积、理肠止泻、降血压；咳喘病伴有高血压加莱菔子，可降肺气、理大肠、止咳平喘、降血压。

马老认为，高血压患者保持大便通畅很重要。便秘患者胸腔、腹腔压力升高，全身紧张，烦躁不安，加重血压升高，这时服降压药疗效甚微，常诱发冠心病、脑血管病。大便通畅，全身放松，适当配合降压药物治疗，常获较好疗效。故用莱菔子调理肠胃功能，排气通便，同时有良好的降血压作用。降血压其常用量为30g，重者40～50g，未见不良反应。

第二节
驱虫药

凡以驱除或杀灭人体内寄生虫为主要功效，治疗虫证为主的药物，称为驱虫药。

槟 榔

槟榔最早载于《名医别录》，其性温，味苦、辛；归胃、大肠经；其基本功效有杀虫，消积，行气，利水，截疟。

【秦伯未临床经验】秦伯未认为：人皆知槟榔用于下痢，而不知湿重之病，无不可用。舌苔白腻，腹满溲短者，加入二三钱（6～10g）于剂内，辄奏捷效。《御药院方》以槟榔末治痰涎；《备急千金要方》以槟榔、橘皮治呕吐痰水；《宣明方》以槟榔、枳实治痞满；庞安时以槟榔酒煎治伤寒结胸，俱能熟悉药性，善于偕使。盖痰涎之生，由于湿盛凝聚；呕吐之来，由于湿阻不化；痞满结胸之成，亦由湿邪停水，而阳气痹闭。槟榔能祛湿，湿去则三焦宣利，诸恙痊愈矣。仲景于胸满恒用厚朴，腹满常用枳实，取其辛苦而温，化浊利气，窃谓槟榔同其功，而无其烈，允推上品。

南瓜子

南瓜子最早载于《现代实用中药学》。其性平，味甘；归胃、大肠经；其基本功效为杀虫。

【孟景春临床经验】南京中医药大学孟景春用炒熟南瓜子，治前列腺增生获良效。孟老指出，南瓜子，是从菜市场中购买的南瓜，取出子后，洗净晒干，炒熟后食用。它不是炒货店所售白色粒大的瓜子。有时炒货店也有出售，若南瓜已经过时，可至种子公司购买。服用方法：炒熟后，每天嚼服100g，嚼服时一定要连壳吞下，吐壳则效果欠佳。连续服用1周后，即见效果，见效的标志，即夜尿次数减少，小便时亦较通畅。服至1个月，症状明显改善，若进行B超检查，增生的前列腺可见缩小。连续服用，一般无不良反应。老年人若牙齿脱落，嚼服不方便，可加工磨成粉剂，然后分数次用开水送下。但每天一定要服满100g，少则影响疗效。也有人将南瓜子炒熟后，装在瓶内随身带着，当零食吃。虽然服法不同，但服用量和带壳的食用法不能变。

前列腺增生，也属于退行性病变，为老年男性的常见病和多发病。有人对该病做过调查，结果显示城市发病率高于农村，70岁以上的男性有80％的人患有该病。

前列腺增生，主要表现为小便变细如线，或小便分叉，也有的小便时尿液点滴而下，或淋沥不尽，最显著的特点是夜尿增多，少者每晚3～4次，多者每晚7～8次，严重影响睡眠。有的人甚至白天不敢远离家门，深恐出门后想小便找不到厕所，大大地影响了生活的质量。若不治疗，任其发展，可致尿闭，中医称为"癃闭"，亦会发生生命危险。

前列腺增生的发生，中医学认为肾气不足为主要原因，而肾气不足可分为肾阴不足和肾阳不足，阳虚者可服桂附地黄丸，阴虚者可服六味地黄丸，若小便黄者可多服滋肾通关丸（由黄柏、知母、肉桂组成）。所以在服南瓜子的同时，若能结合每个人的体质情况，加服补肾阳或补肾阴的丸剂，标本同治，效果更可提高。

此外，在服药的同时，饮食亦应加以注意，最重要的是不能饮酒，尤其是烈性酒。因前列腺对酒精十分敏感，酒精容易使前列腺充血增大。其次不要骑自行车，也不要勉强过性生活；忌食辛辣肥腻食物。

使君子

使君子最早载于《开宝本草》。其性温，味甘；归脾、胃经；其基本功效为杀虫消积。

【吴佩衡临床经验】 云南四大名医之一吴佩衡在其医案中记载了一服用使君子中毒患者。张某，四川人，住昆明市，有子十岁，常患蛔虫腹痛，面黄肌瘦，纳呆食少，夜卧常龄齿流涎。张某在药店购得使君子二市两予子服食，意欲驱杀蛔虫，然不知该服何许剂量，随其子剥去外壳而食之。因使君子仁，其味香甜，小儿子一日内服食达一市两之多，遂发呃逆不止，连声频频而作，心泛欲呕而不思饮食，无法止住，来舍向吴老求教。吴老思及早年从师习业，曾闻师言，服使君子仁致呃逆作呕者，其壳可解。吴老当即介绍此法以试之。张某返家后，照法用使君子外壳一市两煎汤予其子服，连服数次，次日则呃逆顿除。

使君子仁甘温，入脾胃，常用以驱除蛔虫，多食则易眩晕、呃逆作呕，脾胃虚弱者尤甚，然使君子壳又可解之。此系民间单方效验，若遇此者，不妨一试。

吴老用使君子壳解过食使君子仁致呃逆作呕，取得佳效。其实中药许多果仁都有此层联系，如白果仁有毒，但其壳亦能解之；荔枝性温热，食入过量亦有不适，特别是福建、两广一带，其民间用荔枝壳煎水内服亦可解之。因此在临床用药时，如需要大剂量运用白果仁、使君子可将壳同煎，减其毒性。

第九章

止血药

第一节
凉血止血药

本类药物性属寒凉，味多甘苦，入血分，能清泄血分之热而止血，适用于血热妄行所致的各种出血病证。

大 蓟

大蓟最早载于《名医别录》，其性凉，味甘、苦；归心、肝经；其基本功效有凉血止血，散瘀解毒消痈。

【周仲瑛临床经验】大蓟用于肝阳上亢证，国医大师周仲瑛有较深体会。周老认为，大蓟、小蓟性味甘凉，共具凉血止血、消散痈肿之功。《本草拾遗》谓小蓟："破宿血，止新血、暴下血、血痢、金疮出血、呕血等。"《日华子本草》谓大蓟："叶凉，治肠痈、腹脏瘀血、血晕、扑损，可生研，酒并小便任服。"大蓟散瘀通脉，集凉血、止血、行瘀、通络于一身，是血热证的要药。周老临证常以之治肝肾阴亏、肝阳上亢之眩晕、头痛、耳鸣、目赤诸症，认为肝阳证乃由于气火逆乱，上攻脑府，用大蓟、小蓟凉血活血，导火下行，通脉络，甚者配以牡丹皮、生地黄、泽兰、水牛角，危者更参以硝黄通下以釜底抽薪，泄其亢阳。妙在二蓟性凉而润，活血而不致动血，不同于桃仁、红花，宁血而不致留瘀，有别于侧柏叶。大蓟泻火而不伤阴，降气而不耗气，是火盛气逆患者的治标良药。

小 蓟

小蓟最早载于《名医别录》。其性凉，味甘、苦；归心、肝经；其基本功效有凉血止血，散瘀解毒消痈。

【孙敏临床经验】 名老中医孙敏常用一味鲜小蓟治疗血证（如咳血、呕血、便血、尿血等），每获良效。小蓟甘、苦，凉，归心、肝经。《食疗本草》曰"取菜煮食之，除风热。根，主崩中，又女子月候伤过……金疮血不止……夏月热，烦闷不止"；《本草拾遗》云"破宿血，止新血、暴下血、血痢……合金疮及蜘蛛蛇蝎毒"；《日华子本草》又曰"根凉，无毒，治热毒风并胸膈烦闷，开胃下食，退热，补虚损"。说明小蓟无毒，主要功效是凉血止血、活血化瘀、清热解毒，尚有补虚损、开胸顺气、开胃降气的作用。因而孙师认为，小蓟对热证、实证出血及虚证出血皆可应用。《医学衷中参西录》更具体论述小蓟"最清血分之热，凡咳血、吐血、衄血、二便下血之因热者，服者莫不立愈"。说明小蓟凉血止血效颇佳，而且治疗血证适宜范围广泛。小蓟单用捣汁服或干品研末服及水煎服、捣汁外敷等多种用法皆可奏效。用量一般为 30～300g，无明显毒性。

【孙一民临床经验】 著名中医血液病专家孙一民善用鲜品小蓟治疗白血病等疑难杂症，常配伍鲜生地黄、鲜蒲公英、鲜白茅根。在辨证论治处方用药的基础上，孙老常选用鲜药，在治疗过程中，孙老选用四味鲜药作为治疗的主药。因为鲜药含有自然汁，其养阴清热等作用比干药好。如梨有清肺润肺的作用，鲜梨含有大量自然汁，所以吃鲜梨比梨干的作用好得多。张锡纯认为小蓟"能清血分之热，以止血热之妄行……单用鲜小蓟根数两煎汤，或榨取其自然汁，开水冲服，均有捷效""茅根善清虚热而不伤脾胃……为涵养真阴之佳品"。鲜生地黄长于清热凉血，生地黄的提取物促进血液凝固而起止血作用，蒲公英有清热解毒的作用。可见鲜药的自然汁中所含有效成分较干药高。这可能与在干燥过程中丧失某些有效成分有关。所以孙老选了鲜生地黄等四味药作为主药，临床应用取得了良好效果。

【耿鉴庭临床经验】著名中医学家耿鉴庭先生临床体会小蓟治疗鼻炎有较好的疗效。《外台秘要》引《神妙方》治"鼻塞不通，小蓟一把，水二升，煮取一升，分服"。耿老在中草药展览会上，曾见到一个效方，是在这方的基础上，用小蓟煮鸡蛋治鼻病，取得满意的效果。耿老治日久的肥厚性鼻炎，鼻甲肥大，血管粗张，有时出血，且经常气窒难通者，用之多效。小蓟既能破宿血，又能生新血，具有活血化瘀作用，又有双向调节的类似意义。治僵肿已久者，必须活血，乃外治之定理，用于鼻科，亦甚吻合。

地 榆

地榆最早载于《神农本草经》，其性微寒，味苦、酸、涩；归肝、大肠经；其基本功效有凉血止血，解毒敛疮。

【王珍珠临床经验】王珍珠老中医善用地榆治疗崩漏。王老认为，崩漏病按常规治疗，一般均能获效，但也有少数顽固者，久久难愈。这些患者多数属于无明显寒热偏颇、气滞血瘀征象的功能性子宫出血，常因气虚不摄、血不循经所致。此时若将单味地榆用米醋煎服，常能获得较好效果。此方出自《太平惠民和剂局方》，后人常用以治疗下焦血热型崩漏。王老认为不论何种崩漏，只要没有明显瘀阻表现，即可遵"散者收之"之旨而用之。其中对于病程延久、气血耗散者，效果尤佳。

地榆味苦涩，性微寒，据《精校本草纲目》记载，"地榆除下焦热"，可治"血证"，治"妇人漏下"。现代药理研究提示，本品能缩短出血时间，且有广谱抗菌作用。因此，对血热型出血，有清热解毒、凉血止血作用。炒炭后，非但微寒之性已趋平和，而且增强了固涩作用。合米醋之酸敛，可以收摄经血，同时米醋还略有祛瘀之力，使血止而不留瘀，诚为治崩漏之良方。

【朱良春临床经验】国医大师朱良春治淋常用生地榆，并视其为常规要品，他将这味善治下焦血分湿热之药，广泛用于治疗下焦气分淋证，实为一大创举。

生地榆所以能治淋者，盖缘其能解毒抗菌消炎，一也；擅入下焦除疾，二也；性涩可缓尿频，三也。本品通中寓涩，祛邪而无伤肾耗阴之弊，诚非其他淡渗清利之品所可比拟。凡遇急性泌尿系统感染或慢性泌尿系统感染急性发作，皆相适宜。热淋者，可配合八正散；血淋者，可配合小蓟饮子；劳淋者，可配合知柏地黄汤等，随症活用。朱老通过长期实践，以本品为主自拟清淋合剂（生地榆、生槐角、半枝莲、白花蛇舌草、大青叶各 30g，白槿花、飞滑石各 15g，生甘草 6g）。上为一日量，煎成合剂 100mL，一次50mL，日服 2 次，疗效明显，具有抑制多种杆菌、球菌的广谱抗菌作用，对常用抗生素治疗无效的病例仍然有效，无任何不良反应，曾系统观察 100 例，总结成文发表。

槐花（槐角）

槐花最早载于《日华子本草》。其性微寒，味苦；归肝、大肠经；其基本功效有凉血止血，清肝泻火。

【陈宝玉临床经验】 陈宝玉医师，用槐花 30g，炒炭研末装瓶备用，治疗鼻衄，收到显著的疗效。用时取槐花炭末适量与温开水调匀，以消毒棉球蘸取塞患侧鼻孔即可。

【李忠临床经验】 李忠根据《日华子本草》言槐花"治五痔，心痛……治皮肤风，及肠风泻血"，临床上用其治疗多例过敏性紫癜患者均获满意疗效，尤其对腹型过敏性紫癜疗效更佳。李老认为，过敏性紫癜是一种变态反应性、出血性疾病，属中医"肌衄、肠风、便血"范畴，认为多由"感受四时不正之气，郁于皮肤不散，结成大小青紫斑点"（《外科正宗》），或"风邪热毒，遏郁于肠胃血分，血渗肠道"（《景岳全书》）所致。槐花性微寒苦降，能清泄血分之热而止血，对于外感风邪、郁内化热、迫血妄行所致者，确有良效。

【孙伟临床经验】孙伟认为槐花既能清热解毒，又能凉血止血散瘀，可以起到双向调节的作用。在临床中除将槐花配伍入水煎剂中外，还常将其与他药配伍合成灌肠方，用量 15g。通过槐花的泻下和解毒作用，加速食物残渣排泄，抑制胃肠道菌群的生长，从而减少肠腔内蛋白质的分解，使肠源性氮质吸收减少，改善因肾功能不全而引起的临床症状。

【邱卫英临床经验】邱卫英承其父之法，常用槐实做成栓剂纳入肛内或煎汤坐浴熏洗等方法治疗痔、便血等，有很好的疗效。邱老用槐花 30g，赤石脂 6g，防风 3g，罂粟壳 3g，加水 500mL，煎至 100mL，做保留灌肠，每次 1000mL，每日 1 次，15 天为 1 个疗程，治疗溃疡性结肠炎，亦收到了满意效果。邱老谓"溃疡性结肠炎是一种慢性、反复发作的难治性疾病"。临床主要表现为小腹疼痛、腹泻、脓血便、里急后重等。采用局部用药、保留灌肠法直达病所，故疗效甚佳。槐花味苦、微寒，归肝、大肠经，其功效凉血、止血、泻热，常用于大便下血、肠风、赤白痢疾等。现代药理研究表明，其有效成分能缩短出血时间，并能降低毛细血管的通透性；赤石脂能止血生肌，有保护消化道黏膜，防止胃肠道出血的作用；防风能胜湿止痉，有较强的抗菌作用；罂粟壳能涩肠止痛，能松弛胃肠平滑肌使蠕动减慢而止泻。

【朱良春临床经验】国医大师朱良春善用槐角治疗高血压病之眩晕。朱老谓，槐角为槐树所结之实，苦酸咸寒，能凉大肠而止痔出血，泄湿热而愈淋带下。槐角之清利湿热，有别于龙胆、知母、黄柏之类的苦寒沉降，胃气弱者亦可施用。朱老认为："生槐角能入肝经血分，泄血分湿热是其所长；又能润肝燥、息肝风。"肝主藏血，主疏泄，其经脉环阴器、抵小腹，故便血、带下、热淋往往与之有关，而长于清肝、泻肝之槐角，均可建功。此外，古人有

"折嫩房角，作汤代茗，主头风，明目，补脑"之说，验之临床，信而可证。故此药除善泄下焦湿热外，不可遗其凉肝定风之功。凡肝经血热、风阳鼓动之眩晕，悉可选用。此味与川楝子相较，二者均能疏泄厥阴，但川楝子入肝经气分，槐角入肝经血分；肝气郁结不疏，川楝子宜之；肝郁血热风动，槐角宜之。临证不可不辨。

【杨德明临床经验】杨德明主任医师在辨证的基础上，加用槐花治疗高血压病，效果很好。现代医学研究表明，本品含芦丁、槐花米甲素及属于甾醇类的槐花米乙素和槐花米丙素，有扩张血管，降低毛细血管脆性和增强毛细血管抵抗力，止血和降压作用。对高血压引起的脑血管破裂出血亦有很好的疗效。

侧柏叶

侧柏叶最早载于《名医别录》。其性寒，味苦、涩；归肺、肝、脾经；其基本功效有凉血止血，化痰止咳，生发乌发。

【吴光烈临床经验】著名中医学家吴光烈治百日咳遵《黄帝内经》之旨"五脏六腑之咳……此皆聚于胃，关于肺"。关者宜开，聚者宜散（散非发散，乃疏通之意），以及注意生克关系，用鲜侧柏叶、大枣、冰糖治之，无不奏效。据清代黄宫绣《本草求真》载，鲜侧柏叶有养阴润肺燥土的作用，大枣补脾益气、润肺止咳，冰糖味甘、色白，补脾益肺。肺清则肃有主，肺气开宣，气不上呛，而阵咳可止，自无关于肺之患；补脾益气和中，则脾健运，纳食增进，湿不内聚，生痰无源，而无聚于胃之害。且脾健则土能生金，子得母气，母子相得益彰，关于肺，聚于胃可解，而痉咳可止。

一年春，诊一3岁小儿，咳嗽顿作，连声不绝，咳时面赤耳红，最后须咳至有回缩音及吐出痰涎，咳始渐平，后伴有咳血和鼻衄，屡经治疗未见好转。吴老嘱用鲜侧柏叶15g，大枣6枚，冰糖适量，水煎代茶顿服。1剂后见效，连服6剂，痉咳止，纳食增进，活泼如常。

【叶坤照临床经验】侧柏叶寒凉入血而祛风，古谓能"补阴"（《本草衍义补遗》）、"黑润鬓发"（《日华子本草》），故有生发乌发之效，适用于血热脱发、须发早白。如《孙真人食忌》以本品为末，和麻油涂之，治头发不生；《备急千金要方》以生侧柏叶、附子研末，猪脂为丸，入汤中洗头，治脱发。

叶坤照治疗脱发用鲜侧柏叶25～35g，切碎，浸泡于75%酒精100mL中，7天后滤出备用。用棉棒蘸药液涂毛发脱落部位，每日3～4次，治疗秃发160例，显效33例，有效91例，总有效率77.5%。

白茅根

白茅根最早载于《神农本草经》，其性寒，味甘；归肺、胃、膀胱经；其基本功效有凉血止血，清热利尿。

【石景亮临床经验】著名老中医石景亮善用白茅根治疗血证。石老认为，白茅根味甘性寒，有清热、凉血、止血、利水的功能。用白茅根的临床指征是：热证吐血、衄血、尿血；急性肾炎、慢性肾炎小便量少；急性传染性肝炎小便不利。临床多用其治疗热病烦渴、肺热咳嗽、胃热呕血、吐血、衄血、尿血、热淋、水肿、小便不利及黄疸等病证。白茅根无毒性作用，用量一般在15～30g，对体壮症重者，可用至60～100g。石老治疗血小板减少性紫癜血热型者，自拟经验方茅根三花三草汤治疗，即以白茅根为主药。处方：鲜白茅根60g，金银花20g，槐花20g，凌霄花30g，茜草30g，仙鹤草30g，紫草20g，生地黄炭30g，桑白皮20g，地骨皮15g，冬瓜子30g，麦芽20g，大枣30g，生姜10g。

石老亦认为：白茅根者，临床应用于急性肾炎，证型属于风热水肿、湿热或热毒水肿、血尿者一定要用之；肾病综合征，属湿热阻塞者，放胆用之；对肾盂肾炎，无论急性肾炎或慢性肾炎均应使用白茅根。

【杜雨茂临床经验】著名中医家杜雨茂善用白茅根治疗肾病。慢性肾炎水肿，主要出现小便不利和尿量减少，因此利尿是消除水肿的重要治疗途径之一。杜老在此方面体会尤深，他每遇小便短少、尿中带血，或镜检发现血尿者，无论有无水肿，均在本病的辨证方药中加入白茅根 30～45g，玉米须 30g，连续服用，多可收到清热凉血、利水消肿之良好效果。由于白茅根甘淡微寒，清热而不碍胃，止血而不留瘀，利尿消肿而不伤阴，故对慢性肾炎水肿伴血尿者用之最为对症，值得推广应用。根据杜老经验，本品用量不可太轻，一般应在 30g 以上，否则收效欠佳。

苎麻根

苎麻根最早载于《名医别录》。其性寒，味甘；归心、肝经；其基本功效有凉血止血，安胎，清热解毒。

【冯才临床经验】《濒湖集简方》载："肛门肿痛，生苎根捣烂，坐之良。"冯氏临床取鲜品苎麻根 50～60g，捣烂，外敷肛周，治疗肛痛初起，局部红肿热痛及炎性外痔。运用及时，可促痈消，如果肉腐脓成，运用后也可使脓肿局限，减轻痛苦。

【茅正义临床经验】苎麻根常规用量为 10～30g。茅氏将这味药的用量增至 120g，且均煎汤代水另煎与之相配伍的中药，治疗滑胎可以提高疗效，现结合病例介绍如下。

治一患者，女，28 岁，2002 年 5 月 6 日初诊。于每次妊娠 50 天时觉腰酸，阴道出血，随后即流产。已连续两次。是时第三次怀孕 50 天，又觉腰酸，小腹有垂坠感，阴道滴血，查 B 超排除葡萄胎，妊娠前查染色体正常，舌质淡薄白，脉细滑。肾者封藏之本，子宫系于肾，肾虚不能司封藏之职，故屡孕屡坠，治拟益肾固胎。方选寿胎丸加味：炙黄芪 20g，党参 15g，菟丝子 10g，桑寄生 10g，杜仲 10g，川续断 10g，阿胶（烊化）12g，仙鹤草 15g，炒白术 10g，苎麻根 15g，炙甘草 6g。3 剂。

二诊：药后腰酸腹坠减轻，阴道仍少量滴血，治疗原方不变，只将方中苎麻根改为 120g，煎汤取汁以之另煎其他药物，5 剂，药后阴道滴血止，其他症状消失。

三诊为巩固治疗，嘱将二诊时方续服 7 剂，药尽后注意精神、饮食养胎，终于足月顺产一女婴。

此药质地轻，体积大。用量小，未见明显效用。若用量大，又与他药同煎，其太多的药渣会吸收了他药的有效成分。只有加大剂量，煎汤后另煎他药，才能既克服同煎时的弊端，又充分发挥药物的效力。

第二节
化瘀止血药

本类药物既能止血，又能化瘀，具有止血而不留瘀的特点，适用于瘀血内阻、血不循经之出血病证。部分药物尚能消肿、止痛，还可用治跌打损伤、经闭、心腹瘀滞疼痛等病证。

三 七

三七最早载于《本草纲目》，其性温，味甘、微苦；归肝、胃经；其基本功效有散瘀止血，消肿定痛。

【袁金声临床经验】 名老中医袁金声运用其父亲（全国著名中医家袁家玑）的经验方——加味乌贝及甘散治疗胃及十二指肠溃疡。该方由三七粉 30g，海螵蛸 30g，贝母 30g，白及 30g，甘草 30g，黄连 30g，砂仁 15g，延胡索 30g，川楝子 30g，佛手 30g，广木香 15g，生芍药 45g 组成。将其研为极细末，每日早、中、晚饭后吞服 3g，常服，可获满意疗效。本方以三七粉为主药，《本草纲目》谓三七能"止血、散血、定痛……亦主吐血、衄血、下血"。海螵蛸收敛制酸、止痛、止血，贝母化痰、散结消肿，与海螵蛸配伍，有很好的制酸止痛作用；白及收敛止血，消肿生肌；芍药、甘草酸甘化阴，柔肝缓急止痛；黄连清热燥湿，善清胃热；川楝子、延胡索行气活血止痛；佛手、广木香行气止痛；砂仁理气健胃。合而既能柔肝和胃、理气活血，又能制酸止痛、止血生肌。用后，症状能较快得到缓解，但溃疡未必能愈合。如不继续服药治疗，促进溃疡愈合，则多有复发，所以应连续服用本散 3 个月或半年以上，疗效才能巩固。

【李玉林临床经验】名老中医李玉林治疗糖尿病合并脑血栓而有偏瘫者，常用补阳还五汤加三七，重用黄芪，逐渐加量可达120g；李老治糖尿病最常用的药是三七，三七可补虚而治本，它所含人参皂苷远比人参多，且能活血祛瘀，对防治并发症脑血栓、冠心病疗效均佳，对偏瘫亦有良效，由于三七能增强免疫功能，对频发感染及感冒者均有防治作用，是一味能标本兼治的良药。

【周信有临床经验】周信有老中医亦善用三七。周老认为，三七除有化瘀止血、活血消肿止痛功能外，又是一味补血益气的补虚强壮佳品。根据久病必虚、久病必瘀的病理特点，凡治疗一些久病不愈、虚实夹杂、气虚血瘀的慢性疾病，多使用三七，均收到满意效果。如治疗各种病毒性慢性肝炎、肝硬化腹水、胃或十二指肠溃疡出血、萎缩性胃炎、冠心病、心绞痛、高脂血症等。周老使用三七，一般是晒干研粉，每次 2～3g，日服 2 次。根据周老临床经验，三七与有扶正培本作用的党参、白术、黄芪及活血化瘀之丹参、赤芍、莪术等相伍为用，一补一散，相互制约，相互为用，补而不滞，散而不耗，共奏益气活血、通补兼施、相得益彰之效。

蒲 黄

蒲黄最早载于《神农本草经》。其性平，味甘；归肝、心包经；其基本功效有止血，化瘀，通淋。

【王馨斋临床经验】王馨斋系绍兴名中医，从事中医眼科 50余年。重用蒲黄治疗眼科诸种血证，尤有心得。根据《神农本草经》记载，蒲黄生用性滑，行血消肿；炒黑性涩，功专止血。王老主张生用，他认为眼内之出血不同于其他部位，血止后可遗留与出血相类似的机化物，仍会影响视力，因此用药不仅要止其出血，而且要促其尽快吸收，蒲黄既能行瘀，又善止血，故使用于眼科诸种出血最为相宜。而炒黑之后性质变燥，久服伤阴化火，导致反复出血，大是不宜。至于剂量也很重要，王老指出"蒲黄一物，除其在眼科上独特的功能之外，更应靠医生善于运用，剂量不同，则功效大殊。同盟者更赖辨证正确，配伍得当，所谓知己知彼，才能百战不殆"。对于气滞夹瘀的眼科出血证，王老常选蒲黄与理气药配伍，蒲黄的用量一般在20g左右。蒲黄不仅长于活血化瘀，而且尤善于通利血脉。临床上由瘀血引起的眼底出血，可谓屡见不鲜。盖瘀血不去，新血断无生理，且阻于络脉，气亦不通。目失气血濡养，影响精明，此时活血化瘀、疏通血脉是治疗关键。王老根据通因通用的原则，重用蒲黄50～60g，化瘀止血，寓通于涩。

【蔡小荪临床经验】 上海著名中医学家蔡小荪善用蒲黄活血化瘀调经。蔡老谓蒲黄味甘，性平，入肝、心包经，具有活血化瘀、收敛止血之功。说明蒲黄既有止血作用，又有活血化瘀之效。《日华子本草》曰："破血消肿者，生用之；补血止血者，须炒用。"因此流传迄今，一般认为蒲黄生用性滑，行血消肿；炒黑性涩，功专止血。然蔡师尤推生蒲黄，认为炭剂是治疗月经过多的常用之品，在炮制方面必须存性，若成焦炭，难免折损药效。从临床实践看，生蒲黄的止血作用胜于蒲黄炭。动物实验报道：生蒲黄对不同动物的离体子宫平滑肌均有使其收缩或增强其紧张的作用，因而具有较强的祛瘀止血功效。

蒲黄一药，用量宜灵活多变。处方时少则10g，多则可达60g。随症斟酌，可据病情轻重缓急，使其恰到好处。一般化瘀止痛，经量少而不畅者用10～12g；经量中而带血块者用12～15g；量多如注，块下且大者30～60g。他指出：蒲黄一物而能多用，除其独特功能之外，实赖医者在临床上善于掌握运用！剂量轻重不同，则功效大殊。血瘀经痛活血为治，只有辨证正确，用量、配伍得当，庶可获得预期效果。

治疗血瘀经痛，蒲黄用量不必过重，用以化瘀祛实。女子经血虽以血为主，然其盈亏行止无不由乎气，若气血失调，运行不畅，即可造成不通则痛。然痛经一证又以气滞血瘀为多见。蒲黄一药专入血分，以清香之气兼行气血，气血顺行则冲任调达，瘀去痛解。辨治要点：经行不畅，腹痛拒按，下块后较舒。临床常见于子宫内膜异位症、膜样痛经等。一般在经前3天预先服用，使瘀块不易形成而排出畅通，效果方显。过晚服用，则瘀血既成，难收预期功效。

治疗血虚夹瘀之月经病，宜通涩并用，选用生蒲黄与阿胶珠配伍，蒲黄用量一般在15～20g，阿胶10g烊化。如临床常见产后恶露不绝，如排出过多，或逾期不止，色淡红、质稀，夹有小血块，为子宫复旧不全。生蒲黄除能缩宫止血、祛瘀生新，促使瘀血排出外，亦能止血定痛，对宫缩不良、腹痛阵阵的瘀血性恶露不绝等，有良好治疗作用。阿胶甘平，入肺、肝、肾三经，具有补血止血之功效，对一切失血之症均可奏效。据现代医学药物分析，阿胶有加速血中红细胞及血红蛋白生长的作用。阿胶与生蒲黄相配，止血而不留瘀，补血而不滋腻，寓涩于养，动静结合，配伍巧妙，瘀去宫宁，血自归经，临床运用每能应手取效。

治血瘀之崩漏，宜通因通用，因蒲黄长于活血化瘀，尤善通利血脉，故有止血固崩之功。临床上由瘀血引起的崩漏屡见不鲜，缘瘀滞未去，则新血不能归经，导致出血不止，或量多如注有块。本着通因通用的原则，常重用蒲黄，其用量可达30～60g，化瘀止血，寓通于涩。

【朱南孙临床经验】 著名中医妇科专家朱南孙承家传，重实践，行医多年，认为"血脉营卫，周流不休""血脉流通，病不得生"。妇女以血为用，尤多血行异常，故善用血分药，尤推崇蒲黄，谓只要辨证正确，配伍得当，可治妇科诸种血证，归纳为"通、涩、消、利"四方面。

其一者，化瘀通经。血贵流畅，奉养全身，在妇女则化为经乳，瘀滞则经涩、经闭、痛闭，诸症蜂起。朱师喜用蒲黄配丹参、赤芍、川牛膝、泽兰、益母草、莪术、黄药子、月季花等疗实证闭经、经行涩少，也可催经止孕。配五灵脂、丹参、刘寄奴、炙乳香、炙没药、广地龙、延胡索、血竭粉，组成验方化膜汤，治血瘀气滞之膜样痛经。对热瘀互结型子宫内膜异位症、盆腔炎、盆腔淤血综合征引起的腹痛，则用蒲公英、大血藤、败酱草、紫花地丁、川楝子、延胡索等。生蒲黄性凉，且能通便，故诸证伴便结不畅者尤为适宜。寒凝血瘀致经行腹痛者，多配茴香、桂枝、熟附子，加强温散消瘀止痛之力。

其二者，止血涩带。《本草纲目》谓蒲黄"生则能行，熟则能止"。炒蒲黄祛瘀止血，通而涩之。朱师常以炒蒲黄配焦山楂、花蕊石、茜草、熟大黄炭、炮姜炭、牛角腮、参三七末等治癥结胞中，瘀血阻络，或经行及产后残瘀、宿瘀未净，血不归经所致崩漏，恶露不绝，赤带绵绵之症。瘀血内阻，崩漏日久必竭气血，或暴崩血脱气陷，又宜在补气养血、挽阳固脱方中加蒲黄炭、熟大黄炭、炮姜炭、仙鹤草、仙桃草，标本兼顾，澄源与塞流并举。

其三者，散结消癥。蒲黄质轻入血，善消癥结，治疗子宫肌瘤、卵巢囊肿，朱师多配石见穿、鬼箭羽、皂角刺、丹参、赤芍、生山楂。若属更年期则加紫草、生牡蛎、白花蛇舌草、夏枯草，可起到消癥散结、断经防癌的作用。若经行量多，或腹泻便溏则用炒蒲黄，涩中兼消，通消而不损正。

其四者，通淋利尿。子宫肌瘤、盆腔炎、子宫内膜异位症、阴道炎等疾病常由于肿块压迫或炎症刺激，合并膀胱炎、尿道炎，或房事过密，肾虚火旺，热移膀胱，每次房事后即发小便淋涩疼痛。朱师用生蒲黄配金钱草、车前草、瞿麦等清热化瘀，通利膀胱。

《本草经疏》谓蒲黄"一切劳伤发热，阴虚内热、无瘀血者禁用"，恐其祛邪伤正。朱师临床经验说明，久病痼疾多虚实夹杂，只要配伍适当，运用适时，确无弊害。生蒲黄用量过大，可致脾胃虚弱者发生腹泻便溏，遇此减量，或配焦白术扶正救弊。

【廖佐芹临床经验】 名老中医廖佐芹谓自己初学中医时，外祖父恒谓"生蒲黄治淋有奇效"，每不以为然，后见其每遇此类病证，无不用此，且屡收效验，遂铭记于心。1987 年冬，其表弟刘某，突患尿淋。尿频急而痛，恶心腰痛，痛时向外生殖器放射，尿道内如针扎火燎，解尿时汗如黄豆大，尿红赤如洗肉水状。尿常规检查：红细胞（＋＋＋）。X 线片示右输尿管下端有一黄豆大结石。廖老猛然忆起外祖父的话。辄投以生蒲黄粉 30g，金钱草 30g，鲜葱一大握，煎汤分 3 次送服。每次 10g，连用两天。第三天早晨起床后，表弟感尿意紧迫，急就便盆，随着尿道内一阵撕裂样疼痛后，须臾竟解出结石二粒，其淋痛之疾，遂猝然而愈。

茜　草

茜草最早载于《神农本草经》。其性寒，味苦；归肝经；其基本功效有凉血，祛瘀，止血，通经。

【王裕宽临床经验】 老中医王裕宽善用乌贼骨与茜草治疗闭经。《黄帝内经》早有记载，用于治疗血枯经闭，即"四乌鲗骨一藘茹丸"。乌鲗骨今写作乌贼骨，又名海螵蛸；藘茹即今之茜草。上二药以雀卵为丸，用鲍鱼汁送服，是《黄帝内经》所载十三方之一。

《神农本草经》记载乌贼骨"主女子赤白漏下，经汁血闭，阴蚀肿痛，寒热癥瘕，无子"；《本草纲目》云"主女子血枯病，伤肝唾血，下血""通经脉，治骨节风痛，活血行血"。《名医别录》记载"茜草，主……止血，内崩下血"；《日华子本草》谓其"疗血崩""止鼻洪，带下，产后血晕，乳结，月经不止，……扑损瘀血"。

王老常言："乌贼骨配伍茜草，既能行血通经，又能止血固经，合用相得益彰。月经不调，皆冲任为病，冲为血海，任主胞胎，二脉功能正常则月经以时下，如肝肾损伤，则影响冲任而致月经不调。乌贼骨入肝肾二经，茜草入肝经，两药配伍，共奏补肝肾、固冲任之效。"

【郑书全临床经验】郑书全在用脱敏汤方（墨旱莲、紫草、茜草）治疗过敏性鼻炎的启示下，用其加味并重用茜草（20g）治疗过敏性荨麻疹获良效。郑老临床体会：茜草苦寒，入肝经，有凉血止血、活血化瘀之效。通常用于治疗各种血热出血及外伤出血，还用于血滞经闭、跌打损伤、痹证关节疼痛及瘀滞肿痛等证。由于在治疗荨麻疹过程中，重用茜草，意外提高了疗效。受此启发，后每遇过敏性荨麻疹，属热证、实证者，均重用茜草，收到较好效果。茜草用量虽超过常规用量，但未发现明显不良反应。

童　便

童便最早载于《本草经集注》。其性寒，味咸；归肺、胃、肾经；其基本功效有滋阴降火，凉血散瘀。

【陈正临床经验】名老中医陈正应用童便治疗外伤亦有经验。陈老谓其童子溺者，正名"童便"，多被乡村医师用于治疗外伤急症。此药后世多以污秽看待，很少使用，实为可惜。殊不知本品能引肺火下行从膀胱排出，大凡吐血、唾血、咳嗽痰中带血等症遭之皆效。跌打损伤，血闷欲死，以热尿灌之，下咽即醒，屡有验效。产后血晕，胞胎不下，治之也佳。此品古时被武术家视为珍物，故褚澄《劳极论》说童便"降火甚速，降血甚神"。

1975 年陈老于某地适遇下乡青年被滚石砸压背部，鼻出血，腹膜，神志昏昏，抬来求治。因无手术条件，即以热童子溺一碗灌下，立令送医院手术。途中衄止，腹膜减轻，能言所苦，抵医院经治而愈。自此方信历代药籍所述童户溺药功之不谬。于田间、工区劳务者，如遇外伤，可以此解燃眉之急。无童子溺，健康男人尿也可。

童子溺古书中多有记载，今人也有所应用。其治疗疾病之功效，不应怀疑。此药并非难得，既经济又实惠，既可应急，又可缓解病情，值得提倡。

童子溺，系取 12 岁以下健康男孩子的小便，去头尾，取中段。清澈如水者趁热供药用。

【蒲辅周临床经验】 北京著名中医蒲辅周也十分喜爱使用童便治诸血证。他说："童便对阴虚痨怯、吐、衄、咳、唾诸血病，余用之皆有效，且不妨碍其虚。凡骨蒸劳热，内热入血诸证用之皆效。惜乎世人以秽浊目之，殊不知乃浊中之清，真良药也。产后服之，诸恙皆息，百病不生。又跌打损伤，单服此一味即愈。"蒲老回忆 1934 年悬壶于成都时，友人之戚妇，年 30 岁，患内热病两载余，服药数百剂未获一效，注射针药亦然，诸医束手，病如无闻，求治于蒲。后教以服童便 3 碗，早、中、晚每服 1 碗，服 20 余日见效，60 余日痊愈。蒲老认为："童便味咸而走血，治诸血病不可缺，血逆加童便其效更速。"曾治一例消化性溃疡大出血患者，蒲老即用柏叶汤，以童便代马通汁而愈。

【夏小军临床经验】 甘肃省名老中医夏小军认为童便有较好的滋阴降火止血之功。夏老认为，童便止血，其用已久，童便咸而走血，寒能清热，对于因血热妄行，阴虚火旺，虚火上炎，或兼有瘀血的各种出血，可起到清热凉血、滋阴降火之功，且祛邪不伤正，止血不留瘀，并可防治产后或跌打损伤等原因所致的出血，既能止血，又能防止厥脱。

现代药理研究证实，正常人尿的成分复杂而多变，但其主要成分为尿素及氯化钠、钾、磷等，另外，尚有微量的维生素和多种激素。服之虽有异味，但却无毒性作用，且价廉易得。今人只知此乃人体之排泄物，认为不洁，多弃之不用，实觉憾矣！名医刘渡舟云："童便属'血肉有情之品'，易被吸收而直接为人所用，是草木滋阴之品所不能比拟的。其既不损阴，也不碍阳，实乃平和有效之药。"夏老在临证时也常遵是说，应用童便治疗多种血证，每获良效。

究其用法，灵活多样。单用者，如《备急千金要方》"饮人尿三升"；《新修本草》"煎服一升"；《太平圣惠方》"温热含之"等。合用者，如《日华子本草》"人溺姜汁和匀，服一升"；《本草纲目》"每用一盏，入姜汁或韭汁二三点，徐徐服之，日进二三服。寒天则重汤温服，久自有效也"。然而应用最多者，除单用外，则是以童便送服其他汤剂或丸散之剂。此外，还可用于炮制其他止血药物，以导血下行，引药归经。其为治标之法，故应中病即止，脾胃虚寒及气血虚无热者，尤不宜多服。观其用量，古人用 1～3L 不等，今用鲜者 1～2 杯即可，同时宜取中段尿液，温服为宜。但总应因人、因病而异，辨证施用，不必拘泥。

【姚荷生临床经验】江西名老中医姚荷生曾患空洞性肺结核。1983 年夏天，天气闷热，姚老因参加会议较久，散会后，突然鲜血从口中汹涌而出，半小时内约咯血 1000mL，见者甚为惊骇，学院领导提出急送医院抢救，姚老却镇定自若，到家即命家人收集童便，连服 3 碗，当晚咯血即显著减少，次日黎明血已全止。学院领导亲见如此大量吐血未做其他处理，完全靠人尿一味转危为安，深以为异，姚老直言相告曰：人尿止血之功民间传之久矣，不但自身屡试屡验，用于他人同样是立竿见影。旧社会窃贼偷饮街头留尿自治棒伤出血，伤愈而毫无后遗。其所以能止血者，乃使血流安静而不妄动，从而达到行血即所以止血，自然血止而无留瘀的后患，堪称血证中之圣品。《血证论》指出"童便尤能自还神化，服制火邪以滋肾水，大有功用，故世医云：'服童便者，百无不生，不服童便者，百无不死。'洵不诬也"。童便以选择 7 岁以内无病之童子尿为好。

曾有一位 72 岁的高血压、冠心病、支气管扩张大量咯血患者，经用多种止血剂均未能止血，请中医急会诊。患者面赤如妆，形体肥胖，口吐鲜血不止，大便结如羊屎，小便短赤，咳嗽少痰，舌红少苔，满口鲜红血迹，脉沉弦，烦躁不安，情绪十分紧张，静脉注射止血剂亦无效。筹思再三，脉证合参，断为肝火乘肺，迫血上行，决意从平肝潜阳、凉血止血着手，方选犀角地黄汤加味，但时值午夜，购药不便，征得家属同意，立取童子尿1碗，冲服五倍子末 2g，当晚连服 3 次。翌晨患者血已止，仅时有痰中带血少许，为紫红色血块，此乃离经之瘀血，鲜血已未再出，乃于原方（犀角地黄汤）中加茜草 10g 以行瘀止血。为巩固疗效，除服药外，仍用童子尿冲五倍子末继服 3 天，续用六味地黄汤出入以善其后。

"童子尿"止血，既不留瘀，又简、便、验、廉。似此历验良方，奈何以其形秽而弃置不用哉。

第三节
收敛止血药

本类药物大多味涩，或为炭类，或质黏，故能收敛止血。广泛用于各种出血病证。

白 及

白及最早载于《神农本草经》，其性微寒，味苦、甘、涩；归肺、胃、肝经；其基本功效有收敛止血，消肿生肌。

【焦树德临床经验】焦树德善用白及治疗肺胃出血，常以白及配乌贼骨、贝母、甘草，共为细末，每服3～6g，温开水送服，一日二三次。或白及粉3g配三七0.9～1.5g同服，一日二三次，治疗溃疡病出血，有较好的疗效。亦常用白及配合苦杏仁、百部、紫菀、麦冬、百合、瓜蒌、生地黄、黄芩、生藕节等，用于肺结核咯血，每收良好效果。再根据前人用药经验，认为白及有补肺作用，焦老也曾用白及粉每服3～6g，一日3次，饭后用紫菜（1.5～3g）煎汤送下，将紫菜也吃掉，用于肺结核有空洞者，常收到较为满意的效果（临床症状多者，可随时运用辨证论治的方法配合汤药；临床症状不多者，也可配合异烟肼内服）。据现代研究报道，本品在试管内对人型结核分枝杆菌的生长有显著的抑制作用。

【肖康伯临床经验】内蒙古名老中医肖康伯亦善用白及粉治疗胃溃疡。肖老认为，白及粉治疗胃溃疡有良效，盖白及粉遇水黏稠，能对溃疡面起保护作用，且有止血作用，即是可推其有使溃疡面及早愈合之作用。肖老治一患胃溃疡胃镜检查有巨大溃疡面者，建议手术，患者拟先用中医疗法，如无效再手术，肖老给汤药黄芪建中汤，并早晚各服白及粉 9g，服数日症状见减，因坚持服用数月，无需手术而愈。

【李斯炽临床经验】需要注意，并非各种溃烂均可运用白及。成都名老中医李斯炽认为，治疗硅肺忌用白及。因为硅肺是肺里有了重浊的尘埃，忌用白及，白及本质的胶黏和沉滞，更可使肺内的尘埃凝固起来，使肺部板硬而阻塞不通，这是发展为肺源性心脏病的主因。

仙鹤草

仙鹤草最早载于《本草图经》，其性平，味苦、涩；归心、肝经；其基本功效有收敛止血，截疟，止痢，解毒，补虚。

【谢海洲临床经验】名老中医谢海洲认为，仙鹤草、连翘、何首乌三药为治疗血小板减少性紫癜的必用之品。仙鹤草性平，味苦而涩，功以强壮止血。据现代药理学研究，其所含仙鹤草素有促进凝血的作用，可使凝血时间加快，血小板计数明显增加；连翘苦而微寒，为清热解毒之品，功可清解风热，又为疮家圣药，有凉血、散血、止血作用；何首乌乃补肝肾益精血之品，中医认为有养血益精生髓功用。以上三药对血小板的升高，均有促进作用，临床应用，确有效验。

【焦树德临床经验】焦树德老中医曾用仙鹤草 60g，配合生地黄、玄参、白芍、当归、白茅根、阿胶、茜草、鬼箭羽、牡丹皮等随症加减，用于血小板减少性紫癜，确有一定帮助。

【乔士湖临床经验】乔士湖运用仙鹤草治疗泻痢有较深的体会，用仙鹤草配炮姜治疗寒湿久痢。乔氏认为，寒湿久痢者，或素体脾胃不充，大肠虚弱，寒湿入侵而为患，或急性痢疾久服苦寒，损害脾胃而然。治应以温脾化湿、益胃补肠为大法。《滇南本草》谓仙鹤草"性微温，味苦涩"，主"日久赤白血痢"。《医学入门》

谓炮姜"温脾胃，治里寒水泄，下痢肠澼"。二药合用，温而不燥，既入血分又入气分，守而不滞，收中寓散，相得益彰，治疗寒湿久痢，最为合拍，辨证伍之他药，常获奇效。

用仙鹤草配黄芪治气陷久痢。诸如湿热、寒湿等痢疾，失治误治，咸可演变为气虚下陷，遂至缠绵不愈。肺脾为宗气生成之源，无论何种痢疾，病邪多损伤脾胃，波及于肺，影响宗气合成，进而脾不升清，胃不降浊，气虚下陷，病邪难除。治法应遵循张锡纯提出的"举其阳""慎无分利"。仙鹤草收敛精气，固守中原，兼有止血排浊之功，《医学衷中参西录》谓黄芪"能补气，兼能升气，善治胸中大气（即宗气）下陷"。二药相伍，善升阳举陷，补中止痢，用于气虚下陷之久痢，最为中的。

用仙鹤草配石斛治疗湿热久痢。湿热痢疾，无论热重于湿，还是湿重于热，均有不同程度津液损伤，若一味地苦寒燥湿或分利其水，则津亏痢不止，临床不乏其例。清热与增津相辅相成，津生热退，自然之理，对湿热久痢，其治当不拘泥于葛根芩连、芍药汤辈，应以益阴生阴、清热导滞为大法。仙鹤草微温，其味苦可清热，涩可收敛，融清热收固于一炉，收不碍邪，清不伤正；石斛甘平，乃滋养脾胃津液之佳品。二药相合，清热生津，固敛止痢，对治疗湿热久痢，药专力宏。

【刘莉临床经验】刘莉中医师在临床中见久咳患者，常伴痰中有血丝或鼻衄，每随手佐仙鹤草入方中，复诊时见患者不但衄血止，止咳作用也明显增强。后有意于无衄咳嗽患者方中加用之，止咳作用也明显增强，由此体会本品能治咳，特别对久咳者效佳。对成年人久咳者，可佐入止嗽散等方中。仙鹤草用量小儿以 5～10g 为宜，成人以 15～20g 为宜。

【郭辉雄临床经验】郭辉雄中医师用仙鹤草变通治盗汗而偶获良效，悟出偶然之中必具必然之理，于是在临床上凡遇盗汗者，常以仙鹤草为主药，用量 30～50g，根据临床证候不同，随症配伍。

盗汗偏阴虚者，配生地黄、麦冬、当归、白芍、五味子、山茱萸、女贞子、墨旱莲等；兼虚火旺者，加黄柏、知母、玄参、地骨皮等；偏气虚者，配黄芪、党参、白术、茯苓、甘草等；湿热内蕴者，配茵陈、黄等、黄连、栀子等；若临床证候不显，可仅以仙鹤草30~50g，大枣10枚，煎水频饮即可。

血余炭

血余炭最早载于《神农本草经》。其性平，味苦；归肝、胃经；其基本功效有收敛止血，化瘀，利尿。

【邓铁涛临床经验】 广东省名老中医邓铁涛善用单味血余炭治血崩，并认为其止血固崩而不留瘀。其医案中记载一许姓妇人，48岁，患血崩。1958年11月起病，每于月经来潮的头几天，血下如崩，即头晕卧床，10多天后月经渐止，需炖服人参等补品，才能起床作轻微之劳动。服中西药近5年未愈，曾用价值200多元一剂的人参、鹿茸、肉桂等峻补之品制成蜜丸，服完后不但无效，且血崩更甚。

到诊时正值月经过后，精神不振，体倦乏力，观其面色萎黄少华，舌质淡嫩，苔少，切其脉细弱，一派虚像。究其致虚之由，乃为冲任不固，月经失常，失血过多，此为病之根本，血虚为病之标。故前医累用补气血以至大补气血阴阳之剂未效。若塞其流，使人体赖以濡养之血液不致崩耗，则病可愈而身体日壮矣。

止血塞流，应用何药？根据多年之经验，血余炭当属首选。血余炭性平，药力温和，为人发煅炭而成，有止血散瘀之功。且发为血之余，又为肾之荣，肾主藏精、生髓，故煅炭存性之血余炭又有补阴之效，十分适用于妇科失血证。本品既能止血又不留瘀，既可活血又可补阴，寓开源于塞流之中，治失血证之妙，非他药可比。故邓老治妇科失血方中，每每伍入此药，多能收到满意之疗效。治此患者也不例外，单味使用，冀其药力之至专。

因考虑市上出售之血余炭杂而不纯，若能用血气旺盛的青年人之头发制成，效力最好。故为之收集广州中医学院（今为广州中医药大学）某年级学生自己理发所积存的乱发约数斤，洗净分三次煅成血余炭 120g，研为极细末。嘱每服 1.5～3g，日服 3 次，每于月经来潮第二天开始服，连服 3～5 天，血来多则多服，血止则停服，每次月经来时依法服用（并嘱其停服一切补品、补药及其他药物）。第一个月患者服药后第三四天血崩渐止，第二个月即无血崩现象，且月经 5 天干净，但经量仍多于正常。之后月经逐月减少，如是者服药半年，共用血余炭 120 多克而收经，体亦日健。5 年之后，年虽五十多，在干校劳动之强度为一般年轻妇女所不及。

藕 节

藕节最早载于《药性论》。其性平，味甘、涩；归肝、肺、胃经；其基本功效为收敛止血，化瘀。

【钱育寿临床经验】著名中医儿科专家钱育寿认为藕节炭不但止血，且能涩肠止泻，常用于婴幼儿泄泻。小儿泄泻，经治不愈者，中气已损伤，脾失健运，乳食难以化生精微，湿浊内生，水谷湿浊混淆，下趋大肠。泄泻不止，更伤脾运。泄泻特点是时轻时重，或夜轻日重，食后作泻，大便稀薄，或呈糊状，色黄，夹有不消化食物。脾胃虚损尚轻，治以理气和中、涩肠止泻。钱老常用紫苏梗、藿香梗、白豆蔻、煨葛根、煨木香、陈皮、藕节炭、炒扁豆衣。脾胃为气机升降之枢纽，脾以运为健，治脾不在补而在调，方以紫苏梗、藿香梗、白豆蔻、陈皮、炒扁豆衣芳香悦脾，行气和中；煨葛根、煨木香、藕节炭涩肠止泻。据现代药理研究，藕节含鞣质、天冬素、蛋白质、维生素 C 等，具有一定的营养，其止泻作用可能与其所含鞣质、淀粉有关。

第四节
温经止血药

本类药物性属温热，能温内脏，益脾阳，固冲脉而统摄血液，具有温经止血之效。适用于脾不统血、冲脉失固之虚寒性出血病证。

炮 姜

炮姜最早载于《珍珠囊》。其性热，味辛；归脾、胃、肾经；其基本功效有温经止血，温中止痛。

【冯先波临床经验】冯先波认为，炮姜性热，善暖脾胃，能温中止痛止泻，适用于虚寒性腹痛、腹泻。如《千金方》以本品研末饮服，治中寒水泻；《世医得效方》以之与厚朴、附子同用，治脾虚冷泻不止。若治寒凝脘腹痛，常配高良姜，如《太平惠民和剂局方》二姜丸；治产后血虚寒凝，小腹疼痛者，可与当归、川芎、桃仁等同用，如《景岳全书》生化汤。《得配本草》谓："炮姜守而不走，燥脾胃之寒湿，除脐腹之寒痞，暖心气，温肝经，能去恶生新，使阳生阴长，故吐衄下血有阴无阳者宜之。"

生姜、干姜和炮姜本为一物，均能温中散寒，适用于脾胃虚寒证。由于鲜干质量不同与炮制不同，其性能亦异。生姜长于散表寒，又为呕家之圣药；干姜偏于祛里寒，为温中散寒之至药；炮姜善走血分，长于温经而止血。

炮姜是先将净河砂置炒制容器内，用武火炒热，再加入干姜片或块，不断翻动，炒至鼓起，表面呈棕褐色，取出，筛去砂，晾凉；而姜炭的炮制方法是取干姜块，置炒制容器内，用武火加热，炒至表面呈焦黑色，内部棕褐色，喷淋少许清水，灭尽火星，略炒，取出晾干，筛去碎屑。可见，炮姜和姜炭在炮制方法上是不同的。

炮姜和姜炭是干姜的不同炮制品，绝不能在处方给付中混为一谈。这不仅仅因为炮姜和姜炭的炮制方法不同，更重要的是经过不同的炮制，炮姜和姜炭的性味功效发生了变化。炮姜辛热，可温中散寒、温经止血。其辛燥之性较干姜弱，温里之力不如干姜迅猛，但作用缓和持久，且长于温中止痛、止泻和温经止血，可用于中气虚寒的腹痛、腹泻和虚寒性出血。如用于脾胃虚寒之腹痛、腹泻、霍乱转筋的附子理中丸，治脾胃虚寒便血的艾叶丸（《圣惠方》）。姜炭苦、涩、温，归脾、肝经。其辛味消失，守而不走，长于止血温经。其温经作用弱于炮姜，固涩止血作用强于炮姜，可用于各种虚寒性出血，且出血较急，出血量较多者。如治疗血崩的如圣散（《丹溪心法》），或用干姜烧黑存性，为末，米饮调服，治血痢不止（《姚氏集验方》）。可见临床用炮姜取其温中止痛，温经止血，温通之力较强；而姜炭温涩力强，偏于止血，而温通之力远不如炮姜，所以临床处方用药中炮姜和姜炭是不能混淆应用的。现代研究证明，炮姜的姜酚和 6-姜醇含量大于姜炭，因此其温中止痛的作用比姜炭显著；炮姜和姜炭均能缩短小鼠的出血时间，与对照组比较，差异非常显著，姜炭的作用又比炮姜强。如果以姜炭代替炮姜，由于姜炭固涩止血，没有温通之力，因此患者服用之后不但不能起到温通经脉的作用，反而会涩滞血脉，造成气血凝滞不通，适得其反。

灶心土

灶心土最早载于《名医别录》。其性温，味辛；归脾、胃经；其基本功效有温中止血，止呕，止泻。

【牛忻群临床经验】牛忻群认为灶心土的止血作用尤佳。《名医别录》中指出其能"治妇人崩中，吐下血，止咳逆，止血，消痈肿毒瓦斯"。《日华子本草》："治鼻洪、肠风、带下血崩、泄精、尿血。"可见历代医家对其止血作用做了较高的评价。凡脾胃虚寒，脾不统血所致的吐血、衄血、便血、尿血、崩漏，以及消化性溃疡出血等症均可选用。治疗肠风便血常与地黄、附子、阿胶等配伍应用，如黄土汤。治疗血热而致的吐血、衄血、便血、咯血，与本品配伍有凉血止血作用而无寒凝血闭之患。牛老常用灶心土 300g，水煎取澄清液与大黄 10g、肉桂 3g 共煎，治疗鼻衄、便血等无不取效。

灶心土药性温和，具有良好的和胃止呕、温脾散寒的作用。临床凡因饮食不节、情志不和、脾胃虚寒，或外邪侵袭而致的呕吐均可选用。牛老经临床配伍后常用于急慢性胃炎、胆囊炎、幽门痉挛、肝炎、胰腺炎等多种病所致的呕吐，效果满意。本品药性温和，特别对脾胃虚寒、中阳不振而引起的呕吐，一可以温太阴之脾土，散寒止呕，无燥热之偏；二可和胃腑之阳明，调畅气机，无痞塞滞满之患，起到了和胃止呕之效。临床治疗脾胃虚寒之呕吐，常与半夏、生姜配伍应用。妊娠恶阻，呕吐不食，常与紫苏、生姜、砂仁、茯苓配伍。阳明胃腑热盛而致的呕吐，常与黄连、紫苏叶配伍。饮食不节之呕吐，常与建曲配伍。夏月中暑之呕吐，常与扁豆、厚朴、竹茹、藿香、川黄连等配伍。

灶心土世人多知其有止呕、止血的效用，对其温阳化饮、止嗽消痰之作用鲜知。若脾土失于温煦，则中阳不振、健运失职，不能输布水谷精微，而酿湿生痰，上渍于肺，使痰湿内聚，失于宣展，即所谓"脾为生痰之源，肺为贮痰之器"是也。临床应用灶心土对阴土虚寒、阳土不振，湿浊内生，失于温化之寒湿凝聚，水湿泛滥引起的痰饮咳嗽、胸闷气短、头目眩晕、心悸痰喘、肢体浮肿等症有较好的疗效，特别对沉寒痼冷之顽痰、湿浊内饮，用之得当可充分展示其豁痰散结、温阳化饮、消痰止嗽之妙，可使有形之痰饮湿浊，化于水泽之乡，无形之痰饮，消于中州之地，使清旷之地复苏，从而达到生痰之源断，贮痰之器清之目的，起到"病痰饮者，当以温药和之"之效。牛老临床常以灶心土300g煎取滤清液，与建曲30g、桂枝30g、茯苓10g、半夏10g、干姜10g配伍煎服治疗寒饮咳嗽，饮聚胁下之水饮痰浊咳喘，效果尤佳。对痰热内蕴之咳嗽黄痰稠块者，与黄芩、川贝母、川黄连、枳实、前胡、竹茹等配伍，有清热化痰之效而无苦寒败胃之弊，更无邪热内闭之患，从而更进一步发挥清热化痰药物的作用。

凡脾胃之气，喜温而恶寒，寒则中气不能运化，致湿浊内阻，流注于下而带下绵绵不止。灶心土性温而不烈，尤善温运脾土、燥湿止带，是治疗脾胃虚寒、中气不足引起的带下缠绵、腰膝酸软、头晕目眩、少腹痛、纳谷不香、脘腹痞满、四肢困重、头重如裹、口淡乏味、苔厚腻而白、脉象濡滑的理想药物之一。牛老常取灶心土500g煎取澄清液，予苍术、白术、黄芪各30g，升麻、柴胡、荆芥穗各3g，附子10g，桂枝20g，共同煎服治疗带下色白清冷，质稀薄无秽臭，绵绵不断者，往往能收到良好效果。对湿热下注之带下量多，色黄或黄白黏腻有臭味者，常用灶心土300g水煎，取其澄清液与黄柏20g、苦参30g、赤芍30g、椿根皮20g、熟大黄10g水煎服。灶心土起到了温而不燥，寒而不遏之效，加强了清热燥湿止带的作用。

【郑长松临床经验】名老中医郑长松认为灶心土治疗脾胃虚寒有较好的疗效。胃主受纳腐熟水谷，必赖脾之阳气为动力。中阳不足，脾胃虚寒，复因孕后冲气充盛，冲脉隶于阳明，冲气上逆犯胃，则恶心呕吐，阻隔饮食。辛温之药，以脾虚胃寒家所喜。黄宫绣云："伏龙肝久经火熬，则土味之甘已转为辛，土气之和已转为温矣。"味辛散逆以醒脾胃，性温暖胃以和中州，若配姜、夏、藿香等醒脾开胃、降逆止呕之品，其效益佳。

第十章

活血化瘀药

第一节
活血止痛药

本类药物多具辛味，辛散善行，既入血分，又入气分，活血每兼行气，有良好的止痛效果。

川 芎

川芎最早载于《神农本草经》，其性温，味辛；归肝、胆、心包经；其基本功效有活血行气，祛风止痛。

【焦树德临床经验】焦树德认为，川芎可开郁调肝。肝主藏血，以气为用，血郁、气郁都可影响肝经气血的调畅而致胸闷、胁痛、偏头胀痛、月经失调等症，可用川芎辛散（肝以辛散为顺）解郁，常与香附、柴胡、白芍、川楝子、当归、紫苏梗、枳壳等同用。川芎加入补血剂中，能行血滞，并能行血中湿气。例如四物汤（熟地黄、白芍、当归、川芎）即利用川芎的行血散湿气作用以防止熟地黄、白芍的黏腻滞碍，而促使补血药物能更好地发挥补血作用。

焦树德亦善用川芎治疗头痛。焦老认为，头部受风寒而致血滞气阻产生头痛或偏头痛，川芎能上行头目，散风疏表，常与白芷、羌活、防风、细辛、薄荷（川芎茶调散）等同用；如兼风热者，可与菊花、蔓荆子、荆芥、薄荷、黄芩、金银花等同用。本品能入肝、胆经，故又为治偏头痛的引经药。

【于己百临床经验】名老中医于己百谓川芎，一名"芎"，李时珍《本草纲目》谓"人头穹窿穹高，天之象也。此药上行，专治头脑诸疾，故有芎䓖之名"。因此于老治疗头脑诸疾，均在辨证方剂中或对证组方中加入川芎以增强疗效。治疗头痛，合入药对菊花、蔓荆子中以疏风活血、止痛；治疗眩晕，合入药对菊花、茺蔚子、磁石中以祛风、平肝、定眩；治疗梅尼埃病合入经验方"柴苓二陈汤"中疏肝解郁、渗湿利尿、定眩止吐。

【沈宝藩临床经验】沈帅指出，川芎为血中气药，其辛窜、走上、通血脉，为除头痛良药。正如张元素论川芎所说"川芎上行头目，下行血海"，又说"其用有四，为少阳引经一也，诸经头痛二也，助清阳之气三也，去湿气在头四也"。张元素赞川芎是"血虚头痛之圣药也"。《东垣十书》也主张可取用治之，"血虚头痛当归川芎为主"。可是近代名医张山雷反对用川芎，谓"血虚之头痛，亦是阴虚于下而阳越于上，此岂可与风寒外束，清阳不升者，混作一例论治"。沈师认为，血虚头痛该用川芎，因为血虚可用四物汤，而该方中也用川芎。治疗血虚头痛为何不可大剂补血养荣之药中加入少许川芎，既能养血和营、补而不滞，又能鼓营血直上巅顶以荣脑络治头痛。《金匮翼》就载有治血虚头痛之加味四物汤（川芎、当归、熟地黄、白芍、蔓荆子、菊花）。同理，沈师认为，治疗肝阳头痛，在天麻钩藤饮方中重用养肝阴息风和引血下行之牛膝，加入少许川芎上下贯通营血。川芎用于头痛是有利无弊的。而肝火头痛古人应用宋·钱乙的泻青丸（川芎、龙胆、大黄、栀子等）历来也有所争议，沈师主张遣方用药应巧用配伍、掌握适度，可变弊为利。

近年来对川芎进行了深入而广泛的药理药效研究，报道其有以下作用：①改善软脑膜和外周微循环；②抗血小板凝集，抑制血栓素 A 和增加前列环素的浓度；③增加脑血流量；④保护实验性脑缺血；⑤减轻脑水肿和微血管内纤维蛋白原沉淀；⑥修复变性的神经细胞树突和保护动脉内皮细胞；⑦增加颅内中心动脉的顺应性和降低脑血管的特性阻抗；⑧对实验性内脏器官（心、脑、肝、脾）实质损害有明显保护作用。临床上常选用速效救心丸缓解心绞痛，川芎嗪静脉滴注治疗急慢性缺血性脑血管疾病有显著疗效。

沈师在老年心脑血管疾病治疗中，尤其在治疗脑卒中恢复期、冠心病心绞痛、心律不齐的处方中辨证配伍应用川芎，以增强疗效。

郁 金

郁金最早载于《药性论》，其性寒，味辛、苦；归肝、心、肺经；其基本功效有活血止痛，行气解郁，清心凉血，利胆退黄。

【龚士澄临床经验】 龚士澄老中医善用郁金通便。龚老言：黄郁金，味辛微苦。治血积，生肌定痛，能下气而解肺金之郁，故名郁金。古方白金丸，治疗因惊扰而痰血郁聚所发之癫狂，是取郁金入心去恶血，配明矾化顽痰也。

龚老遇食积便闭、热病便闭而热不退，腹胀满之夹瘀者，惯用黄郁金 8～9g。冷开水磨汁，和入煎成去渣之汤药中服，4～6 小时，即解溏软大便而不稀泻，屡用未见流弊。郁金通大便，有泄热涤痰之功，最宜于虚人与小儿，此药纵用之不当，亦不致伤正陷邪。

郁金之所以能通便，全在下气去积之力，唯须磨汁（连渣）内服方效，煎汤即无通便功能。

【王荫卿临床经验】 王老对肝硬化腹水的治疗，多以重用郁金取效，并体会其用量需大，每用 30～60g，腹水方能很快消退。认为郁金为气中血药，疏肝解郁，有逐水消积之功，祛邪而不伤正。

刘某某，男 52 岁，1962 年 8 月 5 日就诊。

患者于 1961 年 12 月因肝硬化腹水住某医院治疗月余，腹水消退出院。复于 1962 年 7 月初又有腹水发生，再次住院治疗 20 余日，疗效不显，院方嘱其出院回家调养。出院时化验：血红蛋白

104g/L，白蛋白 18g/L，球蛋白 44g/L，血清麝香草酚浊度试验 20U。症见形体消瘦，面色晦暗，腹胀如鼓，下肢凹陷性水肿，体倦无力，语声低微，食欲不振，小便短赤，大便溏，舌质红，苔白，脉沉细弦。证属肝郁脾虚，气滞血瘀，三焦气化不利。治以疏肝健脾，活血化瘀，行气逐水。拟逍遥散加减：

柴胡 10g，当归 12g，赤芍 15g，白术 9g，云苓 20g，郁金 30g，牡蛎 30g，鳖甲 30g，车前子 30g（包煎），红花 6g。

上方 3 剂后，无明显效果，且又增胁痛、鼻衄。仍以上方加白茅根 30g，藕节 30g，延胡索 9g。

服 6 剂后，胁痛、鼻衄消失，小便量增多，腹水大减，纳食增加。仍以上方去白茅根、藕节、延胡索，又继服 20 剂，腹水尽消，下肢水肿消失，精神转佳。仍以原方去红花、车前子。守方治疗 4 个月，肝功能化验正常，诸症悉除，其他无不适，已能参加劳动，随访数年未复发。

延胡索

延胡索最早载于《雷公炮炙论》。其性温，味辛、苦；归肝、脾经；其基本功效有活血，行气，止痛。

【李成年临床经验】湖北中医药大学李成年善于用大剂量延胡索治疗戒毒综合征。李氏认为，延胡索有活血、行气、止痛的作用，一般使用剂量为 3～10g。在治疗药物依赖患者的过程中，此药作为中药戒毒的常用药物大量使用，一般常用剂量在 30～60g，临床疗效明显，没有任何不良反应。用中药戒毒，李氏曾多次在临床中重用延胡索，配合辨证论治治疗戒断症状和稽延性症状，均获良好效果。

如治周某，男，24 岁，2001 年 1 月 12 日经介绍用中药戒毒。自诉烫吸海洛因三年半，曾多次戒毒失败。其中包括两次强戒，三次自戒，每次戒断时，都伴有肢体酸胀疼痛、寒战、周身蚁行感、失眠、焦虑等症状。查体：面色蜡黄，精神萎靡，反应迟钝，舌淡苔薄白，脉细弱，两脉迟而无力。因阿片辛温性燥，味苦助火，可灼伤津液，使吸食者出现津液虚损甚至枯竭的症状。如果阿片久积体内，则会耗损肾阴，久之损阴及阳。故其治则应以行气止痛、滋阴安神、温阳补肾为法。方用六味地黄丸合小麦甘草大枣汤加味：延胡索30g，熟地黄、山茱萸、牡丹皮、泽泻、肉苁蓉、巴戟天、甘草各9g，山药、朱茯苓各15g，小麦、大枣各20g。5剂。一剂药服三次，第一天每三小时服一次，第二天每四小时一次，第三至五天每六小时服一次，第六至十天每八小时服一次。中途因患者对中药戒毒有怀疑，曾自行去某戒毒所戒毒，但因身体的蚁行感难以忍受，遂又转求服中药。于是上方加凌霄花9g，连服七剂后，再守原方十四剂。唯失眠外，诸症明显改善或消失，患者诉此次戒毒比以前任何一次都舒服。

乳 香

乳香最早载于《名医别录》，其性温，味辛、苦；归心、肝、脾经；其基本功效有活血定痛，消肿生肌。

【陈耀堂临床经验】乳香辛香走窜，散邪解毒，能解毒消痈、消肿止痛，用于疮疡溃烂、年深不愈、久不生肌、脓水淋漓者，用此祛腐生肌、敛疮止痛，常与没药、血竭、儿茶、冰片、麝香研末，用膏药外贴，如《血证论》化腐生肌散；亦可与雄黄、没药、麝香等为丸内服，如《外科全生集》醒消丸。适量外用。

名老中医陈耀堂治疗溃疡性结肠炎之腹泻善用乳香、没药。考乳香、没药，名海浮散，常用作调气活血、化瘀止痛，今用于腹泻为何？盖陈藏器《本草拾遗》有"止大肠泄澼"之记载，它既然能使皮肤溃疡收口，则对内部胃肠道溃疡也应有效。陈老先前曾用精制乳没研成粉末，装入胶囊，每次服 5 粒（约 1.5g），每日 2 次或 3 次，对消化性溃疡引起的胃脘痛有很好的疗效，继而试之于溃疡性结肠炎，效果也好。

姜 黄

姜黄最早载于《新修本草》。其性温，味辛、苦；归肝、脾经；其基本功效有活血行气，通经止痛。

【张存凤临床经验】张存凤善用姜黄治疗胆囊炎。历代文献记载《圣济总录》姜黄散、《杨氏家藏方》姜黄散，可"治各虫痛不可忍""九种心痛"。现代药理报告指出，姜黄煎剂及浸剂能增加犬的胆汁分泌，使胆汁成分恢复正常，并增强胆囊收缩功能，以及姜黄可靠的镇痛、抗菌作用，都证实了姜黄治疗胆囊炎有充分根据。临床与乌梅、柴胡等疏肝利胆药物配伍，有较好的疗效。

【王琦临床经验】姜黄苦辛温，归肝、脾经，以活血行气、通经止痛而著称。北京著名中医男科专家王琦临证时取其清热通淋之功效以治疗慢性前列腺诸疾。早在明代缪希雍《本草经疏》就有言："姜黄得火气多，金气少，故其味苦胜辛劣，辛香燥烈，性不应寒，宜其无毒，阳中阴也，降也，入足太阴亦入足厥阴，苦能泄热，辛能散结。故主心腹结积之属血分者，兼能治气，故又云下气，总其辛苦之力，破血除风热，消痈肿，其能事也。"《本草求原》亦载"姜黄，益火生气，辛温达火化气，气生化则津液行于三阴三阳。清者注于肺，浊者注于经，溜于海，而血自行，是理气散结而兼泄血也"。充分说明姜黄不仅可下行清热，还可以行气以活血，更有化气行水排浊之效。正如陈藏器所云："此药辛少苦多，性气过于郁金。破血立通，下气最速。凡一切结气积气、癥瘕瘀血，血闭痈疽，并皆有效，以其气血兼理耳。"而现代药理研究证实，姜黄有抗血凝和抑制血小板积聚作用，并有明显的抗炎、抗病原微生物及原虫的作用。王老认为慢性前列腺炎多属于"瘀浊阻滞"为患，前列腺管受炎症刺激，出现充血、水肿，进而纤维变性，致使管腔狭窄，内容物、分泌物排不出或排出不畅为病。诸多药物甚难达其病所，故称为临床难治性疾病之一。而姜黄以卓越的功效，用之临床每收奇效。

临床应用：临床常以姜黄配当归、苦参、浙贝母等或与薏苡附子败酱散同用，以清热解毒、祛瘀排浊、通络散结，治疗慢性前列腺炎、前列腺增生等病。常用量9～12g。

五灵脂

五灵脂最早载于《开宝本草》。其性温，味苦、咸、甘；归肝经；其基本功效有活血止痛，化瘀止血。

【朱良春临床经验】著名老中医朱良春对五灵脂的运用颇有心得。五灵脂首见于《开宝本草》，记载了它的主要功用，即"主疗心腹冷气，小儿五疳，辟疫，治肠风，通利气脉，女子月闭"。后《本草纲目》在功效上有所补充，在理论上有所阐发，颇多启迪。

五灵脂善入血分以行营气，能降浊气而和阴阳，它的多种效能，均据此引申。故凡一切心腹胁肋血气凝滞作痛，妇女经闭实证，产后瘀血腹痛，痛经，滞下腹痛，痰瘀兼夹，小儿五疳，重舌喉痹，骨折肿痛诸症均可用之。多种慢性杂病，只要见到痰瘀交阻，宿食不消，浊气膜塞，而致腹痛撑胀者，悉可参用。炒用则有止血固崩之功，适用于妇女血崩，月经过多，赤带不绝，肠风血痢。研末外敷，善治火风疮癞，蛇、蝎、蜈蚣咬伤等症。

由于本品长于活血化瘀，善于通利血脉，故今人用之治疗冠心病心绞痛，亦获佳效。又以其具有化痰散瘀之功，引申之而用于肺气肿，亦甚切当。

本品畏人参，但张石顽说"人参与五灵脂同用，最能浚血，为血蛊之的方也"，又在《本经逢原》中指出"治月闭用四物加人参、五灵脂，是畏而不畏也"。先师章次公昔日亦经常选用五灵脂，如胃溃疡，与理气和胃之品同用；痢疾或消化不良之腹胀痛者，与黑丑组成"灵丑散"，颇具佳效；肠痉挛、肠狭窄，与行气药同用；经闭或月经愆期而腹痛者，与活血调经药同用；痛经，与行瘀理气之品同用；产后腹有硬块者，选用失笑散等；又治胃痛大吐血后，与朝鲜参等同用。是则张、章二公可谓善用五灵脂者，值得学习。

《普济本事方》以本品配合乳香、没药组成铁弹圆，伍以草乌组成黑神圆，治一切瘫痪风；《济生方》以本品配合延胡索、莪术、良姜、当归组成愈痛散，治急心痛、胃痛；《重订广温热论》宽膨散，以五灵脂、砂仁填入活蟾蜍腹中，泥裹煅研内服，专治气胀气臌、小儿疳积腹大、妇人胸痞脘痛等症，均有较好之疗效。尤其是《太平惠民和剂局方》用本品与蒲黄组成的失笑散，更是一张治疗血瘀内阻、脘腹疼痛的著名成方。它有活血行瘀、散结止痛之功，凡心气痛、胃气痛、月经不调、小腹急痛、产后腹痛、恶露不行均可用之。验方五香丸系由五灵脂、香附子（去净毛，水浸一日）各一斤，黑丑、白丑各二两组成，共研细末，以一半微火炒熟，一半生用，和匀，醋糊丸，如莱菔子，每服 3g，生姜汤送下，临卧服 1 次，凡痰、食、水、湿积聚，气郁血瘀以及痰迷心窍诸证，均可用之，能奏化痰散瘀、利水消胀、行滞止痛之功，使诸症消弭于无形，可广泛应用于新恙宿疾，是一种具有佳效的通治方。早年曾制备施用于慢性支气管炎、消化不良、肝胃气痛、水肿、脚气、痢疾、痛经、月经不调等症，颇多应手。

本品入药时，需拣净杂质，筛去灰屑，作止血用时，喷醋炒之，称为醋灵脂；作行血用时，喷酒炒之，称为酒灵脂，既制腥味，又可提高疗效。凡孕妇及无瘀滞者，均应慎用。汤剂每日用 6～10g，入丸、散剂则应减小剂量。

朱老临床应用五灵脂甚为广泛。

用于儿枕痛。产后子宫收缩而引起的腹痛，称为儿枕痛，亦称宫缩痛，也就是产后子宫复旧不全。一般 3～5 日即可恢复，如恢复缓慢，或腹痛剧烈者，则需施治。在辨证上如为寒邪侵袭，与血相搏，或产后瘀血留于胞宫而致腹痛者，多伴见四肢欠温，腹痛拒按，得温则减，苔白滑，脉沉迟或细涩，则需活血化瘀、温经散寒，常选生化汤加失笑散，奏效较速。或经用五灵脂炒热，加醋拌匀再炒，待嗅到药味后取出，研细末，每服 6g，黄酒送下，一日 3 次，1～2 日可以痊愈。

用于痛经。痛经为妇女常见的一种病证，以经期或行经前后出现小腹疼痛为特征，有寒、热、虚、实之分。寒者宜温经散寒；气血虚弱者应调补气血；唯气滞血瘀者，必须活血行气、祛瘀止痛，失笑散为应手得效之方。湖北中医药大学附属医院拟订痛经汤，具有活血化瘀、行气止痛之功，即由失笑散加当归、川芎、丹参、香附、白芍、桃仁、九香虫组成，奏效更佳。

用于冠心病心绞痛。冠心病心绞痛类似于真心痛、胸痹心痛，多表现为气滞血瘀，故活血化瘀为其主要治疗法则。但病情缠绵，反复发作，常呈气虚血瘀或本虚标实之证，故又应参入益气之品，始奏完善。山西医学院（现为山西医科大学）第一附属医院用失笑散加味治疗冠心病心绞痛 46 例，取得显效，总有效率达 88.6%。朱老在临床上常于上方中加入生黄芪、太子参各 15g，收效更好。

用于肺胀（肺气肿）。肺气肿多继发于慢性支气管炎、哮喘等症。由于肺脏膨胀，古代虽无 X 线片，但先贤根据症状推理而定名为肺胀，是十分确切的，同时在治疗上有皱肺法，创订皱肺丸，治疗本病，亦具良效。《是斋百一选方》《圣济总录》《世医得效方》《普济方》均载有皱肺丸，治久嗽、喘咳、痰红，其中《普济方》之皱肺丸，明确指出"治咳嗽肺胀，动则短气"，是完全符合肺气肿的证治的。该丸由五灵脂二两，柏子仁半两，胡桃八枚（去壳）组成，共研成膏，滴水为丸，如小豆大，甘草汤送下，每服 15 粒，一日 2 次。有和瘀化痰、皱肺纳肾之功，对肺气肿之轻者有较好的疗效。

用于异位妊娠（宫外孕）。宫外孕属于少腹血瘀之实证，除休克型因阴血暴脱而导致阳气欲竭的危重证候，需中西医结合，积极抢救外，其余不论未破损期或已破损期中之不稳定型或包块型，均可采用活血化瘀之品，如用失笑散合活络效灵丹，或用失笑散合胶艾汤去甘草治疗。据报道，以失笑散合胶艾汤去甘草为主，治疗宫外孕18例，其中陈旧性16例，未破损型2例，经服药10～20剂后，均获治愈。

用于毒蛇咬伤。五灵脂有化瘀、止痛、解痛之功，如伍以善解毒蛇、虫蜇伤中毒之雄黄，对毒蛇咬伤中毒，具有较好之疗效。据报道以本方治疗蛇伤10例，皆愈。少数蛇毒内陷，而出现高热谵妄、狂躁者，加重本方服量，并随症加减。

【郝现军临床经验】名老中医郝现军善用五灵脂，认为五灵脂分糖灵脂和灵脂米。糖灵脂以粒小色黑油亮，凝结成块，质地坚硬，无杂质者为佳。糖灵脂以活血逐瘀、通经止痛见长。临床发现糖灵脂善除"脂浊"而具有良好的活血降脂作用。郝老治疗高脂血症、高血压病时常用糖灵脂配水蛭、三七、大黄，治疗冠心病用糖灵脂配人参、水蛭、三七、黑附子、肉桂。糖灵脂还具有良好的软坚散结作用，用于治疗肝硬化，常用糖灵脂配三甲散（炮山甲、制鳖甲、土鳖虫、三七、鸡内金）而取效。

第二节
活血调经药

凡以调畅血脉、通经止痛为主要功效的药物，称活血调经药。

丹 参

丹参最早载于《神农本草经》，其性微寒，味苦；归心、肝经；其基本功效有活血祛瘀，通经止痛，清心除烦，凉血消痈。

【张学文临床经验】国医大师张学文擅用丹参，现引用张老应用丹参的临床经验以兹说明。

1. 化瘀活血疗诸疾，上下虚实皆可用

① 治疗上部疾病：对突发性耳聋，因肝肾不足者，血行不畅，耳窍失聪，经中西药物治疗久治难瘥者，治用知柏地黄汤加丹参30g，磁石30g（先煎半小时）、蝉蜕、川牛膝，临证屡验。治肝热上犯耳热怪症，则以丹参、磁石加菊花、夏枯草、生地黄、龙胆、川牛膝等（依证加味），清肝火、化瘀滞、通窍络，临证用之，其效著。若治疗高血压者，多在辨证论治的基础上选配丹参、磁石，效果显著。丹参有扩张外周血管、降低血压作用，对肺气不宣、血行不畅的咳嗽，常用丹参配苦杏仁、桔梗、川贝母等活血宣肺，降气止咳。

② 治疗下部疾病：丹参通血脉，活血通痹，苦降下行，故对下部经脉久病瘀滞用之尤验。如治下肢关节风湿痹痛，常以丹参配川续断、独活、川牛膝、桑寄生之属；若风湿热痹，关节红肿热痛者，则以丹参配金银花藤、苍术、川牛膝、黄柏、赤芍、松节等；

若治脉管炎，常以丹参配当归、鸡血藤、玄参、生甘草、金银花、桂枝、穿山甲等；若治月经不调、经闭或产后血瘀腹痛者，丹参配当归、香附、益母草之类，或丹参一味研末白酒送服皆有效；若治疗肝肾（瘀滞）郁热之阳痿、早泄，则以丹参配生地黄、熟地黄、知母、川牛膝、黄柏、莲须、阳起石、山茱萸、郁金、羌活、白芍等，疗效明显。

③ 治疗虚证：久病正虚，血行无力，久虚多瘀，丹参祛瘀生新，行而不破，前人有"一味丹参，功同四物"之说，《本草纲目》谓之"养血"。用于虚证眩晕，以杞菊地黄汤之意创建益肾定眩汤，即以杞菊地黄汤加丹参、磁石、川芎、天麻，对头晕、腰脊酸软、舌暗淡、脉沉细而涩等肾虚夹瘀者甚效。对血虚、心悸失眠者，常以丹参配炒酸枣仁、当归、生地黄、五味子等治之疗效甚佳。治气血大虚、肾气亏耗、瘀血不行之虚劳证，又惯以丹参配炙黄芪、当归、何首乌、巴戟天之属甚效。

④ 治疗实证：无论六淫还是七情，伤及机体日久，终可以导致气血不畅，从而发生气滞血瘀之证。丹参活血行瘀、化滞消积，临床用于实证的治疗确多有效验。如肝胃气痛者，常以丹参配檀香、砂仁、郁金而取效，此乃气机郁滞、血行不畅，故理气活血，相得益彰。又以丹参配茜草根、鸡血藤、紫草、红枣，治疗过敏性紫癜屡屡生效，此即丹参能"破宿血，生新血"，使离经之血归经是也。

2. 养心安神除虚热，止忡定悸保安康

丹参味苦性微寒，入血归心，能清心火、除血热、安神志、定悸烦，故临证用之得当无不奏效，病瘳迅捷。例如对于血虚、心悸失眠者，常用丹参配柏子仁、当归、生地黄、五味子、炒酸枣仁等。对心悸怔忡，属心气不足、气虚血瘀者，也可以补阳还五汤加丹参、炙甘草、麦冬之类治之。对胸阳不振者，可以用瓜蒌薤白汤或宽胸通痹汤（丹参、瓜蒌、薤白、檀香、降香、桂枝、鹿衔草、山楂、川芎、麦冬、三七、赤芍）。对于气阴两虚者，可用生脉散、益脉通痹汤（丹参、太子参、麦冬、五味子、全瓜蒌、炙甘草、炒酸枣仁、降香、山楂、鹿衔草）。治胸痹胸痛、失眠惊悸、心律不齐等症，以炙甘草汤之意创建丹参安心汤（丹参、西洋参、苦参、玄参、炒酸枣仁、麦冬、炙甘草、桂枝、山楂、鹿衔草），临床运用皆可获良效。

3. 祛瘀生新通百脉，危笃痼疾显奇功

丹参活血化瘀、通利窍络、调和气血，故治疗危笃痼疾时合理用之，则功效倍增。如治中风，宗王清任补阳还五汤之意创通脉舒络注射液（主要成分：黄芪、丹参、川芎等）；治中风、脑肿瘤、脑积水等属颅脑水瘀证者，宗王清任通窍活血汤之意创脑窍通口服液（主要成分：丹参、桃仁、麝香、白茅根）；治中风先兆、预防中风发作，创清脑通络片（主要成分：丹参、桃仁），其动物实验和临床治疗疗效卓著，目前为止均未发现其不良反应。治疗昏迷闭证，属热闭者，可用安宫牛黄丸与丹参同煎灌服或鼻饲；对寒闭者，用苏合香丸与丹参同煎灌服或鼻饲；而无论寒热闭证皆常以丹参注射液兑入葡萄糖中静脉滴注。治脱证，常以参附汤加丹参之属煎服或丹参注射液兑入葡萄糖液中静脉滴注，而昏迷凡属痰湿郁闭者皆配以蒲金丹注射液（石菖蒲、郁金、丹参）肌内注射，每日2~4mL。同时可用丹参注射液4~20mL兑入500mL葡萄糖中静脉滴注，常可使患者症状减轻或转危为安。实践证明，丹参之功，在于其活血通络达四末，祛瘀生新，利窍闭也。对于出血性和缺血性脑卒中，常常配伍丹参以活血化瘀而均能获效，其理何在？药理研究证明，丹参可抑制凝血功能和增强纤溶活力，又据中医理论"宜行血，不宜止血"和"消瘀止血"，从丹参改善微循环血流和增加毛细血管网，致使出血部位血管压力下降，可解释其止血作用。因此，活血化瘀对出血性脑卒中有其特殊的作用机制和治疗效果，此乃知常达变，用药之妙也。对癫痫的治疗，则常用丹参配石菖蒲、远志、白茯苓、僵蚕、天南星之属治之。治肝肾阴虚阳亢、痰瘀深伏血络之惊叫证，又以丹参配龙齿、川牛膝、琥珀、女贞子、

牡丹皮、羚羊角粉等。且对此等疑难怪症又常用辨证口服汤药另配丹参注射液4mL肌内注射，常使长期治疗无效者病情转轻。总之，怪病多瘀，久病夹瘀，此乃治疑难杂病之要也。正如《本草求真》所言："丹参……总皆由其瘀去，以见病无不除。"

4. 清肝利胆畅郁滞，癥瘕积聚效堪赏

气滞、血瘀、水停积于腹中日久，形成癥瘕积聚之证。丹参归肝经，入血分，善行血分气滞，活络消肿，瘀去而水行，故可常用之。如乙型肝炎属肝肾阴虚者，以一贯煎加味必配丹参；黄疸各期，辨证选药也常配丹参；对臌胀水湿瘀滞者，也常与丹参、柴胡、当归、鳖甲、牡蛎、鸡内金、大腹皮、茯苓、三棱、莪术等相伍；治胆结石，则配大黄、鸡内金、金钱草、柴胡、枳实等。如此处方，可改善肝功能、软化肝脾、缩小肿块、化瘀排石。

5. 化瘀利湿达三焦，阴水阳水皆可消

丹参通血脉、利水道、消水肿，故可以治水停血瘀之水肿。丹参有改善肾功能、减轻氮质血症和消肿、增加尿量等作用。下肢水肿及全身水肿，腰酸乏力，属肾虚血瘀水肿者（如慢性肾小球炎、慢性肾盂肾炎、肾病综合征等），用益肾化瘀利水汤（五苓散加丹参、黄芪、桑寄生、益母草、川牛膝、山楂、白茅根、白通草）。下肢浮肿，困倦乏力，脘腹胀闷疼痛，舌瘀暗，脉结代，系心阳虚弱、水湿血瘀所致者，常以真武汤加丹参、桃仁、黄芪、白茅根；肾阳不足者，以金匮肾气汤加丹参、白茅根、杜仲等；气滞水停者，以柴胡疏肝散合五苓散加丹参等。阳水面目浮肿（急性肾小球肾炎等）属风邪遏肺、三焦气机不利者，用越婢加术汤加丹参、茯苓、车前子、连翘等；属肺气虚寒，水道不利者，用苓甘五味姜辛汤加丹参等，皆可增强疗效。

6. 凉血解毒消肿毒，痈毒疮疖皆可用

丹参尚有消肿止痛、凉血解毒、排脓生肌之功。如丹参配连翘、天花粉、蒲公英、全瓜蒌等可消乳痈；配金银花、连翘、乳香、没药治痈肿疮毒；急性腹痛（如急性阑尾炎等）以大黄牡丹汤

加丹参、大血藤等；慢性阑尾炎常以丹参配柴胡、茯苓、黄连、木香、延胡索、香附、蒲公英、神曲等。丹参还有凉血解毒之用，用绿豆甘草解毒汤（绿豆、甘草、连翘、石斛、丹参、大黄、白茅根）临证治疗多种中毒可获效。对湿热毒瘀阴痒带下者（如尖锐湿疣、宫颈糜烂等）常以丹参配黄柏、苦参、生甘草、白术、山药、土茯苓、地肤子、野菊花、白果等内服兼外洗，疗效明显；对湿热瘀毒热痢者，又常以白头翁汤加丹参，兼高热神昏者另丹参配安宫牛黄丸煎服，皆可使疗效提高，疗程缩短；对湿热疥疮，以丹参、苦参、蛇床子等煎水熏洗患处。《日华子本草》有丹参治"恶疮疥癣、瘿赘肿毒、丹毒"之说。而现代药理学研究证明：丹参对葡萄球菌、大肠埃希菌、变形杆菌有强有力的抑制作用，对伤寒杆菌、痢疾杆菌有一定抑制作用。

综上所述，药无贵贱尊卑之分，而皆贵在应用之法。丹参性微寒、味苦，活血祛瘀，活络通痹，推陈出新，行而不破，达脏腑百骸，安神除烦，解毒凉血，消肿止痛，排脓生肌，治痈毒疮疥。辨证施方，灵活多变，妙用丹参，每获效验。但需注意凡脾虚便溏者、妊娠者均宜慎用。另外，丹参之用量，古今差别很大，据张老应用体会，一般成年人常用量为 10～30g，个别者可用至 60g，且先从较小剂量开始，逐渐加量。

红 花

红花最早载于《新修本草》，其性温，味辛；归心、肝经；其基本功效有活血通经，散瘀止痛。

【焦树德临床经验】红花能活血通经、祛瘀止痛，善治瘀阻心腹疼痛。对于血瘀气滞、心脉受阻所致的心胸痞闷疼痛者，用之通心脉、止疼痛，可与桂枝、枳壳、瓜蒌、薤白、五灵脂、丹参等同用。

焦树德认为，本品能入心经兼肺经，对于血瘀气滞或气血不通畅而致的胸痹心痛，可以本品配合瓜蒌、薤白、桂枝、五灵脂、枳壳、紫苏梗、檀香等同用。焦老常用瓜蒌 30g，薤白 9g，桂枝 3～6g，檀香 6g（后下），制乳香 3g，红花 9g，五灵脂 9～12g，蒲黄9g，槟榔 6～9g，远志 6～9g，半夏 9g，茯神 15g，随症加减，用于冠心病心绞痛有较好的疗效。

对于传染性肝炎（肝大或不大）表现为胁痛、腹胀闷，病程久，或舌质暗，或舌有瘀斑等血瘀气滞证候者，焦老常用红花配合柴胡、皂角刺、白蒺藜、茜草、川楝子、苏木、泽兰、泽泻、焦三仙、槟榔等同用，每周服 6 剂，连用 4～10 周，对恢复肝功能及使肿大的肝变软、变小有一定帮助；肝大而较硬者，可随症加减，如加入莪术 3～6g 或穿山甲 6g，片姜黄 6～9g，生牡蛎 30g，炒莱菔子 9g 等，并应服用较长时间。

益母草

益母草最早载于《神农本草经》。其性微寒，味苦、辛；归肝、心包、膀胱经；其基本功效有活血调经，利尿消肿，清热解毒。

【朱良春临床经验】朱良春善用益母草利水消肿。朱老认为，用益母草利水消肿，必须用大剂量。曾验证：若每日用 30～45g 时，利尿作用尚不明显，用至 60～120g 时（儿童酌减），始见佳效。鉴于其具有活血、利水之双重作用，故对于水血同病，或血瘀水阻所致之肿胀，堪称对症佳品。

用于肝硬化腹水：肝硬化腹水与肝、脾、肾关系最为密切，乃气血水相因为患，其病位在肝，恒多"瘀积化水"之候。朱老治疗腹大如鼓、腹壁青筋显露之臌胀，在辨证论治的前提下，恒以益母草 120g（煎汤代水煎药）加入辨证方药中，常可减缓胀势，消退腹水。

用于急、慢性肾炎：急性肾炎多系外感风邪水湿，或疮疡湿毒内攻等，致使肺脾肾三脏功能失调，水湿泛溢肌肤而成。益母草除能利水外，尚可清热解毒，《新修本草》载"能消恶毒疔肿、乳痈丹游等毒"，不失为治疗急性肾炎之要药。朱老常用处方：益母草90g，泽兰叶、白槿花各15g，生甘草5g。风邪未罢，肺气不宣加生麻黄5g；内热较甚加生大黄5g，生黄柏10g；气血虚弱加当归10g，生黄芪15g。至于慢性肾炎，则要从久病肾气亏虚、络脉瘀滞，以致气化不行、水湿潴留着眼，补肾、活血兼进，借以扩张肾脏血管，提高肾脏血流量和增强肾小管排泄功能。常在组方时选加益母草。

用于其他原因之水肿：临床可见一种浮肿，尿常规检查无异常发现，一般肿势不剧，以面部和下肢较为明显，常伴见面色少华、头晕乏力等症状。朱老认为，此种浮肿基于气血亏虚，肝脾失和。盖气虚则鼓荡无力，血涩运迟，络脉瘀滞，以致水湿留着。故此类浮肿，乃虚中夹瘀之候也。朱老习用生黄芪（30g）与益母草（60g）相伍，以扶正气、化瘀滞、行水湿，配合茯苓、白术健脾，当归、白芍养肝，天仙藤、木瓜舒筋化湿，收效较显著。

朱老认为益母草有很好的消风止痒功效。朱老谓《神农本草经》早有"瘾疹痒，可作浴汤"的记载，内服之功亦相近似。朱老认为："益母草的消风止痒作用，全在其能入血行血。盖血活风自散也。"风疹之疾，初起当侧重宣肺，盖肺主皮毛，肺气开，风气去，痒遂止耳。若久发营虚，风热相搏，郁结不解，则痒疹此起彼伏。顽固者硬结难消，令人奇痒难忍，甚或心烦不寐。此时当宗"久病多虚""久病多瘀"之旨，以营虚为本，以瘀热不散、风气不去为标，采用养营、活血、清风之品，方可奏功。朱老恒以四物汤为主方（重用生地黄至30g），伍入益母草、紫草、红花、白鲜皮、白蒺藜、徐长卿等，奏效较捷。

朱老认为，益母草之降压作用，已为现代药理实验所证实，但绝非泛泛使用，它主要适用于肝阳偏亢之高血压。《杂病证治新义》之天麻钩藤饮（天麻、钩藤、生石决明、山栀子、黄芩、川牛膝、杜仲、益母草、桑寄生、首乌藤、朱茯神）有平肝阳、降血压之作用。分析此方，除用潜阳、泻火、平肝诸品外，尤妙用牛膝、益母草之活血和血、降逆下行，使肝木柔顺，妄动之风阳得以戢敛，其新意在于斯。朱老指出："益母草有显著的清肝降逆作用，对产后高血压症尤验，但用量必须增至60g，药效始宏。"当肝阳肆虐，化风上扬，出现血压增高、头晕肢麻时，或久病夹有痰湿、瘀血，伴见面浮肢肿、身痛拘急者，均可适用。朱老曾制"益母降压汤"，药用益母草60g，杜仲12g，桑寄生20g，甘草5g。头痛甚者加夏枯草、生白芍各12g，钩藤20g，生牡蛎30g；阴伤较著者加女贞子12g，川石斛、大生地黄各15g。

【张学文临床经验】国医大师张学文善用益母草，张老根据其所具有的活血利水双重作用，治疗肾炎水肿、小儿解颅等，取得比较理想的效果。

李时珍认为益母草"活血、破血、调经、解毒。治胎漏产难，胎衣不下，血晕，血风，血痛，崩中漏下，尿血，泻血，疳、痢、痔疾，打扑内损瘀血，大便小便不通"。故可知益母草具有活血、利尿、解毒等多种功能，一药而兼化瘀利水，水瘀互结可用也。《本草汇言》载："益母草行血养血，行血而不伤新血，养血而不滞瘀血，诚为血家之圣药也。"《本草求真》也认为益母草"消水行血，去瘀生新，调经解毒，为胎前胎后要剂……盖味辛则于风可散，血可活，味苦则于瘀可消，结可除，加以气寒，则于热可疗，并能临证酌施，则于母自有益耳"。从以上这些论述，可知益母草的作用甚为平和，虽有活血利水解毒之能，而久用、重用不伤正气，无论体虚、体弱，对年幼、年老之水瘀互结之证，甚为合适。

据此，张老临床常用于以下诸症。

治痛经：治气滞血瘀引起的痛经，常与延胡索、当归、白芍、香附、川牛膝等补血养血、行气止痛药物组合成方，益母草剂量要大一些，一般常用30g左右，大多有明显效果。

治产后病：如产后出血或恶露不绝，腹部胀痛，出血量少，或夹杂血块，由子宫收缩无力引起者，常配合当归、酒白芍、艾叶、川芎、焦山楂，偏寒者再加炮姜、乌药等，效果较为理想。现在已经证实益母草具有收缩子宫，显著增加子宫肌肉的收缩力和紧张性的作用。对折伤内有瘀血者也可用，如《外台秘要》记载的益母草膏。

治急性肾炎水肿、血尿：用益母草30～60g，生品可以用量更大一些，单用或加入辨证方剂中用，甚为有效。常配伍猪苓、茯苓、连翘、白茅根、丹参、浮萍、桑白皮之类，现已为临床所常用。肾结石也可配伍冬葵子、石韦、鸡内金、海金沙等。

治解颅：解颅多为西医之脑积水，病机多为水瘀互结证。益母草既可活血又可利水，甚合其病机。常配伍当归、赤芍、红花、川芎、葛根、丹参、白茅根、泽泻、琥珀、茯苓、麝香、车前子、山楂等，用后效果明显，已有多例治验病案。

治高血压：据报道，益母草水浸剂对麻醉动物有降压作用，其乙醇制剂对在位兔心有轻度兴奋作用，还有抗血栓形成和促进血栓溶解作用，故用于高血压病，既可以因其利尿作用而降低血容量，又可因其活血、溶栓、强心作用，改善外周血液循环。凡高血压病头目眩晕、心慌心悸或有轻度浮肿者，用之有较好效果。常配伍平肝清肝之菊花、天麻、钩藤、石决明、白芍、牛膝、磁石等应用。

治癥瘕积聚（如慢性附件炎、盆腔炎等）：本品有活血祛瘀而性平，可久服以缓化慢消之特点，常配伍当归、丹参、三棱、赤芍、红花、牛膝、小茴香、乌药等组方。但要久服方有效。

总之，益母草虽曰"益母"，但不只用于妇科，实则对内科水瘀互结之证疗效亦好。中医认为"血不利则为水"，而益母草既可活血消癥，又可利水消肿，两擅其长，对凡瘀血久留、水瘀互结之脑水肿、颅内压增高、急性肾炎、高血压等，均可以治疗。但此药作用平和而力弱，用量一般需大，30～90g 为成人常用量，治肾炎时干品可用至 90～120g，鲜品 180～240g，方有显效。

桃 仁

桃仁最早载于《神农本草经》。其性平，味苦、甘；归心、肝、大肠经；其基本功效有活血祛瘀，润肠通便，止咳平喘。

【王松年临床经验】 名老中医王松年，以桃仁为主加入 1～2 味药治疗外科疾病，效果满意，疗程短，见效快。桃仁与生栀子配伍治疗跌打损伤及经久不愈的新、旧软组织挫伤，以及红肿热痛等炎性包块疗效显著。

治疗方法及用量：取生桃仁、生栀子各等份，砸碎为末。一般各 50～100g，可随需要增量，然后再用适量鸡蛋清调成泥状，敷患处约 1cm 厚，用无菌蜡纸及纱布包好，每日换药 1 次，一般换药 2～5 次即愈（局部皮肤呈黑色为正常现象，停敷后逐渐恢复肤色）。

【俞宜年临床经验】 习惯性便秘，虽临床上以津液不足、肠道失润居多，但由于患者体质因素（多属于阳热偏盛），病程长，糟粕内蓄，因而多有瘀热内生或气滞血瘀之变。因此，治法既要增液润肠，又要注意理气、清热、化瘀，配伍恰当，才有良效。福建名医俞宜年临床喜用桃仁配合苦杏仁为主治疗习惯性便秘。桃仁既能润肠通便，又善于活血化瘀。《医学启源》记载桃仁"治大便血结"，《世医得效方》用五仁丸（桃仁、苦杏仁等组成）及民间治便秘验方（由桃仁、苦杏仁组成）治津枯便秘。俞老认为，桃仁具有通滞开结功效，宜用于瘀热内结或气滞血瘀之便秘，且其性质平和，实为习惯性便秘之良药，苦杏仁辛开苦泄，宣肺肃气，且二药均甘润多脂。这一药对，气血并调，上宣下泄，且其性质平和，无论寒热虚实均可选用。如属肠热便结者，配合瓜蒌仁、蒲公英、决明子等；津亏肠燥，配合玄参、麦冬、火麻仁等；气血不足，配合何首乌、当归、白术等；肺失清肃，配合枇杷叶、紫菀、瓜蒌等；腹部胀满，配合荷叶、柴胡、枳壳等；冷秘，配合肉苁蓉、当归、锁阳等；实热内蕴，配合大黄、芒硝、虎杖等。桃仁常用量为 6～10g，偏实者，用量多些，偏虚者，用量少些。桃仁皮中含较多的苦杏仁苷，去皮应用既有利于有效成分煎出，又可减轻其不良反应。

【林恒临床经验】 林恒认为，咳喘病机总为肺之宣发肃降功能失司，气机升降出入失常。根据气与血的相互关系，若咳喘病治疗不及时，病情迁延，必然因气滞而瘀，血瘀证的出现又势必影响肺气之宣肃而使咳喘加重。而桃仁能活血化瘀，能改善肺部血液循环，因此能提高临床疗效，正所谓"气通血和，何患不除"。必须指出的是：桃仁具有活血化瘀之功，故孕妇、妇女经期、各种脏器出血，以及各种虚损患者应禁用或慎用，并且剂量应掌握在 10g 以内。

牛 膝

牛膝最早载于《神农本草经》。其性平，味苦、甘、酸；归肝、肾经；其基本功效有逐瘀通经，补肝肾，强筋骨，利尿通淋，引血下行。

【邹孟城临床经验】 名老中医邹孟城在其著作中记载：一病家出诊，正值该处房屋大修，有一年过半百而身材魁梧之建筑工人进屋与余坐谈。言语之间，余觉其颇谙医药，于是谈兴渐浓。彼则健谈而直率，曾谓余曰：其原籍在安徽，其母于当地最大之中药铺做保姆数十载，因此略知药理。该工因职业故，患腰肌劳损，腰痛常作，时感牵强不适，俯仰维艰。虽时常服药扎针，而终乏效机。及至中年，病渐加重，不仅影响工作，生活起居亦受限制，颇以为苦。由是寻索家中备药，唯得怀牛膝一包，重约半斤许，倾入锅内，加水煎熬后，于晚间连饮四大碗，随即就寝。睡中渐觉腰部重着，疼痛阵阵加剧，直至剧痛难忍。因而内心极感惶恐而不知所措，但事已至此，不得已只能咬牙隐忍，听天由命。痛极则人倦，倦极则熟寐。及至醑睡初醒，天已大明，不但疼痛全消，且腰间倍觉轻松舒适。从此以后，无论天阴天雨，或是重力劳苦，从不再觉腰有病痛，多年宿恙消于一旦，真可谓其效若神矣。然如此过量进服，虽然覆杯即安，而终非稳妥之法，宜师其意，慎始而谨终之可也。彼虽粗工而颇有慈悲济世之心。愿将家中秘守之治梅毒方公诸于余，以拯失足之人。其胞兄曾于孤岛时期涉足花柳身染梅毒。经其母之店主用秘方治之得愈。新中国成立之后曾一度复发，其母又往求药。店主曰："我已退休，子孙不业药，祖传秘方当行诸于世矣。"遂告之曰："采鲜怀牛膝全草一大捆，洗净后揩去水，打取自然汁，每日饮服一大碗，直至痊愈而止。"其兄如法服之，加以善自珍摄，竟得根治焉。

李时珍于《本草纲目》"牛膝"条下云："牛膝乃是厥阴、少阴之药，所主之病，大抵得酒则能补肝肾，生用则能去恶血，二者而已。其治腰膝骨痛，足痿，阴消，失溺，久疟，伤中少气诸病，非取其补肝肾之功欤？其治癥瘕，心腹诸痛，痈肿，恶疮，金疮，折伤，喉齿，淋痛，尿血，经候，胎产诸病，非取其去恶血之功欤？"用牛膝治腰肌劳损，既取其去恶血之力，又取其补肝肾、强筋骨之功，未越出中医传统理论之范畴。而新鲜怀牛膝取汁饮服，以治梅毒，为诸书所不载，固是独具心得之经验秘法。若此法确实有效，则可推测鲜牛膝尚具解毒杀菌之能。记之聊备一格，以待有缘者之验证。

【陈玉峰临床经验】著名中医学家陈玉峰善用牛膝治疗血尿。陈老认为，牛膝有补肝益肾、活血化瘀之功效，临床习用牛膝治疗尿血。陈老认为尿血多责之于肾，因为肾开阖于前后二阴。肾阴不足，阴虚火旺，热伤血络可致尿血；肾虚，封藏失职亦可导致尿血。牛膝能补肝肾、活血，并能引药入肾，是治尿血之良药。临证属阴虚火旺者可配白茅根、生地黄、知母、黄柏、小蓟、藕节；属肾虚者可配熟地黄、山药、菟丝子、枸杞子、地榆、小蓟。

【张学文临床经验】张学文认为，考"引血下行"之语，自《本草衍义补遗》提出以后，遂为后世所重视。《本草经疏》曰其"走而能补，性善下行"。尤其张锡纯《医学衷中参西录》说"牛膝善引上部之血下行，为治脑充血证无上之妙品"，所以其镇肝熄风汤、建瓴汤中均重用此品至 30g，临床收效颇佳。查《名医别录》有牛膝"填骨髓，除脑中痛及腰脊痛"之语，根据多年临床体会，认识到牛膝之活血祛瘀、引血下行，尤善治脑部诸疾。比如临床可用治肝阳上亢：患者常有血压高，或不稳定头痛，头麻木，四肢困乏等症者，以川牛膝为主，配合菊花、磁石、天麻、川芎、豨莶草、地龙等，取其既可补益肝肾，又可引血下行，常用川牛膝 15g 左右，疗效较好。治中风证属风中经络者，常表现为肢体麻木、偏瘫、语言謇涩、手足萎废不用等，可用川牛膝配合丹参、赤芍、地龙、川芎、桃仁、红花，兼气虚者可加炙黄芪等，具有较好的活血化瘀止痛及引瘀血下行之功。治梅尼埃病：此证以眩晕、不能站立，甚则呕恶等症为主，用川牛膝配合二陈汤，加磁石、丹参、桑寄生、钩藤、天麻等治疗多例，甚为效验。治老年性痴呆：此病多表现为反应迟钝、记忆力明显减退等，若属肾虚血瘀者，可用怀牛膝配合熟地黄、山茱萸、菟丝子、巴戟、石菖蒲、川芎等品。治头痛：牛膝性平，微苦，凡实火或虚火上冲之头痛、瘀血头痛均可以此作主药，引瘀热下行，而头痛可愈。实火头痛用川牛膝配黄连、石膏、龙胆、栀子、菊花、川芎等；虚火头痛配生地黄、玄参、知母、黄柏、蔓荆子等；瘀血头痛可配川芎、白芷、丹参、桃仁、当归、赤芍等。治心绞痛、心肌炎、牙痛、龈肿、口舌生疮、吐衄、咽肿者，亦可在辨证方中酌加牛膝以引血引热下行。总之，牛膝之活血化瘀、引血下行之功，在头部及胸部等瘀热所致疑难病证中应用甚广，其证以实证或虚实夹杂证较多，故均用川牛膝为主。

【姜寅光临床经验】名老中医姜寅光在治疗哺乳期疾病时，发现有的患者病虽愈但乳汁减少，经仔细分析疑为牛膝所致。遂对乳汁过多需回乳者予以单味牛膝 15g，每日 2 次，水煎服，服药第 2 天乳汁即减少。在临床上常用牛膝 30g，每日 2 次水煎服以回乳，当天乳汁即可明显减少，但尚不能完全断乳。

用牛膝回乳的机制，可能为牛膝引血下行作用的延伸。牛膝有活血祛瘀作用，易使人认为牛膝引血下行仅限于引瘀血下行，其实引血下行也包括引正常气血下行。由妊娠到开始哺乳皆伴有停经，其实质是气血的重新分布。乳汁为气血所化生，用牛膝回乳可能是牛膝改变了化生乳汁的气血分布，当然也不能排除其他尚未发现的作用，有待进一步研究其机制。故在治疗哺乳期疾病时，慎用牛膝以免使乳汁减少；对乳汁过多者单用牛膝即可使乳汁回到适当的量，此法简便有效。

鸡血藤

鸡血藤最早载于《本草纲目拾遗》。其性温，味苦、甘；归肝、肾经；其基本功效有活血补血，调经止痛，舒筋活络。

【刘炳凡临床经验】湖南名老中医刘炳凡常将鸡血藤用于经络不通、血瘀气滞之疼痛，亦常用于妇科经血亏虚者，常用量 10～12g。与鸡矢藤、常春藤合用，即刘老有名的三藤汤，习用于类风湿关节炎、癌性疼痛，临床效果明显。

临床报道，大剂量鸡血藤治疗重症肌无力有较好的疗效。重症肌无力属中医"痿证"范畴，各种病因致气血虚弱，筋骨肌肉失养均可致此。以鸡血藤400~600g水煎代茶饮治疗痿证，多可在3个月内收明显疗效。《中药大辞典》言"活血舒筋，治腰膝酸软，麻木瘫痪，为强壮性之补血药"，且价廉而无不良反应。

【胡天雄临床经验】湖南名中医胡天雄善用鸡血藤提升白细胞数量。胡老认为，临床上鸡血藤作为活血舒筋药，凡腰膝酸痛、麻木瘫痪、月经闭止等均可用之，或誉为血分之圣药。《现代实用中药》谓其"为强壮性补血药，适用于贫血性之神经麻痹症"，《江西中草药学》载"用治放射线引起的白血病"，然皆不知其使用究为何品种也。友人邓睿杰告，彼在精神病院工作时，使用氯坦平治疗某些精神病，常因粒细胞减少而无法继续进行，后用鸡血藤配合治疗，至疗程终结亦无此不良反应出现，足证鸡血藤有防止骨髓抑制、保护白细胞作用。

恶性肿瘤患者，常见虚实夹杂之证。化疗药物当属"以毒攻毒"之品，易损及人体气血及肝肾，用后患者常出现恶心、纳差、呕吐、体倦、乏力等症，辨为气亏血虚（瘀）、肝肾不足。化验见白细胞、红细胞、血小板降低，重者合并感染、出血。中医本草著作谓鸡血藤"大补气血""统治百病，能生血、和血、补血、破血，又能通七孔，走五脏，宣筋络""补中燥胃"。有鉴于此，故用于化疗药物致血小板减少症属气亏血虚（瘀）、肝肾不足者，疗效良好。

另外，有学者重用鸡血藤治疗血友病收良效。现代药理研究证明，鸡血藤有补血作用，能使血细胞增加、血红蛋白升高，能兴奋子宫，增强子宫的节律收缩，有降低血压作用，可抑制金黄色葡萄球菌。故重用鸡血藤治疗血友病时，有桴鼓之功。

泽 兰

泽兰最早载于《神农本草经》。其性微温，味苦、辛；归肝、脾经；其基本功效有活血调经，祛瘀消痈，利水消肿。

【张梦侬临床经验】著名中医学家张梦侬治妇女瘀血闭经，以重用活血调经药见长。当归、川牛膝常用 30g，泽兰竟有用至 90g 者，其意取当归补而不滞、行而不损之优；川牛膝则取通经下血之长；泽兰为破瘀通经要药，重用之，其效尤显。

【禹建春临床经验】禹建春谓泽兰活血化瘀，行而不峻，为瘀血阻滞之产后腹痛、痛经、闭经的常用药。禹老用泽兰 30～60g，水煎，加入红糖适量冲服，治疗产后腹痛 30 例，其中痊愈 29 例，无效 1 例。一般服 2～3 剂，最多服 4 剂即愈。治疗月经不调、痛经、闭经，用泽兰、当归、生地黄、白芍、生姜各 10g，甘草 5g，大枣 6 枚，水煎服，效果显著。

禹老认为，泽兰具有活血化瘀、行水消肿、解毒消痈的作用，常用于治疗水肿、腹水。泽兰既能活血，又能行水，对于气滞血瘀而又水肿者尤为适宜。泽兰入足太阴脾经和足厥阴肝经，其气香而温，味辛而散，是阴中之阳药。与其他活血化瘀药不同，泽兰既能活血通络，又能够行气利水，具有独特的活血利水作用。而泽兰的活血利水作用，可使水道通调，全身的水液运行通畅，脾气得健，脾胃运化水谷精微的功能也得以完成。泽兰配伍白术，是健脾和胃、理气消胀的良药。

王不留行

王不留行最早载于《神农本草经》，其性平，味苦；归肝、胃经；其基本功效有活血通经，下乳消肿，利尿通淋。

【钟晓兰临床经验】钟晓兰善用益母草配合王不留行治疗疾病。钟氏认为，益母草具有活血化瘀、利尿消肿、清热解毒之功效，王不留行活血化瘀。两药合用，对炎症引起的输卵管水肿阻塞和盆腔积液疗效极佳；对泌尿系统结石，其利尿作用可助排石，活血化瘀作用可祛瘀止血；而治血尿，两药对结石引起的疼痛有明显的止痛作用；对慢性前列腺炎伴增生者，两药活血有穿透前列腺屏障的作用，所以对慢性前列腺炎伴有增生者疗效尤佳。

【胡吉元临床经验】重庆名老中医胡吉元善用王不留行治疗急性腰扭伤。胡氏认为，急性腰扭伤为过度负重、用力不当、牵拉或过度扭转等引起局部气血壅滞、筋脉损伤、脉络受阻所致。王不留行通经活络，李时珍谓"此物性走而不住，虽有王命不能留其行，故名"。其主要功效是通利血脉，走而不守，活血通经。急性腰扭伤早期局部主要以充血、水肿为主，王不留行可消散瘀血，畅通气机，改善血液循环，促进局部水肿、血肿的吸收，使瘀去气行，经脉通畅而痛止。外用适量。

【谭闽英临床经验】王不留行活血通经，故临床常用于外科疾病。谭闽英治疗带状疱疹常取王不留行适量文火炒爆研粉，用鸡蛋清调为糊状，外敷于患处，每日 2 次（重症每日 3～4 次），药糊涂布的厚度为 0.5cm，其上盖一纱布块固定（若水疱已破溃，可将药粉直接撒于创面，包好固定），临床收效明显。

第三节
活血疗伤药

凡以活血疗伤、治疗伤科疾患为主的药物，称为活血疗伤药。

土鳖虫

土鳖虫最早载于《神农本草经》，其性寒，味咸，有小毒；归肝经；其基本功效有破血逐瘀，续筋接骨。

【李兆秀临床经验】名老中医李兆秀善用土鳖虫治疗妇科疾病。李老认为，土鳖虫一药，性味咸、寒，有小毒。其功用为逐瘀、破积、通络、理伤等，是活血化瘀药方专效速的常用药之一。其用量各书记载，汤剂多为 3～10g，散剂多为 1.5g。有毒，不宜多用。李老临床用量经常在 30～45g，从未发现一例患者有不良反应。因本品为活血化瘀破积之药，自当中病即止，勿过量常用，以免损伤正气。

产后胎盘残留而致大出血，属产后血崩。由于瘀血阻滞经脉，血不循经，故淋漓不断或骤然下血。胎盘残留固着难下，非一般活血化瘀药所能奏效，故可重用土鳖虫至 45g，以破积祛瘀，常配以桃仁、红花、益母草、炮姜等药活血温经止痛，促进子宫收缩，以增祛瘀之力。又常因产后气血大伤，冲任不固，胞宫收缩无力，瘀血无力排出，血流更甚，新血不生，故面色淡黄无华，精神倦怠，面目微肿，乳汁少，脉细涩。在大量用土鳖虫及桃仁之辈的同时，常佐以益气扶正之黄芪、党参、白术及调补冲任之杜仲等。

大剂量土鳖虫不仅用于治疗产后血崩，尚可配以桃仁、红花等活血化瘀药堕胎。李老治疗数例堕胎者，前医用活血化瘀药未效，李老在方中重用土鳖虫，3～7剂即完全流产，并无任何毒性作用。

【焦树德临床经验】焦老认为，在猩红热、丹毒等急性热病中，或其他热毒瘀血壅滞于舌部，而致舌头的一部分或全部肿大、发硬、疼痛剧烈，口流唾涎，咀嚼、咽下均感困难，前人称为"木舌"，可用土鳖虫6g，食盐3g，研末服，每日2次，或煎汤服。也可同时用土鳖虫煎汤含漱。

【朱良春临床经验】国医大师朱良春对慢性肝炎或早期肝硬化，肝肿久而不消，胁隐痛时作时休、时轻时剧者，根据"久痛多瘀，久痛多虚"及肝郁气滞，血瘀癖积的教授机制，拟订了以土鳖虫为主的"复肝散"。一般连续用1个月以上，可获效。本方不仅能缓解胁痛，并可缩小肝肿，促使肝功能恢复正常，升高血浆蛋白总量，调整白蛋白与球蛋白的比例倒置。处方：炙土鳖虫、太子参各30g，紫河车24g，广姜黄、广郁金、参三七、鸡内金各18g，共研细末。每服3g，一日2次，食前服。或另用虎杖、石见穿、糯稻根各120g煎取浓汁，与上药粉泛丸如绿豆大分服。本方寓攻于补，攻不伤正，补不壅中，可使虚弱、胁痛、癥瘕等证，逐渐减轻或消失。自报道后，各地采用其治疗慢性肝炎及早期肝硬化，均称收效满意。

马钱子

马钱子最早载于《本草纲目》。其性温，味苦，有大毒；归肝、脾经；其基本功效有通络止痛，散结消肿。

【刘弼臣临床经验】著名中医儿科专家刘弼臣常在辨证方中加用马钱子治疗肌无力。马钱子又名番木鳖，属剧毒药物，《本草纲目》言其味性寒，可用于伤寒热病，咽喉痹痛，消痞块。近世则认为马钱子长于通络，如《医学衷中参西录》称其"开通经络透达关节之力，远胜于他药"，故多用于治疗风湿痹痛，筋脉拘挛或肢体麻木瘫痪等证。此外，近年也有应用单味马钱子治疗重症肌无力的报道。刘老运用马钱子，意在疏通经络。

刘老治疗重症肌无力，深有体会。小儿重症肌无力，迄今为止既乏特殊疗法，也无理想药物，以致临床上感到非常棘手。西医多采用抗胆碱酯酶药物，如新斯的明、溴吡斯的明、安贝氯铵等治疗，对部分病例有效，但维持时间短暂，且有一定的不良反应。免疫抑制剂不仅不良反应大，效果也不尽如人意。胸腺切除使用范围窄，疗效尚不能肯定，更少被人接受。

刘老研究 89 例在临床上明显处于重症肌无力发作期者，全部采用中药治疗，并经西医院做过抗胆酯酶药效试验和感应电刺激治疗后，不仅未能缓解，而且部分病例病情仍在继续发展，出现全身型 4 例，延髓型 2 例，肌无力危象 1 例。在运用中药治疗时，则停其他药物，使其成为自身对照组，以客观鉴定疗效。通过观察分析，不仅疗效较为明显（有效率 97％），作用维持时间较长，而且很少有毒性作用，显示了一定的优势。

根据此病具有"病在肌肉，症在无力"的特点，病机主要应责于脾虚，故以升陷汤加减为主方益气升提，运脾通络。因脾主肌肉，为后天之本，气血生化之源，脾旺则诸脏得养，功能自强，肌肉受益从而健壮有力。通过临床实践充分证明了中医中药不仅对眼肌型有效，对延髓型、肌无力危象，只要处方加减得当，亦常奏效神速。例如本组 89 例中属全身型 4 例，临床治愈 3 例，显效 1 例；延髓型 2 例，临床治愈 1 例，好转 1 例；肌无力危象 1 例，临床治愈。有的家长来信云："服用 11 剂后即奇迹般地出现眼能睁开，食欲转振，自觉有力，全身情况随之改变。"

马钱子除有通络生肌作用外，尚有清热疏邪功能，用之可防重症肌无力危象的发生。唯本品有大毒，必须炮制后方可入药，并要注意用量，小儿一般用量 0.15～0.3g，分次冲服，收效较好。故近年亦有用单味马钱子治疗重症肌无力的报道，然据刘老临床观察，马钱子不良反应很大，不仅患儿难以耐受，且疗效不巩固，必须与大剂补益之品同伍，才可以补偏救弊，相得益彰。因为单用补益中气药物疗效不如加入马钱子快捷；而单用马钱子，效果亦不如两类药物同伍为优。可见，补脾益气与疏通经络相结合，为治疗本病的有效办法。另外，其疗效往往随疗程的延长而提高，本组 89 例服药最少 26 天，最多 200 天，平均为 85 天，因此 1 个疗程不应少于 3 个月。如果疗程太短不易巩固，更不可间断用药而影响疗效。因此欲想治愈本病，必须做到两个坚持，一个加强，即坚持治疗和坚持服药，加强护理，预防感染，以冀及早治愈。

【况时祥临床经验】况老运用马钱子治疗神经系统疾病，屡起沉疴。况老从临证中观察其性味当为辛、苦、温，并提出其功用为补脾益气、健脑益智、涤痰开窍、通络止痛、活血化瘀等。适用于无明显热象之气虚血瘀证及痰瘀互结证者，阴虚风动者慎用，热盛风动者忌用。药理研究表明，马钱子主要成分为士的宁，能选择性地提高脊髓、大脑皮质及延髓的兴奋性。临床可用于神经系统疾病，如肌肉疾病、脊髓疾病、脑血管病、周围神经病变等。本品有大毒，炮制得当则减其毒：以砂炒为佳，将其与细砂放置于锅内同炒，武火加热炮制，至药材发泡鼓起，表面棕褐色，内部焦褐色，刮去毛，研粉，过 100 目筛，即成散剂。避其苦，再按 0.25g/粒规格，装胶囊备用。防过量，首次 0.25g，观察药后反应而渐增药量，最小剂量每次 0.25g，最大剂量每次 1g，一般每次 0.5～0.75g 较安全。早晚各服 1 次，两次服用间隔 12 小时。治疗 10 天为一个疗程，一个疗程结束后休息 2～4 天，可连用 3 个月。如患者出现头痛、头晕、耳聋、舌麻、口唇发紧、牙关紧闭、抽搐、精神异常等，为过量中毒反应，可予肉桂 9～12g 水煎服，或用甘草、绿豆各 60~80g 水煎服，或戊巴比妥钠 0.13～0.15g、地西泮 10～20mg 静脉滴注，洗胃或补液等治疗。

【王琦临床经验】北京著名中医学家王琦善用马钱子壮阳、通精窍治疗男科疾病。王老认为，马钱子用于男科有较强的"壮阳，通精窍"作用。他认为，马钱子壮阳，主要是因其有效成分士的宁对脊髓、延髓及大脑皮质等中枢神经系统的强兴奋作用，因而对脊髓勃起中枢兴奋性减退致阳痿者，有很好的疗效。认为其能通精窍，还可治疗不射精症。现代医学认为，不射精症与大脑皮质抑制过度，低级中枢功能不能正常发挥作用有关。他常用麻黄、细辛、王不留行等通窍之品治之，若效果不显者，非"虎狼之品"不能愈，即加用马钱子。

王老用马钱子，主张以砂烫或脱脂酸牛奶煮制者为好，一般用量每日控制在 0.4g 以内。治疗阳痿，亦可用士的宁注射液，每日 0.001～0.002g，肌内注射。治疗不射精症，可用马钱通关散，即马钱子 0.3g，蜈蚣 0.5g，冰片 0.1g，共研末，用麻黄、石菖蒲、虎杖、甘草各 6g，煎汤，每晚睡前 1 小时送服，每日 1 次，30 天为 1 个疗程。应该注意的是，马钱子过量可引起强直性肌痉挛，导致窒息缺氧或延髓麻痹致死，使用时应告知患者用量、服法，以防过量中毒。

【张锡纯临床经验】张锡纯认为马钱子为健胃妙药。张锡纯先生说"以马钱子为健胃之药，吾医界闻之莫不讶为异事。不知胃之所以能化食者，因赖其生有酸汁，又实因其能自腘动也"，并说"马钱子性虽有毒，若制至无毒，服之可使全身腘动，以治肢体麻痹；若少少服之，但令胃腑腘动有力，则胃中之食必速消。此非但凭理想，实为所见而云然也"。并举病例曾治一朱媪患者，年过六旬，素有痫风证，医治数十年，不断服用中、西药物。"必日日服之始能强制不发。因诸药性皆咸寒，久服伤胃，浸至食量减少，身体羸弱。后有人授以王勋臣龙马自来丹方，其方原为马钱子为主药，如法制好，服之数日，食量顿增。旬余身体渐壮，痫病虽未即除根，而已大轻减矣"。张氏感慨"由斯知马钱子健胃之功效迥异乎他药也"。张锡纯先生根据胃病的特点，专门拟定方药：炒白术四两，制好马钱子一两，二味如法配丸，按量服用，"旬余自见功效"。

刘寄奴

刘寄奴最早载于《新修本草》。其性温，味苦；归心、肝、脾经；其基本功效有散瘀止痛，疗伤止血，破血通经，消食化积。

【邬秀凤临床经验】邬秀凤认为：经行后期属于瘀者，临床上不多见，倘若一见经期延后，便使攻瘀药以催经，往往无效。邬老以为"经行后期"的各种证型表面上似乎不存在典型之瘀证，而实际上经脉不通，经血不行本身就是瘀存所致之证。正是基于此理而在辨证施治的基础上有目的地选用具有活血通经之功，而又能止血止痛之刘寄奴加味，取得了快捷催经之功效，且无不良反应，此疗效正合《本草求真》中所述"破而即通，而通者破而即收也"之意。

刘寄奴可治疗闭经，亦可治疗月经过多。常用刘寄奴配墨旱莲、女贞子、海螵蛸、茜草等，治疗月经过多收效显著。实践中发现酌增刘寄奴量为50g，疗效尤为突出，尤其对于月经过多兼有瘀滞，临床表现血色紫黑有块，腹痛拒按者效尤佳，每每迅速止血、止痛。本品融止血、止痛、消瘀于一炉，消瘀之中寓有止血，止血而不留瘀，实为妙品。

【李俊林临床经验】李俊林老中医善用刘寄奴治疗小儿黄疸。古人所谓初生儿"胎黄"似现代医学所称的新生儿生理性黄疸，无须治疗。但小儿若感受瘟疫时邪，直中肝胆，发为阳黄，则需认真治疗。自东汉张仲景创茵陈蒿汤治疗，医家无不选用。李老先父常以此方加刘寄奴、厚朴花二味，师古而不泥古，更取效快捷。考所用刘寄奴，当为玄参科阴行草属植物阴行草，味苦性温，清热化湿，凉血止血，与茵陈合用，确可收协同之功。复加厚朴花健运脾胃，何有不效之虞！此又深得"见肝之病，知肝传脾，当先实脾"之大理者也。

【任继学临床经验】国医大师任继学善用刘寄奴治疗肾风尿潜血。任老认为，刘寄奴辛温通利，可透络逐瘀，而瘀散血止，故可治疗肾络瘀滞之尿潜血，常用量为15g。临床运用权变灵活，如气虚血瘀，加白参补气，破经络之瘀；阳虚者，加附子回阳补火而行药势；瘀阻明显，合用地龙、当归尾以助破血，疗效显著，但孕妇慎用。

另外，刘寄奴伍用萹蓄、虎杖、败酱草、萆薢、黄柏、车前子、茯苓等，对前列腺炎疗效显著，能迅速减轻症状，消除浊尿。《本草新编》载其"性善迅，走入膀胱，专能逐水。凡白浊之症，用数钱，同车前子、茯苓利水之药服之，立时通快"。刘寄奴配伍黄芪、牛膝、桃仁、昆布、三棱、莪术、桂枝、萹蓄等，对前列腺增生之排尿困难亦甚有佳效，这可能与刘寄奴化瘀消癥利水的作用有关。

【朱良春临床经验】著名中医学家朱良春善用刘寄奴。朱老认为，刘寄奴味苦性温，入心、脾经，为活血祛瘀之良药。凡经闭不通、产后瘀阻、跌仆创伤等症，投之咸宜。而外伤后血尿腹胀，用之尤有捷效。《本草从新》载其能"除癥下胀"。所谓"下胀"者，因其味苦能泄，性温能行也。而"除癥"之说，殊堪玩味，经验证明，此物对"血癥""食癥"等症均可应用。所谓"血癥"，盖因将息失宜，脏腑气虚，风冷内乘，血气相搏，日久坚结不移者也。在妇女则经水不通，形体日渐羸瘦，可予四物汤加刘寄奴、牛膝、红花、山楂之属。引申之，肝硬化腹水用之亦有佳效。而"食癥"，则因饮食不节，脾胃亏损，邪正相搏，积于腹中而成。此物民间用于治疗食积不消。凡食癥已成，或食积长期不消，以致腹中胀满，两胁刺痛者，以此物配合白术、枳壳、青皮等，见功甚速，大可消食化积、开胃进食。其"消癥"之说，确属信而可证。

刘寄奴亦可治痢，《圣济总录》载"用刘寄奴草煎汁饮"治"霍乱成痢"。历代医家沿用之，《如宜方》即以其与乌梅、白姜相伍，治"赤白下痢"。今人用其治疗细菌性痢疾颇验，想亦赖其化瘀消积之能也。此外，以之治疗黄疸型肝炎，不仅可以退黄疸、消肝肿，还能降低转氨酶。

朱老对刘寄奴的应用，不仅如上所说，且常告我辈"刘寄奴的活血祛瘀作用，可谓尽人皆知，而其利水之功则易为人所忽略，良药被弃，惜哉！"《日华子本草》虽有其主"下气水胀、血气"之记载，但后世沿用不广，以此品直接作利水之用者，当推《辨证奇闻》返汗化水汤，此汤"治热极，止在心头上一块出汗，不啻如雨，四肢他处，又复无汗"，药用：茯苓 30g，猪苓、刘寄奴各 10g。并云"加入刘寄奴，则能止汗，而又善利水，而其性又甚速，用茯苓、猪苓，从心而直趋膀胱"。这是对刘寄奴功用的另一领悟。朱老认为，刘寄奴由于有良好的化瘀利水作用，因此可用于治疗瘀阻溺癃证，尤适用于前列腺肥大引起之溺癃或尿闭。所谓溺癃指小便屡出而短少也，久延可致闭而不通。而前列腺肥大则与瘀阻相关，凡瘀阻而小便不通者，非化瘀小便不能畅行。李中梓治"血瘀小便闭"，推"牛膝、桃仁为要药"。而朱老则用刘寄奴，其药虽殊，其揆一也。

前列腺肥大引起之溺癃，常见于老年患者，其时阴阳俱损，肾气亏虚，气化不行，瘀浊逗留，呈现本虚标实之证。若一见小便不利，即予大剂淡渗利尿，不仅治不中的，抑且伤阴伤阳，诚为智者所取。朱老治此症，抓住肾气不足、气虚瘀阻这一主要病机，采用黄芪与刘寄奴相伍，以益气化瘀，配合熟地黄、山药、山茱萸补肾益精，琥珀化瘀通淋，沉香行下焦气滞，王不留行速开膀胱气闭，组成基本方剂，灵活化裁。如瘀阻甚者，加肉桂、牡丹皮和营祛瘀；阳虚加淫羊藿、鹿角霜温补肾阳；下焦湿热加败酱草、赤芍泄化瘀浊，收效较显著。

第四节
破血消癥药

凡药性峻猛、以破血逐瘀为主要功效的药物称破血逐瘀药。

三　棱

三棱最早载于《本草拾遗》。其性平，味辛、苦；归肝、脾经；其基本功效有破血行气，消积止痛。

【张学文临床经验】陕西名老中医张学文善用三棱治疗胃脘瘀阻疼痛。张老认为，历代本草记载其能破血行气、消积止痛，可治癥瘕积聚、气血凝滞、心腹疼痛、胁下胀痛、经闭、产后瘀血腹痛、跌打损伤、疮肿坚硬等。习惯看法认为其为破血之品，或认为其攻破之力甚强。久服易伤正气，故临床多畏其力而少用。

张老临床治疗一些疑难重症或久病属瘀血所致者，如萎缩性胃炎、肝硬化、经闭日久等，用一般活血化瘀药而力嫌不足者，用三棱后往往收到较好疗效。如一李姓老翁，65 岁，因口干口苦、胃脘部疼痛半余年而就诊，口中无味，脉弦缓，苔薄黄。曾在许多大医院求治无效，胃镜示萎缩性胃炎，并有气管炎、尿路感染、增生性脊柱炎等病史。先以肝胃不和论治，继服六君子汤加白芍、乌梅、山楂、石斛、丹参而诸症减，久服则力不足，效力差。于是上方不变，加三棱 10g，服后胃脘疼痛锐减。此后则以柴胡疏肝散与香砂六君子汤两方为基础，交替加减，但每次均用三棱，调治 3 个月而愈。于是，以后每遇顽固之胃脘痛，时间经久不愈，有瘀血证，用一般化瘀止痛药香附、丹参、延胡索效果不佳者，均加三棱，收效较为理想，且未见不良反应，于是对此药的化瘀止痛之力印象颇深。

《医学切要》载其"破一切血，下一切气"，王好古认为其"破血中之气"，《本草纲目》认为其能"破气散结，故能治诸病，其功可近于香附而力峻，故难久服"，则知古今医家皆对"破气破血，久服损真"的认识是一致的。然其力究竟峻焉缓焉？损伤正气强焉弱焉？主要还需临床验证。从李时珍所论"其功近于香附而力峻"之语可知其力并非十分峻猛，而近人多畏其破血破气，害怕一个"破"字，而不敢用。近览张锡纯《医学衷中参西录》三棱条下，谓其"气味俱淡，微有辛意……性皆微温，为化瘀血之要药。以治男子痃癖、女子癥瘕、月闭不通，性非猛烈而建功甚速。其行气之力，又能治心腹疼痛，胁下胀疼，一切血凝气滞之证"。张老认为前人所谓"破气破血"之说，无非说明力强而已，而临床一些疑难久病，气滞血瘀顽固不化者，三棱又为其首选之品。张老体会，凡临证如萎缩性胃炎迁延日久，症见痛处不移，痛时拒按，夜晚较甚，舌下络脉迂曲或怒张，舌质淡紫等，常以香砂六君子汤加焦三仙、丹参、三棱等，收效甚捷。尤其对一般化瘀止痛药不效或初用有效、久用无效者，加用三棱或莪术后，每见止痛之效甚显。

莪　术

莪术最早载于《药性论》，其性温，味辛、苦；归肝、脾经；其基本功效有破血行气，消积止痛。

【周信有临床经验】甘肃名中医周信有认为莪术有行气破血、消积止痛的作用，一般用于治疗肝病出现肝脾大、肝硬化腹水，冠心病心绞痛，萎缩性胃炎镜检示胃黏膜结节隆起、肠上皮化生，血瘀痛经、经闭，肿瘤疼痛等病证。按医书记载，莪术为行气破血之品，仅适用于气滞血瘀所致之实证。根据周老的临床经验，莪术性味平和，既有攻坚破积之功，又有保肝、护心和增强人体免疫之作用。故临床上不仅适用于气滞血瘀引起的实证，宜适用于气虚血瘀、癥瘕积聚所表现的虚实夹杂病证。

【刘绍勋临床经验】名老中医刘绍勋临证中常用莪术，这是有来历的。刘老曾治一胃病患者未效，后被他人治愈。索视其方，才知那位医者重用了莪术，查阅前人医籍，这才恍然大悟。

《本草备要》说莪术"辛苦气温，入肝经血分。破气中之血，消瘀通经，开胃化食，解毒止痛。治心腹诸痛……虽为泄剂，亦能益气"。其他医书论述莪术，亦不外乎破气、行血、化瘀等。

有些医者似乎忌讳莪术，即便治疗积聚之病，与三棱伍用，药量亦很轻微，唯恐伤正，其实，这种顾虑是不必要的。刘老在临床中，格外重用莪术。刘老曾去外地学习，因不适应当地生活习惯，得了胃病，服保和丸之类中成药，未能将病根除，后来改服"烂积丸"，一举而奏效，因后者方中有莪术，疗效显著可想而知。曾有一患者胃有实滞，虽经针灸治疗，胃痛减轻，但缠绵数日未愈。刘老在治疗中把莪术列为君药，与消食和胃之品配伍，仅治数日而愈。

刘老认为，治疗肝胃之病，如果经过准确辨证，因人、因病而异，方中适量加入莪术，无论缓解症状，还是调节脏腑功能，疗效甚为可观。几十年来，刘老通过对数十例患者的疗效观察，深深体会到莪术的临床应用价值是不能怀疑的，也是不可忽视的。一般地说，刘老应用莪术的基本剂量是7.5g，中等剂量是10g，有时也用到15g或20g或者剂量再大一些，这要根据病情的轻重缓急和患者的体质强弱来决定。随着医学事业的发展，莪术的应用更为广泛。有的地区和单位用莪术治疗癌症，取得一定效果，刘老用莪术治疗肝炎、溃疡病，也用于治疗癌症。莪术的一个主要特点是通肝经瘀血，解毒止痛，刘老通过临床实践，认为莪术对胃癌疗效较好。胃癌早期用莪术，会增进饮食，增强体质，促使病情稳定；胃癌晚期用莪术，能够明显减轻疼痛，改善机体"中毒"症状。

《本草备要》在论述莪术时，有这样一句话，即"虽为泄剂，亦能益气"。刘老的体会是：莪术之泄，非指泄下，而是疏泄、运通之意，所谓"益气"，并不意味着"补气"。

其一，莪术虽为破气化瘀之品，但辛苦气温并不峻猛。莪术既然能够开胃化食，这就有助于脾胃功能的恢复。开胃化食，就意味着人的气血生化之源有了保障，就为人体正气的恢复创造了有利的条件。所谓"益气"，就是有益于正气的恢复和舒展。

其二，莪术能"破气中之血"。气为血之帅，气行则血行，气滞则血瘀。所云"气中之血"，说明气之前导作用不利，血亦不能随之畅行，这是气滞不前，造成血液稽留的表现，亦即气滞血瘀。莪术攻逐的是滞气，消涤的是瘀血，敦促气血按照正常规律周而复始，也就起到了"益气"的作用。

其三，莪术"治心腹诸痛"。经曰："痛者不通，通者不痛。"所谓诸痛，不言而喻，即指各种类型的疼痛。肝胃之症，癥瘕积聚，诸如此类，均可导致心腹疼痛。莪术益气舒郁，其痛自缓。

【朱良春临床经验】 朱良春善用莪术治疗慢性胃病。朱老认为慢性胃疾和癥瘕积聚有其共性。张锡纯《医学衷中参西录》指出："参、芪能补气，得三棱、莪术以流通之，则补而不滞，而元气愈旺。元气既旺，愈能鼓舞三棱、莪术之力以消癥瘕，此其所以效也。"朱老对此颇为赞赏，并加发挥，尝用生黄芪 20～30g，莪术 6～10g 为主，治疗慢性萎缩性胃炎、消化性溃疡、肝脾大、肝或胰脏癌肿，颇能改善病灶的血液循环和新陈代谢，以使某些溃疡、炎性病灶消失，肝脾缩小，甚至使癌症患者病情好转，延长存活期。朱老临床具体运用这两味药物时，根据辨证施治原则，灵活掌握其剂量、配伍。如以益气为主，黄芪可用 30～60g，再佐以潞党参或太子参；如以化瘀为主，莪术可用至 15g，亦可加入当归、桃仁、红花、土鳖虫等；解毒消癥常伍参三七、虎杖、白花蛇舌草、蜈蚣。临床实践证实，凡胃气虚衰、瘀阻作痛者，以二味为主，随证施治，胃痛多趋缓解或消失，食欲显著增进，病理变化亦随之改善或恢复正常，可见其大有健脾开胃、扶正祛邪之功。

水　蛭

水蛭最早载于《神农本草经》，其性平，味咸、苦，有小毒；归肝经；其基本功效有破血通经，逐瘀消癥。

【张锡纯临床经验】水蛭的用法，一般方书皆认为水蛭当焙焦后使用，著名医家张锡纯先生认为水蛭最宜生用，甚忌火炙，认为水蛭原得水之精气而生，炙后则伤水之精气，破血消瘀的作用则会减少。张氏以自己在临床治疗一妇人少腹瘤瘕，不产育，先用炙水蛭，未见效，后改用生水蛭很快见效，瘤痛尽消，逾年即生一男孩验案为例，说明水蛭生用效果明显优于炙用。

【朱良春临床经验】凡腹部癥瘕积聚，久而不消，诸药乏效者，参用水蛭，多获殊功。有人用水蛭粉（早晚用 3g，黄酒送下）治输卵管、卵巢肿块有效，但用药时间较长，需 2～6 个月始可奏效。国医大师朱良春采用张锡纯之理冲丸治疗脏腑癥瘕积聚及妇女血瘀经闭不行，或产后恶露不尽而结为癥瘕者，有比较显著的疗效。《卫生宝鉴》的见晛丹，气血兼行，通涩并举，亦擅治"石瘕"（即血癥）。吴鞠通的化癥回生丹，诚如吴氏所说"无微不入，无坚不破……久病瘀结不散者，非此不可"。此方攻补兼施，药后无不良反应，虚人亦可用之。二方均有水蛭，可以印证。此处所谓"腹部癥瘕积聚"，主要包括子宫肌瘤、卵巢囊肿等疾病。

【吴天强临床经验】老中医吴天强认为水蛭能破血逐瘀。《神农本草经》云："主逐恶血、瘀血、月闭、破血癥积聚，无子，利水道。"张锡纯云："破瘀血而不伤新血，专入血分而不伤气分。"

吴老根据这些贤达智慧，对于血管瘤患者，将水蛭暴晒研成粉末装入胶囊，每服 4 粒，日服 2 次，结合患者体质，伍以补气养血之剂，每收全功。水蛭破血消癥，力猛有毒，为临证医家所忌，但一些药物的专门功效却不能尽致发挥。水蛭一味吴老临床运用 20 余载，并未发现其有毒性作用。

【周信有临床经验】 甘肃名老中医周信有运用水蛭于瘀水互结引起的病证，如肝硬化腹水、心力衰竭水肿、肾功能不全引起的水肿等。另外，也用于血脉瘀滞引起的一些病证，如肝病出现的肝脾大、冠心病心绞痛、缺血性脑卒中、萎缩性胃炎等。周老使用水蛭，一般是晒干研粉，装入胶囊吞服，每次 2~3g，日 3 次。根据周老临床经验，水蛭与有扶正固本作用的淫羊藿、党参、白术、黄芪等合用，既可增强机体自身免疫功能，又有利于水蛭破血消癥利水功能的发挥。如周老治疗冠心病表现为胸闷、心痛、疲乏、脉结代者，常用口服水蛭粉（装胶囊），一日 2 次服，每次 2g，30 天为 1 个疗程。配伍药物：黄芪 20g，淫羊藿 20g，瓜蒌 9g，川芎 5g，赤芍 15g，丹参 20g，延胡索 20g，地龙 20g，生山楂 20g，桂枝 9g，细辛 4g，降香 6g，水煎服。

【柏正平临床经验】 湖南省名中医柏正平善用水蛭治哮喘。其认为哮喘反复发作的"宿根"是"痰瘀伏肺"，治以涤痰祛瘀，调畅气机，预防复发。药用葶苈子、牡荆子、青皮、陈皮配水蛭胶囊 4~6 个，临床疗效显著。治肺源性心脏病用水蛭胶囊配以附子片、红参、牡荆子、青皮、陈皮等以温阳利水，涤痰除瘀，每取良效。

柏正平在临床每遇慢性肺部疾病者，见短气、口唇紫暗、舌质紫暗、双下肢水肿、咳痰等痰瘀互结者，常用炙麻黄 10g，桑白皮 10g，白果 10g，蝉蜕 10g，地龙 10g，浙贝母 10g，磁石 10g，苦杏仁 10g，法半夏 10g，葶苈子 10g，水蛭 3g 为基础方随症加减。服药后患者小便量增加，水肿消退，呼吸困难情况能得到较好的改善。在此基础上研究制成"复方葶苈子胶囊"，用于治疗慢性呼吸系统类疾病，临床研究有较好的疗效。

【王为兰临床经验】水蛭属于环节动物水蛭科宽身金线蛭或水蛭的干燥全体，俗称"蚂蟥"。它的性味咸苦平，有小毒，功效破血祛瘀、通经消癥，临证用于血滞经闭、瘀血内阻、癥瘕积聚以及仆损瘀滞作痛等证。治血滞经闭、瘀血内阻、癥瘕积聚等证，常与桃仁、三棱、莪术、当归等配合应用；治仆损瘀滞作痛、大便不通，可与大黄、牵牛子等同用。

王为兰临证体验此药，破瘀之功虽强而不伤血，散结之力虽胜而不伤气，又能清热，兹举例以说明之。

袁某某，女，23岁，初诊日期：1978年1月4日。患者2周来腿膝痛，两踝红肿灼热，小腿起有红色结节性红斑并疼痛，关节时痛，大便干燥。诊断为风湿性结节性红斑。苔薄白，脉象沉滑。血沉34mm/h。辨证：风湿化热，袭于皮腠，血热瘀滞。治法：清热解毒，活血通络。

方药：金银花15g，连翘12g，秦艽12g，牡丹皮10g，赤芍12g，川牛膝12g，桑枝30g，生地黄12g，泽兰15g，炒穿山甲3g，皂角刺25g，水蛭12g。

在上方的基础上前后服药26剂，随症加减当归、紫草、丹参、白芍、防己、生薏苡仁、炒黄柏、陈皮、水牛角、酒大黄等使用。红斑已退，硬结有黄豆大未消，阴天关节酸感，证候明显好转。舌苔薄白，脉象弦数。再治以清热解毒，活血通络加祛风湿药。

方药：金银花15g，金银藤30g，柴胡10g，桃仁10g，红花10g，川牛膝10g，木通6g，赤芍15g，羌活6g，独活6g，丹参15g，大黄6g，水蛭12g。

上方药服25剂，结节红斑、关节疼痛等均愈，唯血沉不降，检查仍34mm/h，继服丸药，以观后效。

方药：丹参30g，金银花30g，生甘草18g，赤芍30g，酒大黄

25g，柴胡 25g，当归 30g，白芍药 30g，水蛭 25g，防己 30g，独活 15g，陈皮 15g，鸡血藤 45g，地龙 30g。共为细面，炼蜜为丸重10g，早晚各服一丸。丸药服毕诸症尽消，检查血沉 10mm/h，再配一料，继续服用巩固疗效，约治 4 个月痊愈。血沉正常。

1979 年 12 月追访年余，未复发。1982 年 8 月又来治疗其它病，追问风湿性结节性红斑，自述未再复发。

体会：

1. 水蛭为治瘀血而不伤正气之药

历代医家皆视水蛭为峻猛逐瘀之品，比桃仁、红花、泽兰、益母草、三棱、莪术等药力都强，所以一般的气滞血瘀、血脉阻塞的疾病很少使用。王氏在临证反复使用体验，水蛭确为治瘀血之要药，但其破瘀之力并非峻猛。曾有妇女数人儿女太多，要求堕胎，王氏嘱患者单用水蛭面 30g 一次冲服，连服数次，不见胎儿堕落，只见少许血水，继之又无。因此王氏体会此药乃血肉有情之品，性平，化瘀血而不伤新血，亦不伤气分，实为治瘀血而不伤正气之药也。王氏治疗结节性红斑用水蛭加清热解毒、凉血通络之剂；治疗脑出血后遗症的半身不遂用水蛭加益气活血、温经通络之剂，疗效都非常满意。现代医学药理研究，也证明水蛭确有抗凝血的功能。张锡纯认为水蛭"迟缓则生血不伤，善入则坚积易破，借其力以消既久之滞，自有利而无害也"，确是经验之谈。

2. 口服水蛭面比煎服疗效显著

水蛭研面口服，可以减少水蛭素的破坏，疗效比煎服药力大，又能减少使用剂量而节约用药。王氏临证初步体会到，每当煎服水蛭，其破血通络之力不大，等到病情缓解，改用丸剂，或在服汤药时将水蛭研面服用，则疗效特别显著。因此，在治疗血瘀疾患时，王氏多用水蛭面予患者冲服，疗效确佳。

3. 以水蛭面治疗风湿性结节性红斑不复发

临证治疗风湿性结节性红斑，常用清热解毒、凉血散瘀的药物，疗效也很好，唯复发率较高，此后便在前方的基础上加用水蛭面，共治疗十余例，无一例复发。因此，王氏体会水蛭活血化瘀的功效是确凿的。王氏运用水蛭试治各种血流不畅、经络瘀阻的疾患，初步得到了可喜的成果。

穿山甲

穿山甲最早载于《名医别录》。其性微寒，味咸；归肝、胃经；其基本功效有活血消癥，通经，下乳，消肿排脓。

【李静临床经验】安徽名中医李静善用穿山甲治疗扁桃体炎。李老谓，一些医师治感冒，习惯用速效伤风胶囊等感冒制剂，或用抗生素，发热重者加用输液疗法，效者固然很多，不效者亦不少，这即是不详加辨证。李老在看此类病时必要先察舌脉，辨为何证，再议何方对证，方才处方用药。李老的经验是现代人风热感冒比较多，多以发热、咽痛为主症，兼症为咳嗽、头痛头晕、周身不适者多见，常以银翘散、桑菊饮加减合用之，咳嗽重加苦杏仁、贝母、瓜蒌、天花粉等药屡用有效。临证见有感冒引起扁桃体发炎及咽喉发炎者，往往难以速效，李老常在此处方基础上加用炮穿山甲，往往取得很好的效果。如有外寒需宣肺者必用麻杏草加味治之。

2005年春治李某4岁之子，从小感冒则扁桃体炎发作，发热，咳嗽咽痛，轻则数日，重则10余日，屡次输液、打针、服药约需一周方可退热，不久又发作，稍不注意受凉则发作。察其舌光剥无苔，呈地图舌，舌质紫红，多汗，食少，咳嗽，辨证为阴虚火盛，复受风热外感。幼子苦于服中药，先处以西药克林霉素磷酸钠、利巴韦林输液，中药处以桑叶30g，桑椹30g，炮穿山甲5g，研粉装胶囊，一日分3次吞服，一日热退，停用西药，告知其阴虚内燥之体非短期所能改变，服用单方桑叶水并炮穿山甲至月余，其孩子调皮不愿服桑叶水，乃断续服用。后察其扁桃体炎症消失，半年未再发作。偶然有受凉发热，服用小儿感冒退热类冲剂即可。面色转红润，多汗早止，地图舌则于感冒时仍有出现，但没有原来严重。嘱仍服用中药单方，后说桑叶水服了月余再不愿服。只得嘱其间断用炮穿山甲胶囊，并用生山药、鸡内金作散剂常服以巩固之。一年多仍未发作扁桃体炎。感冒发作亦大为减少，即使感冒服一般感冒药即可治愈。

穿山甲性味咸凉，功用主治为消肿溃痈，疗疮肿，通经下乳，治风寒湿痹，解热败毒。《医学衷中参西录》中论："穿山甲味淡，性平，气腥而窜，其走窜之性无微不至，故能宣通脏腑，贯彻经络，透达关窍，凡血凝血聚为病皆能开之。以治疗痈，放胆用之，立见功效。并能治癥瘕积聚，周身麻痹，二便闭塞，心腹疼痛。若但知其长于治疮，而忘其他长，犹浅之乎视山甲也。疗痈初起未成脓者，愚恒用山甲、皂刺各四钱，花粉、知母各六钱，乳香、没药各三钱，全蜈蚣三条，服之立消。以治横痃，亦极效验。其已有脓而红肿者，服之红肿即消，脓亦易出。至癥瘕积聚，疼痛麻痹，二便闭塞诸证，用药治之不效者，皆可加山甲作向导。"

触类旁通，于无字句处读书也。张锡纯论说穿山甲治疗痈有良效，然则扁桃体炎实即是痈也，故张锡纯前辈论诚为可贵。对于扁桃体炎，中医称作"乳蛾"。以喉核部出现肿胀，或红或不红，形如乳头，状如蚕蛾，故称为乳蛾，又叫喉蛾。其急性者，尚宜消之，慢性者则难消，因其是实实在在地长成肉状增生物了。李老曾治过一例鼻息肉，服中药一个月鼻息肉消之无形，触类旁通，则扁桃体肿大亦当在能消之例也。李老在临床上凡此证均加用穿山甲作为向导，确有立竿见影之功效，不用穿山甲则其效不佳。以前有人报道皂角刺15g水煎服，治疗扁桃体炎，李老曾试过多次，有效、有不效。究其不效原因可能为皂角刺性温，入气分而不能入血分，故对此病之偏热症状明显者其效不佳，在辨证用药的基础上改用穿山甲后效果很好。穿山甲之功用真有不可思议之效果。

鬼箭羽

鬼箭羽最早载于《神农本草经》。其性寒，味苦；归肝经；其基本功效有破血痛经，除痹止痛，解毒杀虫。

【孙伟临床经验】 著名老中医孙伟善用鬼箭羽活血通络治慢性肾脏病。《黄帝内经》曰："夫精者，身之本也。"肾精能化气生血，若肾精匮乏，则元气亏虚，气虚鼓动乏力，血的运行迟涩而致瘀，阴血不足，血脉不充，亦可使脉道滞涩，血行不畅而致血瘀。如《医林改错》云："元气既虚，必不能达于血管，血管无气，必停留而瘀。"慢性肾脏病病久，肾元虚损，肾精气不足，水精代谢失常，从而造成肾脏浮络、孙络、经络瘀滞。瘀血滞固用补益清利药，难以取效，故以活血生新为要务。《读医随笔》云："加行血药于补剂中，其效倍捷。"鬼箭羽活血通络，推陈致新，恢复水精平衡，可使补益药物补而不滞，鬼箭羽活血亦有行水之意。在慢性肾脏病肺脾肾功能失调的情况下，水湿内停，气机不畅，形成血液瘀滞，而瘀血内阻，又可促使气机阻滞，加重水湿潴留。因此，肾虚则血瘀，血瘀则水停，互为因果，缠绵不已，是一切慢性肾脏病迁延难愈的重要因素。现代研究证明，凝血机制障碍，对慢性肾脏病的发生、发展及转归、预后均起着决定性作用，高凝状态即属血瘀范畴。孙师治疗慢性肾脏病只要见有瘀血，或瘀血夹热，特别是瘀热的病理因素，均应用鬼箭羽。但有出血，或有出血倾向的患者，需慎用。

【朱良春临床经验】 著名中医学家朱良春善用鬼箭羽，鬼箭羽味苦性寒，向以破瘀行血、活络通经之功，验于临床。清·杨时泰在《本草述钩元》中谓本品"大抵其功精专于血分"，朱师探其理致，发其余蕴，在长期实践中，引而申之，认为鬼箭羽味苦善于坚阴，性寒入血，又擅清解阴分之燥热，对糖尿病之阴虚燥热者，每于辩治方中加用本品 30g，能止渴清火，降低血糖、尿糖，屡收佳效。

因其具活血化瘀之功，对糖尿病并发心血管、脑血管、肾脏、眼底及神经系统等病变，可改善血液循环，增强机体代谢功能，既能治疗，又可预防，实为糖尿病之上选药品。药理分析亦证实，其所含之草酰乙酸钠能刺激胰岛细胞，调节不正常的代谢过程，加强胰岛素的分泌，从而降低血糖。对中虚气弱型，可配合大剂人参、黄芪、白术使用。

凡湿热夹瘀之痹证，用 20～30g 鬼箭羽加于辩治方中，能提高活血化瘀、蠲痹通络之功。寒湿痹证或体虚气弱者忌用。

其性专破血活血，对妇女经闭腹痛，配合五灵脂、红花、延胡索、当归、川芎等有良效。用量一般为 10～15g，消渴、痹证可用至 20～30g，孕妇禁用。

【畅达临床经验】名老中医畅达通过长期临床观察，发现鬼箭羽除治疗瘀阻腹痛及虫积腹痛之外，又善清热、利尿、通淋。主治热淋涩痛、小便不利及前列腺肥大等，不论单用抑或组方应用，均可收到满意效果。本品分布广泛，药源丰富，是临床值得推广的药物。

畅老所治疗的 115 例泌尿系统感染病例中，有急性膀胱炎 75 例，急性尿道炎 40 例。分别以大柴胡汤、八正散或导赤散与本品 30～60g 化裁成方治疗，疗效满意。临床观察发现，加用和不用鬼箭羽，在症状改善出现的时间、程度及疗程上均有明显差异，前者明显优于后者。

【张志远临床经验】著名中医学家张志远善用鬼箭羽治疗类风湿关节炎。本病属中医学"痹证"的范畴，认为是风寒湿热等外邪侵袭人体，痹阻经络，气血运行不畅，而出现肌肉、筋骨、关节酸痛麻木、屈伸不利，甚或关节肿大灼热等症状。治当搜风通络，舒经活血，消肿止痛。张老方用鬼箭羽 20g，昆明山海棠 15g，全蝎

9g，蜈蚣 2 条，白花蛇舌草 12g，大血藤 20g，豨莶草 20g，虎杖 20g，佛手 10g。方中鬼箭羽为卫矛科植物卫矛的具翅状物的枝条或翅状附属物，性味苦寒，功能破血通经、杀虫。张老认为鬼箭羽苦而不燥，寒而不凉，性峻而不猛、猛而不烈，善于活血通经、消肿止痛，配昆明山海棠有良好的抑制免疫、抗炎止痛作用，对类风湿关节炎晨僵、疼痛、肿胀、积液和压痛，功能状态、临床表现，以至于化验指标（血红蛋白、血沉、抗链球菌溶血素"O"、类风湿因子等），都有很好的改善作用。如偏于上部者加片姜黄、桂枝尖；下部加木瓜、川牛膝；乏力明显加黄芪、刺五加、白术；血虚加当归、川芎；烦热加牡丹皮、生地黄、忍冬藤；阴寒甚加附子、川乌、草乌；痛甚加乳香、没药、白芍；瘀阻经络加丹参、苏木、红花、桃仁、蚂蚁等。

第十一章

化痰止咳平喘药

温化寒痰药

本节药物，味多辛苦，性多温燥，主归肺、脾、肝经，有温肺祛寒、燥湿化痰之功，部分药物外用有消肿止痛的作用。

半 夏

半夏最早载于《神农本草经》，其性温，味辛，有毒；归脾、胃、肺经；其基本功效有燥湿化痰，降逆止呕，消痞散结。

【赵强临床经验】名中医赵强认为：半夏味辛苦，性偏温，有毒。其功用为燥湿化痰、降逆止呕、消痞散结。半夏生用，辛散之力强，临床常用生半夏为主治疗一些有形痰结或瘀结，如肿瘤、囊肿、炎性包块之类，收效甚卓。临床治疗疑难杂症时，有时用姜半夏、法半夏，无效时，改用生半夏却收显效。可见其虽有毒性，但能发挥药效。生半夏用于散结，药量宜大，辨证时要认准痰瘀结滞之象，与生地黄同用，一燥一润，一温一凉，有相得益彰之妙。半夏生食确有毒性，但伍药入水煎，或单味水煎，时间在1小时以上，分次服用，则其毒性大减，即使用量较大（30g），也未发现中毒现象。

【朱良春临床经验】朱良春认为半夏长于化痰破坚、消肿散结，故为治疗痰核之要药。朱老经验，凡痰核证之顽缠者，恒非生半夏不为功。盖生者性味浑全，药效始宏。至于生用之毒性问题，先生认为，生者固然有毒，但一经煎煮，则生者已熟，毒性大减，何害之有！多年来，朱老治疗痰核，以生半夏为主药，因证制方，奏效迅捷。如软坚消核选加海藻、昆布、生牡蛎、夏枯草等；化痰通络选加白芥子、贝母、僵蚕等；活血消肿选加当归、丹参、紫背天葵等；补益气阴选加太子参、川百合、十大功劳叶等。

朱老认为，慢性迁延性肝炎或早期肝硬化患者因久病或误治，临床见肝血肝阴两虚，或肝胃不和，或土壅木郁，胃失和降等，导致心失所养，气机逆乱，肝阳偏亢，上扰神明，发为顽固失眠者屡见不鲜。朱老取《黄帝内经》半夏秫米汤"降其气，即所以敛其阳"之理，自拟半夏枯草煎［由姜半夏12g，夏枯草12g，薏苡仁60g（代秫米），珍珠母30g组成］为基本方。随证化裁，治疗顽固失眠疗效满意，历年使用于临床，尤对慢性肝炎久治不愈，或误治，或久服西药致长期失眠者疗效颇著。

【江尔逊临床经验】四川名老中医江尔逊曾治一男患者，46岁。1996年10月18日初诊。4年前因事拂逆，郁怒难伸，渐致失眠，4年来常服中成药，如归脾丸、养血安神片、朱砂安神丸、柏子养心丸等，临睡前加服西药地西泮（安定）。

近半年来失眠加重，每晚必服安定5mg方能浅睡三四个小时，且多梦纷纭，怵惕易惊。又因宿患慢性胃炎、慢性胆囊炎，常用三九胃泰、胃苏冲剂、消炎利胆片等，似效非效，甚是烦恼。

刻诊：面容瘦削，略显晦暗，胃脘满闷而不痛，嗳气频频，口干苦，纳差、大便偏干，舌质红，苔黄粗厚，脉弦沉。

本例宿疾慢性胃炎、慢性胆囊炎所致的胃脘满闷、嗳气、口干苦、纳差等是失眠的伴见症，而这一系列症状的主要病机——胆热犯胃、胃失和降，恰恰就是主症失眠的病机之一。胆热犯胃往往酿热生痰，痰热上扰于心则失眠。所以开手重点治疗胆热犯胃、胃失和降便是一举两得。

患者长期饱受失眠之苦，唯求安睡，无复他求。然则宿病胆热犯胃，胃失和降，宿病不除，卧安从来？

今先行清胆和胃，用黄连温胆汤合小陷胸汤、半夏泻心汤化裁，使胆宁胃和则易安卧矣。处方：法半夏15g，茯苓30g，竹茹

20g，炒枳实 15g，黄连 5g，黄芩 10g，干姜 5g，瓜蒌仁 15g，太子参 10g，蒲公英 30g，4 剂，安定照服。

二诊：胃脘满闷消失，嗳气、口干苦、怵惕易惊等减轻，大便通畅，睡眠略有改善。患者喜，乃续服本方，而停服安定。但当晚便通宵失眠，不得已复用安定如前。服至 12 剂，纳开，口苦除，唯仍不敢停服安定，停服则入睡极难，心烦不安。察其舌质仍红，苔黄薄少津，脉弦沉而细。知其胆热胃逆之证已愈，而露出肝郁血虚之底板。

乃改投舒郁养血的酸枣仁汤加味：酸枣仁 30g，茯苓 30g，知母 12g，川芎 10g，炙甘草 10g，丹参 30g，百合 30g，3 剂，安定减半服。

三诊：睡眠仍无明显改善，上方加法半夏 40g，夏枯草 30g，高粱米 50g。

效果：服 3 剂，入睡较快，且能安睡四五个小时；停服安定，继服至 15 剂后，入睡如常人，能安睡五六个小时矣。嘱将上方制成蜜丸常服。半年后追访，睡眠大致正常。

而江老治失眠顽症，恒在辨证方的基础上加法半夏 30～60g，高粱米 50～100g，夏枯草 15～30g，颇能提高疗效，本例便是。

江老认为：①制半夏无毒；生半夏有毒，久煮可消除其毒性。②制半夏可用大剂量，不必先煮；生半夏宜先煮半小时以去其毒性，若重用 30～60g，以先煮 1 小时为宜。③若顾虑到半夏炮制不规范而可能残存毒性，则在使用大剂量（30g 以上）时不妨先煮半小时，以防万一。

方书之祖《伤寒论》使用半夏的方剂多多，均注明"洗"，即生半夏用水洗干净后入药，绝非后世使用生姜、明矾炮制之者。而近代名医张锡纯使用制半夏，则深恶其炮制不当，含明矾太多，"相制太过，毫无辛味，转多矾味，令人呕吐。即药房所鬻之清半夏中亦有矾，以之利湿痰犹可，若以止呕吐及吐血、衄血，殊为非宜。愚治此等证，必用微温之水淘洗数次，然后用之。然屡次淘之则力减，故须将分量加重也"。

半夏使用机会多，取效的关键是用量：若燥湿化痰，6～10g足矣；降逆止呕，15～20g 不为多；镇静安神，必用 30～60g。

顽痰宿瘀致病，特别是癌性疼痛，制半夏无能为力，应当大胆重用生半夏（久煮去其毒性）。

【何绍奇临床经验】 以半夏治疗恶阻，最早见于《金匮要略·妇人妊娠病脉证并治第二十》"妊娠呕吐不止，干姜人参半夏丸主之"。此后，《医学衷中参西录》的安胃饮（清半夏、青黛、赤石脂）以及妇科名家上海朱小南家传方（姜半夏、焦白术、姜竹茹、陈皮、砂仁、黄芩、乌梅、左金丸），朱良春老中医以生半夏、决明子、赭石、旋覆花、陈皮、生姜组成的基本方亦都用半夏。可见，无论古今，治疗妊娠恶阻皆用半夏。

"半夏动胎，妊妇忌之，用生姜则无害"之说，始于金元时期之张元素。李时珍《本草纲目》引用过这句话。李时珍引用它，并非完全肯定它，不过是记上"有此一说"而已。《本草纲目》的附方中，就有仲景的干姜人参半夏丸，主治妊娠呕吐。而且李氏不同意世俗以半夏、南星为性燥之说，指出"湿去则土燥，痰涎不生，非二物之性燥也"，唯证属"阴虚劳损"，非"湿热之邪"者忌用，盖此时用"利窍行湿之药，是乃重竭其津液，医之罪也，岂药之咎哉"。历代医家对张元素"半夏动胎"之说多持否定态度。如王肯堂《女科证治准绳》所载治恶阻方中，除仲景的干姜人参半夏丸之外，还有八方用了半夏。他说："诸方并用半夏，盖取其辛以散结气，泻逆气，故呕恶自止。"林珮琴《类证治裁》亦云："今人以半夏动胎鲜用……然半夏实未动胎也。"由此可见，半夏动胎之说不能成立，半夏既无碍于胎，也就不存在所谓的"以慎用为宜"的问题了。

姜能制半夏之毒，同时，生姜、干姜本身皆有止呕的作用，所以对于恶阻（也包括其他疾病的呕吐）之由寒饮、痰湿所致者，常姜、夏同时用之。但不能说半夏非与生姜相伍不可，胃热、痰热一般不用姜，但半夏仍可单独使用，前面引用过的张锡纯的安胃饮就是例证。

何氏临床体会，对于妊娠恶阻的治疗，应以辨证为依据而选用适当的方药。如寒则温之，用生姜、砂仁、干姜、丁香之类；虚则补之，用人参、茯苓、白术、山药之类；热则清之，用黄芩、黄连、栀子、芦根、竹茹之类；气郁则疏理之，用紫苏、枳壳、藿香、木香之类；气血不和则调之，用当归、白芍、柴胡、枳壳之类。不一定每方都用半夏，但半夏止呕，确有殊功，所以对于妊娠恶阻，使用的机会很多。

大凡半夏所治之呕，多为水湿、痰饮阻于中焦，使胃失和降而致者。因为半夏既能燥湿祛痰，又长于和胃降逆，而恶阻之由中虚停痰积饮而致者颇为多见，如《校注妇人良方》说"妊娠恶阻……由胃气怯弱，中脘停痰"。所以何氏治恶阻，常用《金匮要略·痰饮咳嗽病脉证并治第十二》之小半夏汤（半夏 10～15g，生姜 15～20g）为基本方，加茯苓 20～30g，随病之寒热虚实而加味，药煎好后，晾温，每 10～15 分钟呷下半口，半日服完，疗效比较满意，一般 1～2 剂即可见效。

唯治恶阻及神经性呕吐所用之半夏，多系生半夏，即采集后撞去粗皮，阴干后即可，不再用其他方法加工炮制。之所以用生半夏，是由于现在半夏的加工方法，系用白矾水浸泡，或以半夏与白矾同煮透晾干切片，白矾的化学成分为硫酸铝钾，与半夏同制，有助于治痰，而不利于止呕。张锡纯曾经指出"特是呕者，最忌矾味"，所以他的安胃饮、薯蓣半夏粥等方用半夏，都"淘至无丝毫矾味"才用，名之为"清半夏"。曹颖甫《金匮发微》亦指出，半夏的加工方法太繁，且久经浸泡，去其药味而留其渣滓，欲以止呕，岂能有效？生半夏有毒，是指生嚼，或用丸、散、粉剂，其临床表现为口腔及咽喉黏膜烧灼感或麻辣感，胃部不适、恶心、胸闷，舌、咽、口腔麻木肿痛，有的可出现腹泻。但以生半夏作煎剂，无论加用生姜与否，只要煎足一小时，其有毒成分可被破坏，而止呕作用不受影响。如经过久煮服后咽喉舌根仍有不适感者，可嚼生姜一二片，或含咽一些白糖，即可消除。

半夏动胎之说不能成立，妊娠恶阻是可以服用半夏的。

天南星

天南星最早载于《神农本草经》。其性温，味苦、辛，有毒；归肺、肝、脾经；其基本功效有燥湿化痰，祛风止痉，外用散结消肿。

【胡建华临床经验】 著名中医学家胡建华认为，生天南星有较好的化痰、镇咳、平喘作用。对各种咳喘痰多均适用。例如治老年慢性支气管炎气急，咳痰不爽，本品可与小青龙汤相配，如治感冒咳嗽，久而不愈，可与止嗽散同用，均能提高疗效。胡老在20世纪60年代初曾以麻黄、射干、生半夏、生天南星、炙紫菀、炙百部六味药配制成"麻干片"，治疗哮喘咳嗽，收效颇佳。

胡老认为，生天南星的息风解痉作用颇佳。凡动风抽搐、晕厥之症，均可结合辨证处方使用之。胡老长期用生天南星配合全蝎、蜈蚣（二虫均以研粉或制片吞服为宜）、钩藤、地龙、白芍、丹参、石菖蒲、远志等治疗癫痫，取得较好的效果。此外，用于治疗帕金森病而见肢体震颤，与全蝎、蜈蚣、僵蚕、钩藤等同用；治疗耳源性眩晕而见视物旋转，且眼球震颤，与菊花、枸杞子、墨旱莲、石菖蒲等同用；治疗面神经麻痹而见口眼歪斜并抽动，与全蝎、僵蚕、白附子等同用；治疗半身不遂，肢体麻木疼痛，与补阳还五汤同用，均有一定效果。

胡老认为生天南星兼能散结消肿。常用莪术相配，治疗腹腔肿块；与海藻、昆布相配，治疗甲状腺肿大、颈部淋巴结结核，使患者的胀痛逐步减轻，肿块缩小，有的还渐渐消散而愈。

【李俊林临床经验】名老中医李俊林善用生天南星治疗乳痈。李老认为，乳痈初发多是气滞肝郁，热邪壅聚，外寒袭胃，乳汁积滞，脉络痞塞不通所为。盖因乳房乃足阳明胃经所隶属，乳头为足厥阴肝经所络属故也。《开宝本草》谓天南星有"除痰下气、攻坚积、消痈肿、利胸膈、散血堕胎"之功，配以全蝎解毒散结、通络止痛，二者皆为治疗痈疽痰核肿痛的要药，因此李老父亲用治乳痈初发，均可收效。曾治邱某，女，26岁。产后3周，突发右乳房红肿胀痛，触及 3cm×2.5cm 大小包块，压痛明显，伴往来寒热，西医诊断为乳腺炎，中医辨证属肝郁气结、乳络凝滞。投生天南星 2g，全蝎 1 只，研末冲服。一日分 2 次用完，2 剂而告愈。

【李现林临床经验】河南名老中医李现林善用、重用制天南星治骨关节疼痛。李老认为，目前临床上内服多用制天南星，其常用量为 10g。李老借鉴著名老中医王士福治痹之秘在于重剂的经验，重用制天南星治疗多种骨关节疼痛，取得良好的效果，临床主要用于以下几种疾病。

用于治疗类风湿关节炎：类风湿关节炎是一种常见病、疑难病，在其急性发作期多表现为关节肿胀疼痛、积液、关节活动受限、皮温增高等急性滑膜炎的症状，常可导致关节破坏而留下残疾。李老采用加减木防己汤加制天南星治疗类风湿关节炎，多获良效。处方：防己 25g，薏苡仁、生石膏各 30g，木通、黄柏各 10g，制天南星 60g，桂枝 6g，独活 15g。水煎服，每天 1 剂，3 周为一个疗程。

用于治疗腰背筋膜炎：腰背筋膜炎多见于中年女性，表现为夜间腰背部酸困疼痛，辗转反侧难以入寐，早晨起床活动后症状缓解，舌暗红，脉弦细。李老据证辨为寒湿痹阻，气血不通。治当祛寒燥湿，活血通络。方用小活络丹加减重用制天南星，药用制川乌、制草乌、乳香、地龙、没药各 10g，当归 15g，丹参

30g，制天南星 60g。水煎服，每天 1 剂。一般患者半个月内症状即可解除。

　　用于治疗腰椎间盘突出症：腰椎间盘突出症是一种常见病、多发病。劳累、扭伤、受寒、负重等为其诱发因素。临床以腰痛伴放射性下肢疼痛麻木为其特征，下肢发凉，行走不利，舌多暗红，脉弦细。证属肝肾不足，气血瘀阻。治以温补肝肾，通络止痛。药用独活、续断各 20g，杜仲、川牛膝、制川乌、制草乌各 10g，当归、白芍各 15g，桑寄生 30g，制天南星 60g。水煎服，每天 1 剂，每获奇效。

　　用于治疗骨性关节炎：骨性关节炎多发于中老年人，女性发病多于男性，发病部位以膝关节最多，病变部位疼痛肿胀，活动受限，X 线片可见关节间隙狭窄、增生等退行性改变。证属肝肾不足，气血不通。治当补肝肾，壮筋骨，活血止痛。药用熟地黄、川牛膝各 10g，骨碎补、当归、淫羊藿各 15g，续断 20g，桑寄生30g，制天南星 60g。水煎服，每天 1 剂，常获良效。

白附子

　　白附子最早载于《中药志》。其性温，味辛，有毒；归胃、肝经；其基本功效有祛风痰，定惊搐，解毒散结，止痛。

　　【叶益丰临床经验】 叶益丰老中医临证擅用白附子，独具特色。治头面诸疾，常用制白附子 10g；治破伤风，用生白附子 10～20g，效果很好，未见毒性作用。叶老认为白附子通过白矾、生姜炮制后，称为制白附子，则毒性大减，毒性作用很小，故用治头面疾病，祛风化痰止痉，疗效可靠。治破伤风重用生白附子，乃取其"以毒攻毒之意"，故病情轻用量宜轻，病重用量宜重。正如《素问·六元正纪大论篇》所云："有故无殒，亦无殒也。"即有如此之病，用如此毒药，则病当之，不会产生毒性作用。因此，用之得当，效果很好，若怕有毒，不予重用，病重药轻，杯水车薪，病必不治而殆。同时也要遵照《素问·五常政大论篇》："大毒治病，十去其六；常毒治病，十去其七；小毒治病，十去其八……无使过之，伤其正也。"因此用药后，随着病情的减轻，剂量也要逐渐减少。散剂宜用酒调服，汤剂则用酒冲服，以增强药效。但要视患者平素酒量而定，以防出现不良反应，如出现头昏、口麻等症则应减量，或散剂改用开水调服，汤剂不用酒冲服。

【陈元临床经验】陈元临床使用大剂量白附子治疗脑胶质瘤，疗效满意，且未出现中毒症状。陈老认为，脑胶质瘤大多是由于髓海空虚，邪毒乘虚入脑，邪滞于脑，痰瘀凝聚，闭阻脉络，痰瘀毒胶结成块。《黄帝内经》云"大积大聚，乃可攻之""必齐毒药攻其中"。故治疗应以补精填髓、解毒散结、祛痰通络、豁痰开窍为主。临床上，陈老采用30～100g大剂量白附子，配以地龙、姜黄、天竺黄、白芥子、薏苡仁、三棱、川芎、皂角刺以豁痰散结、祛瘀通络，再加入白花蛇舌草以解毒，用龟鹿二仙汤补精填髓。全方攻补兼施，故能起到一定疗效。

白芥子

白芥子最早载于《新修本草》。其性温，味辛；归肺、胃经；其基本功效有温肺化痰，利气，散结消肿。

【朱良春教临床经验】国医大师朱良春认为，白芥子辛温，味厚气锐，内逐寒痰水饮，宽利胸膈，用于咳嗽气喘、痰多不利、胸胁咳唾引痛，外走经络，消痰结，止痹痛，除麻木。诚如《本草经疏》曰："搜剔内外痰结及胸膈寒痰，冷涎壅塞者殊效。"朱老指出："白芥子含有脂肪油、白芥子苷、杏仁酶等成分，除作为祛痰平喘咳之剂（如三子养亲汤）外，对机体组织中不正常的渗出物之吸收，尤有殊功。"朱老曾用白芥子、甘遂、大戟组成的古方控涎丹（又名子龙丸）治疗慢性淋巴结炎、湿性胸膜炎、胸腔积液、腹水、气管炎或肺炎痰涎壅盛者，以及瘰疬、流注有较好疗效。

朱老认为，渗出性（湿性）胸膜炎多为结核性，也有由风湿病、红斑狼疮等其他疾病引起者，以胸腔积液伴见发热、胸胁胀闷、咳嗽、气急、咳唾引痛等症状为主要表现，与中医文献中的"悬饮"近似。朱老对此病常用控涎丹配合对证汤剂，每收捷效。方用甘遂（去心制）、大戟（煮透去骨晒干）、白芥子（炒）各等份，研极细末，面糊为丸如梧子大，每服 2～3g，每日 1 次。服后当畅泻稀水，如服后隔半日仍未泻下者，可加服 1 次。剧泻者，可酌减其量，虚弱者慎用，孕妇禁用。

控涎丹为十枣汤之变方，方中甘遂、大戟为逐水峻剂，而白芥子有搜剔停痰伏饮之长，如朱丹溪说："痰在胁下及皮里膜外，非白芥子莫能达，古方控涎丹用白芥子，正此义也。"张景岳说白芥子"消痰癖疟痞，除胀满极速"。本方不及十枣汤之猛峻，用量又较小，而其功用不在十枣汤之下，故临床运用较十枣汤多。应注意：控涎丹对促进湿性胸膜炎的吸收虽有捷效，但不能以之代替中西药物的抗结核治疗。

朱老善用白芥子治疗结节病。朱老认为，结节病是一种原因不明、可累及全身多个器官的非干酪性上皮样慢性肉芽肿病，可发生在淋巴结、肺、肝、脾、眼、皮肤等处。朱老经实践认为，此当属"痰核""痰注"范畴，如朱丹溪说"人身中有结核，不痛不红，不作脓，痰注也"。故其治疗当以化痰软坚散结为主，常用白芥子、生半夏、紫背天葵、僵蚕、薏苡仁、海藻、昆布、夏枯草、生牡蛎、葎草等。夹瘀者加赤芍、炮穿山甲、当归、土鳖虫、蜂房；夹气滞者加青陈皮、姜黄；阴虚者加麦冬、天冬、百合、功劳叶；肾阳虚者加鹿角、淫羊藿、熟地黄、巴戟天。因此病病程较长，非短期内所能见功，故医患均须识"坚持"两字。

朱老亦常将白芥子用于治疗痹证。《开宝本草》谓白芥子主"湿痹不仁，骨节疼痛"，《本草纲目》亦谓白芥子可治"痹木脚气，筋骨腰节诸痛"。朱老认为久痹疼痛，未有不因停痰留瘀阻于经隧者，因此所谓治"骨节疼痛""不仁"云云，皆指其辛散温通，入经络，搜剔痰结之功。故常在痹证方中加白芥子。如与姜黄、制天南星、桂枝、蜂房、赤芍、海桐皮、淫羊藿、鹿角、制附子片、当归相伍，治疗肩周炎；与生地黄、熟地黄、淫羊藿、鹿角、麻黄、桂枝、制川草乌、乌梢蛇、炮穿山甲、骨碎补、续断、威灵仙、木瓜等相伍，配服益肾蠲痹丸，治疗类风湿关节炎、骨质增生、慢性腰腿痛，疗效均较为满意。朱老用白芥子，一般为 10～15g（汤剂），最大量用至 18g，无任何不良反应。阴虚火旺或无痰湿水饮者忌用。

【王明华临床经验】名老中医王明华认为，《韩氏医通》三子养亲汤，以白芥子与紫苏子、莱菔子同用，治高年气逆痰滞所致的咳嗽气喘、痰多胸闷。但原书中，三药既无量亦无固定比例，痰多以白芥子为主药，咳嗽喘促以紫苏子为主药，食滞则以莱菔子为主药，使得古今释本方者，皆认为白芥子主痰主降，仅有消痰利气之功。其实，白芥子辛散温通而化滞消痰，辛能入肺，温能发散，使肺气宣畅而达邪于外。一宣一降一开，肺气复常，则咳喘自宁。《本草正》中，谓其"消痰癖疟痞，除胀满极速，因其味厚气轻，故开导虽速，而不甚耗气"。王老治疗老年肺气肿、支气管哮喘、肺源性心脏病等，凡见喘咳胸闷、痰多气促、难以平卧、苔腻、脉弦滑，均以三子养亲汤为首选方，并加沙参 15g 以缓其势锐。喘甚合三拗汤；咳吐痰涎不爽者加桔梗 15g，葶苈子 9g；微渴尿黄加黄芩 9g，瓜蒌 15g；体虚加太子参 30g，黄芪 15g。每获满意疗效。

《普济方》将白芥子晒干为末，酒送服治疗"翻胃，吐食上气，及羸弱不欲动"。王明华受其启发，将白芥子用于肠胃系统疾病，如胃窦炎、十二指肠炎、十二指肠壅积症、老年性厌食症的寒凝胃脘、中焦虚弱、痰饮留滞，常见胃脘痞满、呕吐痰涎或胶状白色物而无酸臭味，周身困倦，头昏纳呆，大便清稀不爽，舌苔腻，脉滑而久治乏效者，在辨证处方中加入白芥子6～9g。胃气不和，寒凝痰滞者，以白芥子合半夏泻心汤加减；中焦虚弱，痰饮留而不去者，以白芥子与参苓白术散加减。用上法治疗上述各类病者89例，大部分呕吐、厌食、苔腻在一周内消失或改善，继而针对临床症状予以善后调治，往往起到了事半功倍之效。此外，还将白芥子合化瘀解毒、涤痰蠲饮剂治以湿浊痰凝为主的消化道肿瘤。通过对食管癌及部分胃癌的临床观察，发现加入白芥子，比单纯辨证用药效果要好。尤其在控制食物反流、减轻或消除食管堵塞、通畅大便、增加食欲等方面更为明显。

旋覆花

　　旋覆花最早载于《神农本草经》，其性微温，味辛、苦、咸；归肺、脾、胃、大肠经；其基本功效有降气，消痰，行水，止呕。

　　【江尔逊临床经验】目前临床上多用于咽源性咳嗽，此病病因有二。一是因外感失治或误治所致，此类患者较多，临床上往往见于外感治疗中应用大量抗生素或过多寒凉药后，咳嗽从无到有，由轻变重，且咽痒较甚，往往有气冲胸膈、咽喉之感，咽无充血，恰如朱丹溪在《脉因证治》中所云"咳者，无痰有声，喉中如痒，习习如梗，甚则续续不止，连连不已，冲膈击胸……肺咳上逆"。二是慢性咽炎，此类患者多伴咽干涩不适，有异物感，咽痒不甚，咽部检查见咽峡部轻度充血或有淋巴滤泡增生，类似《黄帝内经》所述"心咳之状，咳则心痛，喉中介介如梗状，甚则咽肿喉痹"。总体上说其病机不离咳逆上气，故临证施治，除利咽外，必用降逆下气之法。所谓"诸花皆升，唯旋覆独降"，旋覆花降气消痰而止咳，当为降气止咳药之首选。临床常以旋覆花为君，配合蝉蜕、射干、诃子、木蝴蝶、桔梗、甘草等药利咽敛咳，因而在治疗咽源性咳嗽中能切中病因病机，从而屡获良效。

旋覆花全草名金沸草，除有除痰之功外，还可用于外感风寒咳嗽，对外感风寒而致的咳嗽痰多，常与荆芥、前胡、半夏、细辛、茯苓、紫苏叶、桔梗、陈皮等同用，如金沸草散。

第二节
清化热痰药

本节药物药性多寒凉，有清化热痰之功，部分药物质润，兼能润燥，部分药物味咸，兼能软坚散结。

贝 母

贝母最早载于《神农本草经》，其性寒，味苦；归肺、心经；其基本功效有清化热痰，润肺止咳，散结消肿。

【王琦临床经验】王琦善用浙贝母解郁散结通淋。王老认为，贝母苦寒，有清热化痰、消肿散结之功，用于风热咳嗽、痈肿瘰疬之证。男科之用浙贝母，多取其"解郁散结，利水通淋"之功。他说，贝母之于明代以前尚无浙、川之分，而其应用亦非今日之比。如《神农本草经》曰"主淋沥邪气"，《金匮要略》治妊娠小便难用当归贝母苦参丸，李时珍曰"治心中气郁不快"，清代医家傅青主用贝母于保产无忧散中以治漏胎或难产，说明古人用贝母范围较广。现代研究证明，浙贝母对腺体分泌有抑制作用。因而王老常用浙贝母治疗前列腺炎、前列腺肥大等。前列腺疾病常出现前列腺导管阻塞或不畅，其病因与瘀、湿、虫、毒郁结有关，而浙贝母能散郁结、通淋沥，用之尤当。临床常与苦参等配伍使用，治前列腺肥大，常见效于3～5剂。

【章次公临床经验】著名中医学家章次公认为，象贝母本为化痰药，用在溃疡病中，实为罕见。章老经过多年探索，用象贝母治疗溃疡病胃痛吞酸，常获奇效。

瓜蒌

瓜蒌最早载于《神农本草经》，其性寒，味微苦、甘；归肺、胃、大肠经；其基本功效有清热涤痰，宽胸散结，润燥滑肠。

【蔡柳洲临床经验】根据仲景以瓜蒌为主，治疗心下痞满、按之痛的经验，及张锡纯推测瓜蒌"能开胸间及胃口热痰"，刘渡舟认为其"寒润能下痰热之滞，又有活血消炎的功能"等论述，蔡柳洲常用瓜蒌治疗痰热蕴结、痰瘀化热所致的胃脘痞满疼痛，且病情缠绵、反复发作者，每有显效。其量须在60g以上，才能尽其开散之力，并常配射干、黄芩、法半夏、茯苓、檀香、郁金等，以加强清热化痰活血之功；同时佐以党参、白术、炙甘草等，以补益胃气。若属中阳亏损，寒痰凝聚，瓜蒌量可略减，并配伍附子片、干姜、吴茱萸等，以振奋阳气。据临床观察，少数患者服药后大便夹杂黏液，乃痰浊外出之兆，部分患者矢气、排便量增多，亦为腑气畅通之征。依此法治疗慢性浅表性胃炎、慢性萎缩性胃炎几十例，均获满意疗效。

【柴松岩临床经验】名老中医柴松岩认为，对于阴道出血患者，一定要注意询问其大便情况。对于出血同时便秘的患者，柴老喜用瓜蒌。瓜蒌入肺、胃、大肠经，甘寒润降，导浊下行，能上清肺胃之热而涤痰导滞，下润大肠以通便，且能利气宽胸、散结消肿。因其既可通便，又不伤及阴血，用于出血又有便秘的患者最为适宜，临床用量最少20g，最多30g。

【张伯臾临床经验】《张伯臾医案》云："慢性泄泻而夹白冻或泻而不爽者，为脾胃虚寒而肠有垢滞。"对此证的治疗，除选用补骨脂温肾涩肠外，还常配瓜蒌荡涤痰垢。《本草正义》谓瓜蒌仁"善涤痰垢黏腻"，实属经验之谈。同时补骨脂得瓜蒌之滑降而不致恋邪，瓜蒌得补骨脂之温涩则无需虑其滑利之弊，两药相配，相反相成。瓜蒌用量可在 30g 上下，偏滞重者，其量尚可略增，补骨脂用量可在 10～20g。根据病机，灵活调整两药的用量比例，是取效之关键所在。服药后部分患者排便量及黏液暂时性增多，便次反而减少，为积滞痰垢外排之征。

竹 茹

竹茹最早载于《本草经集注》。其性微寒，味甘；归肺、胃、心、胆经；其基本功效有清热化痰，除烦，止呕。

【吴东伟临床经验】 吴东伟善用竹茹治疗呕吐。吴氏认为，呕吐一症尤其是久病、重病患者，汤食不欲进，更拒药物，用方须避恶臭、芳香、味重之品，且需少量呷服，不拘时拘量，但进一匙药便取一分效，使胃气渐复，痰浊腐食渐去，无碍中激惹之虞。竹茹炮制多用姜汁，可缓其性且助止呕，《药品化义》："竹茹，体轻，轻可去实；性凉，凉可去热；味苦，苦能降下。专清热痰，为宁神开郁佳品。主治胃热噎膈，胃虚干呕，热呃咳逆，痰热恶心，酒伤呕吐，痰涎酸水，惊悸怔忡，心烦躁乱，睡卧不宁，此皆胆胃热痰之症，悉能奏效。"《本草经疏》："胃寒呕吐及感寒夹食作吐忌用。"皆说明竹茹有很好的止呕作用，临床用于胃热呕吐、呃逆多能奏效。

【钱育寿临床经验】 著名中医儿科专家钱育寿认为，竹茹清肺而化痰热，清胃热能止热呃，清肠热以治泄泻，性寒而无凉遏之弊。治肺热无论热在表，还是热在里，有痰无痰均可用。有痰化痰，无痰清热。风热犯卫，邪在肺卫，皮毛疏泄失常，症见发热、微恶风、有汗、咽痛、舌边尖红，治宜疏风清热、辛凉解表，常用竹茹配伍淡豆豉、薄荷、金银花、连翘、射干、竹叶；邪入里，肺热盛，症见咳嗽痰稠、壮热气喘、口渴脉滑者，常用竹茹配伍桑白皮、苦杏仁、葶苈子、石膏、山栀子、瓜蒌清肺化痰；胃有积热，或感受暑湿、温热，蕴于中焦，胃热气逆，症见呕吐频作、食入即吐者，常用竹茹配伍黄连、半夏辛开苦降，清热止呕；厌食或泄泻，脾不健运，肠热未清者，每于七味白术散、香砂六君子汤中加入竹茹，以清肠中余热。

前　胡

前胡最早载于《雷公炮炙论》。其性微寒，味辛、苦；归肺经；其基本功效有降气化痰，散风清热。

【王新午临床经验】名老中医王新午认为，前胡可以代替昂贵之贝母治疗痰嗽等。《神农本草经疏》云前胡"主疗痰满，胸胁中痞，心腹结气……推陈致新"。其效能与贝母仿佛。王老治痰嗽结气，每以之代贝母，取其廉也。

竹　沥

竹沥最早载于《名医别录》。其性寒，味甘；归心、肺、肝经；其基本功效有清热豁痰，定惊利窍。

【江尔逊临床经验】四川名老中医江尔逊善用竹沥治疗痰热疾病，《血证论》所载豁痰丸原方，竹沥仅 3 钱，约合今之 9g，而江老临证多重用 300mL，是否非用这么多不可？

竹沥一味，非重用不可！这是江老的独家经验，也是他在患病自疗中的亲身体验。江老向有痰饮宿疾，初则咳嗽、胁痛、寒热如疟，服香附旋覆花汤而愈。不久，又受外感复发，外证不彰，唯咳嗽痰多，胸部牵掣作痛，用六安煎不效，改用香附旋覆花汤亦不效。又数次更医，皆不中窾。

病益剧，呼吸、转侧均牵掣胸部作痛，仰卧于床，稍动气喘痰鸣，痰浊稠黏，有如饴糖成筋丝状，咳至口边而不出，须用手捞之，7日之间，饮食不进，口干欲饮，入水则呛，势近垂危。

他的老师陈鼎三先生说："使用豁痰丸。"因夜深无竹沥，权用莱菔汁代之，连服2煎，病无进退，其师亦束手。恰外地来人延请初诊，其师匆匆而去。天明，江老的师兄师弟多人会诊，忧心如焚，连拟数方，江老皆不首肯，且曰："本是豁痰丸证，毋事更张。"

乃嘱人急砍竹子，多备竹沥，仍煎豁痰丸，兑入竹沥3碗（约500mL）。下午3时服头煎，黄昏服二煎。至半夜，感觉痰浊已减少，气喘胸痛亦减轻，竟可翻身；又服三煎，次晨诸症大减。其痰浊既未吐出，亦未泻下，于不知不觉中逐渐消失，且知饥索食。守方再服1剂，便可扶床走动，2日后即可出门。改用气阴两补方药调理半月，身体康复如初。

从此以后，江老用本方抢救痰热壅肺伤津危证时，便推己及人而重用竹沥，屡用不爽。

竹沥何以有此卓效呢？《本草衍义》说："竹沥行痰，通达上下百骸毛窍诸处，如痰在颠顶可降……痰在皮里膜外可行；又如癫痫狂乱，风热发痉者可定；痰厥失音，人事昏迷者可省，为痰家之圣剂也。"

实践证明，竹沥重用之，其清热豁痰与润燥生津两擅其长，无出其右者，据江老体验，每剂最少不能少于60mL。又豁痰丸原方用的是荆竹沥。江老临证时就地取材，曾用过淡竹沥、苦竹沥、慈竹沥等，疗效均不可靠，而以苦竹沥为优。最后再强调一次：豁痰丸取得卓效的关键是重用竹沥。

【焦树德临床经验】著名中医学家焦树德认为，竹沥味甘，性寒，为祛痰的重要药物，能祛经络四肢、皮里膜外的痰浊，是其特点。对于肝风内动、风痰上扰而发生中风，症见仆倒、不省人事、牙关紧闭、痰声辘辘、半身不遂、言语失利等，可用竹沥9～

13mL（兑入生姜汁2～3滴），随应证的汤药冲服（不会吞咽者可用鼻饲法）。

对于小儿痰热壅盛上扰清窍，痰热生风而致惊风抽搐，咬牙吊眼，口吐痰涎泡沫，可用本品清心胃痰热，化痰以息风，常用3～6mL灌服。或随汤药冲服。

对于肝气郁滞化热、痰热蒙蔽心窍而精神失常，或骂人打人，爬屋上墙，或独自哭笑，自言自语等症，竹沥能清热化痰、滑肠通便，以清心胃痰热。常与郁金、天竺黄、石菖蒲、远志、香附、生赭石、青礞石、胆南星、生铁落、黄连、黄芩、大黄等同用。

对于高热性疾病在高热阶段突然出现神志昏迷、痰声辘辘、谵语烦躁等，可用本品清化胸间及心经热痰，常配合牛黄、广犀角（现用水牛角替代）、生地黄、玄参、郁金、黄连、连翘心、天竺黄、远志、石菖蒲等同用。在治疗流行性乙型脑炎及流行性脑脊髓膜炎等病出现上述证候时，常用竹沥汁送服抗热牛黄散（安宫牛黄散）0.6～1.2g（常用鼻饲法），对祛痰、清热、醒神都有帮助。

白芥子、天竺黄、竹沥皆能祛痰，然白芥子能除皮里膜外之痰，且性温，而竹沥偏于除经络之痰，且性寒。至于天竺黄则清心经热痰，其性滑利。由于竹沥性寒滑，对肠胃虚寒之人，不宜多用。所以临床上使用竹沥时，须加入生姜汁二三滴（注意：加入生姜汁须在服用前将鲜姜切碎绞汁滴入，不可在服前1～2天即预先加入，这样常变酸味而失效），调匀后服用。这样既能免除其寒滑之性，又能助其宣行通畅而更好地祛除经络之痰。

【谢海洲临床经验】著名中医学家谢海洲善用竹沥化痰开窍治疗失语。谢老认为，中风失语属于痰阻舌本，痰阻于舌本，脉络、窍机即不通，经络不通就需开窍，开窍就需涤痰，因此，化痰开窍为主要的治法。前人有记载，今人用之有效。清代喻嘉言有一名方为资寿解语汤（羌活、竹沥、生姜、防风、桔梗、附子、羚羊角、酸枣仁、天麻、甘草）。方中竹沥是涤痰的主药，性寒，对患者不一定合适，但若加几滴生姜汁，则转温，对久痰、老痰、顽痰可以取效。生姜的制法，就是将生姜切成碎末，加几滴水，然后用纱布压榨，挤出汁液，按滴计算，15～16 滴相当于 1mL。一般 30mL竹沥加 5 滴生姜汁即可。

海　藻

海藻最早载于《神农本草经》，其性寒，味苦、咸；归肝、胃、肾经；其基本功效有消痰软坚散结，利水消肿。

【王士相临床经验】名老中医王士相根据临床体会，用海藻、昆布等含碘药物治疗甲状腺功能亢进症，并不能取得稳定的效果。现代医学证实，含碘药物不能根治甲状腺功能亢进症，只是在甲状腺危象时，暂时用以控制病情。常见甲状腺功能亢进症患者，长期、大量服用海藻、昆布等药，非但无效，反而使甲状腺变硬。因此，王老在重症甲状腺功能亢进症患者开始治疗时，于上述辨证论治诸法中，酌加海藻、昆布各 6～9g，可提高疗效，服药 10 日左右，即应停用昆布、海藻。

附：海藻反甘草论

海藻反甘草属中药十八反范畴，医界将其视为配伍禁忌，《中华人民共和国药典》2020 年版规定："海藻不宜与甘草同用。"但古今对此论均存异议，并大胆用海藻伍甘草治病，古人方书及医案多有记载，近年来应用更是广泛，几乎涉及临床各科，诸如治疗乳癖、瘰疬、瘿瘤等均获满意疗效。笔者就近年来对海藻与甘草配伍的研究及临床应用综述如下。

海藻反甘草属中药"十八反"的范畴，历来一直被视为用药配伍禁忌，从文献资料来看，两种意见并存。

"相反"的概念，早在《神农本草经》中就有记载，后世本草多有补充，但各书记载并不一致，其中《珍珠囊补遗药性赋》中将相反药编为歌诀，对后世影响甚大，即"本草明言十八反，半蒌贝蔹及攻乌，藻戟遂芫俱战草，诸参辛芍叛藜芦"，自此，海藻反甘草之说在后世广为传诵，似成定论。但从《金匮要略》《圣济总录》等著作中可以看出，将海藻与甘草等相反药伍用于临床者也不乏其人，如传统方剂海藻玉壶汤、内消瘰疬丸、昆布散等便是例证。李时珍曾云："东垣李氏治瘰疬马刀散肿溃坚汤，海藻甘草两用之，盖坚积之病非平和之药所能取捷，必令反夺以成其功。"可见，海藻伍甘草虽属禁忌，但并非绝对不能配伍应用，正确使用相反之药，可获得一般药物所难以达到的治疗效果。

从目前临床资料来看，海藻与甘草合理配伍疗效显著。有关海藻伍用甘草而获显效的报道甚多，认为海藻与甘草同用，可发挥软坚散结的协同作用，未发现不良反应。从目前临床资料来看，海藻与甘草合理配伍，在治疗乳腺疾病、甲状腺疾病、结核性疾病方面确能获得显著药效，不会产生明显不良反应，证明海藻与甘草伍用后可以增强临床软坚散结之功效。

古人之所以将海藻与甘草列入十八反中而在医界广泛流传，很有可能在古代临床上对此有过沉痛的教训，近代也有海藻与甘草配伍后产生不良反应的报道。因此，笔者的观点是，海藻与甘草可以伍用以发挥软坚散结的协同作用，但不可盲目滥用，关键要合理应用。如何做到合理应用呢？有学者认为，起码应考虑以下两方面问题。

第一，应严格两者的配伍剂量比例。一般认为，海藻用药剂量大于甘草剂量时，不会有不良反应发生。有医家发现，海藻与甘草配伍剂量为 2∶1 或 3∶1 时，无任何不良反应，当比例为 1∶1 时，药后即有欲吐和不适感。因此，临床尚需要海藻与甘草配伍应用时，应注意使海藻用药剂量明显大于甘草剂量。

第二，应注意药材的净制及炮制加工。有人通过广泛的实地调查，认为藻类本身无毒，与甘草伍用也不致相反。调查发现海里有几种鱼的血液、内脏、卵巢有剧毒，其毒性物质是河鲀毒素和河鲀酸等。每年春夏之季产卵期，这些有毒鱼便成群结队到盛产海藻的海域产卵，其卵黏附或堆积于海藻内。如果服用这种被有毒鱼卵污染的海藻很易中毒，若此种被污染的海藻再与甘草伍用，很自然地将产生毒性作用归咎于"海藻反甘草"，这种对"海藻反甘草"实质的揭示，说明了一个问题，即洁净药材并合理炮制是防止海藻伍甘草产生毒性反应的重要措施。一方面，不宜在春夏之间采收海藻，另一方面，对采收的海藻药材应合理炮制。综上所述，海藻与甘草并非绝对的配伍禁忌，合理运用这对传统的反药，不会产生毒性反应。合理运用的关键，一方面要注重二者的配伍剂量比例，另一方面要注意对海藻进行净制与炮制，避免带来不良反应。

海蛤壳

海蛤壳最早载于《神农本草经》。其性寒，味苦、咸；归肺、肾、胃经；其基本功效有清肺化痰，软坚散结。

【张梦侬临床经验】著名中医学家张梦侬先生读书善于从博学中求一得，用他自己的话来说，就是"广种薄收"。如以海蛤粉为主药治哮喘的经验，即是从《本草备要》"蛤粉"条下所载李防御为宋徽宗宠妃治咳嗽的轶闻中得到启发而总结出来的。

张老根据《素问·至真要大论篇》"诸逆冲上，皆属于火"的论述，认为哮喘一证，是"火热痰饮为本，风寒水气为标。由于痰饮与火热内伏于中上二焦，再经外感风寒水湿，使热邪火气不得外散，火性炎上，转挟痰饮上冲，故哮喘气逆而声如拽锯。在治法上如徒用降逆，不加升散，或徒用升散，不加泄热，则病必不除"。故参用《金匮要略》治"咳而上气，喉中水鸡声"之射干麻黄汤方，去苦平有毒之射干，易以咸平无毒之海蛤粉，重用至15g以上。其谓该药清热利湿、化痰下气，有降逆平喘之功，故用为主药。方用炒枳壳、炙麻黄、炙甘草、苦杏仁泥、桔梗、前胡、款冬花、紫菀、法半夏各 10g，海蛤粉 15g，细辛、五味子各 2.5g，鲜生姜 3 片，大枣 3 枚。水煎 1 小时，分 3 次温服。方中桔梗助麻黄、细辛、生姜之辛散宣通、升提开发；苦杏仁、前胡、枳壳，增强降逆敛肺、化痰下气之力；甘草合大枣之甘温，补脾益胃、润肺和中。其义升中有降，散中有收，温中有清，泻中有补，能降气化痰，止咳定喘，散寒清热，利湿行水，敛肺安胃，故用之多验。

【王琦临床经验】北京著名中医男科名家王琦认为，海蛤壳，咸寒，能清热化痰、软坚散结、制酸止痛。其化痰逐湿之功甚著，为治疗顽痰、久咳之要药。王老临证见痰湿瘀阻之前列腺增生症、阳痿，多投海蛤壳一味。王老谓，今之城市人，生活安逸，甚少劳力，而多膏粱厚味，更有甚者，烟酒无度，故临证痰湿患者并非少见。海蛤壳，咸寒，功擅化痰利水、软坚散结，质重味厚，性善下趋，能导痰湿从下窍泄，故用治痰湿瘀阻之前列腺增生症、阳痿，甚为相合。临证常合桂枝茯苓丸或苍莎导痰丸加减治疗。常用量为 20g 左右。此外，海蛤壳有利尿、制酸之功，可用于水气浮肿、小便不利及胃痛泛酸之证。研末外用，可收涩敛疮，治湿疮、烫伤。

黄药子

黄药子最早载于《滇南本草》。其性寒，味苦，有毒；归肺、肝经；其基本功效有化痰散结消瘿，清热解毒。

【凌云鹏临床经验】我国著名的中医外科名家凌云鹏善用黄药子攻坚散结治肿瘤。凌老认为，黄药子为凉血解毒消肿之品，并有抗癌作用。汪机的《外科理例》中气颈一节曾用本品作为气颈除根要药，凌老临床上将其用于坚结肿块病例每多内消，所治患者经用黄药子后的症状改善，可能与黄药子的投服有关。在 1975 年夏，曾有一妇女左大腿部黑色素瘤已经破溃转移，在上海某医院就诊时确诊预后不良，嘱回家休养，其后来凌老处求治，嘱其购服黄药子、夏枯草、怀牛膝各12g，每日煎3次食后服。10余日后大腿部肿退痛止，要求给以外用药，因向其家属说明症状预后，嘱长期服黄药子煎剂以达延年之望，后悉其共服约半年，于1978年复发，于是年秋季死亡，说明黄药子的抗癌作用在于消肿软坚并可能有理气通络之力，足供进一步研究。

【陈慈煦临床经验】名医陈慈煦认为，瘿瘤、瘰疬、乳癖的治疗，用消瘰丸加味，其中常用黄药子，其清热解毒力强，可谓治这一类疾病的专药。但患者白细胞低于$4 \times 10^9/L$时不宜再用，用之常使白细胞继续下降，证之临床确为经验之言。

第三节
止咳平喘药

本类药物主要归肺经，其味或辛或苦或甘，其性或温或寒。

苦杏仁

苦杏仁最早载于《神农本草经》。其性微温，味苦，有小毒；归肺、大肠经；其基本功效有降气止咳平喘，润肠通便。

【彭景星临床经验】湖北名老中医彭景星每遇见肠梗阻，处方时常于承气汤中加苦杏仁，取其富含油脂，润肠通便。认为肺与大肠相表里，主一身之气，肺气治则一身之气皆治。苦杏仁苦降，可宣降肺气，能使肠腑气机通降下行，有利于梗阻的解除。

【吕会文临床经验】名老中医吕会文善用苦杏仁治疗脓疱疮。吕老多年来应用苦杏仁炭治愈小儿脓疱疮 40 余例，具体用法是用火将苦杏仁（用量应根据脓疱疮部位大小而定）炙成炭，存性，研成细末，把香油或豆油熬开，调末成稀糊状备用。用时首先用淡盐水将污物洗净，然后将上药涂薄薄一层于患处，可用净纱布或软布覆盖，以防药物脱落和污染衣被。一般每日或隔日涂抹 1 次。1～2 次脱痂，3 次或 4 次痊愈。

苦杏仁具有"杀虫，治诸疮疥，消肿，去头面诸风气蟹疱"（《本草纲目》）的作用，炒炭应用，既可燥湿，又可化腐生肌，故用治脓疱疮有效。

【王其玉临床经验】名老中医王其玉运用苦杏仁治疗白庀甚有效验。王老曾治一周岁乳子，发热 1 天后胸腹发瘾疹、瘙痒，邀王老会诊，前医用消风散，继施五福化毒丹，又服防风通圣散，不但丝毫无功，且病势加重，蔓延周身，色白奇痒，皮肤麸皮样脱屑，触之如飞絮。无奈间，猛想起《医宗金鉴》有用苦杏仁、猪脂外用治痒一法，决定试之，遂开方：苦杏仁60g（捣），猪板油15g。二味调匀绢包外擦。然患者家长治病心切，不及备齐猪板油，即自用一味苦杏仁捣烂布包外擦。是夜患儿安然入睡，上法连用两日痒止，4日后无脱屑，疹消退而病愈。

考白疕一证，俗名"蛇虱"，《医宗金鉴·外科》载有其证。其生于皮肤，形如疹疥，可发遍身，色白脱屑，瘙痒异常，乃由风邪客于皮肤，血燥不能荣养所致。苦杏仁治风燥，润皮肤，且可杀虫，治诸疮疥。王老余用之治白疕瘙痒，屡试皆效。

【章次公临床经验】著名老中医章次公先生善用苦杏仁治疗胃部疾病。章老敢于打破常规，在胃、十二指肠溃疡中，常重用苦杏仁配当归、桃仁，治疗因溃疡病引起的胃脘疼痛，疗效极佳。这是章老经过多年临床实践，获得的独特经验。用苦杏仁治疗溃疡病引起的胃脘痛，似乎令人大惑不解。据《神农本草经》记载，苦杏仁"主咳逆上气，雷鸣，喉痹，下气，产乳，金疮，寒心奔豚"。章老认为苦杏仁具有润肠胃、消食积、开滞气之功，能疏利开通，破壅降逆而缓胃痛。加之久痛必瘀，故配当归、桃仁。

百 部

百部最早载于《名医别录》。其性微温，味甘、苦；归肺经；其基本功效有润肺下气止咳，杀虫灭虱。

【于己百临床经验】名老中医于己百治疗结核病时，在辨证基础上加用百部、白头翁往往取得良好效果。于老体会：百部性味甘苦、微温，入肺经，有润肺止咳、灭虱杀虫之功。实验证明该药有镇咳作用，能降低呼吸中枢的兴奋性，对结核分枝杆菌有抑制作用。白头翁性味苦寒，入大肠经，有清热解毒、凉血止痢之功，与有关药物配伍，可治疗瘰疬结核，煎剂对多种杆菌有抑制作用。故在治疗结核病时，在辨证用药的基础上加用此二味药，往往收到更好的疗效。

【陈平平临床经验】 陈平平在治疗喉源性咳嗽时恒加百部，陈氏认为，百部可治新咳、旧咳、百日咳，对各种咳嗽均有良效。故而在临床上凡遇喉痒、呛咳、咳痰不畅的喉源性咳嗽，在各种证型的处方中，均加用百部以止咳化痰，其效果佳，能明显缩短病程。

紫 菀

紫菀最早载于《神农本草经》。其性温，味辛、苦；归肺经；其基本功效有润肺下气，消痰止咳。

【黄一峰临床经验】 苏州名医黄一峰亦善用宣肺气以振脾胃之法。黄老认为，诸气膹郁，皆属于肺，故宣泄肺气，伸其治节，是调升降、运枢机的一个方面。人身气贵流行，百病皆由愆滞，设明此义，则平易之药、清淡之方亦可每愈重病，故其治疗脾胃病常用紫菀、桔梗等宣泄肺气之品。

黄老治脾胃则重在调理气机。脾胃为气机升降之枢机，升降息则气立孤危。故以桔梗之开提肺气以助脾气之升，紫菀之通降肺气以助胃气之降，脾胃升降得宜，诸症皆可因之而愈。脾、胃、大肠同为仓廪之本，营之居。调理太阴肺气，既助大肠传化，又助脾升胃降。

【施奠邦临床经验】 名老中医施奠邦认为紫菀润肺下气，治便秘属虚者有效，盖肺与大肠相表里，肺气不降，则大便不利，便秘而治肺，即所谓腑病取脏，下病取上之意。叶天士善用此，常用紫菀配苦杏仁、瓜蒌皮，以肃降肺气、润肠通便。施老凡遇消化性溃疡伴便秘不通者，常以四逆散为主，加紫菀15g，每收捷效。但不能用于胃肠实热之承气汤证，以病重药轻，失之以缓。

葶苈子

葶苈子最早载于《神农本草经》，其性大寒，味辛、苦；归肺、膀胱经；其基本功效有泻肺平喘，行水消肿。

【余国俊临床经验】 四川名老中医余国俊先生治疗肺胀擅用葶苈子。《金匮要略》论肺胀，即以咳喘胸满为主症的肺气胀满，类似现代医学的"肺气肿合并感染"，查《金匮要略》越婢加半夏汤、小青龙加石膏汤均治肺胀实证，故皆通过祛逐内外之合邪以泻肺除胀。然临床虚证并不少见，虚者以"胸闷气短"为主症，可伴有语声低微、自汗、浮肿、心悸、舌质淡、脉弱等症。其病机为肺肾气虚，肺气虚则肃降乏力，肾气虚则摄纳无权，致令清气难入，浊气难出，逆于胸中而成肺胀，类似现代医学的"肺气肿缓解期"，宜补肺益肾，可用参蛤散合右归丸加减，若上实下虚者，可用苏子降气汤。余老临床治疗肺胀，无论虚证、实证，均在当用方药中加葶苈子一味，重用至30g以上，有提高泻肺除胀之效。查古籍均言葶苈子猛峻，虚证不宜用之，即使实证用之，亦不过9g上下。但余老重用此药，有时一剂竟达60g以上，每每取效，从未偾事。药理研究证实，葶苈子有较好的强心作用，值得引起重视。

【郭汉章临床经验】 葶苈子归膀胱经，可利水通淋，用于小便不利者最为适宜。名老中医郭汉章曾治疗一骨盆骨折患者，伤后小便不解，腹胀难忍。因导尿管多次插而不进，无奈每天行膀胱穿刺，以解尿闭之急。曾内服萹蓄、瞿麦等利水之剂而不效。郭老会诊，见患者小腹胀满，腹痛拒按，舌红脉滑。证系外伤瘀血、瘀滞化热、三焦不畅。服用清热利水之药效果不著，是因药物力缓量轻。因思其祖父有"葶苈子，利小肠，强似大黄利大肠"之教诲，随处以葶苈子、白茅根，令其煎汤饮服。服药次日即可解小便，3 剂后小便自如。郭老认为，葶苈子上可泻肺，下可利水，通利三焦，效猛力峻，尿闭病急、体壮属实证者，皆可选用。属寒证者，可加肉桂；有瘀者，可配活血之剂；体虚者，可与补中益气汤配服。又遇几位患者，如同上法施用，每每见效。

【李文瑞临床经验】名老中医李文瑞认为葶苈子具有泻肺排热痰、消心胸之水之功效，宜重剂用于心胸之水，痰热壅盛等病证，方可获效。临床主要用于肺炎、感冒所致之痰多色黄，以及心包积液、胸腔积液等。服药期间未见耗气、心率减慢等不良反应。李老运用葶苈子，一般用量 3～10g，重用 15～25g，最大用至 30g。

【陈汝兴临床经验】名老中医陈汝兴善用葶苈子治疗心力衰竭。心力衰竭者往往表现为水钠潴留而水肿，陈师根据《素问》"平治于权衡，去宛陈莝……开鬼门，洁净府"的理论，主张治心力衰竭宜佐开鬼门、洁净府、去宛陈莝治水三法。开鬼门原指宣肺发汗，陈师灵活变通，在心力衰竭的治疗上，理解为调整肺的布散宣肃，以通调水道，其常用紫苏子、桔梗、胡颓叶，尤为喜用葶苈子以泻肺利水，且量大，常用 30g 之多。现代药理研究表明，葶苈子对衰竭的心脏可增加其输出量，降低静脉压。洁净府，意在行水利尿，其作用在肾，常和五加皮、泽泻、大腹皮等利水消肿。去宛陈莝，作用于脉，旨在散瘀通络、活血化瘀，常用川芎、丹参，尤擅用益母草，此药不仅活血化瘀，且具利水之功，用之于临床确有较好的强心利水消肿之功效。

马兜铃

马兜铃最早载于《药性论》。其性寒，味苦、微辛；归肺、大肠经；其基本功效有清肺降气，止咳平喘，清肠消痔。

【郗霈龄临床经验】名老中医郗霈龄在治疗重症肺脓疡时，

曾遇一例患者经用清热解毒、活血透托之剂，体温已基本正常，白细胞接近正常，但是咳嗽吐痰量多。肺部 X 线片示，右上肺有液平，空洞持续不消，苦思冥想之余，突然灵机一动，肺中之空洞颇似"铃"，痰液者湿热凝结所致，从而联想到洁古善用马兜铃清肺气，去肺中湿热，取其除热散结之力也。《本草正义》中也称其"能疏通壅滞，止嗽化痰"，而且认为"决壅疏通，皆有捷效"，说明马兜铃除痰散结、决壅疏浚之功显著，于是在原方中加用马兜铃 15g，果然不负所望，服 5 剂药后患者肺部空洞缩小，1 周后即消失。

枇杷叶

枇杷叶最早载于《名医别录》。其性微寒，味苦；归肺、胃经；其基本功效有清肺止咳，降逆止呕。

【郑长松临床经验】 名老中医郑长松善用枇杷叶清中州之痰滞而治疗妊娠呕吐。郑老认为，脾为生痰之源，中州土虚，运化失职，则痰湿内停。孕后血壅气盛，冲脉之气上逆，益碍脾之健运，故痰滞中州，颇为常见。枇杷叶和胃下气，气下则逆降痰消，胃和则呕定哕止。《本草用法研究》云："枇杷叶，其性善降，气降则痰下，痰下则逆者不逆，呕者不呕。"临床常配半夏、竹茹、生姜等味以助祛痰止呕之力，并伍枳壳、陈皮等理气之品，盖气顺则一身之津液亦随之而顺矣。

【黄金丁临床经验】 过敏性紫癜属中医的"葡萄疫""发斑""肌衄"等病的范畴，为邪热伤于手太阴肺经经络所致，因而在治疗上着眼于热、血，以清热凉血为主。其皮损分散，不融合成片者宜从"肺"治；以"斑"为主，融合成片者宜从"胃"治。黄金丁经验：用鲜枇杷叶 50g（刷去毛），或干枇杷叶 30g，水煎，酌加单晶糖少许，分 2 次服，每日 1 剂，儿童剂量酌减。7 日为 1 个疗程。若服用 1 个疗程未痊愈者，可继服第 2 个疗程。

枇杷叶，味苦，微寒，入肺、胃经，具有清肺化痰、降气和胃之功，可用于治疗肺热咳嗽气喘、咯血、衄血，胃热呕吐、呕逆之证。查阅有关中草药资料，均未载其有治疗紫癜的记载。黄老将本品用于治疗紫癜是根据中医肺主皮毛，肺与大肠相表里的认识，而从治疗肺热入手。经临床观察验证，该药确有治疗过敏性紫癜的良好作用，未发现有明显的不良反应。且该药资源丰富，价格便宜，服用方便，口感较好，值得临床广泛推广。

桑白皮

桑白皮最早载于《神农本草经》。其性寒，味甘；归肺经；其基本功效有泻肺平喘，利水消肿。

【陈汉跃临床经验】陈汉跃善用桑白皮配地骨皮治疗肺源性心脏病。陈老认为，地骨皮、桑白皮入肺经，善走肺中气分，能清肺热，泻肺火，散瘀血，化痰止咳，下气平喘。地骨皮入肺、肾经。李东垣说："地为阴，骨为里，皮为表，服此既治内热不生，而于表里浮游之邪，无有不愈。"故地骨皮既走里又走表，实为表里上下皆治之药。本药入肺，以清肺火，达于肾而凉血。二药伍用，一气一血，气血双清，清肺热、泻肺火、散瘀血、祛痰嗽，平喘咳的力量增强。治痰热壅盛之肺源性心脏病，颇为相合。

【贾斌临床经验】贾斌善重用桑白皮（60g）治疗泄泻。贾老认为，湿盛则濡泄，泄泻是脾失健运、升降失职而致。脾虚泄泻以健脾化湿或温中健脾为治；外湿困脾引起泄泻，则以芳香化湿为治。这是治泄泻常法，但是临床不尽然。贾老认为，中医肺与大肠相表里，泻大肠能治肺热咳嗽，而大肠病变亦可以用泻肺的方法治疗，故取桑白皮泻肺利水之功，以消大肠水肿，临床配伍槐角、大枣，增强利水消肿的作用而不伤脾胃，共奏泻肺利水之效。

【李春华临床经验】桑白皮治疗倒经乃中医妇科李春华经验。倒经指每逢经期或经期前后有规律呈周期性地发生吐血、衄血或耳眼出血，临床以衄血较为多见。《女科百问》曰："诸吐血、衄血，系阳气胜，阴之气被伤，血失常道，或从口出，或从鼻出，皆谓之妄行。"李春华认为，肺为娇脏，开窍于鼻，气机以宣降为顺，倒经为血热气逆上扰于肺，肺经郁热，灼伤肺络所致。治疗以清热宣肺凉血为主，选用泻白散，重用桑白皮治之。桑白皮功擅泻肺火，其性主降，肺气降则逆气亦平。桑白皮又可凉血止血，与滋肾清肝泻肺之地骨皮配用，使郁热得清，逆气得降，倒经自愈。此即《石室秘录》所云"从肾经以润之，从肺经以清之，气即下行"之意。

白 果

白果最早载于《日用本草》。其性平，味甘、苦、涩，有毒；归肺、肾经；其基本功效有敛肺定喘，止带缩尿。

【宋淑华临床经验】宋淑华认为，白果作为中医常用的临床用药，用于治疗哮喘痰嗽有很好的疗效。如肺肾之虚喘，配五味子、胡桃肉等以补气、纳气、敛肺、平喘；哮喘兼风寒引发者，配麻黄同用，二者一散一敛，开肺散邪而不致耗伤肺气，敛肺、平喘而无留邪之弊；若外感风寒而内有蕴热而喘者，则配麻黄、黄芩同用，如定喘汤，既消炎症又有化痰之效；若肺热燥咳、喘咳无痰者，配天冬、麦冬、款冬花以润肺止咳。现代有以本品配地龙、黄芩等治慢性气管炎属肺热型者，效果好。临床上要合理把握辨证用药，才能充分发挥白果的药效。

【欧阳勋临床经验】著名中医学家欧阳勋善用白果治白带及梦遗。方用白果1个（研末），另取鸡蛋1个，打个小孔，将白果末投入蛋内，煮熟吃，治白带。用白果3个，酒蒸吃，每日1次，连服 4～5 天，治梦遗。白果不宜多食，以防中毒。

【祝谌予临床经验】北京名医祝谌予用白果适量，炒熟透（未炒有毒），每晚服 7 粒，治 7 岁左右小儿夜尿床。白果形似膀胱，入肺经，中医认为形似而相通，如核桃仁似脑即补脑，白果似膀胱即补膀胱。肺为水之上源，主通调水道，下输膀胱，入肺经即能调节膀胱气化功能，故可治遗尿，尚可治妇女带下。祝老在临床中，单用或在方中配伍应用，皆获满意效果。

关于食用白果中毒问题早在古代就有记载，近年来也屡有报道，大多因炒食或煮食白果过量所致，以 10 岁以下小儿为多，成年人偶有之。中毒服用量为小儿 150 粒，成年人 300 粒不等，中毒出现在食后 1～12 小时不等，症状以中枢神经系统症状为主，表现为呕吐、昏迷、嗜睡、恐惧、惊厥，或神志呆钝或体温升高，呼吸困难，对光反射迟钝，腹痛腹泻等。多数患者经救治可恢复，但也有少数因中毒而死亡。一般认为引起中毒及中毒的轻重与年龄大小、体质强弱及服食量的多少有密切关系。年龄愈小中毒可能性愈大，中毒程度也愈重，服食量愈多，体质愈弱，则死亡率愈高。因此，为避免中毒，煮熟透后才可食用，且用量不宜过大。一旦中毒可用甘草 60～100g 或白果壳 30～50g 水煎服。另外，可用麝香 0.3g 温水服。

现代药理研究表明，白果的肉质外种皮含有引起皮炎的银杏毒，直接接触此种物质可发生皮炎。从皮肤吸收，通过肠与肾排泄，可引起肠胃炎与肾炎，有溶血作用，故皮肤有伤口者应避免接触白果外种皮。

第十二章

安神药

第一节
重镇安神药

本类药物多为矿石、化石、介类药物，具有质重沉降之性。

磁 石

磁石最早载于《神农本草经》，其性寒，味咸；归心、肝、肾经；其基本功效有镇惊安神，平肝潜阳，聪耳明目，纳气平喘。

【张学文临床经验】动脉硬化、高血压属肝肾阴虚，肝阳上亢，肝热血瘀证者，症见头昏目眩、头胀头痛、烦躁不宁、腰膝酸软，兼高脂血症、动脉硬化、血压升高，舌质红、舌下静脉瘀紫而胀，脉弦。国医大师张学文认为常用方杞菊地黄丸虽为良方，但清肝活血之力不足，而天麻钩藤饮清肝平肝虽效优，但补肾之力不足。张老综合两方之义拟新加杞菊地黄汤，即在原杞菊地黄汤基础上，加磁石（重用先煎）30g，取其质重入肾，既滋肾水而明目，又潜降肝阳而安神，酌加川牛膝、川芎以祛脑中瘀阻又引血下行，决明子降脂通大便，生山楂兼顾心脑血管。对于阴虚阳亢型高血压，用磁石功效胜于龙骨、牡蛎，肝阳上亢甚时则配伍生龙骨、生牡蛎。

【王琦临床经验】磁石用于男科，有"养肾脏，益精兴阳"之功。王琦认为，古人善用矿石兴阳，多受炼丹术影响，明代以后常用磁石以重镇潜阳，而磁石本有益精兴阳之效。如《名医别录》云："养肾脏，强骨气，益精除烦。"李时珍亦称："磁石入肾，镇养真精。"《备急千金要方》用"磁石五斤研,清酒三斗渍二七日,一服三合,日三夜一",治"阳事不起"。现代研究证明,磁石主要含四氧化三铁及其他20多种元素,其药理作用为强壮补血和镇静作用。王老认为,铁是人体所必需的元素,古人称磁石益精,盖因对精血亏损确有补益作用,加之镇静,男科用于治疗阳痿、早泄、遗精诸症,亦能调节性神经功能。

临床应用磁石治阳痿、早泄、遗精等,常用磁石配丁香,以磁石镇益真精能守,丁香纯阳走窜善行,两者配伍,则精充气畅,阳兴神秘。但临床用之得效即可,不宜久服,因其碍胃,脾胃素虚者慎用。一般用量为10~30g。

龙骨（龙齿）

龙骨最早载于《神农本草经》。其性平,味甘、涩;归心、肝、肾经;其基本功效有镇惊安神,平肝潜阳,收敛固涩。

【田维柱临床经验】辽宁省名老中医田维柱认为,癫痫病理因素总以痰为主,发作多由风痰气逆走窜经脉,蒙闭清窍所致。田老以清肝泻热、涤痰息风、重镇安神为原则,临床用定痫丸合六君子汤加减,其组方如下:天麻20g,胆南星15g,姜半夏15g,陈皮15g,砂仁15g,党参15g,麦冬15g,石菖蒲15g,远志15g,蜈蚣1条,全蝎15g,僵蚕15g,琥珀（冲服）1.5g,茯苓15g,竹茹15g,白芍15g,生麦芽10g,生龙骨50g,生牡蛎50g。从肝入手,调脾柔肝治其本,化痰息风通络治其标。龙骨、牡蛎是摄纳浮阳之药,龙骨、牡蛎得半夏及所加之茯苓,能豁肝胆之惊痰,蜈蚣、全蝎、天麻息风定痫,龙骨、牡蛎重镇安神,六君子汤健脾理气和胃,以杜生痰之源。守法守方,因势导之,疗效显著。

田老认为,偏头痛的病因虽多,但与气机失调、气血逆乱、郁而化火、上扰清窍关系最为密切。治以平肝清热,息风通络。方用柴胡加龙骨牡蛎汤加减：柴胡 15g，党参 20g，法半夏 12g，黄芩 10g，茯苓 12g，桂枝 10g，大黄（后下）6g，龙骨 50g，牡蛎 50g，钩藤 15g，夏枯草 15g，菊花 12g，浙贝母 10g，白芍 15g。龙骨、牡蛎镇潜浮阳，田老认为龙骨能引上逆之火、泛滥之水下归其宅，且其与牡蛎同用为治痰之神品；半夏、茯苓化痰宣窍安神，半夏治痰之标，茯苓治痰之本。综观本方，寒热并用，攻补兼施，故临床收效良好。

【符友丰临床经验】名老中医符友丰认为龙齿安魂，量小亦效。前贤谓人卧则魂归于肝，魄藏于肺，魂魄归宅，则眠自安。宋·许叔微《普济本事方》倡用珍珠母丸、独活汤即是其义。方以珍珠母为君，龙齿佐之，称"珍珠母入肝经为第一，龙齿与肝同类也"，云"龙齿安魂，虎睛定魄……东方苍龙，木也，属肝而藏魂……龙能变化，故魂游而不定……治魂飞扬者，宜以龙齿"。后世治不寐多相沿用。清·吴仪洛《本草从新》谓龙齿"涩平，镇心安魂。治大人惊痫癫疾，小儿五惊十二痫"。虎睛已属罕有之物，龙齿属古代化石，资源日少，久必枯竭，不若珍珠母之易得。故符老用龙齿常小其量而功效不减。

【陈家骅临床经验】龙骨虽在临床上广泛应用，对很多疾病有较好的疗效，但是如果应用不当，亦会有不良反应。名老中医陈家骅曾遇一遗精患者，自服汤药后疗效甚好，遂以原方配蜜丸缓图之，不料服蜜丸后脘腹胀满，十分不适。观其方，乃桂枝加龙骨牡蛎汤加味，方中煅龙骨、煅牡蛎各用 30g。龙骨、牡蛎乃化石、贝壳类，煅后收涩力极强。煎汤服是弃其质而取其用；做蜜丸服则是食其质，其质坚硬难化而碍胃，故食后不舒。方药对证，用汤剂则效，改蜜丸则不效，所以辨证用药必须注意剂型的选择，以便取得更好的疗效。

【陈伯咸临床经验】山东名老中医陈伯咸认为，冠心病患者忌用龙骨、牡蛎。冠心病的临床表现为心悸怔忡、心前区闷痛、膺背肩胛间痛、两臂内痛、失眠健忘、神志不宁等。心悸怔忡、神志不宁或属心血虚或属心气虚，均属虚证。心前区闷痛、膺背肩臂痛等症即《圣济总录》所说"宜通而塞，故为痛也"，则又是"痛则不通"之实证。综上所述，冠心病总的病机一则以虚损为本，二则以郁滞为标，虚实夹杂辨证清楚，这就明确了治疗的方向。在这原则指导下治疗冠心病或补心气，或养心血安心神，必伍宽胸解郁之品方为正治。如有心神恍惚、怔忡不宁之症，可选用炒酸枣仁、焦远志、柏子仁、琥珀等药，效果最佳且稳妥。切忌涩敛之品如龙骨、牡蛎之属，以免塞气恋邪，痼而不散，涩滞脉道而加重病情。

龙骨、牡蛎既属涩敛固脱之品，岂可施之于夹郁之病机。陈老通过多年的临床观察认为，凡冠心病之有心前区疼痛者，用龙骨、牡蛎后，病情非但无效反而加重。更何况冠心病者常合并高血压，亦不可随意使用龙骨、牡蛎以平潜肝阳，以致使冠心病病情加重。

第二节
养心安神药

本类药物多为植物类种子、种仁，具有甘润滋养之性，故有滋养心肝、益阴补血、交通心肾等作用。

酸枣仁

酸枣仁最早载于《神农本草经》，其性平，味甘、酸；归肝、胆、心经；其基本功效有养心补肝，宁心安神，敛汗，生津。

【刘惠明临床经验】 著名老中医刘惠明善用酸枣仁。酸枣仁能镇静安眠，早为历代医者所重视。远在汉代张仲景即应用酸枣仁汤以治疗"虚烦不眠"。后世医家对酸枣仁的作用也屡有阐述，认为本药有养心宁神的作用，故亦多用治疗不寐等症。许多药理学者经过实验证实，酸枣仁确有较好的镇静安眠作用。可知古今医者对酸枣仁的药理作用尽管探讨途径不同，但对其镇静安眠功能已无异议。

然而用量方面，综观刘老以前古今医者单剂用量极少有超过15g以上者，晚近更有人提出，本药如一次用量超过五十粒，即有发生昏睡、丧失知觉，使人中毒的危险。刘老根据《名医别录》酸枣仁能"补中，益肝气，坚筋骨，助阴气"的记载，并结合其自身多年来用药的实践经验，认为酸枣仁不仅是治疗失眠不寐之要药，且具有滋补强壮作用，久服能养心健脑、安五脏、强精神，并认为"酸枣仁用至五十粒即有中毒"的说法不足为凭，他治疗神经衰弱，酸枣仁几为必用之品，其用量除根据体质强弱、病情轻重而酌定外，一般成人一次剂量多在30g以上，甚有多达75～90g者，用量五六倍于他人，从而完全突破古今本草方书对本药用量之记载。

实践证明，只要配伍得宜，大多可应手取效，且无不良反应。根据刘老的经验，在神经衰弱的治疗中根据病情和体质酌情应用重剂酸枣仁，实乃取得良好效果的关键，反之如墨守成规，囿于用多中毒之说，则常因病重药轻，杯水车薪，乃至延误病情。总之，可以说刘老善用酸枣仁，犹如张锡纯善用生石膏，确有创见。在酸枣仁的用法上他常喜欢生熟并用，乃宗《本草纲目》"熟用疗胆虚不得眠……生用疗胆热好眠"的论述，认为酸枣仁有生熟之差，故在作用上有兴奋或抑制的不同。

【马有度临床经验】关于生熟酸枣仁对于失眠的治疗效果，近现代医家各有争论。马老认为酸枣仁是治疗虚烦惊悸、夜不安眠的良药。历来认为只能用炒酸枣仁，也有人认为生酸枣仁只能治多眠，如《本草图经》指出："睡多，生食；不得睡，炒熟。"究竟是不是这样？

以往，马老用酸枣仁治不寐，一向遵照惯例用炒制品，或入汤剂，或单用粉剂睡前吞服，均有效果。后来亲自到药房参加配方工作，才发现药房屡次所配酸枣仁，皆是生品，因而悟出生酸枣仁亦能安眠。马老自身素来夜寐欠安，于是自用生酸枣仁粉6g睡前吞服，果然奏效。继而在编著《医方新解》的过程中，又见《中华医学杂志》和《药学通报》所载动物实验报告，证明炒酸枣仁和生酸枣仁均有镇静作用。于是对生酸枣仁也能安眠更加深信不疑。

那么，用酸枣仁安眠究竟生品与炒制品何者为优？古今许多医家的经验都提示熟者为优。例如，李时珍说："熟用疗胆虚不得眠。"近人焦树德也说："我治失眠是用炒枣仁，最好是新炒的。"

于是马老又自用新炒酸枣仁粉 6g 睡前吞服，安神效果确较生品为优。且动物实验也证明，炒酸枣仁的镇静作用优于生品。说明古人用炒酸枣仁配入归脾丸、天王补心丹等传统名方，确有道理。但仲景的酸枣仁汤中却未注明用炒制品，又是何道理？原来在煮法上颇有讲究，即"以水八升，煮酸枣仁得六升，内诸药，煮取三升"。酸枣仁先煎，久煮亦熟矣。现代使用酸枣仁汤，一般均以炒酸枣仁入药，当然也就不必先煎了。倘若生品，仍当遵照仲景先煎之旨，或捣碎入煎，方能奏效。

柏子仁

柏子仁最早载于《神农本草经》。其性平，味甘；归心、肾、大肠经；其基本功效有养心安神，润肠通便，止汗。

【李金梅临床经验】名老中医李金梅善用柏子仁治疗老年性便秘。其治疗方法为用柏子仁 10～15g，去杂质，研碎煎之，待煮沸后，加入适量蜂蜜。每日 1 剂，分次饮用，一般 1～2 天即可排便，并对老年人心悸、失眠、健忘也有治疗作用，可达到通便健体的目的。

李氏认为，老年人多系功能性便秘，往往由胃肠蠕动功能减退、消化液分泌不足且活动量少、粗纤维摄入量缺少等因素引起。柏子仁煎剂口服，既可润肠通便，又能治疗体虚津亏。柏子仁气味清香，质润多脂，性味甘、平，不寒不燥，甘能滋补，主入心经，有滋养心血及安神功效。其有效成分脂肪油及少量挥发油、皂苷等，有良好润肠作用。蜂蜜味甘质润，含糖（70%～80%）、蛋白质、多种维生素、有机酸、氨基酸等营养物质。滋肠补虚效果均好，善治肠燥津亏所致便秘，兼有强身健体作用，对于老年患者有多重治疗作用。

【张子琳临床经验】著名老中医张子琳认为，用药要知其药性，如柏子仁补心安神，治疗心慌、悸动有良效，但便溏者不宜用，否则便溏更甚，心悸不安反有增无减。张老曾治疗干部李某，心慌、失眠、食少、便溏，前医用归脾汤3剂后，腹泻更甚，心悸不安。查原方，柏子仁用至15g。张老仍用原方，但减柏子仁至6g，服之遂安。

首乌藤

首乌藤最早载于《何首乌传》。其性平，味甘；归心、肝经；其基本功效为养血安神，祛风通络。

【陈慈煦临床经验】名老中医陈慈煦善用首乌藤治疗失眠。陈老认为首乌藤镇静安神，本为藤类药物，兼可以通络。其味淡质轻，需重用30g以上才可以建功。对胃痛呕酸兼失眠患者，酸枣仁味酸不宜用，用首乌藤配合欢皮可宁心安神解郁。对于失眠又兼关节炎者重用首乌藤最为合拍。

【冯先波临床经验】冯先波先生亦善用首乌藤治疗失眠，常在辨证论治处方中加用首乌藤、龙齿、珍珠母、合欢皮等药。首乌藤养心安神，《饮片新参》谓"养肝肾，止虚汗，安神催眠"，唯剂量宜大方有效，冯师常重用30g。合欢皮解郁安神，现代患者失眠多因工作压力大、思虑过度所致，合欢皮可使心肝安和、情志喜悦而收安神之效。龙齿、珍珠母为重镇安神之品。冯师认为此四药虚实皆可应用，对于虚证，在补虚为主的基础上少佐重镇安神之品，收标本兼治之效；实证则重用此四味，临床可收速效。

【朱良春临床经验】国医大师朱良春用首乌藤治疗失眠经验丰富。首乌藤即何首乌之藤茎或带叶的藤茎，味甘性平。朱老认为在诸多安神药中，以首乌藤催眠作用最佳。盖阳入阴则寐，首乌藤入心肝二经血分，功擅引阳入阴故也。此品善于养血，故用于血虚所致的失眠，最为适宜。因其性平和，其他各种原因所致的失眠，亦可作为佐使药用之。唯其用量宜大，少则不效。朱老处方一般恒用30g，重症失眠则用至60g，每每应手。

朱老认为首乌藤又有活血、通经、止痒之功。《本草从新》谓其"行经络，通血脉"，《本草纲目》谓其主治"风疮疥癣作痒"。临床上常以之治疗老人身痒，盖高年阴血多虚，血虚生风故痒，首乌藤有养血活血之功，为当选之佳品。内服常配生地黄、红花、徐长卿、银花藤、牡丹皮等。沐浴时用首乌藤200g煎汤擦身，其效尤佳。

【王凯临床经验】滑胎多因冲任损伤，不能摄血养胎所致。在未孕之先，宿有慢性疾病致气血虚弱者，宜先治疗宿疾，以恢复健康，即孕之后，宜调补冲任，以益肾气、安定胎元，同时注意节房事，以收全功。王氏在保胎方中习惯重用首乌藤（常用30g），此药为何首乌的藤茎，性味甘平，不寒不燥，长于入肝养血，入肾益精，可养心安神、养血通络，用于虚烦失眠、多梦易惊、周身酸痛。《本草纲目》："久服令人有子，治腹脏一切宿疾，冷气肠风。"现在孕妇摄取营养一般足够，但是害怕怀孕时再次流产，心理负担很重，故重用首乌藤，起到事半功倍的效果。

合欢皮（合欢花）

合欢皮最早载于《神农本草经》。其性平，味甘；归心、肝、肺经；其基本功效有解郁安神，活血消肿。

【张塾院临床经验】名老中医张塾院善用合欢皮配合欢花宁心安神。对由于精神创伤，情志波动，失其常度，致肝气郁结，郁则气滞，气失疏泄，上犯心神，引起诸症，初伤气分，久延血分，变生多端，而为郁劳沉病者，张老以开郁、养心、安神为主，酌兼涤痰、利湿、行血为辅，自拟一方，名合欢汤，于临床试用，每获良效，其方为：

合欢花 30g，合欢皮 30g，郁金 12g，百合 30g，天竺黄 12g。方中重用合欢花、合欢皮，有补益怡悦心志之效，若症见烦躁易怒，则与栀子为伍，少寐多疑善惑与石菖蒲相配，嗳气、呵欠频作辅以紫菀，噩梦纷纭加琥珀，妇女月经不调加漏芦，精神恍惚、乍寒乍热、汗出口干加柴胡，痰气交结、咽喉如物梗阻加厚朴，气逆恶心加旋覆花，胁痛加牡蛎，守方随症加减。如某女子患脏躁，彻夜不寐，烦躁欲死，呵欠流泪，苔白，脉细弦，用合欢汤加减治疗，3 剂病减，6 剂病大减，9 剂豁然而愈，继给合欢皮、合欢花各 30g，泡饮代茶，断不再发。几年来张老用此方治疗 10 余例，每获良效。

【吴丽霞临床经验】吴丽霞采用民间秘方合欢皮治疗骨折。使用大剂量的合欢皮为主药外敷并以合欢皮为君药组方内服治疗骨折肿痛 33 例，均获显效。内服中药：合欢皮 25g，骨碎补 20g，桃仁 10g，红花 6g，每日 1 剂，水煎服。外用中药：将合欢皮 50g、骨碎补 30g、栀子 10g，捣烂成泥。加 95% 酒精调匀，外敷于骨折处，蕉叶覆盖以保持湿润，外用弹力绷带包扎。一天更换 1 次。可在 24 小时内明显消肿。合欢皮、骨碎补、栀子合用，有补肾接骨、行血止血、和调心脾、消肿生肌、强筋壮骨、修复创伤作用，兼能清热解毒，具有促进骨折愈合和抗感染之功。故用之有良效。

【欧阳勋临床经验】名老中医欧阳勋认为，合欢皮有养心安神作用，合欢皮 15g，煎服，能治心神不宁，忧郁失眠。单用合欢皮 20g 煎服，治肺痈咯血吐脓。用合欢皮 15g，芥菜子 15g，研末，酒冲服，并用渣外敷，治骨折、碰伤、摔伤及伤处作痛。

远 志

远志最早载于《神农本草经》。其性温，味苦、辛；归心、肾、肺经；其基本功效有安神益智，交通心肾，祛痰开窍，消散痈肿。

【刘晓虹临床经验】刘晓虹治急性乳腺炎善用远志。急性乳腺炎为哺乳期妇女常见病，临床对本病的治疗多采用抗生素，治疗期间和治愈后患者体内没有完全代谢的药物可随着乳汁进入婴儿体内，影响婴儿健康。采用中药治疗本病，疗效好且无不良反应。近年来，刘氏运用单味中药远志治疗急性乳腺炎56例，均获良效。

具体方法：取远志10g，放入适当的容器中加食用白酒10mL，浸泡20分钟后，将容器中的酒点燃，烧至火灭。取容器中液体一次服下。

病情轻者，一般于服药4小时后即感症状减轻，体温下降；病情重者6小时后亦可见症状减轻。56例患者中，52例均服药1剂而治愈，另有4例服2剂而愈。

【王琦临床经验】北京名老中医王琦善用远志安神定志治疗阳痿。古人治疗阳痿虽多从补肾入手，但亦未丢弃安神定志、从心论治之法。王老曾统计《男科病实用方》阳痿病方118首，发现兼用安神之药者，超越半数，远志更是众中之选，多达80%。又现代医学认为阳痿多为精神心理性，故认识到安神定志实乃阳痿一大治法，远志更是安神定志、兴阳起痿之要品。《伤寒瘟疫条辨·木草类辨》谓："远志，镇心安神、壮阳益精、强志助力。"《雷公炮制药性解》直言："定惊悸，壮阳道，益精气。"所以远志安神定志、兴阳起痿之功不容忽视。临床常与蛇床子、肉苁蓉、五味子、菟丝子配伍，组成秃鸡散（洞玄子方）合四逆散用治功能性阳痿，常用量10g。

灵 芝

灵芝最早载于《神农本草经》。其性平，味甘；归心、肺、肝、肾经；其基本功效有补气安神，止咳平喘。

【林毓文临床经验】 名老中医林毓文治一哮喘患者，患者以前素体健康，无哮喘病史及家族史。后因车祸受伤，体质虚弱一直未能康复。此后，每遇气候突变则感气短，喘促，且逐日加重。冬季更甚，发作前先感胸膈满闷，咳呛阵发，继之呼吸急促，张口抬肩，喉中有水鸡声，咳痰白而量多，稀而多沫。某日用冷水洗头后上症大作，每晚不能平卧。诊其面色晦暗，唇色紫暗，皮肤苍白而干燥，舌质淡红。语声低微无力，痰多难咳，脉弦而滑，多方治疗喘未止。林老得民间单方：用灵芝炖母鸡，疗效良好。灵芝止咳平喘，安神定志。鸡肉性平味甘，益五脏、补虚劳，适用于老年体弱、久病者。则给该患者灵芝50g，鸡肉90～120g，放少量盐、油调味，加水适量，隔水炖1小时，吃鸡肉及汤。当晚病情即感明显好转。后连服7剂，哮喘之症缓解，为巩固疗效，继服灵芝炖鸡，同时另予生脉散加减治疗，7剂后诸症悉除。1年未见复发。

哮喘之病，宿根深固，病因复杂，且易反复，日久累及脾、肺、肾三脏。临床往往表现为本虚标实。医者只注意治其标，多投以平喘止咳之药，忽视对根本的培补，认为培补应待缓解期才进行调理，这种观点其实是片面的。灵芝炖鸡就是一个既能用于发作期，又可用于缓解期，既平喘止咳又补虚的药方。对于一些体虚哮喘发作者在治法上独具一格，可见散在民间的饮食疗法中有许多是卓有成效的。

第十三章

平肝息风药

第一节
平抑肝阳药

凡能平抑或潜镇肝阳，主要用治肝阳上亢证的药物，称平抑肝阳药，又称平肝潜阳药。

石决明

石决明最早载于《名医别录》。其性寒，味咸；归肝经；其基本功效为平肝潜阳，清肝明目。

【焦树德临床经验】名老中医焦树德善用石决明治疗头晕目眩。焦老认为，肝肾阴虚、肝阳亢旺所致的头痛，头晕，急躁易怒，失眠健忘，心悸不宁，阵阵烘热，心烦汗出，情绪不稳，精神不振，怏怏不乐，遗精滑精，腰酸腿软，不耐作劳，舌苔薄白，脉象细弦等症，包括西医学的神经衰弱、癔症、更年期综合征、忧郁症等出现上述证候者，使用本品可养平肝阳，潜镇肝阳。对于神经衰弱出现上述症状者，焦老常用生石决明（先煎）20～45g，生赭石25～45g，生地黄12g，生白芍12g，炒黄芩9g，香附9g，远志9g，白蒺藜12g，菊花9g，首乌藤15～30g，生白芍12g，水煎服。以此为基础随症加减，曾统计观察55例（痊愈者8例，基本痊愈者8例，显著疗效者18例，有效者19例，无效者3例），有一定疗效。

牡 蛎

牡蛎最早载于《神农本草经》。其性微寒，味咸；归肝、胆、肾经；其基本功效有重镇安神，潜阳补阴，软坚散结。

【聂惠民临床经验】聂惠民老中医认为牡蛎第一个功效就是"主伤寒寒热"，故可以应用于外感表证。然而，牡蛎这一"主伤寒寒热""疗咳嗽"之功效，却鲜有人注意。聂老认为，牡蛎虽味涩却不敛邪，无关门留寇之弊，外感咳嗽可以放胆用之。外感咳嗽的病位主要在肺与咽。外邪袭表，肺失宣降，可以致咳；咽为肺胃之门户，又为三阴经所过，外邪侵袭，致其红肿，或痛或痒，也是致咳的原因。《名医别录》谓牡蛎"疗咳嗽"，《本草备要》谓其能"软坚化痰"，故与川贝母等相伍，可以增加其止咳化痰之功。另外，《汤液本草》言牡蛎"以柴胡引之故能去胁下之硬；以茶引之能消结核；以大黄引之能除股间肿；地黄为之使能益精收涩，止小便"。《伤寒论》第311条曰："少阴病，二三日，咽痛者，可与甘草汤。不差者，与桔梗汤。"聂老认为若以桔梗、甘草等引之，可以散咽喉之肿，疗咽痛，可以消除因咽痛咽痒所致的咳嗽。故在治疗外感咳嗽时常常加入牡蛎。

【周子权临床经验】周子权认为，生牡蛎味咸而有泻下之功，临床常伍大黄等药灌肠治疗慢性肾衰竭。临床药理研究表明，牡蛎能吸附肠壁血中之毒素，可使大便溏而不泻，富含钙类等电解质，能使药物富高渗状态而达到结肠透析作用，且有纠正低钙血症及良好的降压作用。对于基层医院可推广中药结肠透析以延长慢性肾衰竭患者的生命。煅牡蛎能收敛固涩而止泻。《名医别录》谓能"涩大小肠"；《本草纲目》谓可"止痢下赤白浊"。周老据此常用理中丸加煅牡蛎治脾胃虚寒性久泻久痢以涩肠止痛，每获良效。但本药煅后性收敛，不可用于实证泻痢。

代赭石

代赭石最早载于《神农本草经》。其性寒，味苦；归肝、心、肺、胃经；其基本功效为平肝潜阳，重镇降逆，凉血止血。

【张锡纯临床经验】 近代医家张锡纯尊古而不泥古，在精心研究代赭石及旋覆代赭汤的基础上，创制了不少行之有效的方剂。如以代赭石配伍龙胆、青黛、白芍等，名镇逆汤，治疗胆火犯胃的呕吐；以代赭石配伍党参、当归、肉苁蓉等，名参赭培气汤，治疗噎膈不能食。大便燥结，以代赭石配伍芒硝、石膏、党参，名镇逆承气汤；治疗阳明腑实证，当用承气汤下之，而呕吐不能服药者，以代赭石配伍甘遂、朴硝等，名赭遂攻结汤，治疗宿食内停、大便燥结、胃气上逆等。此皆取其重坠沉降之性，以降胃逆，以通燥结、可谓是善用代赭石的典范。

张锡纯重视脾胃调治，一生善用代赭石，其所著《医学衷中参西录》中有20余首方剂用到了代赭石，不仅医理精深，遣方用药巧妙，而且有着独到的见解，其治疗呕逆、便结、喘咳、中风、癫痫等病证已为医界瞩目。

【俞尚德临床经验】 名老中医俞尚德以代赭石治疗胃气上逆之呕吐、呃逆、嗳气等症，亦受张锡纯的影响。值得一提的是，代赭石的通便作用颇佳，与瓜蒌等配伍，对于屡用各种泻药而不下者仍有作用。俞老认为，代赭石"降逆气而不伤正气，通燥结而毫无开破"，在症状消除之后即可停用。药理研究证实，代赭石有促进胃肠蠕动的作用，但尚无剂量与疗效关系的研究。据临床观察，曾有数例排便困难的患者，在治疗呃逆与嗳气时，加用代赭石后大便偏溏、次数增多，减则正常。一般用量为30g。

【邹孟城临床经验】 名老中医邹孟城善用代赭石治疗脑震荡。脑震荡与脑挫裂伤为头部直接受暴力所致，或由外物击伤，或与硬物相撞，亦有因于臀、足受力，外力由脊传头而震伤颅脑者。脑震荡为病较轻，其症每于伤后短暂失去知觉，伴呕吐、头痛及近事遗忘。脑挫裂伤为病较重，患者常可昏迷数小时至数周。症见明显头痛、呕吐、烦躁不安，严重者可见瞳孔散大，呼吸不匀，甚至持续高热而呈危象。

脑震荡与脑挫伤之治疗，素无特效疗法，中医多平肝化痰、潜阳息风，邹老以钩藤、石决明、姜半夏、茯神、天麻、龙骨、牡蛎、磁石、竹茹、白蒺藜等治疗数例，鲜获速效。后读曹惕寅先生之《翠竹山房诊暇录稿》，得以单味代赭石重投缓服，以治脑震荡之法，用于临床，其效应若桴鼓。先后四五例，投剂辄应。

夫代赭石一物，《医学衷中参西录》谓"其质重坠，又善镇逆气，降痰涎，止呕吐，通燥结，用之得当，能建奇效"。代赭石用于脑震荡、脑挫伤之眩晕、呕吐卓具殊效，无疑是治疗脑震荡、脑挫伤之首选特效中药。此症之病机，曹氏谓为"浊气在上，清气在下"，而治疗大法取"镇胃降浊"，与通常所用之平肝潜阳、化痰息风之法不同，迥出意表，可谓匠心独运，实为脑震荡、脑挫伤病机之研究开一门径。

蒺 藜

蒺藜最早载于《神农本草经》。其性微温，味辛、苦，有小毒；归肝经；其基本功效有平肝疏肝，祛风明目。

【李佛基临床经验】 安徽芜湖名医李佛基治脑梗死以"利窍通络"为治则，肾水不能上涵、肝火失制者，以一贯煎、左归饮化裁，肝阳上亢、风痰袭扰清宫者以温胆汤、一贯煎合参，如此随证施治，都必用、重用白蒺藜为主药。

李老之所以倚重白蒺藜，是因其有利窍通络之功。安徽芜湖地区名中医承忠委先生善用白蒺藜，曾云："白蒺藜、路路通一身带刺，四通八达。"李老在治疗脑梗死时，尤其注意了解患者肝肾功能状况，对肝肾功能不良者，禁忌使用虫类药，尤其是蜈蚣、全蝎等有毒昆虫，以免增加肝肾负担。当此之时，白蒺藜、路路通等可担当利窍通络之大任，而以白蒺藜为主将，用量多在 30g 左右。

【孟景春临床经验】南京名医孟景春认为，白蒺藜能疏肝解郁治疗肝郁阳痿。孟老谓蒺藜入肝经，能平肝疏肝。至于用治阳痿，始见《周慎斋遗书·阳痿门》。其曰："阳痿，少年贫贱人犯之，多属于郁。宜逍遥散以通之，再用白蒺藜炒，去刺成末，水法，丸服，以其通阳也。"并附有验案。一人，年二十七八，奇贫，郁郁不乐，遂成痿证，终年不举。温补之药不绝而病日甚，火升于头不可俯。清之、降之皆不效，服建中汤稍安。一日读本草，见蒺藜，一名旱草，得火气而生，能通人身真阳，解心经之火郁。因用斤余，炒香去刺为末，五日效，月余诸症皆愈。

阳痿的原因颇多，非仅肾阳虚、命门火衰一端。故治疗阳痿，必须审因辨证，切不可一见阳痿，即投温补兴阳之品。白蒺藜所治之阳痿，乃系肝郁而致者，以肝主筋，前阴为宗筋所聚，肝气郁，则气滞血瘀，血不养筋而致痿。白蒺藜既能疏肝，又能泄降，以之治阳痿，实为肝郁致痿的治本之品。

《周慎斋遗书》以蒺藜治阳痿，只云炒香为末，但未说明用量、服法。现从其治验案云用斤余，月余诸症皆愈语推之，当为每服9g，一日2次。若痿证由情绪抑郁而致，则除服药外，尚宜给予思想开导，使情绪怡悦，当可加强疗效。

《植物名实图考》云："蒺藜，近时《临证指南》一书，用以开郁，凡胁上、乳间横间滞气，痛胀难忍者，炒香，入气药，服之极效。盖其气香，可以通郁而能横行排荡，非他药直达不留者可比。"

玳 瑁

玳瑁最早载于《开宝本草》。其性寒，味甘、咸；归心、肝经；其基本功效有平肝息风，镇心定痉，清热解毒。

【夏小军临床经验】甘肃名老中医夏小军认为，玳瑁为代替犀角的良药。作为清热凉血要药的犀角，在我国应用已有数千年的历史。犀角总以清心、肝、胃三经大热，又凉血解毒，特别是清心凉营为其主要特点，且畏川乌、草乌。其又属稀有的珍贵药材，主产于国外，故多锉为细末冲服或磨汁服用，用量一般为 5～6g。近200 年来，由于世界上人口不断增加，自然环境改变，犀牛的生息繁衍受到一定的限制，加之人类不断猎取，从而使犀牛更为稀有，犀角越来越短缺。我国严格禁止法律规定的特殊情况以外所有出售、购买、利用、进出口犀牛及其制品的活动。因此，寻找和研究犀角的代用品十分必要。在犀角的代用品上明代李时珍推荐玳瑁。

玳瑁，性味甘咸而寒，归心、肝经，具有清热解毒、平肝定惊之功效。玳瑁代犀角，最早见于《本草纲目》。今人亦有以玳瑁代犀角者，如广东名医何炎燊在用犀角地黄汤加减治疗肌衄时，常以玳瑁代之，取其清热解毒之功。可见，只有在治疗温病热扰心营引起的神昏谵语、斑色紫黑、痘疮黑陷或衄血、尿血时，可以玳瑁代之，使用时多入煎剂，宜先煎，用量一般以 3～6g 为宜。

【孙朝宗临床经验】名医孙朝宗善用玳瑁平肝、降血压。孙老认为，玳瑁性味甘咸而寒，入心、肝经，功可清热解毒、镇惊平肝。《本草纲目》："玳瑁清热解毒之功，同于犀角，古方不用，至宋时至宝丹始用之也。"然经多年临床观察研究发现，该药还是平肝潜阳之佳品，最能降压、稳压。孙师认为，若使阳潜不复升，非介类不能胜之，药如玳瑁、龟甲、鳖甲、珍珠类，用之有"蓄鱼置介""池有龟鳖，鱼不飞腾"之妙。临床常用其药粉，每日 2～4g 口服，连用 5～7 天。又常与补肾药合用，更使阴生阳潜，标本同治，疗效持久。

第二节
息风止痉药

凡以平息肝风为主要作用，主治肝风内动惊厥抽搐病证的药物，称息风止痉药。

羚羊角

羚羊角最早载于《神农本草经》。其性寒，味咸；归肝、心经；其基本功效有息风止痉，平肝息风，清肝明目，散血解毒。

【张志远临床经验】 著名中医学家张志远对犀角与羚羊角进行了详细的对比。张老认为，羚羊角以去木胎之顶尖为胜，善清心、肝之热，凡温邪侵入营血，神昏谵语、身发斑疹、抽搐不已，皆可遣用。犀角主要治心，对躁狂不宁、火扰神明、意识昏乱者，和牛黄、黄连、冰片、猴枣、竹叶心、山栀子、朱砂、紫贝齿共用；热毒发斑、吐衄不已，与牡丹皮、鲜生地黄、赤芍、紫草、大青叶、玄参、白薇组方。羚羊角侧重平肝舒筋，医风萌动，如惊厥、抽搐，常配天麻、僵蚕、全蝎、白芍、珍珠母、石决明、蜈蚣、钩藤；头痛眼胀、绿风内障，则同菊花、柴胡、玉竹、黄芩、桑叶、夏枯草、茺蔚子、龙胆、大黄合用。二者相比，其临床功效的差异是，犀角擅长凉血解毒，宜于实证，有上行作用，俗名"倒大黄"，近来多以水牛角代之；羚羊角可疗虚热，功专定惊风、止痉挛，在儿科最为常用，被称作治高热引起抽搐的第一良品。因药源不足，价格昂贵，以山羊角10倍量代替它，实验证明，口服后尚能增加动物对缺氧的耐受能力。

钩藤

钩藤最早载于《名医别录》。其性凉，味甘；归肝、心包经；其基本功效有息风定惊，清热平肝。

【王鹏飞临床经验】北京名老中医王鹏飞善用钩藤治疗小儿夜啼。王老认为，小儿夜啼多为日间精神如常，入夜则惊哭啼闹不安，食欲欠佳，大便偏干。素有脾寒、心热、惊骇等致病之说，治疗有别。王老在诊疗时，不论为寒、为热、为惊、为滞，概从肝、胃、肠入手，用药治疗，总可见效。应用钩藤10g，清热平肝；蝉蜕3g，散风解痉，治小儿夜啼，取昼鸣夜息之意；木香3g，温中和胃，下气宽中；槟榔3g，开泄行气破滞；乌药6g，顺气降逆，散寒止痛；益元散10g（包煎），清热降火、镇惊除烦。以上诸药相伍，既有甘寒清热平肝之功，又具辛苦温调胃肠之效，使三焦安宁，则啼哭烦闹自止。

天 麻

天麻最早载于《神农本草经》。其性平，味甘；归肝经；其基本功效有息风止痉，平抑肝阳，祛风通络。

【冯先波临床经验】冯老治外感头痛用天麻可祛风止痛。外感头痛，首当祛风。天麻有祛风散邪之力，从而可收止痛之功。风寒外感头痛以头痛为主症，因感受外邪而发病，治当祛风为先，兼以散寒、清热、除湿。如兼见恶风、畏寒、项强等症状，为风寒证，常配伍川芎、白芷、防风、羌活、荆芥、藁本、细辛之属；若头痛剧烈，遇寒加重，伴呕吐涎沫，喜暖畏冷，则为风寒凝滞之头痛，天麻在与辛温药为伍的同时，又常配伍辛热之品，如川乌、草乌、附子、干姜、吴茱萸。此类方剂治法以辛温散寒祛邪为主，天麻仅用为佐使，其配伍意义有四：一是天麻祛风湿、止痛止痉，能加强辛温、辛热之品散寒止痛的作用；二是天麻甘润沉降之力，又可平抑辛温辛热药过于飞扬走窜之弊；三是天麻质润沉降之性与辛散宣发之品相辅相成，能调节人体气机升降，因为肺主宣发肃降，外合皮毛，调其升降有助于卫外散寒，与麻黄汤中麻黄配杏仁异曲同工；四是升降并用，更有益于调畅气血，使温热辛散药直达颠顶通络止痛，而天麻质润补益之力又防止升散太过而伤正气。

天麻用于外感风寒证，最典型的方剂是《朱氏集验方》天麻散，药用天麻配伍防风、甘草、川芎、羌活、白芷、麻黄，主治小儿伤风、鼻塞、流清涕、咳嗽、身热。《普济方》天麻散药用天麻配荆芥穗、甘草、麻黄、全蝎、薄荷，主治小儿伤寒。小儿脑髓不足，每易传变惊风，天麻祛风止痛、息风止惊，又能健脑益智，古人于方中用天麻寓治未病之意，可谓精细入微。

天麻与辛凉药、寒凉药配伍亦可治疗风热头痛。若头痛而胀，面红目赤，溲黄，口渴，舌红，则为风热证。天麻配伍菊花、蔓荆子、薄荷，或配石膏、黄芩、黄连、生地黄，这是古代医家治风热头痛的经典配伍方法。凉散风热药芬芳透达，清凉泄降，肺热可散之，木郁可达之，火郁可发之，既泻其内炽之热，又遂其炎上之性，天麻与之配伍，用以治疗风热头痛，此时天麻仅为佐使。其配伍有如下意义：一是天麻祛风止痛之功加强辛凉药的止痛之力；二是风热两邪相搏，易耗阴津，天麻甘补与辛凉化合，可预防伤阴耗津。

天麻亦为治疗内伤头痛要药，天麻"长阴肥健"，息风止痉，平抑肝阳，用于肝肾阴虚、水不涵木、肝阳上亢头痛，体用兼顾，标本兼治，可作君药。《本草经疏》认为："凡头风眩晕，与夫痰热上壅，以致头痛及眩……所必须之药。"《本经逢原》谓："诸风掉眩，眼黑头眩，风虚内作，非天麻不治。""故肝虚不足者，天麻、川芎以补之。"张山雷《本草正义》谓："盖天麻之质，厚重坚实，而明净光润，富于脂液，故能平静镇定，养液以息内风。古有定风草之名，能治虚风。"天麻钩藤饮为最常用代表方，以钩藤、生决明子加强天麻平肝降逆之功，用牛膝、桑寄生、杜仲加强天麻滋补肝肾之功。

天麻可为佐使药，通过配伍，用于肝郁、肝火、肝经瘀滞头痛证治。肝气郁结者柴胡、薄荷、香附等为要药，肝火上炎者白头翁、栀子、龙胆等为要药，瘀血头痛者通窍活血汤等为要方。但天麻平抑肝阳，兼祛风止痛，甘润补益，治肝郁头痛、肝火头痛、瘀血头痛可用为佐使。

天麻治疗虚证头痛可为臣药或佐使药。天麻味甘而具有补益之性，经过配伍可用于头痛之属虚证者。天麻配伍滋阴药可以治疗肝肾阴虚头痛，如李用粹《证治汇补》"肝虚头痛用生熟地黄丸：生地黄、熟地黄、天麻、川芎、茯苓、当归、白芍、黑豆、石斛、玄参、地骨皮"。全方能滋肾养肝、息风止痛，为肝肾阴虚头痛之专方。天麻配伍补血药可治疗血虚头痛，《得配本草》谓："宜于补血之剂加此为使。"如《怡堂散记》说："天麻不独能治风，亦补肝肾之药也。血虚生风者宜之，妇人肝热生风，头眩眼黑者，四物汤中加用多效。"《轩岐救正论》指出："余每用以疗产后诸虚剧症及遗精失血，与挟虚伤寒头痛，往往奏奇。"

另外，天麻善化痰浊，为痰厥头痛必用之药。《兰室秘藏》《医学心悟》之半夏白术天麻汤最为典范。用天麻治疗痰厥头痛，天麻调气机以助白术健脾运化痰浊，又善浊中生清，促进脾脏升清而降浊。天麻虽非君药，但能调理肝脾，运化中焦，为痰厥头痛必用之品。

地 龙

地龙最早载于《神农本草经》。其性寒，味咸；归肝、脾、膀胱经；其基本功效为清热定惊，通络，平喘，利尿。

【杨培君临床经验】陕西名老中医杨培君善用地龙治疗中风。中风久病入络，其深而重者，病理本质或为络瘀久滞，或为痰瘀交阻，已不是草木类药物攻涤可以获效，这是杨老用虫类药的认识观。杨老在治疗缺血性脑卒中或出血性脑卒中时，尤善用地龙组合配方治疗，每次用量6～15g，并配伍祛风、化瘀活血、通络等药，均取得一定疗效。其学术观点如下。一者，化瘀作用：地龙活血而不破血，化瘀而不生瘀，对中风有化瘀通络的作用。二者，通腑作用：地龙有导致腹泻的不良反应，此不良反应又是治疗中风的一种方法。因为许多中风患者有大便秘结、神志恍惚、舌苔厚、口气臭等症，重用地龙，大便得以泻下，腑气畅通，则神志转清，通腑抽薪而不伤正。三者，清热作用：地龙性寒，寒以清热，中风患者多有肝阳上亢、热极生风等主证或兼证，故能清热除之。四者，化痰作用：地龙有化痰功能，对中风之喉中痰鸣、痰蒙清窍有效。五者，息风作用：地龙入肝经，善于平肝息风，对肝风内动、痰热腑实之中风有平肝息风作用。六者，通络作用：地龙能通络活络，行窜而不燥热，通络而不峻猛，不会引起脑部渗血。七者，降压作用：现代药理证实，地龙有显著的降压作用，且降压平稳，疗效持续时间长，对中风高血压病疗效更确切。八者，利尿作用：中风多伴脑水肿，地龙的利尿作用可有效地降低颅内压，减轻脑水肿。

【齐强临床经验】老中医齐强在《燕山医话》中介绍地龙用于治疗天行赤眼的经验。1975年夏秋之季，其故里有红眼病流行。一同仁荐用名中医蒲老之验方，用新鲜蚯蚓化水点眼，而取捷效。方法是，取鲜蚯蚓数条，洗净泥土，放在碗中，加糖少许，上盖一碗，待24小时后，蚯蚓化为水液，用其水点眼，每小时点一次。

曾遇一张姓，一家四口，3天之内先后发红眼病，故将该法介绍用之，分别先后各点2～3天均获愈。患者称，用蚯蚓水点眼，自觉清爽舒适，且有止痛退红的效果。

考红眼病，即天行赤眼症，是由于感受时气邪毒而造成的一种白睛疾病。蚯蚓又称地龙，性寒，体滑，善清肺经风热，走肝经，其性下行降泄，而善走窜。古籍载蚯蚓有很多方面的疗效。本方用于治疗红眼病，既取其寒凉抑火之性，又取其屈伸活络之用，达同气相求之功。

全　蝎

全蝎最早载于《蜀本草》。其性平，味辛，有毒；归肝经；其基本功效为息风镇痉，通络止痛，攻毒散结。

【齐强临床经验】老中医齐强善用全蝎疗疮疡肿毒。齐老认为全蝎辛平有毒，为息风镇痉之药，同时有化瘀解毒、解毒医疮之功效，尾功尤捷。如治痔发痒，以全蝎烧烟熏之；还有治诸疮肿痛，用麻油煎之加黄蜡为膏，敷于患部，一般多外用。而少有人单独用全蝎治疗疮毒。

齐老得已故中医外科好友马氏所传，用全蝎在瓦上焙干，细研为末，每服3g，治疗各种疮疖肿毒，每收效应。尤其对西医所称的毛囊炎或多发性睑腺炎等病，疗效亦佳。一位年方20岁的男性患者，双眼反复生针眼（睑腺炎），久治不愈，经服全蝎粉，每服3g，每日2次，共治4天，服药24g，痊愈未再复发。

【王常绮临床经验】名老中医王常绮善用全蝎配蜈蚣治疗风湿痹痛。全蝎味辛性平，蜈蚣辛温燥烈，走窜性猛。二药行表达里，窜筋透骨，逐湿祛风，无所不至，能搜剔隧道之邪，起到解痉止痛，可称之为活络祛风止痛之要药。临床可用于各类型之痹证，然以寒凝之痹证效佳，可配伍乌头汤，对痹痛能较快地起到散寒、通络止痛之效。全蝎和蜈蚣虽均有毒性，但王老在多年临床应用中未发现一例中毒现象。全蝎用量9～15g，小儿酌减，蜈蚣3～6条，均研末冲服，其效更佳。

【朱良春临床经验】国医大师朱良春善用全蝎治疗偏头痛。朱老认为，偏头痛之原因甚多，但均与肝阳偏亢、肝风上扰有关，每于气交之变或辛劳、情志波动之际发作；患者头眩呕吐，畏光怕烦，疲不能支，不仅发时不能工作，久延屡发，亦且影响脑力及视力。某些病证极为顽固，用一般药物殊无效，而经用自订之"钩蝎散"则获得了较好的疗效。因为全蝎长于祛风平肝、解痉定痛，故取为主药，钩藤善于清心热、平肝风以为佐；"久痛多虚"，又伍以补气血、益肝肾的紫河车，以标本兼顾。方用炙全蝎、钩藤、地龙、紫河车各9g，共研细末，分作十包，每服一包，日二次。一般1～2日可以奏效。痛定后，每日或间日服一包，以巩固疗效；亦可取全蝎末少许置于太阳穴，以胶布封固，每两日一换。肿瘤脑转移患者之头痛，用此法亦能缓解。

全蝎不仅长于息风定痉，而且又有化痰开瘀、解毒，医治顽疽恶疮之功。无锡已故外科名医章治康，对阴疽流痰证（多为寒性脓疡、骨结核及淋巴结核）应用"虚痰丸"，屡起沉疴。该丸即为本品与蜈蚣、斑蝥、炮穿山甲制成，足证其医疮之功。考方书以全蝎为主药治瘰疬之验方、秘方甚多，配合蜈蚣并用，其解毒消坚之功更著。朱老常用的是下列两方。

一者消疬散：炙全蝎20只，炙蜈蚣10条，穿山甲20片（壁土炒），火硝1g，核桃10枚（去壳），共研细末。每晚服4.5g（年幼、体弱者酌减），陈酒送下。不论瘰疬已溃、未溃，一般连服半月即可见效，以后可改为间日服一次，直至痊愈。

据《中草药临床方剂选编》介绍，高邮市人民医院治疗颈淋巴结结核之处方，即上方去核桃，再加僵蚕、壁虎、白附子，研细末，装胶囊，每服2～3粒，每日3次，连服11～15天为一个疗程。儿童及体弱者酌减，孕妇忌服。如病灶已溃破者，亦可用此药外敷患处，以促使早日收口。临床治疗颈淋巴结结核40余例，治愈率达90%，且未见复发，后试用于两例骨结核，药后见血沉明显下降，病灶缩小（经X线片证实）。

二者，用淡全蝎7.5g，麝香0.7g，共研细末。取鸡蛋5枚，于蛋头上开一孔，将药末分装入 5 个蛋内，用棉纸或胶布封好，于火灰中煨熟。每晚食后服 1 枚，陈酒送下。同时以艾绒在每个病核上灸三壮，间五日 1 次，连灸 3 次。此法对瘰疬、痰核之初起未溃者，多能获效。

【赵炳南临床经验】中医皮外科专家赵炳南介绍，"全虫方"能息风止痒、除湿解毒，善治慢性顽固性湿疹、皮肤瘙痒症、神经性皮炎、阴囊湿疹。处方：全蝎、猪牙皂、苦参各 6g，皂角刺、威灵仙各 12g，刺蒺藜、炒槐花各 15g，炒枳壳、荆芥各 9g，蝉蜕 3g。此方配伍周到，对顽固性湿疹有较好的疗效。

蜈 蚣

蜈蚣最早载于《神农本草经》。其性温，味辛，有毒；归肝经；其基本功效有息风镇痉，通络止痛，攻毒散结。

【周济安临床经验】著名老中医周济安先生认为，蜈蚣为治疗破伤风的要药，任何情况都可选用。蜈蚣辛温，有毒，能止痉挛、解疮毒。用于破伤风有镇痉息风、解毒等作用，故适用于本病之牙关紧闭，抽搐挛急阶段，且须大剂量使用，方能取效。周老常用 20 余条，未见不良反应，否则疗效较差。自古以来，蜈蚣就被列为有毒之虫，而对其用量加以限制，一般只用 1～3 条，以防中毒，但研究发现，原来蜈蚣的毒性存在于头部颚齿中。这种毒在活体蜈蚣内有较强的毒性，用于自卫和捕食时麻痹猎物。但蜈蚣死后，它颚齿中的毒素会被迅速氧化，变性为无毒的成分。因为蜈蚣毒是一种蛋白质，在一定的空气、温度、湿度下易变性而失去活性。特别是药用蜈蚣，均是先将蜈蚣处死，加热干燥，这个加工过程已使蜈蚣毒完全被破坏，因此重用时不会中毒。过去，临床使用本品，往往要去头足、尾足，以减少其毒性，现在看来，完全没有必要。实验表明，成年人每次服用蜈蚣数量最多可达 25 条，长期服用无不良反应。周老体会，破伤风来势急，病情重，传变快，非大剂量运用解毒药是难以奏效的，诚如张景岳所说"若安危在举动之间，即用药虽善，若无胆量勇敢，而药不及病，亦犹杯水车薪"。故凡辨证准确而病重者，必须大胆施以重剂，方能力起沉病。此外，配合针刺治疗，对退热解痉有很好疗效，值得重视。

【孔繁学临床经验】名老中医孔繁学善用蜈蚣治疗缠腰火丹。本病俗名蛇串疮。因皮肤有红斑水疱，累累如串珠，又多缠腰而发，故名缠腰火丹，现称带状疱疹。此证多因肝火内盛，外受湿热之邪而致。孔老应用祛毒散治疗数百例患者，均有良好的效果，无任何不良反应。治疗方法：取大蜈蚣 1 条，雄黄 10g，枯矾 3g。以上三味药物混合研为细末，装瓶备用。用时将药粉与食醋调如糊状涂敷于患处。每天涂 2～4 次为宜。如果疱疹大，可以先用细针刺破后再敷药。一般轻者涂敷 2～4 次可愈，重者涂敷 4～6 次可愈。

【刘复兴临床经验】云南名老中医刘复兴认为蜈蚣"凡疮疡诸毒皆能消之"，因蜈蚣有消炎解毒之效，对疮疡痈毒、肿瘤、久治不愈之皮肤病，刘老都善用之，小至 3 个月幼童，大至九旬老人，用之未见不良反应，故刘老提出"皮疾起沉疴，必用蜈蚣"。刘老用蜈蚣粉配乌梅外敷胬肉、腐肉、皮赘，疗效切实。此外，在治疗感染性皮肤病（如毛囊炎、体癣、疣、带状疱疹）等时，刘老常在内服或外洗方中加入蜈蚣 2～3 条，取其杀虫生肌之效，刘老曾用蜈蚣脚碾粉外用治伤或溃疡，确有祛腐生肌之效。

【刘伟胜临床经验】广东名老中医刘伟胜善用蜈蚣治疗恶性肿瘤。刘老谓，中医历来认为气滞血瘀是恶性肿瘤发生的一个主要病机，气机不畅，则津、液、血运行代谢障碍，积而成块以生肿瘤。因而凡肿瘤患者见血瘀证均可用理气活血法。全蝎能消肿散结，息风止痉，镇静止痛；蜈蚣能息风止痉，祛风通络，解毒散结。刘老根据恶性肿瘤的病机，辨证使用全蝎、蜈蚣。因寒致瘀，与温阳祛寒药同用，寒得温则散；气滞血瘀，应理气活血，加强活血化瘀药对血液循环系统的作用；气虚血瘀，则配合补气益气药，有助于正气的恢复和瘀血的祛除，减少活血化瘀药伤正之弊；血瘀与痰凝互结，则宜配合祛痰散结药，以增强消散肿块的作用。

刘老认为，由于肿瘤患者正气多已受损，其治疗不耐一味猛烈攻伐，使用全蝎、蜈蚣之品时，应衰其大半而止矣。根据患者的体质状况和耐攻承受能力，把握用量、用法及用药时间，方能收到预期的效果。同时，全蝎、蜈蚣之品较少单独全程用于肿瘤的治疗，多在扶正培本的基础上佐予，或在肿瘤发展的某一阶段慎而用之。

【况时祥临床经验】 贵阳名医况时祥善用蜈蚣治疗前列腺肥大。况老谓，本病是常见老年性疾病，由本病导致的尿潴留临床治疗颇为棘手。用蜈蚣 3 条，浙贝母、鸡内金各 15～20g 研粉吞服，同时配合辨证用药，能迅速促使排尿通畅，解除尿潴留症状。

况老善用蜈蚣治疗脑出血。况老认为，蜈蚣息风通络，又擅化瘀，用于脑出血急症期，有促进血肿消散、通畅血管的良好作用；用于后遗症期，又能活血通络，促进偏瘫等症的恢复。一般急症期宜重用，后遗症期剂量宜小。况老临证时，急症期常以蜈蚣 6 条，配水蛭 15～30g，地龙 20g；后遗症期以蜈蚣 2～3 条，水蛭、地龙、僵蚕各 6～9g，白花蛇、壁虎各 5g 作为常规用药配入辨证方药中，以此治疗 10 余例脑出血患者，均获满意效果。

【周世明临床经验】 名老中医周世明常重用全蝎 10g、蜈蚣 3 条治疗难治性疼痛。周老认为，疼痛不单是局部原因，还与全身脏腑经络的病理变化密切相关。例如顽固性偏头痛，多因肝风夹痰火，循经上炎而致。癌性疼痛多因气血亏虚，寒热错杂，瘀阻气滞而致肿毒疼痛。骨质增生疼痛多由骨质增生，继发关节肿胀，积液渗出，刺激椎动脉，直接压迫血管使之狭窄，致动脉供血不足。中医学认为，该病乃因经络空虚，风寒湿邪乘虚侵袭，致经络痹阻，气血凝滞，血脉不通，而致颈项强痛，腰部胀痛。所以医治疼痛必须根据脏腑经络理论，利用脏腑经络相连、功能相应、病理变化相关等特点，以中医辨证施治。全蝎、蜈蚣具有息风止痉、解毒散结、通络止痛之功效，可激发经气，疏通经络，促进气血运行，使药力直达病所，缓解疼痛，再针对病因病机，配合其他行气活血、清热除痰、解毒散结等药物，可取得满意的疗效。

僵 蚕

僵蚕最早载于《神农本草经》。其性平，味咸、辛；归肝、肺、胃经；其基本功效有息风止痉，祛风止痛，化痰散结。

【杨培君临床经验】陕西中医药大学杨培君认为，蜈蚣、全蝎、僵蚕同为平肝息风之药，但杨老应用有一定的区别。三者均有祛风通络、凉血解毒功能，但性能有异，各具专攻，需辨证应用。杨老认为僵蚕在祛风通络方面最著，用于搜风逐风以蜈蚣、全蝎为先；全蝎单用也有搜风逐风之功，用以治疗中风的口眼歪斜及周身麻痹均可收到较为明显的效果。

【李燕宁临床经验】名老中医李燕宁善用僵蚕配蝉蜕治疗小儿喉痒频咳。李老认为，风为百病之长，善袭阳位，小儿感受风邪，风邪上受而出现咽干、喉痒、频频作咳。李老善用两味药恰当配伍治疗病位在咽喉部的痉挛性咳嗽或者慢性咽炎的咳嗽。若咳嗽时间短，伴见咽痒及鼻塞、流涕、打喷嚏等表证时选用麻杏僵蝉汤加减，方中麻黄解表宣肺，苦杏仁止咳平喘，僵蚕、蝉蜕疏风祛邪，配伍柴胡、前胡、百部等药共奏疏风解表、宣肺止咳之功。李老分析：僵蚕、蝉蜕不仅入肝经，而且入肺经，因此可以解除肺系所属气管、支气管之痉挛，达到镇咳的目的。僵蚕、蝉蜕不仅能疏散外感之邪，又可解痉止咳，加上其体轻浮，善于开宣肺气，又因其可息风平肝制木，杜绝木火刑金之弊。若咳嗽时间长，病位在咽部，且咽部时有异物感，舌红少苔则用养阴清肺汤加减以养阴润肺，止咳利咽，方中重用生地黄、麦冬、玄参、知母以养肺阴，赤芍、牡丹皮凉血，贝母清热化痰、开郁散结，加用僵蚕、蝉蜕以解痉化痰散结。

李老认为慢性咽炎是由于长期炎症反应出现咽痒不适，而引起刺激性干咳，其临床表现多为干咳、咳声嘶哑、咽痒、疼痛，甚则如物梗阻，可由多种原因引起，检查可见咽部充血、后壁黏膜毛细血管扩张及少量淋巴滤泡增生，中医辨证应为阴虚痰热郁结。在辨证治疗咳嗽的同时，加用甘寒之蝉蜕、咸辛之僵蚕可起到疏风止痒、清热化痰、开郁散结的功效，使邪去、痰化、郁解而达到治疗目的。

李老还善用僵蚕配蝉蜕治疗小儿多发性抽搐症。多发性抽搐症又称抽动秽语综合征，其临床特征为慢性、波动性、多发性运动肌快速抽搐，并伴有不自主发声和语言障碍。其病因是多方面的，与先天禀赋不足、产伤、窒息、感受外邪、情志失调等因素有关，多由五志过极，风痰内蕴而引发。病位主要在肝，与心、脾、肾密切相关。因肝体阴而用阳，为风木之脏，主藏血，喜条达而主疏泄，此病的发生多是风痰内蕴，外感风邪，外风引动内风而成。李老善用柴胡桂枝汤加减以祛风止痉、镇静安神，僵蚕、蝉蜕入肝经可加强其祛风止痉之功。

【李春贵临床经验】李春贵在临床实践中发现，治疗阳痿时，很多患者初诊未用僵蚕，其效不显，再诊用僵蚕收效显著，而同样是息风解痉类药物，李氏曾试用不同剂量的蝉蜕、全蝎，其效果均不如僵蚕（僵蚕的用量常在20g以上）。考虑僵蚕主要是以化痰、软坚、散结为主，其化痰本身加强了体内代谢产物的顺利排出，疏通微循环，也可能是疏通了作为经络具有运行气血、联络脏腑肢节、沟通上下内外的"通路"，在某种程度上是疏通了兴奋反应发生的反射系统，而僵蚕正是这一过程最为合适的药物。现代医学认为，阳痿的发生，无论何种原因，均导致阴茎海绵窦的供血不足。软坚散结本身亦可改善阴茎内的血液循环，使阴器得养，血供充足，故获良效。

第十四章

开窍药

石菖蒲

石菖蒲最早载于《神农本草经》。其性温，味辛、苦；归心、胃经；其基本功效为开窍豁痰，醒神益智，化湿开胃。

【汤宗明临床经验】名老中医汤宗明认为语言謇涩，甚不能言，用石菖蒲、竹茹、天竺黄宣窍豁痰；若因肾虚精不上承者，加巴戟天、仙茅补肾填精。尤石菖蒲最需重用，用量25～30g，鲜者更妙。《神农本草经》谓石菖蒲有"开心孔、补五脏、通九窍、明耳目、出音声"之功。足见用之治失语，恰当不过。

【徐景藩临床经验】国医大师，著名中医消化病专家徐景藩善用石菖蒲治疗胃脘不适。《本草纲目》云石菖蒲能"润五脏，裨六腑，开胃口"。《本草备要》谓其"辛苦而温，芳香而散""除痰消积，开胃宽中"。《药性考》称其能"除烦止吐，舒脾开胃"，一般用于脾胃湿浊壅盛而纳呆不思饮食。徐老认为本品化湿醒脾开胃作用甚好，常配以佩兰、陈皮，对药物性胃炎而脘痞纳差属湿浊中阻者投此药尤宜。此外，有些患者湿邪不著，胃脘也无明显胀痛，唯诉食欲不振，持续日久，不知饥，饮食甚少，胃纳呈呆滞状态，因而体重减轻，神倦无力，运用石菖蒲大有"醒胃"之功，若配佩兰、谷芽、麦芽、鸡内金、石见穿等药，其效尤佳。一般用量为10g。

对于泻痢、腹痛者，《日华子本草》谓石菖蒲"除风下气……止心腹痛，霍乱转筋"。《本草备要》云其能"疗噤口毒痢"。徐老认为石菖蒲治疗久泻腹鸣，尤为适用，可选参苓白术散、升阳除湿汤、痛泻要方，配用石菖蒲；久痢则与仙鹤草配用；久泻久痢，大便有赤白黏冻，腹痛隐隐，如慢性结肠炎、慢性细菌性痢疾、溃疡性结肠炎等疾病，宜用本品配伍治疗，也可用石菖蒲20～30g加仙鹤草、地榆浓煎保留灌肠。肠功能紊乱，每遇进餐后辄欲大便，大便易溏者，石菖蒲亦有效。

此外，徐老还将其用于宣通诸窍。如治耳鸣重听，闭气不适，耳窍不通，随症配加石菖蒲、通草，其效尤良；对气闭耳鸣耳聋，用通气散加石菖蒲，颇有效验。

蟾酥（蟾蜍）

蟾酥最早载于《药性论》。其性温，味辛，有毒；归心经；其基本功效有解毒，止痛，开窍醒神。

【李幼安临床经验】华中科技大学同济医学院附属协和医院李幼安善用蟾蜍治疗顽疾。李老认为，蟾蜍的药用价值是值得称道的。据《中药大辞典》记载：蟾蜍有"破癥结、行水湿、化毒、杀虫、定痛"等功用。临床报道，其可以治疗恶性肿瘤及肝硬化腹水等病证。药用有蟾头、蟾皮、蟾舌、蟾酥、干蟾、蟾蜍肝、蟾蜍胆等品种。李老临证之余，就其妙用拾零于后。

用于治疗肝癌：取活蟾蜍一只，稍大者较好，麻油 500mL，煎枯去渣，以此油炒菜食用，每月可服麻油 1500mL 左右。李老曾遇 5 例肝癌患者早期配合治疗，均有不同程度的缓解作用。其中一例已存活 10 年，一例已存活 3 年，均健在。虽然这些病例都同时用过解毒抗癌的中草药，但觉未服此油者疗效较差。

用于治疗肾病综合征：取活蟾蜍一只，稍小者较好，杀死，去内脏，用馒头包裹蒸熟后去蟾蜍，将馒头一日服完，分 2～3 次均可，如无反应，间隔旬日可以再服一次。李老最初耳闻患者服用此方有效，继而观察两例，其中一例连续服用 2 次，病情缓解，3 年未发。一例初服中药调补脾肾、清利湿热之品半年尚无显效，后加用此法两次而缓解，历时 8 年，未见病情反复，此例服第一只蟾蜍馒头时无任何反应，服第二只时有恶心呕吐现象，三日后即恢复正常。

用于治疗臌胀（肝硬化腹水）：取干蟾 15g，烤酥，制香附 5g，红枣肉 10g。前二味研为极细末，枣肉蒸熟捣烂，加米糊为小丸，如绿豆大，米粉与药物量为 1∶3。每日服一次，每次 2～6g。如有头晕、恶心、呕吐、腹痛腹泻时，则停药。此为先祖遗方，以后沿用尚觉有效。

以上拾零，反映蟾蜍的药用价值还是比较大的，使用方法的多样化也是可取的。有报道称华蟾素（提取物）对动物移植性肿瘤有抑制作用，尤其对小鼠肝癌有较明显的抑制作用，还具有镇痛、消炎、保护细胞免疫作用。本药为有毒之品，但根据药性及病情适当选择应用，还是可取的。

第十五章

补虚药

第一节
补气药

本类药物均具有补气的功效，能补益脏气以纠正人体脏气虚衰的病理偏向。

人　参

人参最早载于《神农本草经》。其性微温，味甘、微苦；归脾、肺、心、肾经。其基本功效为大补元气，复脉固脱，补脾益肺，生津养血，安神益智。

【杨达夫临床经验】天津名老中医杨达夫善用独参汤治疗急症。杨老认为古人治失血过多证，一切血药置而不用，独用人参数两，浓煎顿服，能挽救阴阳离决性命于顷刻之间，名独参汤。有形之血不能速生，无形之气所当急固，所以见血休治血，必先调其气，方成阳生阴长之功。世人恐恋住邪气，或少量以试之，或加消耗之药以监制之，权不重，力不专，则不能尽其功矣。独参汤非不可加味，总要相得相须，而相兴有成。如古法独参汤中加童便，或加姜汁，或加附子，或加黄连。若薛新甫治中风，加人参两许于三生饮中，以驾驭其邪，此真善用独参汤者。杨老治子宫颈癌出血过多，用人参、鹿茸、三七，治高血压吐血症，血压陡降，用人参、三七临床多效，此等危急重症，用药当精专有力。

【王振熹临床经验】名老中医王振熹善用人参。小儿暴泻久泻，久痢，或温病后期，常并发腹胀（麻痹性鼓肠），严重者可危及生命。王老初参加临床医疗时，对这种腹胀的小儿多用行气降气的方法治疗，有治愈的，也有不愈，甚至死亡的。为什么病因相同，证候表现相同，而疗效不一样呢？开始百思不得其解。后来请教一位老师，他建议：大凡久病热病后期，正虚腹胀者宜加用人参。以后遇到凡是因热暴泻，或温病热盛伤阴耗气引起的腹胀便用厚朴三物汤加减：人参6~9g，厚朴、甘草、绛香各6g，枳实9g。因湿热痢疾耗伤气津，湿热未清，正虚邪留引起的虚实夹杂的腹胀，用人参小承气汤加减：人参6~9g，大黄9g，厚朴4~6g，甘草、木香各3~6g。所治8例均效，都在2~3天告愈。

为何加用人参后疗效更显呢？王老认为，泄泻、痢疾、温病后期出现腹胀，不仅是由于伤阴，更重要的是耗气，气不足，脾胃的运化、升降功能失常，大肠失司，清气不升，浊气不降，充斥肠间，故腹胀。厚朴三物汤，小承气汤虽有行气降浊之功，但气不足，推动之力不足，浊气难于外泄，加用人参大补其虚，扶其正气，一补一行，一升一降，大肠传导得司，浊气得降，腹胀自消，故效果更加显著。

西洋参

西洋参最早载于《增订本草备要》。其性凉，味甘、微苦；归心、肺、肾经；其基本功效有补气养阴，清热生津。

【李俊林临床经验】名老中医李俊林认为肺癌为患，乃正虚邪犯，肺气膹郁，宣降失司，气机不利，血运受阻，津液失于输布，津聚为痰，痰凝气滞，瘀血阻络，进而出现痰气瘀毒胶结，日久而成肺部积块。治疗上除辨证立法选方外，尚需结合现代药理研究选用抗癌中药，如重楼、山慈菇、夏枯草、龙葵、八月札等，尤其要抓住肺癌"阴虚"的病理变化，故常选用西洋参一味，长期小量咀嚼。其父认为，西洋参既益气养阴、补肺健脾，又具利咽散结之功，能抗癌延寿，提高机体免疫功能。其父于1985年不幸罹患肺癌，胸痛、气促、咳痰咯血、低热，常苦不堪言，然多次拒绝手术。每用沙参麦冬汤、导痰汤等化裁治疗，并同时咀嚼西洋参，每日 5g，未服用其他抗癌西药，后 5 年竟能胜任诊务。

【杨季衡临床经验】江西名医杨季衡善用团参汁治疗骨蒸劳瘵。杨老认为，骨蒸劳瘵症见咳嗽痰血，气逆头汗，五心蒸热，肌削骨立，胃不思食，大便秘结，小便不多，着床难起，动辄咳喘不已，神衰肤槁，六脉细数，夜烦不寐，睡则盗汗，面容惨淡，两颧发红。究其病因，不外骨蒸劳损，延至末期，上损其肺，下损其肾，中及其脾，肝木则横行无制。治若补则不受，克则难当。药草无情之物，难回血液之精。厚味滋补，易滞而难消，处以清润则碍脾，施以温燥又伤肺。兹取鳖鱼，乃肝经血分之物，能益阴除热，西洋参乃太阴肺经气分之药，能清肺生津，二物相成，厥功至伟，只饮其汁，却有血肉相亲、滋补之妙。不食其肉者，无碍脾胃消化之弊。处方：团鱼（即鳖鱼）1 只（250g），西洋参 6～9g，将团鱼洗净抹干，去肠杂，西洋参切片共置大瓷器内（不另加水），放于锅内隔水蒸取自然汁饮之（可入酱油少许）。

【常学义临床经验】名老中医常学义认为，西洋参对于阴虚火旺、劳伤咳嗽、肺胃出血、妇女血崩有很好的效果，实治肺胃出血之佳品，妇女血崩之良药。常老治疗胃出血时，用西洋参 60g 为一料，研细末分 12 包，早晚各服 1 包，用温开水送服，随即服童便约 60mL 为引，轻则一料，重则两料多可收功。胃肠道出血散剂优于汤剂，因服散剂后可直接附着于局部，药物停留时间长，故止血效果好而持久。对妇人血崩可用西洋参 15～30g，水煎服，童便为引。曾治一妇人，突然下腹剧烈疼痛，阴道流血不止，患者面色苍白，脉细如线，经妇科检查诊为"异位妊娠破裂出血"。遂用西洋参 30g，轧碎水煎服，因时服童便 60mL，服后血止痛减，继予对症处理而愈。为什么要用童便为引呢？因童便咸寒，入血分，有滋阴降火、引血归经之效。对于西洋参止血之机制，常老认为，该药甘能补气，"有形之血不能速生，无形之气所当急固"，气旺则能统血而循行于脉道，不滋出脉外，味苦性寒能滋阴降火，火降则血不妄行，虽不止血而血自止，佐以童便更助降火之力，实止血治本之法也。

党 参

党参最早载于《增订本草备要》。其性平，味甘；归脾、肺经；其基本功效有健脾益肺，养血生津。

【顾丕荣临床经验】 著名老中医顾丕荣治疗肝硬化腹水善用参类，认为本病"补不嫌早"。以党参为基础，轻则 15～20g，重则 30～40g。肝脾型脾虚湿盛，时以人参叶代党参，顾老认为参叶"补而不腻，其效神速"，不避邪恋，可以早早投入。肝肾型阴亏明显，时以沙参代党参，重症也间以西洋参代之，养阴滋肝更显神功。肝脾肾型阳衰最显，重症也可以人参代党参，则补虚壮阳之力更佳。参类对增强体质，激越肾气，促进肝细胞恢复，修复肝脏损害有显著疗效。在肝硬化腹水治疗中常作主药使用，而且药量较重。

【李允新临床经验】 名老中医李允新善用党参治疗难愈性伤口。李老认为，本病虽然病因各有不同，但其共同特点是患者都久病气虚，体质虚弱，抵抗力低下。患者长期卧床，局部组织受压使血液循环障碍，组织缺血变性坏死，一旦形成压疮则很难愈合；乳腺炎患者多为产后妇女，本身气血两亏，当乳腺炎切开引流出脓液后，很容易形成乳漏，脓腔内新生组织形成不良，导致伤口长期不能愈合。党参的功效是补益中气、健脾生津、滋阴养血，其可贵之处在于，健脾运而不燥，养血而不偏滋腻，尤其适用于久病体弱、气血两虚者。现代研究发现，党参对神经系统有兴奋作用，还可增强网状内皮细胞的吞噬功能，增加机体抵抗力，能使血红蛋白和红细胞增加，扩张周围血管，增加局部血液循环，有利于压疮和伴乳漏的乳腺炎伤口愈合，因而临床应用取得满意的治疗效果。

【高志海临床经验】名老中医高志海善用互根药对。临床具有相互资生、促进和增强疗效的不同阴阳属性的两味药称为互根药对。互根药对主要适用于气血两虚、精气两亏和气阴两虚的阴阳互损病证。

党参与玉竹就是一对主要作用于脾胃气阴两虚的互根药对。党参甘平微温，偏于益气；玉竹甘平微寒，偏于滋阴。党参主要入脾，玉竹主要入胃，故此二药为补益脾胃阴阳表里的药对。这一药对还是历来养生家求长寿的妙药。

党参甘平微温，玉竹甘平微寒，一阳一阴相互生化，性能皆平和，阴阳双补，可久服。对于党参，《本草从新》记载"补中益气，和脾胃，除烦渴。中气微虚，用以调补，甚为平妥"，《本草正义》曰"力能补脾养胃，润肺生津，健运中气，本与人参不甚相远，其尤可贵者，则健脾运而不燥，滋胃阴而不湿，润肺而不犯寒凉，养血而不偏滋腻，鼓舞清阳，振动中气，而无刚燥之弊"。

党参可补脾胃之气而生血，又具有促进血红蛋白和红细胞增长，增强造血功能的作用。热病后期，气虚伤津者，用党参有益气生津的作用。高老常以党参 10g，玉竹 10g，白术 10g，山药 10g，主治各种慢性胃炎。

此外，本品亦常与解表药、攻下药等祛邪药配伍，用于气虚外感或里实热结而气血亏虚等邪实正虚之证，以扶正祛邪，使攻邪而正气不伤。

太子参

太子参最早载于《中国药用植物志》。其性平，味甘、微苦；归脾、肺经；其基本功效有益气健脾，生津润肺。

【杨家林临床经验】名中医杨家林善用太子参治疗肿瘤放射性损害。杨老认为放射线为热毒之邪，对人体的气阴损害较重。放射治疗在杀灭肿瘤细胞的同时也损伤了人体的正常组织细胞。放射治疗配用益气养阴、清热解毒的中药可以有效地减轻放疗的急性放疗反应。化疗药物耗伤人体气血、津液，配用益气养阴、健脾和胃、清热解毒的中药治疗，不仅可以提高患者抗癌能力和维护人体内环境的稳定，还可以抑制向肿瘤提供营养的血管。放射线乃热毒之邪，化疗之品为药毒之邪，二邪交争入侵机体，在损伤正气之余，耗气伤津，暗耗阴血致使气血津液失调，虚热内生。在放化疗期间以益气养阴、生津扶正之生脉散配增液汤加减，重用太子参益气养阴、培护正气，配以有抗癌功效的药物如白花蛇舌草、半枝莲、猪苓等，可明显减轻放化疗的不良反应。同时，能有效地增强放化疗作用，提高患者生存质量。

【朱濂溪临床经验】名老中医朱濂溪补气升提喜用太子参。朱老认为，气虚证临床上常常表现为少气懒言，神疲乏力，头晕目眩，脉虚无力，甚或虚热自汗，脱肛，子宫下垂等，医生往往投以四君子汤、参苓白术散、补中益气汤、生脉散等以健脾和胃升提，原方中的人参因其价格昂贵，多改用党参替代。朱老谓：党参虽为补益升提之品，但过于腻气，常常会影响脾胃的升降功能，另外，党参与太子参相比，显得升补有余而滋养不足，太子参较之党参，补而不燥，滋而不腻，既能补气，又能填阴，可谓阴阳俱生，特别适合病后瘦弱无力，体虚自汗者。在临床运用中，朱老常把太子参与山药、玉竹合用以治脾气虚弱，胃阴不足；与沙参、麦冬合用以治肺燥，咳嗽痰少；与黄芪、五味子合用以治气阴不足，自汗口渴等。

【朱良春临床经验】著名中医学家朱良春善用太子参配合欢皮，调畅心脉、益气和阴。朱老认为，合欢皮，性味平甘，功擅宁心悦志、解郁安神。《神农本草经》谓能"安五脏，和心志，令人欢乐无忧"。盖心为君主之官，心安则五脏自趋安和。太子参，其用介于党参之补、沙参之润之间，其性不温不凉，不壅不滑，确系补气生津之妙品。二味相伍，治疗心气不足、肝郁不达的情志病，确有调肝解郁、两和气阴之功，而无"四逆""四七"辛香升散、耗气劫阴之弊，疏补两济，平正中庸，实有相须相使、相辅相成之妙。

情志、血脉同受心肝两脏所主宰和调节，而心脏疾病的心悸心痛、胸闷乏力等见症，除本脏致病外，恒与木失疏泄有关。盖气滞则血瘀，心脉失畅，怔忡、惊悸作矣。因此，在治疗心脏疾病时，朱老指出须注重心肝同治，特别是气机郁结、气阴两耗的冠心病、心肌炎、心律失常等病证，心肝同治尤多，用药首选太子参、合欢皮，随症施方，每每应手取效。用此二味，意在益气和阴、舒畅心脉，令心气旷达、木气疏和，则胸痹心痛即可蠲除。一般用量为 10～15g。

黄　芪

黄芪始见于汉墓马王堆出土的帛书《五十二病方》，在《神农本草经》中列为上品。其性微温，味甘；归肺、脾经；其基本功效有补气升阳，固表止汗，利水消肿，生津养血，行滞通痹，托毒排脓，敛疮生肌。

【邓铁涛临床经验】清代王清任善用黄芪，邓老师其法，用之得当，确有奇效，试作归纳，介绍如下。

1. 陷者举之

重用黄芪以升陷，其适应证为脏器下垂（如胃下垂、子宫下垂、脱肛、肾下垂等）、重症肌无力、肌肉痿软、呼吸困难、眩晕等属气虚下陷者。

胃黏膜下垂者可用四君子汤加黄芪 30g，再配枳壳 3g 以反佐，一升一降，升多降少。之所以要用枳壳反佐，是因胃属腑主受纳，胃气以降为顺，虽然黏膜下垂需升，但胃气需降，故重用黄芪补气升提以治黏膜下垂，而反佐枳壳以顺应胃气以下降，以促进胃黏膜之复原。

治脱肛，用黄芪120g，防风9g。此方实出王清任治脱肛之黄芪防风汤。王氏方：黄芪四两，防风一钱。李东垣认为：防风能制黄芪，黄芪得防风其功愈大，乃相畏而相使也。可见王清任之黄芪防风汤实源出于东垣，防风之分量不宜多用。此法治脱肛的确有效。

子宫脱垂，治以补中益气汤加何首乌。加何首乌之意，一者在于引经，二者因胞宫冲任所系，全赖阴血所养，气得血养，血得气行，气血充和，冲任得调，所系之胞宫则能复其原位。若能配合针灸，加强冲任之调理，则取效更捷。

重症肌无力，治以强肌健力饮，此方为自拟经验方，亦重用黄芪为主药。重症肌无力证候较复杂，除眼睑下垂外，可有复视、吞咽困难、构音不清、四肢无力，重者呼吸困难，大气下陷，危及生命。邓老认为该病的最大特点是肌肉无力，因脾主肌肉，故此是脾胃气虚之证，并由虚至损，且与五脏相关。治疗上紧抓脾胃虚损这一病理中心环节，重用黄芪以补气升陷，同时针对兼夹之证调理五脏，重补脾胃，以运四旁，促病痊愈。

2.“升”者平之

此处一言“升”，血压升高也。高血压一病，肝阳上亢者为多，临床上多使用平肝潜阳、降逆息风之品，但亦有不效者。邓老治疗气虚痰浊型之高血压者，则重用黄芪合温胆汤以治之。据《中药研究文献摘要》所载日本寺田文次郎等报告：“与其他六种可以注射的降血压制剂比较，证明黄芪的作用强大。虽然有的药剂可使血压有持续性下降的作用，但此种药剂大量使用后，可使动物衰弱。”这一结论，从药理研究角度支持了重用黄芪可以降压。

此外，邓老赞同以下的论点：血压之所以升高，是身体自我调节的一个信息，是内脏阴阳失调的结果而不是原因。当然，高血压经久不愈，进一步可引起心脑肾之病变，西医正因为注意高血压对心脑肾病变的影响，故以动脉血压指标作为辨病诊断的根据，作为治疗的对象，而千方百计地寻找降低血压之药品。近年有些学者，从辨证论治的角度，重新评价这个观点，认为血压升高的原始动因是血流供求的不平衡，其中尤以心脑肾为重要。这三个器官血流需求量很大，当心脑肾血流供求不平衡时，发生血压升高，血压升高对维持上述器官的血液供求量方面起着特别重要的作用，而血压长期升高的严重后果，也主要表现在这三个重要器官血流供求矛盾的严重脱节。血压升高的深层本质是血流供求的不平衡，而血压升高本身，又是体内为着克服此种不平衡的代偿反应的努力还不尽善和不成功，于是才有导致血压升高的血管反应持续存在。血压升高并不纯粹是消极的病因病理破坏，不应当是治疗压制的对象，它应被看成是治疗的服务对象和依靠对象。

治疗若从帮助改善血流供求关系，帮助血压升高所要去实现的调节反应，因势利导，促其成功，则不需要再有高血压反应的持续激起。这一论点正道出了治气虚型高血压重用黄芪，就在于调节脏腑阴阳之平衡，改变重要器官血流供求矛盾的严重脱节的局面，促使血压升高的血管反应缓解而达到降压之效果。这就是重用黄芪以降压之机理所在。

怎样解释黄芪降压与升陷之理？有人会想到中药往往有双向调节作用，故黄芪又能升提又能降压。如何掌握升降之机？邓老的体会是：黄芪轻用则升压，重用则降压。为什么药理研究只得一个降压的结果？因为动物实验都是大剂量用药进行研究的，所以得出降压的结果。邓老治疗低血压症，喜用补中益气汤，方中黄芪的分量不超过15g。治疗气虚痰浊型高血压，喜用黄芪合温胆汤，黄芪分量必用30g以上。

诚然，论方剂补中益气汤除了黄芪之外还有柴胡与升麻，可使升提之力倍增。在重用黄芪降血压时亦可加潜阳镇坠之品，效果当然更好，但不加镇坠药亦有降压作用，这是可以肯定的。曾会诊一中风患者，偏瘫失语而血压偏高，辨证为气虚血瘀之证，处方以补阳还五汤，黄芪照方用四两，该院医生对用黄芪四两有顾虑，拟加西药降压，晓之以理，照方服药后血压不升反降，乃信服。

虽说黄芪重用可以降压，有证有据，但黄芪仍然是益气升阳之药，这一点不可不加以注意。如果辨证为肝阳上亢或有内热之高血压亦想用几两黄芪以降压，则犯"实实之戒"了！慎之，慎之。由此可见，药理学之研究目前尚未能为我们解答全部之问题，仍须辨证论治。

3. 攻可补之

张锡纯认为，黄芪之升补，尤善治流产崩带。但重用黄芪可下死胎，这是邓老的经验。死胎之于母体，已转变为致病之物——"邪"，病属实证。自宋代以来，妇科方书，下死胎习用平胃散加朴硝。平胃散是健运胃肠气滞的主方，苍术猛悍为健运主药，厚朴、陈皮加强行气燥湿之力，加朴硝以润下。前人认为，"胃气行则死胎自行，更投朴硝则无不下矣"。明代以后，《景岳全书》提倡用脱花煎催生与下死胎，此方以行血为主，兼用车前子、牛膝以利下。平胃散着眼于气滞，脱花煎着眼于血瘀。

邓老曾治一气阴两虚之胎死腹中之患者，初用平胃散加芒硝，并配合针灸，后用脱花煎，皆因药证不符而未效，再经仔细辨证，借用王清任治产难之加味开骨散，重用黄芪120g，外加针灸，1剂而死胎产下。开骨散以宋代龟甲汤加川芎而成，明代又名加味芎归汤，此方重用当归、川芎以行血，龟甲潜降，血余炭引经而止血，本方不用攻下药和破血药，故明代以后多用以治难产。清代王清任认为，本方治产难有有效有不效者，缘于只着重于养血活血而忽视补气行气，故主张在开骨散的基础上，重用黄芪以补气行气，使本方更臻完善。此例何以用加味开骨散取效？缘患者妊娠八个月，胎动消失七天，诊其舌淡嫩，剥苔，脉大而数，重按无力，更兼问诊知其妊娠反应较甚，呕吐剧烈，食纳艰难，致使伤津耗气，病虽实而母体虚，本不任攻下，故用平胃散加味和脱花煎无效。傅青主指出："既知儿死腹中，不能用药以降之，危道也。若用霸道以泄之，亦危道也。盖生产至六七日，其母之气必甚困乏，乌能胜霸道之治？如用霸道以强逐其死子，恐死子下而母亦立亡矣。必须仍补其母，使母之气血旺，而死子自下也。"实践证明，傅氏这一论点是正确的，为下死胎另辟路径。傅氏主张用疗儿散治之，邓老用加味开骨散取效，可算异曲同工。当时龟甲缺货未用。此例说明重用黄芪可下死胎。这是寓攻于补之法也。

4. 瘫者行之

对于偏瘫、截瘫等属于气虚有瘀者，补阳还五汤是一张特别著名的效方。它出自王清任的《医林改错》。邓老曾用此方治疗各种脑血管意外后遗症属气虚血瘀之偏瘫者，都有不同程度的疗效，有恢复五成的，也有恢复八九成的。

曾治一例严重截瘫之女性青年，就诊时已卧床数月，两腿消瘦，自膝下皮包骨头，需人搀扶起坐，坐亦不能持久。邓老乃用补阳还五汤加减治之，黄芪初用120g，最大量时用至200g，服药八个多月，并经艰苦锻炼，已能扶一拐杖缓慢行进，一年后参加工作，两年后能去掉手杖跛行，后结婚生一子。

邓老体会使用补阳还五汤需要注意两点：一者辨证须是气虚血瘀之证；二者黄芪必须重用至120g，不宜少于60g方效，其他药量也可略为增加，但决不能轻重倒置。

5. 表虚固之

李东垣认为，黄芪能补三焦又能实卫气。卫气者，温分肉而充皮肤，肥腠理而司开阖者也。"实卫"就是"固表"。自汗一证，玉屏风散为疗效确切的名方。邓老体会此方不但治自汗，一些盗汗属气虚者亦适用。为了方便，常用汤剂，其分量为：黄芪12g，防风3g，白术15g。防风用量少于黄芪，白术的量是黄芪与防风的量之和。治自汗盗汗兼阴虚者，邓老喜用玉屏风散加生龙骨、生牡蛎各30g，或加浮小麦、糯稻根各30g；若汗出特别多者加麻黄根10g。

治疮疡烂肉，黄芪也是一味重要药物，曾会诊一患者，腋下肿瘤摘除之后，伤口久不愈合，不断渗液，一天要换多次纱布。用补益气血之剂重用黄芪30g后渗液减少，不到半月而伤口愈合，此黄芪内托之功也。

6. 证须审之

邓老虽喜用黄芪，但黄芪到底是药，不是粮，用之对证则效，用之不当则害人。邓老曾治一肺结核患者，于养阴除痰药中加入黄芪9g，一剂额部发热，两剂全面部发热，三剂颈面部均热，撤去黄芪热自消失。又治一中风患者，药后头皮发痒，体温增高，误以为外感，改用辛凉解表之剂，一剂退热，再用黄芪90g，又再发热，右上肢活动反而退步，乃知辨证不当。细想患者脉虽虚大，但舌苔厚腻而舌质不胖亦无齿印，此证痰瘀比较，痰湿重于血瘀，改用祛痰为主，稍加祛瘀之药，以五爪龙代黄芪，证遂好转。对于使用黄芪的指征，邓老认为舌见淡胖有齿印，脉虚大或寸部弱，再参察有无其他气虚之证候，便可考虑使用。至于用量之多寡，则要时时留意证候之变化，切戒墨守成规，刻舟求剑。

【冯先波临床经验】黄芪补脾而生肌，补气而托疮，故有疮疡要药之称。《本草汇言》云："痈疡之脓血内溃，阳气虚而不愈者，黄芪可以生肌肉；又阴疮不能起发，阳气虚而不溃者，黄芪可以托脓毒。"对于脓成不溃者，可与当归、金银花、白芷、穿山甲、皂角刺等合用，以托毒排脓。久溃不敛则与党参、当归、肉桂同用，以生肌敛疮。现在多用于慢性骨髓炎久治不愈者，名中医冯先波常常重用黄芪200g，配合阳和汤治疗本病收良效。

白 术

白术最早载于《神农本草经》。其性温，味甘、苦；归脾、胃经。其基本功效为健脾益气，燥湿利水，止汗，安胎。

【单志群临床经验】名老中医单志群善用白术安胎，认为古代医家称白术为安胎圣药，有言过其实之嫌。白术味甘、苦，性温，甘以健脾益气，苦以燥湿，脾健自无湿邪，气旺胎可固摄。傅青主善用白术安胎，认为此药有利腰脐之气的作用。脾所主带脉环腰一周，运用白术健脾益气，可使腰脐间气血通畅，而无湿邪留滞之患，故有安胎之作用。但白术毕竟是温燥之品，若兼有阴虚者，可用山药、扁豆、石莲代之。若气虚所致腹痛下坠、大便干结者，重用生白术，有益气通便之效。

【吕同杰临床经验】白术为健脾利湿之要药，为脾胃虚弱或脾虚泄泻之首选药物。《伤寒论》第 174 条云："……若其人大便硬，小便自利者，去桂加白术汤主之。"（去桂加白术汤即桂枝附子汤去桂枝四两加白术四两。）便硬加白术，令人费解，历代医家也说法不一。名老中医吕同杰在临床中，遵张仲景便硬加白术之训，用白术 30～60g，加生地黄、当归等养血润燥之品，治疗脾失健运、胃肠功能失调的大便硬结的患者，每多取效，进一步证实了白术不但可以用于脾虚泄泻患者，而且也适用于大便硬结的患者。这种作用一般称之为双向调节作用。大量临床和实验证实，不但白术如此，而且很多中药都有双向调节作用。白术之所以能止泻又能通便，主要原因是通过白术的健脾作用，肠胃的运化、升降传导功能得到了调节和恢复。人是一个有机的整体，机体内部经常处于一种动态平衡状态（现代医学称之为"内稳态"），一旦这种平衡遭到破坏，就会产生疾病，所以治疗疾病就是通过抑盛扶衰，达到"调节阴阳，以平为期"的目的，使机体达到正常的动态平衡。

【魏龙骧临床经验】北京名老中医魏龙骧善用大剂生白术治疗便秘。魏老认为便秘者，非如常人之每日应时而下也。此症恒 3～5 日、6～7 日难得一便，大便干结坚如羊屎者，窘困肛门，支挣不下，甚则非假手导之不能出，亦有便不干结，间有状如笔管之细者。虽有便意，然临厕便不出。

便秘一症，医书所载，治方不少。然有有效，亦有不效者，轻则有效，重则无效，暂用有效，久则失效。孟浪者，但求一时之快，猛剂以攻之，以致洞泄不止，不但无益，反而有害。东垣所谓"治病必求其源，不可一概用牵牛、巴豆之类下之"。源者何在？在脾胃。脾胃之药，首推白术，尤需重用，始克有济。然后，分辨阴阳，佐之他药可也。或曰："便秘一症，理应以通幽润燥为正途，今重用燥脾止泻之白术，岂非背道而驰，愈燥愈秘乎！"魏老解之曰："叶氏有言，脾宜升则健，胃主降则和。又云，太阴湿土得阳始运，阳明阳土得阴自安，以脾喜刚燥，胃喜柔润也，仲景急下存津，其治在胃，东垣大升阳气，其治在脾。"便干结者，阴不足以濡之。然从事滋润，而脾不运化，脾亦不能为胃行其津液，终属治标。重用白术，运化脾阳，实为治本之图。故魏老治便秘，概以生白术为主，少则 30～60g，重则 120～150g，便干结者加生地黄以滋之，时或少佐升麻，乃升清降浊之意。若便难下而不干结，或稀软者，其苔多呈黑灰而质滑，脉亦多细弱，则属阴结脾约，又当增加肉桂、附子、厚朴、干姜等温化之味，不必通便而便自爽。

【顾丕荣临床经验】著名中医学家顾丕荣善重用白术治疗肝硬化腹水。顾老认为肝硬化腹水治疗中最宜重用白术，轻则 20～30g，重则 50～60g。白术不仅具有益气健脾燥湿之功，更兼利小便、退水肿、化血结的作用。白术擅利水散血，却无刚燥劫阴之弊。水臌属脾虚者宜用，属肝肾虚者亦可用之。大剂投用，以补药之体，奏攻药之用，培中伐邪，两恰其宜。顾老使用白术讲究炮制，以便发挥一药多用的作用。生则刚燥化湿，炒用健脾利水，炙可滋润生津。如苔腻者湿盛用生白术，舌淡、苔薄、边有齿痕者脾虚用土炒白术，舌红、苔少或剥者阴虚宜蜜炙白术。用量宜大，配地骷髅即《绛囊撮要》之水臌方，临证屡试不爽。现代药理研究证明，白术具有较好的升高白蛋白，纠正白蛋白/球蛋白比例倒置的功能，并具有明显而持久的利尿作用，且能促进电解质，特别是钠的排泄，又有抗凝血作用，因而肝硬化腹水的形成机制与白术的药理作用不谋而合，故为要药。

【李华临床经验】《名医别录》曰白术"主……风眩头痛"。此为白术治眩晕的最早记载，而《伤寒论》《金匮要略》仲景于其所制之治眩名方，诸如苓桂术甘汤、泽泻汤、术附汤等均重用白术。而且二书中凡治疗范围中有眩晕症状的方剂，诸如五苓散、真武汤、桂枝芍药知母汤及后世之《备急千金要方》《外台秘要》《严氏济生方》《证治准绳》《周慎斋遗书》《医学心悟》《中医诊疗要览》等医籍所载之治眩名方亦均有白术。其中《医学心悟》之半夏白术天麻汤，原书载白术之量倍于半夏、二倍丁治眩名药天麻；而《严氏济生方》之芍术汤、《证治准绳》之白术饮，不唯用白术，且均以之为君药，此岂偶然乎？李华多年来每每以白术为主治疗各种眩晕证，如以《中医诊疗要览》之联珠饮（即苓桂术甘合四物汤）治疗排尿性晕厥、低血压，以之加葛根、川芎、鹿衔草等治疗椎-基底动脉供血不足之眩晕，加半夏、泽泻等治疗内耳性眩晕等，收效均甚为满意。

李氏体会：①应用白术治眩晕，不必拘于痰饮与火的临床见证，除肝阳上亢及舌红无苔，或舌苔黄燥外，其余诸型眩晕均可选用。②应用白术治眩晕用量宜大，成年人不宜少于25g，内耳眩晕可用至50g。③白术质润气香，一经炒炙，香损质枯大失其性。近人研究证实，炙白术其挥发油损失约15%以上。而挥发油很可能即是白术治疗眩晕的主要成分，所以白术治疗眩晕，最好用生品。

大 枣

大枣最早载于《神农本草经》。其性温，味甘；归脾、胃、心经；其基本功效有补中益气，养血安神。

【任宏丽临床经验】上海中医药大学任宏丽善用大枣治疗经前

期综合征。任氏认为，经前期综合征的临床表现与中医脏躁病异曲同工，其中医病机为肝肾不足，脾虚肺燥，五脏失于濡润。任氏在临床选用大枣治疗经前期综合征，取得较好效果。大枣通常可以用到 7 枚。大枣属于鼠李科植物的果实，味甘，性温，归脾、胃、心经。临床研究表明，大枣具有催眠和镇静作用，其所含大枣糖苷可减少大脑皮质自发活动及对刺激的反射作用。《医学衷中参西录》记载大枣："其津液浓厚滑润，最能滋养血脉。"《长沙药解》称"大枣，补太阴之精，化阳明之气，生津润肺而除燥，养血滋肝而息风""凡内伤肝脾之病，土虚木燥，风动血耗者，非此不可"。但是大枣的性味比较滋腻，如果患者脾胃虚弱，或服药后感觉口腔黏腻，可以选用酸枣仁代替，用量为 9～12g，也可以收到较好的效果。

山 药

山药最早载于《神农本草经》。其性平，味甘；归脾、肺、肾经；其基本功效有补脾养胃，生津益肺，补肾涩精。

【邵文杰临床经验】名老中医邵文杰认为，山药味甘、性平，作用缓和，为一味平补脾胃之药，既能补气，又能养阴，不寒不燥，补而不滞，养阴不腻，功专平补三焦。所以治脾胃虚弱之食少倦怠、体弱无力、久泻带下及小儿营养不良，参苓白术散即用之；如以山药配鸡内金、砂仁、白术共研细末，常服效亦佳。再如张锡纯治一中年妇女，泄泻数月不止，病势垂危，屡治百药无效，遂授以山药煮粥方，每服 3g，日服 3 次，两日痊愈，继服数日，身体康健。

治小儿脾胃虚弱、消化不良、形体消瘦、大便不实，或肚大青筋、肝脾大等症，可用小儿调胃散：炒山药、建曲各 18g，清半夏 15g、藿香、枳壳各 12g、炒谷芽、炒麦芽、陈皮各 9g，木香 6g.

共研细末，3～6岁每次1.5g，3岁以下每次1g，日服2～3次，加白糖水调服，久服乃效。

单味煮汁、代茶常饮可治肺虚劳咳气喘。张锡纯治烦热消渴引饮之玉液汤、滋膵饮均以生山药为君，能获捷效。肾虚遗精尿频者每多选用，效果较佳。怀山药味甘主补，生用质润偏凉，偏补肺肾之阴，炒用性变微温，甘温入脾，偏补脾胃之气。故山药能上补肺气，中健脾胃，下滋肾阴。因其药性平和，用量宜大，少则不易见功。唯脾虚湿盛、胸腹满闷者，不宜应用。

【张志远临床经验】 名老中医张志远善用山药理脾止泻。张老称，山药为四大补益药之一，性味甘平，搓圆打光而后入药，主要补益脾、肺、肾三脏。张锡纯根据《黄帝内经》理论重点掌握了"内伤脾胃，百病由生""太阴不收，肺气焦满"、谷气下流可"中央绝灭"，善用山药调治脾、肺、肾方面的亏虚性疾病。"色白入肺，味甘归脾，液浓益肾，能滋润血脉，固摄气化，宁嗽定喘，强志育神，性平可以长服多服，宜用生者煮汁饮之，不可炒用。"陈某大便不实，两年来时发时止，屡治不愈，从7月中旬次数增多，先硬后溏，略感下坠，医家按休息痢治疗，用通利药症状转重，增加低热，又以为元气下陷、阴火上升，取甘温除热，用补中益气汤，服药4剂，不仅病情未减，反而口渴耳鸣、头面如同火燎，由此不敢再服药物。张老根据锡纯理脾治泻的经验，用大剂一味薯蓣饮，山药250g，打碎，水煮成粥状，空腹服，以愈为度，两个月后痊愈。

【邓铁涛临床经验】 消渴一病，与脾肺肾有关，气阴两虚为其主要病机。本品既补脾肺肾之气，又补脾肺肾之阴，常与黄芪、天花粉、知母等品同用，如《医学衷中参西录》玉液汤。

国医大师邓铁涛对于糖尿病患者，重用怀山药60～90g，加上粟米须30g，往往收到很好的降糖效果。

【刘时尹临床经验】 名老中医刘时尹善用山药治疗闭经。刘老认为，闭经原因不外虚实两端。虚者，或因肝肾不足，精血亏虚，或因素体气血虚弱。实者，或因气滞血瘀，或痰湿内阻，冲任不通。刘老曾治一闭经患者，用益气扶脾、养血调经、滋补肝肾、养血调经、理气行滞、活血化瘀诸法未效。沉思，久恙之疾，非急于求成者可为，遂以毛山药每日 30g，加食糖煮食，1 个月为 1 个疗程，拟服 3 个疗程后，再以山楂 30g 加红糖蒸服，患者仅服 2 个疗程，月经即来潮，续服 2 个月，月经通调，体健神旺。

本草诸书记载山药具有"益肾气，健脾胃，止泄利，化痰涎，润皮毛"等功效，"主伤中，补虚羸……长肌肉，久服耳目聪明"。张锡纯推崇山药液多汁浓，强志育神，补脾土之功最捷，健脾补中气而不滞气，养肺肾之阴血不碍渗湿，温养中兼有收涩，用之虽功缓而效捷。经云"脾主思""脾藏意"，闭经多因思虑劳苦，积郁日久而伤脾。今取山药补脾胃，功专力达，精充血旺，气郁可解。再使好言慰之，神情畅悦，共奏水到渠成、经调体健之功。

在以山药为主治疗闭经的过程中，若患者气滞血瘀征象明显，可酌配赤芍、红花、香附等药；若肝肾亏虚显著者，可酌加阿胶、龟甲、鸡血藤之属；若痰湿重者可配苍术、茯苓、半夏诸药，不可守株待兔。

【汤承祖临床经验】江苏省南通名老中医汤承祖认为，山药生用、熟用功效不同。汤老认为山药功效主治颇广，可以内服、外用。大凡汤剂为煎煮后服药汁，则山药已成煮熟之汁液，发挥疗效。生用则不同，如系散剂，则为干山药研粉，用开水送服。如捣烂如泥治肿毒，则以新鲜者去皮捣烂，其性味与煮熟者不同，所以能涂肿硬赤块者，以其具甘平、甘凉之性，有消肿功效。经常头痛而不过剧者，取鲜山药切成薄片贴于额部及两太阳穴，干则易，反复贴之有效。胃炎如其临床表现为非虚寒性脉证者，用新鲜山药50g 捣烂，和麦芽糖 10g 调匀，温开水和服，一日两次，上、下午食前服。非新鲜山药季节，干山药研粉，每次 50g 和麦芽糖温开水调服，疗效相同。如此服法，能保持其药性未受高温而疗效好。熟者有所不同。肿块之属于阳证者，病在初起即敷之，一日数次可消肿。本品对虚寒之体不适用。金匮肾气丸、崔氏八味丸、济生八味丸皆有本品，由于配伍不同而用于温肾阳则又当别论；六味地黄丸、杞菊地黄丸、归芍地黄丸、知柏地黄丸皆适用于阴虚之疾。

甘 草

甘草最早载于《神农本草经》。其性平，味甘；归心、肺、脾、胃经；其基本功效有补脾益气，清热解毒，祛痰止咳，缓急止痛，调和诸药。

【孙朝宗临床经验】名老中医孙朝宗治心悸不用炙甘草。《伤寒论》曰："伤寒，脉结代，心动悸，炙甘草汤主之。"后世用之，多以炙甘草入药。而孙老认为，此炙甘草乃生甘草也。在孙师所著《经方方法论》论甘草的"炙"一文中述之甚详。古人所用炙甘草，实际上是经过烘烤而干燥的生甘草，其性味甘平冲和，故有"热药用之以缓其热，寒药用之以缓其寒"之说。所以，仲景甘草之用，解表用炙，清热也用炙，温中用炙，散风湿也用炙。然而现时的炙甘草，是把甘草一药炒成老黄色，然后再加蜜炒，如此炮制，甘草便失去它的甘平冲和之性，故今有"生则泻火，熟则温中"之论。由此可知，炙甘草汤中当为生甘草。正如丹波元简曰："案《名医别录》：甘草，通经脉，利血气。《证类本草》：《伤寒类要》治伤寒心悸，脉结代者，甘草二两，水三升，煮一半，服七合，日一服，由是观之，心悸，脉结代，专主甘草，乃是取乎通经脉，利血气，此所以命方曰炙甘草汤也。"

孙老还认为，甘草能存药力，甘草味甘性平，除缓急止痛及缓和药性之峻烈外，其甘缓之性，还可使药力逗留，久久作用于人体脏腑。孙师常谓："若欲使药专力宏，直取其效，或意在猛进直追者，万不可加之，方如参附汤、大承气汤、十枣汤、舟车丸、疏凿饮子等辈。若欲使药力延长缓久，则又必加之。与附子配用，可使附子温热之力持续久长；与芒硝、大黄配用，可使攻下之力缓久；与石膏配用，可使凉宣透表之力悠悠。方如四逆汤、调胃承气汤、白虎汤等辈，既可使邪渐去，又可使正缓复；有攻下祛邪而不伤正，温里救阳而不伤阴之奥妙。"总之，甘草的这一特性，孙师曾形象比喻为炉灶中炉盖的作用，用之，能使炉中之火持久燃烧又不致太烈。

【李伯临床经验】名老中医李伯临床喜欢用炙甘草汤治疗心律失常，效果确实不错，但用之不当会产生一定的不良反应，最主要的不良反应是引起浮肿和血压升高。这种不良反应的产生与炙甘草的用量有直接关系。临床经验证明，炙甘草治疗心律失常的疗效也与其用量有关，一般用 15～30g，有时可用到 30～60g。李老在临床中发现，上述用量服 2 周以上就可能出现浮肿或血压升高，有的人可能出现的时间更晚一点。炙甘草的不良反应早已引起了人们的重视。现代药理研究证明，其造成浮肿和血压升高的原因与水钠潴留有关。《中药大辞典》记载："甘草制剂能使多种实验动物的尿量及钠的排出减少，钾排出增加，血钠上升。"李老在临床应用中，曾有 3 例患者出现了上述不良反应，经配合应用车前草、钩藤后，不良反应逐步消失，后来一直是炙甘草与车前草、钩藤同用，未出现过上述不良反应，车前草、钩藤每剂一般各用 30g。

炙甘草不良反应的出现与个人的体质有关。有的人炙甘草每日服 40g，连服月余也无任何不良反应出现；另有人每日仅服 15g，一周就出现头痛、血压升高。这仅是个人的一孔之见，目的是提醒大家超量应用炙甘草治病时，要时刻警惕其不良反应，最好能合理配伍，防患于未然。

【李文瑞临床经验】名老中医李文瑞善于重用甘草清热解毒。李老使用甘草，一般用量 3～10g，重用 15～25g，最大用至 45g。

李老认为，甘草之清热利咽、解毒消肿的功效，与抗炎、解毒等现代药理作用相合。重剂用于咽喉肿痛，疗效颇佳。常在桔梗甘草汤中重用。临床主要用于咽炎、喉炎、扁桃体炎等。服药期间，未出现浮肿、腹胀、低钾血症等不良反应。

【赵长立临床经验】名老中医赵长立对甘草解斑蝥毒深有体会。斑蝥有两种：一种是黄斑蝥，黄脊背上有黑斑点，可入药用；另一种是黑斑蝥，红头大肚体长，毒性最烈，不能入药。其遗下粪便，如落于人之皮肤，立起燎泡。1951年，赵老家所种马铃薯，正值秧叶肥茂期间，上面忽然出现黑斑蝥。某日，赵老与爱人正在消灭斑蝥之际，斑蝥肠垢溅入爱人眼内，其睑即肿起水疱，疼痛难忍。赵老心急如焚，忽然想到甘草能解百药之毒。家乡甘草，随手可得，立刻顺手拔下一棵甘草苗，带有三四寸（0.1～0.13米）长一条根茎，把外皮剥去，取甘草汁少许，涂在眼里，令她闭目片刻，肿痛很快消失，此后再未用他药而愈。甘草解毒之效，竟如此神速。若非体验，自不能真知也。

【马云枝临床经验】名老中医马云枝善用甘草以矫正酸苦咸味。马老谓，甘草味甘，性平，归心、肺、脾、胃经、功用补益脾胃、润肺止咳、缓急止痛、缓和药性。《用药法象》云："协和诸药，使之不争，故热药得之缓其热，寒药得之缓其寒，寒热相杂者，用之得其平。"马老在临床遣方用药中，体会到甘草不仅能缓和药性，而且对于苦酸咸味药，加重甘草用量至10g，往往能改善方中酸苦咸味药不良之味，且不影响疗效。

【贺本绪临床经验】名老中医贺本绪认为海藻反甘草之说不成立。贺老当年学药时，曾反复品尝过百余种药，对海藻反甘草之说颇多疑义。1940年贺老在部队当医生，夏季敌人扫荡，贺老正患伤寒，随伤员隐藏于山林中，忽遭大风雨，此后每年夏秋间腹泻。1943年的一天，贺老想试试海藻与甘草是怎样反的，第1天两药各服1钱（3g），无感觉。第2天各服2钱（6g克）亦无反应。第

3天各服3钱（9g），服后觉胃中转动，很舒适，无不良反应。后来贺老的腹泻再未发作。这是偶然的发现，从此就有意于腹泻用之，无论虚寒或热毒积滞，随证伍以海藻、甘草，都得到良好效验。从而领悟到海藻散瘀破气（阴凝气结）之理是可信的，合甘草甘咸相伍，气味和谐，同入阴经，何反之有？

通过上述海藻、甘草能散阴气、解凝结的经验，于是便大胆扩大了使用范围，如治疗再生障碍性贫血、血小板减少性紫癜及各种失血证、各种结石等，效果都很理想。对癌症也有所试用，如乳腺癌、子宫癌、食管癌、胃癌等，在方中伍以海藻、甘草，也收到一定效果。

第二节
补阳药

凡能补助人体阳气，以治疗各种阳虚病证为主的药物，称为补阳药。

鹿 茸（鹿角、鹿角霜）

鹿茸最早载于《神农本草经》。其性温，味甘、咸；归肾、肝经；其基本功效有壮肾阳，益精血，强筋骨，调冲任，托疮毒。

【杜雨茂临床经验】著名中医学家杜雨茂认为，"外行看热闹，内行看门道"，学习别人的医疗经验亦是如此。仔细揣摩一些名家巨匠的处方，常可发现不同凡响、"画龙点睛"的神来之笔。西安一名老中医对肝肾亏虚较甚的患者予六味地黄丸时加鹿茸而收捷效，即此之例也。其立意在于鹿茸为血肉有情之品，性温而不燥，助阳以生阴，且峻补精血，使六味丸三补之力倍增，又不至影响三泻之能。用心之巧妙，非初工所能企及。

【张继有临床经验】吉林名老中医张继有认为，鹿茸亦为补血佳品，且属吉林省特产，但价格昂贵，故临床少用。而其效果确实，若经济条件允许者，对证用之，远胜一般草木之品。其性略偏温，功能补元阳、填精髓、益气血。张老用治血虚头痛，与川芎合用，效果甚好，但实证、热证之头痛则绝对禁用，故须辨证准确。男子阳痿，属肾虚而非相火旺或湿热盛者，研面配汤剂同服，或配成药丸亦可，但独用之治阳痿则效不显。

【俞慎初临床经验】福建名老中医俞慎初认为，鹿角霜有补肾助阳、温通督脉之功。俞老每用本品配合桂枝、附子、羌活、独活、桑寄生、续断、杜仲等温经通阳、蠲痹止痛、补肾强筋的药物，治疗腰背冷痛、四肢乏力之症，曾治疗数例，疗效颇佳。

【文琢之临床经验】中医外科学家文琢之认为，鹿角霜软坚散结而不伤正气，鹿角霜为炼取鹿角胶所余残渣，其性温而不燥，有推陈除积之效，常用于乳痈，配伍全瓜蒌、丝瓜络、蒲公英等药，消积软坚之力最强，并能通督脉，且攻散之中有温补作用，用于软坚消瘰，量大亦无妨。嫌其温者，则伍以轻清之品即能克制，诚为软坚中之佳品。

鹿茸为补品，世人喜服之，但不知服食方法。文老常用鹿茸粉30g和醪糟汁120g调匀，盛碗内，在饭上蒸熟后，待冷则成冻胶样，每日用竹片切取一片约6g，以冰糖开水冲服。较服药末或入其他药内效果更强。

肉苁蓉

肉苁蓉最早载于《神农本草经》。其性温，味甘、咸；归肾、大肠经；其基本功效有补肾阳，益精血，润肠通便。

【颜德馨临床经验】肉苁蓉具有补益肾阳的功效，毋庸细说，但若仅仅视之为补阳药，则又未免失之偏颇。《神农本草经》指出，"（肉苁蓉）主五劳七伤，补中，除茎中寒热痛，养五脏，强阴，益精气，多子"。强调肉苁蓉具有强阴、益精气的功效，其说对后世中医学者有着相当大的影响。如李时珍在《本草纲目》中记载，本品"峻补精血"，主治"男子绝阳不兴，女子绝阴不产，润五脏……男子泄精血，女子带下阴痛"。明·张景岳说本品"味重阴也……补阴阳"。清·张秉成说本品"壮阳滋肾"。黄宫绣说本品"滋肾润燥"。叶橘泉先生也称许本品"为强壮补精药，治遗精、阳痿，暖腰膝，催情欲"。全国名老中医颜德馨认为本品"既能温通肾阳，又能滋养精血"。阴精是阳气功能活动的必要物质基础，阳气依靠阴精的资助得以生生不息，肉苁蓉即善于滋补阴精，则正如黄宫绣所说"阳随阴附，而阳自见兴耳"。

基于以上认识，肾阳亏虚、肾阴亏虚引起的性功能功障，均可应用肉苁蓉，而关键在于配伍应用，以扬其长避其短，充分发挥其滋阴补阳的作用。如同鳝鱼为末，黄精汁为丸服之，力增十倍⋯⋯合菟丝子，治尿血泄精，佐精羊肉，治精败（《得配本草》）。属肾阴亏证，常与熟地黄、龟甲等配伍应用；肾阳虚证，常与鹿茸、淫羊藿等配伍应用。选方方面，在辨证施治的基础上，针对阳痿、性欲低下、高潮缺乏，可参考《医心方》肉苁蓉丸、《备急千金要方》苁蓉散、陈士铎扶命生火丹和壮火丹、名老中医陈树森经验方，还有些古方如全鹿丸、赞育丹、铁钩丸等（以上各方均含肉苁蓉）也很有临床参考价值；若针对早泄、不射精症，可参考《普济方》四精丸、张子琳先生内补鹿茸丸（鹿茸、肉苁蓉等）；若是精子减少、精子活力低下，可参考赵锡武先生经验方（天雄、肉苁蓉、淫羊藿、枸杞子等）、刘沈秋先生生精五子汤（补骨脂、肉苁蓉、枸杞子等）、生精赞育丸（仙茅、淫羊藿、肉苁蓉、枸杞子等）等。妇女性高潮缺失，可参考罗元恺先生临床经验，选用龟鹿二仙胶加肉苁蓉。

【杨德明临床经验】名老中医杨德明善用肉苁蓉治疗癥瘕。杨老认为，其病有形，在血分者为多。肉苁蓉治疗癥瘕在《神农本草经》有记载，如"除茎中寒热痛⋯⋯妇人癥瘕"。现今少有报道，但民间常用之。杨老认为，肉苁蓉为补精血之要药，血盛则行，行则消癥瘕，又入血分，咸能软坚，其性滑利，亦可消癥瘕，况本品又善温养阳气，气壮则血流畅，气血流利则痞塞通，癥瘕消。

【赵国岑临床经验】名老中医赵国岑在《黄河医话》中有如下记载。1973年一位青年医师写信说："去年随您进修学习返乡后，我们山区妇女患白带证者甚多，我在这方面没有经验，即翻开学习笔记本查找，见您用一味肉苁蓉治疗白带的经验，仿用甚效。此事在我乡传开后，有的翻山越岭求我诊治。绝大多数疗效显著，但也有些患者疗效不太理想，请指教。"赵老复信。肉苁蓉又名人芸、寸芸、金笋、淡苁蓉、甜苁蓉，入盐水中浸渍后为咸苁蓉。味甘咸，性温，入肾和大肠二经，具有补肾阳、益精血、润肠通便之功能。通常用于肾虚阳痿，遗精早泄，女子不孕，以及肝肾不足所致筋骨软弱，腰膝冷痛诸症。对老年虚弱及久病体虚者也是较理想的药物。根据《日华子本草》"治带下阴痛"的记载，用肉苁蓉治疗肾虚型白带确获疗效。但引起白带的原因有脾虚、肾虚、湿毒之分。辨证也有脾虚、肾虚、湿毒之别，临床慎勿混淆。肉苁蓉是专治肾虚型白带的有效单方。至于脾虚、湿毒型的白带需分别以健脾利湿、清热解毒之法治之。

【许泽典临床经验】名老中医许泽典善用肉苁蓉治疗慢性咽炎。许氏认为，慢性咽炎为咽部黏膜及淋巴组织的慢性炎症，往往迁延日久，反复发作。治疗以滋阴降火、清利咽喉为大法。肉苁蓉味甘咸，《本草正义》记载"肉苁蓉，《本经》主治，皆以藏阴言之，主劳伤补中，养五脏、强阴，皆补之功也"。正因为肉苁蓉长于补阴，所以对慢性咽炎属阴虚者，疗效显著。现代教科书将肉苁蓉归在补阳药中，许氏认为实为补阴之品。

巴戟天

巴戟天最早载于《神农本草经》。其性微温，味辛、甘；归肾、肝经；其基本功效有补肾阳，强筋骨，祛风湿。

【陈庆强临床经验】广东省名老中医陈庆强认为，中晚期肺癌患者多有肺脾肾三脏阳气不足，继而出现寒凝毒结表现，肺癌晚期患者还多合并胸腔积液。胸腔积液属于中医痰饮范畴。中医认为痰饮的产生究其根本在于阳虚，阳虚则寒凝痰滞血瘀，导致病情缠绵难已。肺、肾为母子关系，肾阳虚衰无以温养肺阳，蒸化无权，水湿内停，上泛为痰，阳失气化，又可加重寒、痰、瘀的内聚。所以陈师在晚期肺癌的治疗中，抓住"阳虚寒凝，痰滞血瘀"之病机，秉承"病痰饮者，当以温药和之"，又"瘀血为阴邪，非温不散"之古训，以温阳散寒为法，使阳气盛，阴寒消。强调"治肺不远温"和"用药不避温"的理论，采用温阳补肾、助肺益阳之法。巴戟天为"补肾阳之要药"，补而不燥，对于临床上出现咳嗽痰多，胸闷气憋，或胸痛有定处，少气懒言，声低畏寒，舌淡苔白，脉虚沉缓等症的患者，陈师在辨证施药中多要加用巴戟天，且往往重用30g。另外，陈师认为临床补肾阳不必拘于是否有热象，如果在病情变化中出现热象，甚至热伤气阴之象时，须知此"热"是因阳气虚衰致痰浊、瘀血内生，痰瘀阻塞，壅遏日久而成。因阳气不振者，痰瘀难散，郁热则定难退，此时只需在治本的基础上兼顾治标，方中稍佐清热药即可，绝不能单行大剂苦寒清热之品，以免阳气更伤，病邪难除。

陈师认为，肝癌水肿的发生多与肺、脾、肾气虚有关。肺气虚则不能通调水道，脾气虚不能运化水湿，肾气虚则水无所主。肾为先天之本，系水火之源，命门火衰，真阳不足，以致化气无能，不能资助脾阳。脾阳虚不能散津，上承于肺，通调水道，下输膀胱，继而出现水邪泛滥，停滞而肿。陈师认为肝癌水肿"阴水多而阳水少"，水肿的起因主要是脾肾阳衰，三焦瘀闭，故确定治则为"温补脾肾，行气制水"。陈师认为，水肿病者水邪虽甚，体质多虚，治疗不宜泻水过猛。"肾为先天之本，脾为后天之本"，治疗上若一味攻逐利水，肾藏真阴反受其害。水不涵木，母病及子，肝受其害，势必病变横生。临床上症见腹部胀满，入夜尤甚，小便涩少，纳差乏力，肢冷浮肿，大便溏薄，腰痛头晕，面色萎黄或苍白，舌胖色淡，苔少，脉沉细无力的患者，要健脾温肾、利湿消肿。肾之阴阳并补，水火共济，阳蒸阴化，水肿自消。陈师认为，在辨证中药中一定要重用巴戟天以温肾助阳，培土制水而消水肿。

陈师认为，疲乏是肿瘤患者的常见症状，在早、中期肿瘤手术和放疗、化疗等积极治疗中，在晚期肿瘤的恶病质表现中都伴有疲乏症状。脾主运化，胃主受纳腐熟，脾升胃降，燥湿相济，共同完成水谷之消化、吸收与输布之过程，使气血生化有源，肢体肌肤充润有力，为后天之本。先天、后天二者相互滋养，相互为用。若肾虚阳气衰弱，则脾失温煦而运化失职，气血生化不足而纳呆、疲乏、消瘦。所以陈师认为疲乏主要是脾肾亏虚，气血生化不足所致。故治疗重点在于温肾健脾，补气生血。陈师针对疲乏症状，根据不同病或同病不同时期，辨证予以中药，但一定要加用巴戟天以补肾阳、强筋骨，从而使患者纳呆、疲乏、睡眠，甚至情绪有所改善，延长晚期肿瘤患者的生存期，提高其生活质量。现代药理证实，巴戟天有促进皮质酮分泌、抗疲劳、升高血中白细胞数、抗抑郁等作用。

淫羊藿

淫羊藿最早载于《神农本草经》。其性温，味辛、甘；归肝、肾经；其基本功效有补肾阳，强筋骨，祛风湿。

【周信有临床经验】甘肃名老中医周信有认为，淫羊藿为补肾扶正之品。凡慢性疾病，须补肾扶正，增强免疫功能，周老一般必用淫羊藿。医书记载，淫羊藿辛温偏燥，凡阴虚而相火易动者忌用。根据周老的临床体会，淫羊藿之性味，应是甘温而偏平，温而不燥，升中有降，无升阳动火之不良反应，对一切虚证或虚实夹杂之证，表现阴阳气血两虚，而需补肾培本者，均可选用。现代药理实验表明，淫羊藿还具有降血压、降血脂、降血糖和扩张冠状动脉治疗心绞痛的作用。可见，对淫羊藿的性味、功能的认识，在传统的基础上，应另有新意和补充。如培元复脉汤、消癥利水汤、益气补血汤等均选用淫羊藿。另外，周老常用淫羊藿配伍黄芪、地龙、降香等治疗冠心病虚实夹杂，表现以胸闷、心痛、疲乏、脉结代为特点者，常收桴鼓之效。用药为淫羊藿20g，党参20g，黄芪20g，赤芍20g，丹参20g，延胡索20g，郁金15g，生山楂20g，广地龙20g，瓜蒌9g，桂枝9g，降香6g。

【吕清文临床经验】名老中医吕清文善用淫羊藿配金钱草治泌尿系统结石。吕老认为，泌尿系统结石属中医淋证范畴，在某一病程阶段属石淋，病因为湿热，病位在肾与膀胱。隋·巢元方《诸病源候论》对此有如下阐述："诸淋者，由肾虚而膀胱热故也""石淋者……肾主水，水结则化为石，故肾客沙石，肾虚为热所乘"。据此，吕老临证时以淫羊藿配伍金钱草为治。淫羊藿，《神农本草经》言其"主阴痿绝伤，茎中痛，利小便，益气力，强志"，故取淫羊藿温补肾阳，以固肾主水之职，助膀胱化气行水，金钱草利尿通淋、通畅水道，使邪有出路，二者合用，一温一通，扶正祛邪，攻补兼施，因得显效。常用量为淫羊藿50g。

吕清文善用淫羊藿配菟丝子阴阳双补治疗闭经。吕老认为，闭经是妇科常见病，病因不一，治法有异。无论冲任亏损还是有瘀有热，究其根本在肾，益肾培元乃根本之法。临床常以淫羊藿、菟丝子伍用，培补肾阴肾阳，调治闭经。淫羊藿补肾壮阳，"补命门，益精气"（《本草备要》）。研究显示，淫羊藿能增强下丘脑-垂体-性腺轴的分泌功能。菟丝子补阳益阴，"治男女虚冷，填精益髓"（《药性论》）。研究显示，菟丝子能加强性腺功能，具有雌激素样活性。现代医学认为闭经一病多因雌激素分泌不足引起，二药运用，既符合中医辨证施治要求，又针对现代医学发病原因治疗，故疗效较好。淫羊藿用量为30g。

【高永坤临床经验】名老中医高永坤认为，淫羊藿性味甘温，有温肾助阳之功。高老根据老年慢性咳嗽气喘的病机，以淫羊藿为主药，配枸杞子、车前子、牛蒡子、紫菀、桔梗、苦杏仁、细辛、黄芩。气血亏虚加黄芪、熟地黄，痰多加白芥子、半夏，脘腹满胀、食纳滞呆加莱菔子，收到较好疗效。对咳嗽缠绵日久，甚则短气喘息，反复发作，久治无效的患者，一般服药 3～5 剂后，咳嗽喘息症状可明显减轻，继续服用 10 剂，可巩固疗效，减少发作次数。经多年临床观察认为，淫羊藿实是治疗老年咳喘病之佳药。

补骨脂

补骨脂最早载于《药性论》。其性温，味辛、苦；归肾、脾经；其基本功效有温肾助阳，纳气平喘，温脾止泻。

【徐景藩临床经验】国医大师徐景藩善用黄连配补骨脂治疗久泻。徐老认为，久泻脾虚，运化失司，湿邪内生，蕴久则有化热可能，即使临床表现热象不著，也不能完全排除潜在之热，结合肠镜检查结肠黏膜有充血、糜烂、出血点等，则更能说明肠道局部热象的存在。因此，徐老认为，即使是久泻脾肾阳虚的患者，在健脾温肾止泻的同时，也应配以少量黄连。临床常以补骨脂与黄连相伍，盖黄连清热燥湿、坚阴厚肠胃，历来治泻痢之方用此甚多。两药配伍，温清并用，清涩并施，清热而不损阳，温阳而不滞邪，互制互济，共奏温清止泻之功。配伍中黄连一则可清肠腑潜在之热，燥肠胃之湿，使泻止而不敛邪，二则坚阴而不过温，亦寓反佐之意。用于治疗久泻，效果甚佳，黄连与补骨脂之比常为 1：5 左右，若脾肾阳虚较甚，可加益智仁以助温补脾肾止泻。

【刘惠民临床经验】著名中医学家刘惠民治慢性腹泻，常用补骨脂 9g，炒神曲 9g，炒泽泻 9g。水煎，趁热顿服，一日 1 剂。另嘱患者自备苹果大者 1 枚，炉火烧熟，顿服，效果很好。补骨脂温肾涩肠，炒神曲健脾助消化，泽泻气寒、味甘而淡，炒用则祛其寒性，专用其利水功能，以达水陆分消之目的。苹果烧用，养胃阴而不滑肠，滋肠胃而不增加消化负担。

蛤蚧

蛤蚧最早载于《雷公炮炙论》。其性平，味咸；归肺、肾经；其基本功效有补肺益肾，纳气平喘，助阳益精。

【王文鼎临床经验】蛤蚧兼入肺、肾二经，长于补肺气、助肾阳、定喘咳，为治多种虚证喘咳之佳品。常与贝母、紫菀、苦杏仁等同用，治虚劳咳嗽，如《太平圣惠方》蛤蚧丸；或与人参、贝母、苦杏仁等同用，治肺肾虚喘，如《卫生宝鉴》人参蛤蚧散。

著名中医学家王文鼎治疗久病暴喘，用蛤蚧尾 0.2g 研末，顿冲服，劫喘甚效。

续 断

续断最早载于《神农本草经》。其性微温，味苦、辛；归肝、肾经；其基本功效有补肝肾，强筋骨，续折伤，止崩漏。

【杨小欣临床经验】杨小欣善用续断治疗腰肌劳损。杨老认为，腰为肾之府，为督脉运行之处，故久劳所伤，必损肾督，发为腰痛。临床常表现为腰部酸痛，活动受限，足软无力，劳累加重。治疗应从补肾入手。续断为补肝肾、强筋骨之要药，故在治疗腰肌劳损所致的腰腿痛疾病中广泛使用。如《太平惠民和剂局方》思仙续断丸（续断、薏苡仁、牛膝、木瓜各 60g），每服 1 丸，每日 2～3 丸，温开水或温酒送下，治疗腰腿痛，效果颇佳。

另外，杨老认为对骨质增生等退行性病变，中医多主张用补肾法治疗。续断既能补肝肾，又能行血脉，故在治疗骨质增生病变时，重用续断，效果良好。如临床用续断、杜仲、骨碎补、独活、怀牛膝、巴戟天、狗脊、桑寄生、秦皮、威灵仙、当归等药，治疗腰椎骨质增生有较好疗效。

杨小欣还善用续断治疗跌仆损伤。杨老认为，跌仆损伤往往使血行不畅、瘀血内阻而致局部瘀肿疼痛。治疗应以活血化瘀、消肿止痛为主。续断具有行血脉、活血祛瘀作用，可促进血行，消散瘀血，达到消肿止痛之目的。如治疗跌仆损伤所致的局部（腰膝或四肢）肿痛时，在跌打方剂内，加入一味续断，能加速血行，活血散瘀，增强镇痛消肿作用。同时也可单用。如《卫生易简方》介绍，治疗跌仆损伤，瘀肿疼痛，续断捣烂含之，消肿止痛效果良好。临床上用续断一味药物，水煎服，一日2次，治疗跌打损伤，常获满意效果。

杜 仲

杜仲最早载于《神农本草经》。其性温，味甘；归肝、肾经；其基本功效有补肝肾，强筋骨，安胎。

【张志远临床经验】名老中医张志远对杜仲与续断进行了比较详细的对比。张老谓：杜仲、续断系温补肝肾的药物，有强筋骨、壮腰膝的功能，对腰痛腿酸、下肢软弱无力、胎动不安，与白术、木瓜、桑寄生、狗脊、菟丝子为伍，效果颇佳，或与山药、益智仁、覆盆子、芡实、鹿衔草、补骨脂、桑螵蛸、金樱子、山茱萸、鸡冠花为伍用于小便频数、崩漏下血、白带不止诸证。杜仲临床以补益为主，配锁阳、肉苁蓉、巴戟天、仙茅、鹿茸、韭子、海狗肾、冬虫夏草，治疗早泄、阳痿不起。续断"补中寓行"，侧重活血止痛，在骨科方面，常用于跌打损伤，有促进组织再生能力，多与桃仁、红花、自然铜、穿山甲珠、天花粉、桂枝、大黄、伸筋草、苏木、乳香、没药、透骨草、川芎、当归尾一起组方。二者的不同处：杜仲久服可减少胆固醇吸收，炭化后降低血压，保胎之力不如续断；续断虽然祛瘀生新，有行血作用，但因含较多的维生素E，所以在抗妊娠流产、治疗不孕症过程中，被视为要品。

菟丝子

菟丝子最早载于《神农本草经》，其性平，味辛、甘；归肝、肾、脾经；其基本功效有补益肝肾，固精缩尿，安胎，明目，止泻。

【罗元恺临床经验】我国著名中医妇科大家罗元恺亦认为菟丝子乃补肾安胎之圣药。罗老认为补肾安胎的药物以菟丝子为首选，故应作为主药而加以重用。《本草正义》说："菟丝子多脂微辛，阴中有阳，守而能走，与其他滋阴诸药之偏于腻者绝异。"《食鉴本草》谓其能"益体添精，悦颜色，黑须发"。它对于安胎和祛面部暗斑，效果是比较理想的。补气健脾药中，党参是首选之品，《本草正义》谓其"健脾运而不燥……养血而不偏滋腻，鼓舞清阳，振动中气而无刚燥之弊"。故菟丝子、党参二味，应列为首选药物加以重用。

妊娠妇女如身体有所不适，应随症加减，按其虚实寒热加以调治，而避免使用犯胎药。如早期妊娠而有少量阴道流血、腰酸腹痛、下坠感等先兆流产证候，则必须进行安胎，按固肾补气、止血养血为主的原则治理。临床常用的方药可选用《医学衷中参西录》的寿胎丸（菟丝子、阿胶、续断、桑寄生）合四君子汤加减化裁。寿胎丸以菟丝子为主，《中国药学大辞典》谓其能"补肝肾、生精髓，用作强壮收敛药"；《太平圣惠方》谓其可治难产。菟丝子是固肾安胎的主药，补而不燥，是补益肝肾的理想药物，而且药价便宜，药源不缺。桑寄生是固肾养血、安胎止漏之品，兼有强腰壮骨之功。续断温补肝肾，暖子宫，止胎漏，强筋骨。阿胶有滋肾安胎、养血止血的作用。本方具有滋养肝肾、止血安胎的功效。

【兰友明临床经验】兰友明受程良玉老中医启示，用菟丝子治疗类风湿关节炎，取得满意疗效。类风湿关节炎属于中医痹证的范畴，兰氏对于重症患者，在辨证处方中加入菟丝子，每获良效，对于轻症患者，单用菟丝子水煎服，即能获效。每日用量为 30～50g，30 天为 1 个疗程。兰氏临床观察治疗 50 例类风湿关节炎，均收效显著，未见明显不良反应。其对类风湿因子转阴亦有明显促进作用。

【何任临床经验】何老除将菟丝子用治肾虚腰痛、妇女月经不调等症外，还常常用治妇女的面部黄褐斑，取得了较好的疗效。考《神农本草经》谓菟丝子"主续绝伤，补不足，益气力，肥健，汁去面皯，久服明目"。可见古代医家也认为菟丝子可治面部褐斑。何老在使用菟丝子治疗黄褐斑时多配以滋肾的六味地黄丸和活血祛瘀的当归、赤芍、红花等。菟丝子一般用量为 12g。如治患者李某，女，35 岁。一年前产下女孩后，面部黄褐斑一直不退，体倦神疲，腰酸，记忆力减退，舌暗红苔薄，脉细。处方：干地黄24g，山茱萸 12g，山药 15g，茯苓 12g，牡丹皮 9g，泽泻 9g，菟丝子 12g，当归 10g，赤芍 10g，红花 6g。服药 14 剂后，面部黄褐斑明显变淡。前后服药两个月，面部黄褐斑全部消退，体力也得以恢复。

紫石英

紫石英最早载于《神农本草经》。其性温，味甘；归肾、心、肺经；其基本功效有温肾暖宫，镇心安神，温肺平喘。

【尤昭玲临床经验】著名中医妇科专家尤昭玲，临床治疗妇科疑难疾病善用紫石英。尤老认为本品重可镇怯，有镇惊定风之效，温可祛寒，除血海积冷之病，故为女科要药，临床应用时常配伍应用。

紫石英合紫河车：紫河车乃血肉有情之品，大补阴精阳气，以胞益胞；紫石英温煦子宫，起引导之功。两药合用乃填补肝肾与镇摄冲脉之品结合，均药性温和，纯补不伐，治疗女子诸虚，共奏填补之效，常用于阴阳两亏之闭经、不孕、滑胎、产后虚羸。

紫石英合白石英：紫石英甘温，入心肺血分，镇心安神而定惊，温肺下气，暖宫助孕，质重能达下焦，性缓而补，对血海虚寒者，用之最合；白石英甘微温，入气分，温润肺气，止咳宁嗽，治肺痿咳逆上气。两药配伍，气血并调，镇惊安神，镇冲气，暖下元而助孕。

紫石英合鹿角霜：紫石英入胞宫，祛冷风，以利孕育；鹿角霜温督脉，壮肾阳，以助化育。两者合用补肾暖宫、调摄冲任，用于宫寒不孕者。

紫石英合当归：用于肝肾受损累及冲脉者，以补为主，以通为用，动静结合，祛瘀生新。如叶天士所言治奇经虚者"必辛甘温补，佐以流行脉络，务在气血调和"。故两者大补冲脉，调理月经之本以利种子。

紫石英合小茴香、吴茱萸：共奏温经、散寒、暖宫之效，对肾虚宫寒可标本兼治。

紫石英合巴戟天、肉桂、延胡索：用于子宫虚寒之痛经证。

紫石英合龙齿、牡蛎、茯神、酸枣仁：用于经期不寐，经期或产后精神异常，梦交。

紫石英合磁石：两药均为重镇安神定惊之品，紫石英有暖宫之效，磁石有纳肾之功，两药相合，可镇纳虚阳、安定神志，用于经行不寐、心悸怔忡、梦交，以及更年期阴虚阳亢、燥热难安者。

紫石英合生铁落：两药均属重以镇怯之药，紫石英养心气、温子宫，生铁落镇心神、止狂躁，两药合用，镇惊止癫之功效更为卓著，用于经行癫狂、绝经期精神狂躁。

紫石英合冬葵子、菟丝子：用于面部色素沉着之症。

【陈玉峰临床经验】吉林省名老中医陈玉峰善用紫石英治疗不孕症。陈老认为，紫石英重坠，为手少阴、足厥阴血分药，久服能令人有子，是治疗如女不孕症的要药。肾主藏精，为先天之本。肾虚，精血不足，冲任脉虚，胞脉失养而致不孕者尤为多见。故临证多用紫石英配伍菟丝子、女贞子、覆盆子、何首乌治疗不孕症。如属血虚者加当归、熟地黄、白芍、黄芪、党参；肾虚者加杜仲、紫河车；血寒者加炮姜、小茴香、附子；血瘀者加桃仁、红花、丹参；肝郁者加香附、木香、枳壳；痰湿者加苍术、神曲、半夏、茯苓、陈皮。

第三节
补血药

凡能补血，以治疗血虚证为主的药物，称为补血药。

熟地黄

熟地黄最早载于《本草拾遗》。其性微温，味甘；归肝、肾经；其基本功效有补血养阴，益精填髓。

【阎伯伍临床经验】天津著名老中医阎伯伍用熟地黄治疗虚劳，常与人参、白术配伍。阎老用熟地黄宗张景岳曰熟地黄为"精血形质中第一品纯厚之药"，具有大补血衰、滋培肾水、填精髓、益真阴的功效之观点，对真阴精血亏损，孤阳无归，水亏火旺，躁烦热甚及阴虚水肿、痰饮等证，皆可制方配伍应用。在此基础上，结合个人临床经验，又提出熟地黄与人参、白术配伍，是治疗脾肾两虚的基础方，取名虚劳基础方。用熟地黄 24g，白术 15g，白参 9g，以此基础方加减，治疗一切虚劳疾病，久病体虚者，疗效极佳。

【王金荣临床经验】名老中医王金荣善用熟地黄治疗阴虚癃闭。王老认为，阴虚癃闭多见于癃闭日久，阴精灼伤，或阴亏之质，继患癃闭。其见证，或为虚实夹杂，或纯虚无邪，而纯虚者病情重，治疗亦难。王老经过认真研究，确立重用熟地黄为主，少佐白芍以为引导，每可收立竿见影之效。如治娄某，女，75 岁，1992 年 5 月 20 日诊。患者 1 个月前，卒患中风，昏迷、偏瘫、二便失禁。经抢救后，神志恢复，仍言语不利，左侧肢体瘫痪。近 1

周来，又加小溲量少不利，渐至点滴全无。导尿不慎，又引发尿路感染。西药治疗无功，转邀中医救治。查其形体瘦小，言语謇涩，左下肢稍能抬动，上肢拘挛，功能丧失。伴神萎气短，心悸不安，口燥咽干，欲饮而不敢饮，食欲不振，大便干燥如羊屎，小溲不通。舌质光红无苔，以手扪之干燥，脉沉细无力，时现微数。诊断为阴虚癃闭重证。处方：熟地黄 120g，台党参 24g，白芍 18g，甘草 9g。水煎服。1 剂即知，2 剂溲通，续服 2 剂，小便复常。后转方调治偏瘫等证。

【张成铭临床经验】 江苏名老中医张成铭多年实践体会认为，熟地黄味厚质重，阴中有阳，是治疗虚喘、虚实夹杂之喘的一味良药。摄纳之品虽众，无有过于此者，只要巧为配伍，有事半功倍之效。在具体运用中，张老认为，熟地黄所治者为虚喘，其特点是气短不足以息，动则喘甚。只要见此等证候，不论其舌脉如何，有痰无痰，均可用之，不必有所顾虑。以熟地黄补肾纳气，用量必大，一般 30～45g，多则 60g，量少无功，唯其量大才能效专力宏。

张老认为，临床上注重配伍。慢性咳喘患者有虚多实少、虚实并重及偏寒偏热、寒热夹杂之不同，临床上当仔细辨别，分别施治。若咳喘发作间期，以虚为主者，治以补肾固本，药用熟地黄、山茱萸、山药、党参、麦冬、茯苓、五味子、胡桃肉，兼阳虚内寒者加鹿角胶（或鹿角霜）、淫羊藿、杜仲、菟丝子，阴虚内热者去党参，加胡桃肉、知母、生地黄，或以麦味地黄汤加阿胶、牛膝。咳喘频作，发无已时，证属阳虚兼痰者，治取阳和汤，阴虚夹痰者治取金水六君煎。对感受外邪而急性发作，咳喘气急，痰多色黄，或白黏多沫，舌红口干者，宜用清上固下法，药取熟地黄、山药、云茯苓、麦冬、五味子、虎杖、重楼、鱼腥草、竹沥水、胆南星。腑气不通者加大黄，气虚欲脱者伍人参，若夹有瘀血，又可选丹参、桃仁以活血化痰。总之，根据虚实寒热轻重不同，随证治之，而纳气补肾不变，此亦是扶正以祛邪之谓。临床曾遇到过慢性支气管炎、肺气肿合并急性感染的病例，单用抗生素、中药清肺化痰效果不显，病情缠绵，而改用纳气补肾兼以祛邪化痰方后，感染得以控制，病情迅速改善，其中熟地黄之功不可没也。

何首乌

何首乌最早载于《日华子本草》。其性微温，味苦、甘、涩；归肝、心、肾经；其基本功效有制用补益精血，生用解毒、消痈、截疟、润肠通便。

【孙凌志临床经验】孙凌志善用何首乌治疗老年皮肤瘙痒症。孙老认为，老年皮肤瘙痒症、老年斑、手足皮肤皲裂、足底鸡眼、外阴白斑等皮肤病，多以皮肤干燥、粗糙、萎缩、脱屑、色暗、硬裂等为特点。以中医学理论分析，这些皮肤病变均由老年人肝肾俱虚、精血枯涸、皮肤失于濡养所致，治疗宜用补肾填精、滋阴养血、濡润肌肤之法。何首乌味甘苦厚重，性温润柔滑，恰能用于治疗上述病证。孙老在临床中常用该药治疗上述病证，屡收良效。

【许仕纳临床经验】睡眠障碍包括失眠、多梦、梦魇、梦游等，其中以失眠最为多见，据名老中医许仕纳临床观察，上述病证常由心肝肾不足、心神不安所致，临床主要表现为眩晕、心悸、健忘、五心烦热、耳鸣、腰酸、腿软、舌红少津少苔、脉细数或细弱。治宜养心安神、补益肝肾。何首乌具有滋补肝肾功用。许老根据清代马培之治疗失眠经验方——水火既济方（何首乌、百合、交泰丸等组成），俞长荣教授治疗神经衰弱经验方（何首乌、山茱萸、酸枣仁等组成）以及当代其他名中医应用何首乌治疗神经衰弱的经验，并参考现代药理研究，何首乌具有健脑益智、减慢心率等作用，认为本品当还有养心安神的功效，故临床上治疗睡眠障碍，每以何首乌为首选良药，配合山茱萸、酸枣仁、茯苓等。如属阴虚火旺，配合六味地黄丸、黄连阿胶汤；心脾两虚，配合甘麦大枣汤；

气血不足，配合八珍汤；阴阳两虚，配合金匮肾气丸。

《本草纲目》认为何首乌"不寒不燥，功在地黄、天门冬诸药之上"。许老认为，何首乌安神宁心之功在地黄、天冬之上，且确实无寒凉碍胃之弊，故临床应用范围甚广。但若论补精之力，则不若地黄；养阴之功，则不若天冬。一般用量为20g。

【谢海洲临床经验】著名中医学家谢海洲对生何首乌、制何首乌进行了较为详细的阐述：生何首乌北方药店不备，因之用者甚少，在江南药店见不仅有生者，且有鲜者，此与古意相合。今知何首乌含衍生物类成分，很多具泻下作用的中药多含此类成分，如大黄、番泻叶等。

生何首乌在润肠方面比大黄缓和，且不伤正。另外，治疗斑秃用生品比制品效果好，可能有促进血液新生作用，可与当归、生侧柏叶合用。

制何首乌的补肝肾、益精血之功，几乎众所周知，而且，凡脑力不足者，用此可补脑。谢老治脑瘤等病，尤其脑萎缩，均以此为主药。古方首乌延寿丹，今上海所制之首乌延寿片（或称首乌片）每指此方而言，效甚显著。对用脑过度之头晕也可用。

阿　胶

阿胶最早载于《神农本草经》。其性平，味甘；归肺、肝、肾经；其基本功效有补血，滋阴，润燥，止血。

【张继有临床经验】吉林名老中医张继有认为，阿胶为补血养血止血之佳品，阴虚不足而有出血者，用之多效。诸如咯血、尿血、衄血、崩漏等均可用之。其性甘平，与三七不同，三七虽亦为止血佳品而性稍偏热，不宜用于血分有热者。《本草纲目》论阿胶"大要只是补血与液"诚为至论，故吴鞠通治下焦温病之定风珠、复脉汤诸方中均用之。张老治血热出血者，常将阿胶与生地黄、白薇、牡丹皮等配用，颇为应手。但毕竟由其为驴皮熬制，从膏状凝结而成，黏腻之性，可以碍脾，可以滞邪。胃逆呕吐者，脾虚或脾运不佳，食不消谷者皆宜慎用。《本草述》曾言"暴热为患者，或外感抑郁为患者，或怒气初盛为患者，亦当慎用"，即是恐其黏腻恋邪，确宜注意。

【谭克陶临床经验】谭克陶老中医谓阿胶不能用于胸痹。谭老谓曾治疗一退休女教师杨某，患鼻咽癌，经化疗后，癌细胞已被抑制，病情稳定，因四肢皮下出血甚多，求治于谭老。症见面色白无华，精神疲惫，四肢紫癜密布，舌燥色绛，口渴引饮，食欲睡眠尚可，大小便正常，脉象细弱结代。仿犀角地黄汤加藕节、白茅根等味，以水牛角代犀角，用量重至30g，服7剂后紫癜显著减少。复诊时考虑其体虚贫血，守原方加阿胶10g，再进7剂。不料服完1剂后，患者觉胸闷不适，自谓阿胶气腥难闻，乃令去之，果见胸闷解除，尽剂而紫癜全消。后询其故，原来患者素有冠心病，因现无自觉症状而临诊时未予陈述。窃思阿胶其性凝滞，可增高血液浓度，影响血液运行，出现胸闷等现象，当与胸痹证不宜耳。回忆其父素患胸痹证，曾在处方中用过阿胶，服后亦感胸闷气短加剧，始悟其然也。

【邹卓群临床经验】名医邹卓群对阿胶的制作有自己独到的见解。邹老认为，现在各地所产的驴皮胶，统称阿胶。制胶的方法为水煮驴皮，加入适量的皂角水或碱水，煮沸洗净，再反复熬而成。有的地区还加入少量的糖和酒，先用大火，后用微火，浓缩含水量为20%左右，放冷切成小片阴干。在古代，对于阿胶的熬制方法，与今不同。据载，宋时熬，还配有人参、鹿角、茯苓、山药、当归、川芎、生地黄、白芍、枸杞子、贝母等十味药物，增强其补气扶阳、滋阴止血、健脾豁痰的功效。"精不足者，补之以味"，凡属虚损病证，服此效果更好。

邹老于临证时，根据病情需要，常嘱病家将市场上出售的阿胶再配上述十味药物熬制，虽较麻烦、但常获显效。为了增强药物功效，更好地发挥治疗作用，邹老认为宋代的制胶方法，确实值得进一步研究和普遍推广。

另外，据现代分析，阿胶水解后产生多种氨基酸，其含量与明胶相似。临床上，若缺乏阿胶，其他动物皮革熬制的胶，亦未尝不可代用。

白　芍

白芍最早载于《神农本草经》，其性微寒，味苦、酸；归肝、脾经；其基本功效有养血调经，敛阴止汗，柔肝止痛，平抑肝阳。

【吴立文临床经验】名老中医吴立文善用白芍止痛。吴老认为《伤寒论·辨太阳病脉证并治》全篇提出用芍药甘草汤缓和脚挛急，本方可以缓急止痛，故尝以之治疗小脚转筋，用白芍 30～60g，甘草 10g，木瓜 15～20g，水煎服，可取得迅速缓解之效。芍药甘草汤还可用于多种痛证的治疗，如胃脘痛、腹痛、头痛，以及痹证所致疼痛等，重用白芍对缓解疼痛常能取得好的效果。如治坐骨神经痛者，经辨证属血瘀者，以活血效灵丹合芍药甘草汤施治；偏寒者，可用《普济本事方》麝香丸加减合芍药甘草汤施治，临床有较好的疗效。

吴老亦认为白芍有较好的利水作用，《伤寒论》中的真武汤，是一首温肾利水的名方，该方伍用了芍药，有人认为芍药在方中起护阴作用，有人则指出用芍药乃取其利水作用。张锡纯《医学衷中参西录》则明确指出白芍"为阴虚有热，小便不利者之要药"。观张氏用白芍利水有两个特点：一是用量大，二是要生用。书中载验案二则：一妇人患阴虚小便不利，水肿甚剧。大便旬日不通，投八正散不效，改用生白芍 180g，配阿胶 1 剂即二便通利，水肿消退。

另载其子治一六旬老人，患水肿，二便皆不通利，用生白芍90g，配橘红、柴胡，亦起到二便通利作用。因炒用则加强收散及补养作用，欲其利水，当以生用为宜。

【张锁庆临床经验】名老中医张锁庆多年来喜重用白芍止痛，治疗多种疼痛性病证。在重用白芍止痛的同时，发现有腹泻的不良反应。减为常用量以下，其止痛效果相对也减弱，而腹泻的不良反应，也随之消失。并且发现，重用白芍止痛效果不但加强，虽腹泻，但无痛苦，并有便畅痛减之感，从而张氏临证将白芍试用于便秘病证，结果其通便功效十分显著。自拟三生通便汤（生白芍50g，生白术30g，生甘草10g）治疗多种便秘。实热者加生大黄10g，血虚者加生何首乌15g、当归15g，阳虚者加肉苁蓉15g，因津亏者加麦冬15g、沙参15g，因肺气失降者加苦杏仁10g、紫菀15g，因脾运失健者加生莱菔子15g、生枳壳10g，因肝郁气滞者加生麦芽30g等。若某些病证导致大小便皆不通，常用生白芍50g、生大黄15g，水煎内服，有较好的利尿通便功能。

芍药通便之功，以白芍生用为著，赤芍也可酌情而用，但其功次于生白芍。用芍药通便量宜大，若用量小于常规用量，只有他功而无通便之效。芍药通便可单味也可加入复方中应用，若于辨证选方中再加入白芍，其通便作用更为可靠。古人曾有"肝主小便，肾主大便"和"肾司二便"之说。可见肝肾功能正常，是保证小便通、大便畅的根本。芍药入肝能补能调，使肝之疏泄有常，肾之开阖有度，因此说芍药是一味利尿通便的良药。

【于清军临床经验】名中医于清军以白芍配甘草水煎服治疗习惯性便秘，药用生白芍40g，生甘草15g。水煎服，每日1剂，一般3剂显效，7剂为一个疗程，每获良效。中医学认为，凡习惯性便秘者，均与大肠、脾胃、肝肾有关。脾虚血少失于濡润或中气不足排送无力，故传导失司，胃热内盛，大肠燥屎内结，大便艰行；肝主疏泄，若肝气郁结，通降失常，粪便内停，肾主二便，肾阳虚则阴寒内凝，则传送不利；阴精不足，失于润滑，排出困难。而白芍在《本草备要》中有"补血，泻肝，益脾，敛肝阴"的记载，有通血脉、缓中、利大小肠、消痈肿之效；甘草在《药品化义》中有"生用凉而泻火……除胃积热"的记载，有除胃肠气滞，补脾胃不足而泻火之效。故二药合用，具有温补清泻、养阴益血的独特之功。适用于任何年龄、性别，其效甚佳，值得临床推广应用。

【张珍玉临床经验】《幼幼集成》谓，"凡咳嗽初起，切不可误用寒凉及滋阴之药，闭其肺窍，为害不小"。名老中医张珍玉以前人的理论为指南，结合小儿素有内热，稚阴相对不足，感邪易从热化，发热、咳嗽相伴出现这一病理变化，在组方时，每配以生白芍一味，其意在于取其味酸敛阴，与桑叶、薄荷伍用，宣散祛邪而不扰动稚阴。小儿发热，稚阴必伤，致使盗汗津津，如在解表药中加滋阴之品，必然恋邪外出，用生白芍一则可固护未伤之阴，二则能补血滋生已失之阴液，敛阴益阴而不恋邪。再者对小儿咳嗽伴发的热象，若用大苦大寒直折其热，虽可能快甚一时，但必伤小儿娇嫩之脏气，后患叠生。生白芍苦凉，则寓敛阴益阴中兼以清热，并促进阴阳的相对平衡，从根本上缓解热象，因此张老对小儿咳嗽病中出现的阴虚和发热现象，一般不用滋阴和苦寒药，认为一味生白芍，敛阴、益阴兼能清热，用于小儿最为合拍。

【夏翔临床经验】名老中医夏翔对芍药有比较深的阐述。夏老认为芍药为一味古药，在《诗经》中早就有所记载。《神农本草经》对芍药已有较为全面的认识，认为芍药具有"主邪气腹痛，除血痹……止痛"功效。自陶弘景开始，将芍药分为白芍和赤芍；历代各医家均认为白芍具有养血补阴、柔肝止痛的功效，而赤芍的功效主要为凉血行瘀、消肿止痛。故《本草求真》说："赤芍专入肝。与白芍主治略同，但白则有敛阴益营之力，赤则止有散邪行血之意。白则能于土中泻木，赤则能于血中活滞。"芍药一直是临床上的一味常用药，而且适应证很广。如汉代《伤寒论》《金匮要略》中的桂枝汤、小建中汤、芍药甘草汤、小青龙汤、四逆散、桂枝芍药知母汤、当归芍药散等有名方剂，都是以芍药作主要药物的。其他历代医药家以芍药作主药的名方也有很多，如痛泻要方、犀角地黄汤、逍遥散、四物汤、芍药汤等。

夏老在临证时也体会到，芍药（主要是指白芍）是一种应用范围极广、临床效果极佳的药物。各个脏腑、各个系统的许多病证都能用白芍收效。如以呼吸系统疾病来说，对哮喘患者应用小青龙汤或其他肃肺降气平喘的方药时，重点配合白芍则可增强其平喘的功效。这是因为白芍通过柔肝，加强肝木的疏泄作用，以助肃肺降气而奏平喘的功效。同样，对虚喘的患者在应用补气益肺方药的同时，配以养血柔肝的白芍，也能提高其疗效。对消化系统疾病，应用白芍的范围就更广，对溃疡病来说，小建中汤是良方，如欲使其疗效更为显著，一定要重用白芍，甚至可用至60g或90g。对食管、胃、肠痉挛以及过敏性结肠炎患者可用白芍配合白术、香附、木香等以获良效。以心血管疾病来说，对冠心病、心肌炎等患者，可用白芍配合丹参、党参、麦冬等药物，以加强补心活血、养血补气的功效（药理学证实白芍具有降压作用）。以运动系统疾病来说，如治腓肠肌痉挛或其他肌肉痉挛，可重用芍药甘草汤，若再配合地龙、全蝎等虫类祛风药则更为有效（药理学证实白芍具有镇痛、抗惊厥等作用）。再如对偏头痛、妇科痛经、外科手术后疼痛等病证，都可应用白芍进行治疗。如果在处方中按常用量（9～15g）应用白芍效果不显著，重用至60g或90g，则疗效更佳，且没有发现不良反应。

夏老认为，云白芍有止血作用者，首见于清末名医罗止园的《止园医话》。罗止园有治肺痨咯血验方，以白芍配伍藕节、汉三七、生地黄，水煎服，有较好的止血效果。罗氏云："方中主药是白芍，其止血之效力乃至神妙不可思议""放胆用之""率皆一剂而有奇效"。如《济阴纲目》中白芍与荷叶配伍，敛阴清肝、凉血止血；《本草从新》以白芍配桑叶，有"滋燥凉血止血"的功能。白芍止血力大，临床观察其用量若在 30g 以上，则对大量出血（吐血、衄血）确有良效。《圣济总录》载白芍药散，以白芍二两半，配伍生地黄汁、生藕汁等，治疗衄血、汗血。《广利方》用白芍一两，熬令黄，忤令细为散，酒或米汤送下，治疗金创血不止等。又《傅青主女科》所载加减当归补血汤，用白芍一两，伍用桑叶、白术、黄芪等，治老年妇女血崩不止。夏老临床用以治疗功能性子宫出血、崩漏不止等出血证，常有殊效，有言"此方止血，关键在白芍、桑叶用量要大"。傅氏自拟方"平肝开郁止血汤"，用治郁结血崩，方中白芍用量亦达 30g。

另有临床报道，遇血证恒于应证方药中加入白芍 30～60g，每收良效。分举一女子咯血案和一男子便血案，辨证论治准确，用白芍初时量小而收效甚微，后仍守原方而将白芍加量用至 50g，则此二者皆收速效而血止。名医岳美中言："临床上凡吐血、衄血皆可用之。妇女血崩辨证属脾不统血者，可在归脾汤中加白芍一二两，往往可收到止血效果。"曾治一胃出血患者，每吐血量极大，动辄以升斗计，投以旋覆代赭汤加白芍一两半、肉桂三分，服一剂，血即止。亦有报道重用白芍治疗多例支气管扩张咯血获良效。李春花医师在用白芍配伍他药治疗妇科疾病方面有着丰富的临床经验，用白芍配伍蒲黄，治疗妇女瘀血阻滞之痛经、崩中漏下等，效佳；配苎麻根，用治胎漏、胎动不安等疾；与赤芍相伍，用治月经先期、月经量多及崩中漏下等；与川芎合用，其效如《本草求真》云"川芎号为补肝之气。气之盛者，必赖酸为之收。故白芍号为敛肝之液、收肝之气，而令气不妄行也"。他认为妇科诸疾均可用之。

药理研究亦证实，白芍可升高血小板，使出血凝血时间缩短，其治疗虚证性出血的作用被认为是对易出血松弛的组织细胞起收敛作用，所含芍药苷能收缩毛细血管，对口、鼻、子宫、肛门等多部位的出血皆有止血作用。故白芍治疗血证，非但不可忘，且乃治血之要药也。又"血溢醋炒"，临床治疗出血证多用醋炒白芍或白芍炭，医者可根据需要而选用。

当　归

当归最早载于《神农本草经》，其性温，味甘、辛；归肝、心、脾经；其基本功效有补血活血，调经止痛，润肠通便。

【罗元恺临床经验】妇科名家罗元恺认为，尽管当归可用于诸多妇科病证，但是当归一药妇科病用之亦有宜忌。妇科病以血证较多，如月经过多、崩漏、经行吐衄、经间期出血、胎漏、胎动不安、妊娠卒下血等，均以出血为主症，这些妇科血证，在其出血未止时，多不宜用当归，否则会增加其出血，这是罗从临床实践中得出的深刻体会。上述这些妇科血证，是生理上不应该有的现象，乃属病理性的出血，应及时加以止血，欲止血，需使血脉宁静，才能达到目的。《景岳全书·本草正》云："惟其气辛而动，故欲其静者当避之……凡阴中火盛者，当归能动血，亦非所宜……其要在动、滑两字，若妇人经期血滞，临产催生及产后儿枕作痛，俱当以此为君。"这里已基本说出运用当归之宜忌矣。若妇女月经过少、月经先后无定期、月经稀发、闭经、痛经、恶露不行等血行滞碍之证，自宜运用当归以助其血行。

阳盛火旺而出血过多者，均不宜用。《本草正》在当归条中载："若吐血衄血之气火升浮者，助以温升，岂不为虎傅翼？是止血二字之所当因证而施，固不可拘守其止之一字而误谓其无所不可也。且凡失血之症，气火冲激，扰动血络，而循行不守故道者，实居多数。当归之气味俱厚，行则有余，守则不足，亦不可过信'当其所归'一语，而有循名失实之咎。"说明古人对当归早有正确的认识，无奈世人误以为当归是妇科之圣药，补血之通剂，不求辨证，概行施用，这不仅不能愈病，有时反而增病，良可慨也！近代名医张山雷对此有深刻的体验，他在《沈氏女科辑要笺正·血崩》中指出："当归一药，富有脂液，气味俱厚，向来视为补血要剂，固亦未可厚非。在阳气不足之体，血行不及，得此温和流动之品，助其遄行，未尝非活血益血之良药。惟其气最雄，走而不守。苟其阴不涵阳而为失血，则辛温助动，实为大禁。"

当归对子宫有两种不同作用的成分，一为抑制成分，一为兴奋成分。后者易溶于水，故煎服当归，能使子宫兴奋。在子宫出血期间，煎服当归，会令子宫兴奋。这是促使出血增多之原因。一般月经过多及崩漏之患者，为了补血，往往自诉曾服当归而未愈。嘱其回忆服用前后的情况，多谓服后反而增加血量者，不知何故云云。遂给予解释，才恍然大悟。其实当归不仅出血期间不宜用，凡妇科病中有阴虚火旺者均非所宜。故对常用中药使用的宜忌，有加以详细阐明并广为宣传的必要，以免贻误也。

【王香石临床经验】当归治咳嗽，早有文献记载，在《神农本草经》中载当归"主咳逆上气"。《医方集解》所载百合固金汤亦有当归。《太平惠民和剂局方》所载苏子降气汤和《景岳全书》载金水六君煎都用当归。总之，当归是治咳的一味良药，在治疗寒、燥、虚等咳嗽时，只要应用得当，均可取得良好效果。一般用量为6～15g。

名老中医王香石亦常谓"当归功用有三：补血调经，活血止痛，润肠通便"。此外，当归还有止咳之功。当归味辛而入肺，可能有人会因其辛温而恐伤肺之阴津，其实当归质润，补血中却能滋肺之阴。《医学衷中参西录》曰当归"能润肺金之燥"，《神农本草经》谓其"主咳逆上气"。临床上则多用于上盛下虚或肺肾阴虚之咳嗽，如苏子降气汤、金水六君煎等方中均有当归，这些方剂用之临床确有疗效。

王老认为，当归尚可用于下痢。有君疑之：当归质地柔润性滑，用于血虚之肠枯便秘尚可，若湿热之下痢，非但无功，还恐有恋邪之弊。殊不知下痢又称"滞下"，即大肠气机郁滞，腑气传导失司，气血运行受阻而致。当然，造成滞下的原因多是湿热之邪，但既有气滞血行不畅，治疗时就应在清热利湿之基础上，适当加入行气活血之品。正如前人所言，"行血则便脓自愈，调气则后重自除"。当归为血中气药，其性"动"，用之甚为恰当。临床上用于老人或体弱者下痢便脓血，效果甚佳。当归以上功用，临床常有被忽视者，故特记于此。一般用量为6～10g。

龙眼肉（龙眼壳、龙眼核）

龙眼肉最早载于《神农本草经》。其性温，味甘；归心、脾经；其基本功效有补益心脾，养血安神。

【邹孟城临床经验】名老中医邹孟城善用龙眼壳，认为其具散风疏表、凉血清热之功，用以煎水外洗治疗多种皮肤病，如荨麻疹、瘙痒症、夏季皮炎等，消疹止痒，功效不凡。

某年，邹老故乡友人陈剑亮先生来电相告：其母于半年前患荨麻疹，风团遍体，痒不可忍。医院予以抗过敏治疗，内服药物不效，即静脉注射针剂，治疗后可使减轻或缓解，然不久必复发如初，如此因循治之三四月，仍不见应。某日遇一人告以龙眼壳煎水洗澡，可望痊愈。即觅得该物一大捧（锡地方言：以两手仰掌伸指，两掌盛满物品为谓之"一大捧"。）煮水澡浴，一次即见大效，二三次而疹消痒止。以后偶有发作，如上一洗即净。并谓此方不仅可治风疹块，其他皮肤病同样有效云。

1997年冬季有某机修厂退休十年之陈老厂长前来就诊，据述其每天入夜皮肤无故瘙痒，自视皮表光洁明净，并无异常。上床在被褥中越热则其痒越甚，由局部数处，渐及全身，竟至不能入睡，须待子时过后，阳气渐盛，其痒势方退，才可勉就枕席。如此折腾旬日未已，所用药物无非抗过敏之品，因不见大效，而恳邹老为治。邹老即授以龙眼壳洗浴法。陈厂长遂购龙眼两斤，剥下之壳分三日用，每日以1/3煮水洗澡，第一次洗后当夜瘙痒即止，始得一宿安然浓睡。洗过三日，一冬未发，至1998年冬季，亦得平安度过，此方之佳，可谓神矣。

某中外合资企业中方代表某先生，因眩晕时作前来就诊。其女儿、女婿均为西医主任医师，嘱其服用中药。邹老诊断为痰饮眩晕，投半夏天麻白术汤而收覆杯即应之效。至是年仲夏，体表遍发红疹块，皮肤科诊断为夏季皮炎，涂以洗剂，数日后依然如故，再来邹老处诊治。邹老亦授以上方，一次外洗后，即觉清凉之气渗入肌肤之内，痛感、痒感、不适感渐次消散，翌晨自检皮疹已渐隐退，为巩固疗效，又洗第二次，以后未见复发。

邹孟城认为龙眼核止血定痛功效殊胜，《便易经验集》中有李平西所传疗"金刃伤"方："龙眼核剥去光皮，其仁研极细，掺疮口即定痛止血"。"此药在西秦巴里营中，救愈多人。"龙眼核治金刃伤功效甚验，查《本草纲目》及其他本草书籍俱未记载。可见世上有用之材，自古迄今，湮没者不可胜计矣。惜哉！惜哉。

邹老自得此秘方后，立即收取龙眼核，如法研为细末。凡遇普通之金刃伤，俱以敷之，其止血定痛之效确非虚语。且废物利用，不化分文，遂作案头常备之药。有一日，一女患者前来就诊。其在一周前与弟媳斗口，及至动武，被对方咬伤手背。虽经外科多次治疗，依然溃烂腐化，不能收口。邹老为其洗净创面，掺以龙眼核粉并包扎之。次日换药，溃口已明显收敛，仅敷药粉两次便结痂而愈。痂脱之后肤上不留痕迹，表皮光洁如初。可见龙眼核之用，非仅止血定痛而已。

即此观之，龙眼核之为物，犹药中之璞玉也。无怪乎王孟英之曾祖于《重庆堂随笔》中亦盛赞其功："其核研敷金疮磕跌诸伤，立即止血止痛，愈后无瘢，名骊珠散，真妙药也。"

楮实子

楮实子最早载于《名医别录》。其性寒，味甘；归肝、肾经；其基本功效有滋肾，清肝，明目，利尿。

【周仲瑛临床经验】国医大师周仲瑛治疗水肿善用楮实子。周老临证发现，有不少患者水肿与阴虚同在，这种情况病因不一，其中有由于素体阴亏，津不化气，气不化水而成者，如投利水之泽泻、木通则更伤阴津，以地黄、阿胶辈补阴又碍气化，是为两难。周老用楮实子治阴亏水肿收效甚佳，认为本品平补肝肾与枸杞子相仿，利水消肿与泽泻相似，兼有二者之长而无助水伤阴之弊。考《名医别录》云本品"主阴痿，水肿，益气"，《日华子本草》言其"壮筋骨，助阳气，补虚劳，助腰膝"，据此可知楮实子确有扶正利水之效。临床上，不仅以本品治许多阴伤水肿，以之治更年期面浮胫肿也有殊效。周老认为：楮实子补益肝肾，似能调节内分泌，因更年期患者阴气自半，气化不利，楮实子补阴气、助阳气、利水湿，故为对证之品。肢节肿甚者可配以天仙藤。

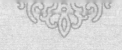

第四节
补阴药

以滋养阴液，纠正阴虚的病理偏向为主要功效，常用于治疗阴虚证的药物，称为补阴药。

沙 参

沙参最早载于《本草汇言》。其性微寒，味甘、微苦；归肺、胃经；其基本功效有养阴清肺，益胃生津。

【焦树德临床经验】 著名中医学家焦树德认为，沙参能补胃阴而生肺气，故肺热而气虚者，用之可清热补气。沙参又为肺家气分中理血之药，因肺气上逆而血阻于肺者，用之可清除血阻使血脉通畅，且疏通而不燥烈，润泽而不滞腻。凡热伤肺气，气伤而血阻，血阻而扰心，心乱而有惊气诸证，沙参皆能主之。

焦老告诫，外感风寒的咳嗽和肺中素有内寒的咳嗽均忌用。古人虽然有"人参补五脏之阳，沙参补五脏之阴"的说法，但本品若与人参相提并论，则实为差之太远，用者要心中有数。

【王凤山临床经验】 宁夏名老中医王凤山善用沙参治疗胃脘痛。王老认为，胃脘痛之常见病机为脾胃虚寒，其临床表现多见胃脘疼痛，胀满不舒，食后尤甚，纳食欠佳，口舌不干或口干不欲饮，大便不调，舌淡苔厚腻，或舌淡红苔薄白，脉弦缓或沉而无力。上证多以温中健脾、芳香化浊之品组方治之，每能生效。但连服数剂，患者常诉口鼻干燥或有大便干结等不良反应。曾于上方中加黄柏、栀子等苦寒药佐之，但不够理想。经多方思索，在上述方药内加入沙参后，不仅消除了温燥伤津的不良反应，而且还增强了整个方剂的功效。胃喜润而恶燥，脾喜燥而恶湿。上述方中大堆芳香、温中之品虽对脾会起到好的作用，但却耗伤了胃阴，破坏了胃喜润恶燥的生理功能，因而出现上述不良反应。此后，每于胃脘痛用芳香温中之药时加用沙参为佐，即无化燥伤津之弊。王老体会，不论舌苔厚腻与否，均能起到理想的作用。

麦　冬

麦冬最早载于《神农本草经》。其性微寒，味甘、微苦；归心、肺、胃经；其基本功效有养阴生津，润肺清心。

【卢尚岭临床经验】 名老中医卢尚岭善用麦冬配伍葶苈子治疗各种心力衰竭。卢老根据《灵枢·经脉》"手少阴气绝则脉不通，脉不通则血不流"认为，血瘀于肺，肺失宣肃，不能通调水道则水停而成本病。卢老补心气不以参类为主，而重用麦冬。以麦冬疗心力衰竭，旨意深远。麦冬甘寒，不仅可养阴益胃，还可补心肺气、利水消肿，具有滋而不腻、补而不滞之特点。古人对此多有论述，如《本草汇言》称"麦冬……主心气不足"，《本草分经》认为麦冬能"泻热生津，化痰止呕，治嗽行水"。本品可治疗各种心力衰竭，即使痰涎壅盛，舌苔厚腻，均宜重用之，用量为 30～90g，常效如桴鼓。与《本草新编》所言"但世人未知麦冬之妙用，往往少用之而不能成功为可惜也"不谋而合。此外，卢老认为葶苈子亦为治疗心力衰竭的良药。葶苈子长于泻肺行水，又能通利小便，用量一般为 30～45g。卢老强调，心力衰竭是由于心气亏虚，推动无力所致。故治疗必须补益心气以治本，心气充沛，瘀血自消。《名医别录》称人参可"通血脉，破坚积"，便是补气可化瘀之明证。诚然，补气的同时，辅以活血通络之品，方不失辨证论治之真谛。

天 冬

天冬最早载于《神农本草经》。其性寒，味甘、苦；归肺、肾经；其基本功效有养阴润燥，清肺生津。

【张志远临床经验】著名中医学家张志远对天冬与麦冬进行了比较详细的比较。张老认为，天冬与麦冬均系甘寒药物，滋阴润燥、补液生津，二者功能相仿，而作用不同，但对肺阴不足、干咳无痰和肠燥便秘之证，常相配使用。天冬寒凉性大，擅长滋养肺肾之阴，力专效宏，治高热病后口渴，与天花粉、甘蔗浆、生地黄同用。麦冬尚入心胃，治心烦不安，舌色绛红，与莲子心、生地黄、黄连、犀角、竹叶心同用；治胃阴耗伤、口干食少、光剥无苔，与沙参、石斛、玉竹、冰糖、乌梅、五味子、西洋参同用。两者功效比较，天冬偏于退虚热，上清肺中之火，下补肾水之亏，麦冬有祛痰止咳作用，且能强心利尿，此其不同点。

石 斛

石斛最早载于《神农本草经》。其性微寒，味甘；归胃、肾经；其基本功效有益胃生津，滋阴清热。

【李根林临床经验】名老中医李根林在临床上治疗痹证，曾多用疏风活络、温经散寒、祛风通痹、活血通络等法，一部分患者用之有效，一部分患者效果不明显，亦有不仅无效，而且越治越重者。尤在泾《金匮翼》说："腑脏经络，先有蓄热，而复遇风寒湿气客之，热为寒郁，气不得通，久之寒亦化热，则痹然而闷也。"故对于热痹采用甘寒养阴通络法，重用石斛（30g）滋阴荣筋，可使阴液得养，脉络自通，每收良效。所以石斛为补虚、除痹、祛邪扶正之主药。

【俞大祥临床经验】名老中医俞大祥认为石斛为治疗痹证的良药。俞老认为，石斛依水石而生，近世皆用以滋阴生津，尤以滋养胃津为主。溯之《神农本草经》早有除痹记载，甄权谓治腰脚软弱，逐皮肌风痹、骨中久疼，则石斛显然亦具有补虚除痹之能。再综观古代临床，宋《太平圣惠方》备载很多石斛散，皆以石斛为君药治疗各种虚劳瘘痹，及清·陈士铎《石室秘录》《辨证录》更有蒸膝汤、散膝汤、张真人神方等方剂以辅黄芪而普治鹤膝风，足证已为临床所习用。

【朱良春临床经验】国医大师朱良春亦善用石斛治疗痹证。朱老对石斛除痹的应用，以痹证久延，肝肾阴伤，呈现筋脉拘挛作痛，形体消瘦，或午后低热，舌红少苔，脉细数者，用之为多。恒以石斛配何首乌、白芍、地黄、鸡血藤滋养肝肾阴液，钩藤、天麻、豨莶草、秦艽、桑寄生、木瓜祛风通络，桃仁、红花活血定痛，有较好的效果。其中石斛的用量，一般在 15～30g 之间，少则效差。先生的经验，此类痹证，当根据中医肝主筋、肾主骨的理论，注重滋养肝肾，俾源头得畅，则脉涩者方可转为流利。而祛风通络之药，又当避开辛燥，以防伤津耗液。又阴虚脉涩不利，易致血瘀，故又当适当选用活血化瘀之品，如桃仁、红花之属，此类痹证，不宜急切图功，当守方常服，多进自可获益。

【齐强临床经验】名老中医齐强善用石斛治疗声音嘶哑。齐老谓，素常每遇多语、高歌、大声呼号而致声音嘶哑，或戏剧歌手要求护而索方者，一般贯以金银花、胖大海、麦冬为方以递之。但不知石斛确有清音出声之特殊功效，已故戏剧大师梅兰芳先生，护嗓妙法之一，就是常饮金钗石斛水。

齐老在临床中，凡遇职业性声音嘶哑者，则常拟用金钗石斛 12g，玉蝴蝶 2 只（2 片），煎水代茶饮之，每收良效。究其声音之源，乃出于肺，而根于肾，响于喉咙。古有"肺如钟，金破则不鸣，金实亦不鸣"之说，肺气旺盛，肾精充沛，则声音清亮。由此可见，声音之清浊、响与不响，与肺、肾的关系最为密切。

因多语、高呼而伤气耗津，即金破不鸣，金钗石斛味甘，性微寒，能入胃、肾二经，主补五脏，并有滋阴生津、补脾进食、益精壮骨之功用，今运用于治疗声音嘶哑或保护嗓音，是有其道理的。

玉 竹

玉竹最早载于《神农本草经》。其性微寒，味甘；归肺、胃经；其基本功效有养阴润燥，生津止渴。

【陈耀堂临床经验】著名老中医陈耀堂治疗顽固性湿疹善用玉竹。陈老临证所治皮肤湿疹，常用肥玉竹，并用鸡苏散、苦桔梗、蝉蜕等药。《本草从新》谓玉竹"甘平，补中益气，除烦渴，润心肺，治风淫湿毒"。鸡苏散为六一散加薄荷，有清热渗湿祛风作用，对湿疹水液渗出尤宜。苦桔梗入肺泻热，能载药上浮以走皮表。蝉蜕善治皮肤疮疡瘾疹。陈老认为蝉蜕甘寒，善除风热；现代医学则认为其有抗过敏作用。

枸杞子

枸杞子最早载于《神农本草经》，其性平，味甘；归肝、肾经；其基本功效有滋补肝肾，益精明目。

【张文阁临床经验】名老中医张文阁对于枸杞子运用有较深体会。张老曾遇一消渴病患者。诊之，一派阴虚之象，拟投六味地黄丸加麦冬、沙参、石斛、枸杞子等一试。当写到枸杞子时，患者果断地说："不能服枸杞子。"问其故，乃知她两年前在某医院治疗此病时，方中有枸杞子，服之则盗汗，连服10余剂，盗汗如洗，病情益甚。罢医停药后，盗汗自止。患者自述当时虽心中疑惑，但未了然。后时逢冬季，其爱人常给她炖鸡食之，出于求愈心切，开始 2 次放入枸杞子同炖，服后均盗汗。若炖时不加枸杞子，食之即不出现盗汗。从而晓知，盗汗乃枸杞子所致。张老听此将信将疑，拟再行实验观察，经她同意后，试用 2 次，皆验，停服枸杞子则不出现盗汗症状，乃笃信。盗汗乃阴虚热扰，心液不能敛藏所致，《黄帝内经》云"阳加于阴谓之汗"。此患者虽系阴虚，然平时并无盗汗，何以服食枸杞子即盗汗？当是食枸杞子之后阳盛热扰，阴虚益甚之故。

历代本草，多言枸杞子味甘，性平，入肝、肾、肺三经，功能滋肾、润肺、补肝、明目、补益精气，主治肝肾阴亏、腰膝酸软、头晕、目眩、目昏多泪、虚劳咳嗽、消渴、遗精。多认为枸杞子为滋阴之品，将其归属于滋阴药类。近代一些中药学家，则认为枸杞子有补血之功，又将其归属于补血药类。独周岩在《本草思辨录》中说道："枸杞子内外纯丹，饱含津液，子本入肾，此复似肾中水火兼具之象。味浓而甘，故能阴阳并补……而纯丹又能增火也。"某些患有阴虚阳盛所致的阴虚（火旺）证患者服用枸杞子，可使其阳益盛，阴尤虚，以致阳加于阴，热扰于内，心液外泄而盗汗。俗语说："离家千里，勿食枸杞（子）。"即主要指枸杞子有补肾兴阳的作用。此外，临床亦有服食枸杞子而致咽燥口干欲饮，甚至出现鼻衄者，机制当亦如上。可见，枸杞子并非纯补阴血之品，实有补阳之功，属阴阳并补之品。

【张海峰临床经验】 著名中医学家张海峰善用枸杞子降酶，并且每每重用而取效。对于慢性肝炎、迁移性肝炎转氨酶长期不正常者，张老除按中医辨证处方外，常重用枸杞子（20g）而收良效。

【朱良春临床经验】 枸杞子治疗肝病齿衄、阴虚胃痛乃国医大师朱良春之经验。枸杞子甘平，滑润多脂，为滋肾养肝、益精生津之妙品。其止血作用，方书记载甚少，仅《本草述》提及"诸见血证，咳嗽血"。朱老通过大量的临床实践，认为此品具有止血之功，对慢性肝病所见牙齿出血尤为适合，每日用30g煎汤代茶，连服数日，齿衄常获控制，临床症状亦随之改善。朱良春常谓："血证病因，千头万绪，约言之，缘阴阳不相维系，若阴虚阳搏，宜损阳和阴；若阳离阴走，宜扶阳固阴。但肝肾精血交损所致之失血，非偏寒偏热所宜，枸杞则为当选之佳品。"不仅齿衄，举凡鼻出血、咯血、崩漏等症见精血内夺、肝不藏血者，在辨证论治方药中加用枸杞子，可以提高疗效。

此外，枸杞子不仅入肝、肾二经，《要药分剂》指出，还兼入肺、胃二经，同时，王好古说它"主心病嗌干，心痛"。此处之心痛，多指胃痛而言，这是枸杞子治胃痛之滥觞。因为本品善于滋肾补肝、润肺养胃，所以对胃阴不足或肝气横逆犯胃之胃痛，用之有益。朱老对溃疡病及慢性萎缩性胃炎而见口干、舌红苔少、脉弦细者，均加重枸杞子之用量，恒收佳效。有时单用本品，每次 10g，嚼服或烘干研末吞服，一日 2 次，食前服，对萎缩性胃炎亦有佳效。

黄 精

黄精最早载于《名医别录》，其性平，味甘；归肾、肺、脾经；其基本功效有补气养阴，健脾，润肺，益肾。

【王琦临床经验】名老中医王琦善用黄精治疗男科疾病。王老认为：黄精甘平，为补气养阴、健脾润肺之品，用于脾胃虚弱、体倦乏力、口干食少、肺虚燥咳等症。然今人多用黄芪补气，用黄精者少。王老认为，黄精用于男科，尤有填精生髓之功。

王老说，黄精得坤土之粹，土为万物之母，母得其养，则水火既济，木金交合，而精自充。古人多将其视为延年益寿上品，常将其载于神仙方中，如《太平惠民和剂局方》中即有"神仙服黄精十一法"。《道藏》中关于黄精的用法则更多。因为古人将黄精视为神仙保健之品，在治病时用之并不多，今人常以为其效不如黄芪。现代研究证明，黄精含糖类、赖氨酸等多种氨基酸，人体必需的 8 种微量元素及黄酮类等有效成分，能促进机体蛋白及能量合成，有提高免疫功能、改善微循环、抗衰老等多种功效。据此，王老将黄精用于男科治疗精亏髓少之少精症、弱精症等最为有效，临床常与枸杞子、何首乌等配伍使用，常用量为 10～15g。

【徐学义临床经验】名老中医徐学义善用一方，名为黄精膏：黄精 30g，生石膏 30g，知母 10g，藿香 15g，加葱白 5～6 根，入醋 500mL 浸泡一周后外用。患肢浸泡在药醋中 15 分钟左右，一天 2～3 次，对于手足瘙痒、干燥、脱皮等效果很好。药醋可重复使用，但是对于有伤口或者裂缝者不宜使用，因为醋对之有刺激作用。此法既方便又有效，而且价钱便宜。药虽便宜，疗效却很好，值得临床推广。

【史发璋临床经验】河南名老中医史发璋，家中三世业中医外科，史老行医 60 余年，积累了丰富的临床经验，重用黄精治疗瘰疬，疗效显著，确有独到之处。史老认为，瘰疬乃肝脾不调、痰热内生，或肺肾阴亏、痰火凝结所致。病因主要责之于脾肺肾，脾虚则聚湿生痰，肺肾阴亏则灼津为痰。痰为有形之物，凝结成块则为瘰疬。黄精补脾气，助运化，以杜绝生痰之源，又滋肺肾之阴，使阴足火灭无以凝痰成结，则瘰疬消矣。现代药理研究证实，黄精对结核分枝杆菌有显著的抑制效果。史老自拟"黄精汤"处方：黄精 50g，夏枯草 30g，生牡蛎 25g，当归 20g，白芍 20g，地榆 20g，白头翁 20g，百部 15g。每日 1 剂，水煎服，早晚服。连服 15 剂为 1 个疗程。间隔 5 天，再服下一个疗程。一般治疗 1～3 个疗程。加减：未溃疡者加川芎 10g，黄连 10g；脓欲成者加白芷 10g，皂角刺 10g；溃后者加黄芪 15g，白术 10g。

墨旱莲

墨旱莲最早载于《新修本草》。其性寒，味甘、酸；归肾、肝经；其基本功效有滋补肝肾，凉血止血。

【郝现军临床经验】名老中医郝现军认为墨旱莲性寒，味酸，滋阴益肾、凉血止血。临床常用于治疗肝肾阴虚所致的腰膝酸软，须发早白，以及吐血、衄血、崩漏等病证。郝老临床还应用墨旱莲治疗肾阴虚所致的梦遗滑精，肝肾阴虚所致的脱发，心阴虚所致的烦躁失眠，肝肾阴虚所致的谷丙转氨酶升高。以上病证皆可用墨旱莲 30～50g（鲜品 100～200g）。

【黄冬度临床经验】黄冬度善用墨旱莲治疗再生障碍性贫血。黄老谓，墨旱莲性寒，味甘、酸，归肝、肾二经。《本草纲目》："乌鬓发，益肾阴。"《新修本草》："汁涂发眉，生速而繁。"《本草从新》："汁墨补肾，黑发乌须……功善益血凉血。"从以上记载看，墨旱莲具有补肾益血之功能。临床上黄老嘱患者每天用鲜墨旱莲 100g，煎汤代茶饮用，取得很好的疗效。

【陈刚庆临床经验】墨旱莲治疗婴幼儿湿疹原系一民间单方，陈刚庆单用或以该药为主配方治疗 50 余例婴幼儿湿疹，收到良好效果。从所治病例看，其对渗出性湿疹疗效为佳，具体方法如下。取该药鲜品适量，洗净取汁，装入容器内加盖，并在普通蒸锅内蒸 15～20 分钟消毒备用。待药液冷却后直接将药液涂于患处即可，每日数次。如无鲜草，可用干品 50g 左右煎液外敷，或浓缩后涂擦患处。视患儿病情可酌加苍术、黄柏、地肤子等。对于重症患儿应注意食物调配并可辅助使用抗过敏药。患儿多在用药 2～3 天后渗出明显减少，结痂，瘙痒减轻，1 周左右皮损痊愈，再次使用仍然有效。

婴幼儿湿疹系临床常见病，主因湿热内蕴，外发体肤所致。用墨旱莲治疗婴幼儿湿疹对皮肤无刺激性，方法简单、经济，疗效可靠，值得推荐应用。

【朱树宽临床经验】朱树宽应用墨旱莲治疗 IgA 肾病取得良

效。中医学认为，此乃由于先天禀赋薄弱，或肾阴亏损，虚火内生，或肾气不足，血失闭藏，复因湿热邪毒外侵，灼伤血络使然。考墨旱莲，味甘酸而性寒凉，主入肝、肾二经，既能滋阴补肾，又能凉血止血，还能敛阳降压，配以清热利湿解毒之车前草、益母草、鱼腥草，以及凉血止血之茜草、小蓟、白茅根等，实为治疗IgA肾病的有效良药。唯应注意偏于阴虚火旺者，墨旱莲可加大用量至 $60\sim90g$，疗效乃佳；偏于体弱气虚者，墨旱莲用量又应在 $30g$ 以下为好。

女贞子

女贞子最早载于《神农本草经》。其性凉，味甘、苦；归肝、肾经；其基本功效有滋补肝肾，明目乌发。

【杜保荣临床经验】名老中医杜保荣善用女贞子治疗类风湿关节炎。杜老对于重症患者，在辨证复方中加入女贞子，每获奇效，对于轻症患者，单味女贞子水煎分服，即有良效。每日用量为 $30\sim60g$，30 天为一个疗程。除个别体弱者服后便稀外，临床观察治疗 80 余例，均收效良好，未见明显毒性作用。对类风湿因子转阴，亦有明显促进作用。

【吕乃达临床经验】名老中医吕乃达善用女贞子治疗老年性便秘。吕老谓，老年便秘多属虚秘，以气血阴阳虚为最，病及肝、肾、脾三脏，以肾为本。女贞子功专补益入肝肾，肝肾得充，脾气得养，则脾健运、肝疏泄、肾开阖，各司其所，其便自通。处方：女贞子 30g，当归 15g，生白术 15g。煎汤代茶饮服，一般服药 3～7 天大便趋于正常，女贞子配当归养血润肠，配白术益气健脾通便。阴虚者加生白芍 15g、生甘草 15g；阳虚者加菟丝子 30g、肉苁蓉 10g，辨证加味多获良效。

龟 甲

龟甲最早载于《神农本草经》。其性微寒，味咸、甘；归肝、肾、心经；其基本功效有滋阴潜阳，益肾强骨，养血补心，固经止崩。

【孙朝宗临床经验】著名中医学家孙朝宗善重用龟甲（30g）治心痛。《难经》曰："阴维为病苦心痛。"阴维脉为奇经八脉之一，隶属于肝肾，通于心，能引少阴精血而归于心。若肝肾阴亏，肾之精血不足，则阴维脉失去滋养，不能导引肾之精血上行以滋养心脏，则病"心中憺憺大动，甚则心中痛"，故通补肾与阴维之脉，是治疗胸痹心痛的又一法门。用药除熟地黄、当归、芍药外，龟甲一药，性味甘咸而寒，能潜阳补水、通补阴维，以奠安少阴心肾，使水火相济，心脉得养，是治阴维为病心痛的主药。

此外，本品还能止血。因其长于滋养肝肾，性偏寒凉，故尤宜于阴虚血热、冲任不固之崩漏、月经过多。常与生地黄、黄芩、地榆等滋阴清热、凉血止血之品同用。

孙老对龟甲与鳖甲的功用进行较详细的对比。张老认为，二者均为滋阴潜阳药，能退虚热骨蒸，止盗汗，凡肾水不足，肝阳过旺之证，皆可投予，常与熟地黄、白芍、知母、牡蛎、青蒿、阿胶配伍应用。龟甲长于健骨养髓、补阴止血，治小儿囟门不合、腿膝软弱无力，与虎骨、海马、木瓜、牛膝、千斤拔同用；治妇女热扰冲任崩漏下血，与生地黄、小蓟、女贞子、墨旱莲、黑木耳、贯众同用。鳖甲侧重散结消癥，治肝脾大，与三棱、莪术、马鞭草、鬼臼、阿魏、刘寄奴同用；治卵巢囊肿，与肉桂、芫花、鬼箭羽、蜂房、三棱、细辛、茯苓同用。水泛为丸，口服，3个月为一个疗程。

第十六章

收涩药

第一节
固表止汗药

本类药物味多甘平，性收敛，多入肺、心二经。能行肌表，调节卫分，顾护腠理而有固表止汗之功。

浮小麦

浮小麦最早载于《太平圣惠方》。其性凉，味甘；归心经。其基本功效为固表止汗，益气，除热。

【徐阳孙临床经验】老年男性易患前列腺肥大，虽可手术，但弱者难施，其老前辈传其一方，即用浮小麦一味，初用120g，微炒，煎汤频饮，为治疗该病良策。徐氏遇一例只能依靠导尿维持者，以浮小麦500g，煎汤频饮，果然尿畅食增。自此后每逢此病，均授予此方，嘱长期代茶频饮。

第二节
敛肺涩肠药

本类药物酸涩收敛，主入肺经或大肠经。分别具有敛肺止咳喘、涩肠止泻痢作用。

五味子

五味子最早载于《神农本草经》。其性温，味酸、甘；归肺、心、肾经。其基本功效有收敛固涩（敛肺、涩肠、固精），益气生津，补肾宁心。

【姜春华临床经验】 上海名医姜春华认为，五味子强壮镇咳平喘作用较佳，并且外感咳嗽也可选用，和麻黄配伍，有很好的缓解支气管痉挛、化痰止咳喘作用；五味子敛肺补肾、益气生津止咳，对久咳者配伍百部，共奏补肺肾、止咳截咳之功。

【孙浩临床经验】 著名中医儿科专家孙浩，在其《医学存心录》中介绍用五味子和五倍子治疗小儿汗证，其用法如下。五味子、五倍子各 6g，共研细末，分两份，于临睡时用一份，以温开水调敷神阙穴，再以牛皮纸或者塑料布裹腹，翌日取下，另一份再敷如前法。孙老用此法治疗小儿汗证多例无一不效，愈后再汗者，仍用此法，其效如初。

【周信有临床经验】 现代药理研究表明，五味子有很好的降酶作用，适应于某些迁延性肝炎和慢性肝炎，表现为气虚而无明显气滞、湿热者。如气滞、湿热而用五味子反有留邪之弊，即使实验室结果表现转氨酶下降，但是停用后易反弹，临床应消实证之邪，再

图五味子降酶之效。甘肃名老中医周信有治疗转氨酶升高者，嘱服五味子粉 2.5g，每日 3 次，周老在临床中体会，五味子研粉吞服降酶效果比煎服明显。

【邹孟城临床经验】五味子治咳喘，由来久矣。远自仲景，近迄天士，历代大家鲜有不用之者。然五味子虽为咳喘妙药，并非适用于所有患者。宜者用之，效可立见；不宜者服之，害亦不小。故于宜与不宜之间，须究心焉。清·叶天士为一代宗师，每因虚劳喘咳方中用五味子，屡遭徐灵胎之评责。可见五味子虽为治病良药，若要投遣得当，亦非易事。

五味子秉酸收之性，有敛肺保肾之功。因其酸敛，则有凝痰、滞邪、聚火之弊。是故五味子所治之咳，乃肺肾不足、元气耗散之咳，取其固守金水则喘咳自止。若夫外因客邪、内缘停痰火热之类所致之哮喘咳嗽，则五味子避之犹恐不及，是为大忌者也。如若虚实相兼之证，必用五味子时，可与泻实之药同用，相辅相成。

邹老临证时，亦恒用五味子治慢性咳嗽，于肺金气阴伤损之老年性慢性支气管炎，辄加用于辨证处方中，收效之良，非他药可比拟。邹老曾治一女同事，自幼得气管炎，经年咳嗽不已。春夏咳稀，秋冬咳甚，三十余年历治不愈。邹老详察四诊，知其内外无邪，纯属虚证，适予中药西制之五味子糖浆，服一瓶后咳嗽大减，连进五大瓶（每瓶 500mL），三十余年之痼疾，竟得根治。

又曾治一八旬老妪，子孙孝顺，经济宽裕。橘子、苹果，日啖不辍。人参蜂王浆之类温补之品，相继迭进。渐至口干、内热、咳嗽频作，数月不瘳。诊其脉，弦而有力，略带涩意，舌红而干，中心剥苔。显属肺肾燥热、津伤咳嗽，治当益胃生津、润肺止咳。虑高年胃气多弱，兼顾健运中焦，投以叶氏养胃汤加川贝粉。首次服药后即觉舒泰异常，为数月来所未有，三四剂后咳减过半。复诊时舌红已退，于原方中加五味子 3g，服后咳又骤增，口干心烦。故速去五味子，仍服原方，则日愈一日，连服二周，诸症悉愈。此例属内热伤津而不宜用五味子收敛者。由此可知五味子治咳喘有宜与不宜之别，临证时当有所斟酌，不可一概施用。夫药本无过，全在医家之驾驭得法与否耳。

乌 梅

乌梅最早载于《神农本草经》。其性平，味酸、涩；归肝、脾、肺、大肠经；其基本功效有敛肺，涩肠，生津，安蛔。

【张锁庆临床经验】带下病证，历代医家研究比较深入。其病因责之于五脏不足，故有五带之称，但立法处方上多以脾虚湿盛为据。名老中医张锁庆根据多年临床实践认为，带下乃脾虚湿盛为标，肝燥失敛为本。健脾渗湿虽为治疗带下病证的常用之法，但治标不治本非其治也，故治以敛肝润燥为主，兼以健脾补肾。自拟乌梅八味汤（乌梅、熟地黄、当归、生白芍、生山药、生白术、菟丝子、山茱萸），以补肝之四物汤为基础，纳入完带汤和六味地黄汤（丸）之主药，重用乌梅敛肝止带，使肝血得补，肝脏得润，肝气得敛，脾和胃健，带证得除。临证可根据带下病证的不同兼症和带下的寒热不同而加减。如带下色黄质稠者为热，加黄柏、败酱草、蒲公英、白头翁；如色白质稀量多者为寒，加鹿角霜、炮姜、菟丝子；如带下赤白加茜草、乌贼骨、仙鹤草等。一般用量为5～15g。

崩漏之证在妇科临床上十分常见，历代医家对此皆有深入的研究，经验也十分丰富，尤其是提出治疗崩漏的三大法（塞流、澄源、复旧），至今在临床上仍有指导意义。张锁庆在复习文献的基础上，结合临床实践，治疗崩漏采用补肾健脾敛肝之法，自拟乌草崩漏冲剂（乌梅炭、乌贼骨、茜草根、熟地黄、山茱萸、炒山药、女贞子、墨旱莲、炒荆芥、炒薄荷），方中重用乌梅炭来敛肝止血，标本兼治。

【祝谌予临床经验】过敏煎是中医专家祝谌予的经验方，由银柴胡、乌梅、防风、五味子、甘草五味药组成，在临床上主要用于治疗过敏性疾病。如过敏性荨麻疹属风寒者加麻黄、桂枝、荆芥；属风热者加金银花、连翘、薄荷、蝉蜕；血热者加紫草、牡丹皮、白茅根；热毒内盛者合五味消毒饮；过敏性鼻炎合苍耳子散等。方中防风辛温，气薄升浮，祛周身之风；乌梅酸涩，清凉生津，敛肺和胃；银柴胡甘寒益阴；五味子酸温，益气敛肺。四药合用，有散有收，有升有降，有补有泄，在临床应用中随症加减，并采用西医的辨病和中医的辨证方法，对过敏性疾病常能收到较好疗效。

诃　子

诃子最早载于《药性论》。其性平，味苦、酸、涩；归肺、大肠经；其基本功效有涩肠止泻，敛肺止咳，降火利咽。

【周仲瑛临床经验】国医大师周仲瑛认为，痰热犯肺，临证殊为常见。治之无非为芩蒌橘桔之类，周老治此证常在辨证基础上加诃子3～5g。诃子，味苦、酸、涩，性平，敛肺涩肠，现代临床多用以治久咳无痰，肺失敛肃或久泻滑泄，纯虚无邪者。药理研究证实，本品含没食子酸、诃子酸等，这些成分有较强的收敛作用。周老认为本品性敛而不留邪，对肺热咳嗽、咳吐黄绿痰者，小量用之有苦泄清肺降火、化痰利咽作用。临床常与挂金灯同用，挂金灯清热化痰利咽，润而不燥，二者配伍止咳而不敛邪，祛痰而不耗津，故用于许多病例从未见痰热闭肺者。上溯其源，《新修本草》曾云诃子"治痰嗽咽喉不利，含三数枚殊胜"，《四声本草》也提出"下宿物，止肠澼久泄，赤白痢"，可见诃子的治疗作用是双重的。

【袁自复临床经验】江苏名医袁自复善用诃子治疗咳嗽。袁老谓，诃子一般多用于久泻，而其则时用于咳嗽，疗效十分明显。许多病例西医已用抗生素并且用麻醉药品，或者通过辨证论治而咳嗽仍旧顽固不解者，加用诃子以后，情况就大有不同，咳嗽由减少而到完全停止。

初时干咳频频不已，常伴咽干咽痒，这是风热外袭、肺失清宣所致，治宜宣化。袁老喜用前胡、紫菀、桔梗、蝉蜕、款冬花、冬瓜子、胖大海等，同时再加诃子。紫菀与款冬花同用，能增强治咳之效；而款冬花、冬瓜子、胖大海三药同用，亦有相互增益作用，加以诃子酸收，不致宣肺过甚，一开一收，相反相成。

后期干咳则多属于肺失清肃，法当清肺肃降，治宜桑白皮、枇杷叶、淡黄芩、川贝、苦杏仁、旋覆花、款冬花、冬瓜子、胖大海等。这时应用诃子，更能相得益彰。实属顽固，可以用罂粟壳 5～10g。

诃子治咳，用得适当，疗效明显，但是用得不当，反而有害，可使咳嗽迁延不愈。其关键在于有无痰沫：凡是咳痰不爽，或者痰液多者，都在禁忌之列。

【朱宗元临床经验】 名老中医朱宗元认为诃子"酸能敛邪"之说值得进一步推敲。朱老谓此说是一种有影响的理论，原指患下痢时，邪气未尽，过早服用酸味之品，常有敛邪之虞，可致病情拖延或突变。以后又将其引申，认为凡外感之疾，早用酸味之品，可因敛邪而拖延病情。因此，凡遇感邪之证，对诃子、乌梅、五味子等酸味之药，均列禁忌。前人对这一理论，也有不赞同者，如钱乙在治疗下痢方中，也常用收敛之诃子等药。

这一理论的提出，其根据恐未必充足。中医痢疾的概念，含义欠明确，它既包括"痢疾"，也包括一些表现为便下脓血、有里急后重症状的其他疾病在内，这些疾病中，有的容易治愈，有的则易于复发，与是否用"酸敛"药物并无关系。

据朱老个人经验，对于下痢及咳嗽等病（包括外邪未尽的咳嗽在内），应用诃子、五味子、乌梅等酸敛药物，并无敛邪或拖延病情的现象，而在止痢、止咳方面，常有明显的效果。比如治疗慢性支气管炎继发感染、支气管扩张、肺气肿等，常用生脉散合金水六君煎或香砂六君子汤加诃子、乌梅等药治疗，每获良效，且无不良反应，疗程也可缩短。

蒙医用诃子如同中医用甘草，尤其是在治疗下痢和咳嗽的方子中，诃子更是常用，并无敛邪之说。岂有同一味药，在中医用时敛邪，而在蒙医用时不敛邪，此理恐难说通。根据以上情况，"酸能敛邪"之说应重新评估。

赤石脂

赤石脂最早载于《神农本草经》。其性温，味甘、酸、涩；归大肠、胃经；其基本功效有涩肠，止血，生肌敛疮。

【韦文贵临床经验】 著名中医眼科名家韦文贵先生善用赤石脂收敛生肌治疗角膜溃疡。韦老谓，赤石脂是一种红色的高岭土，因色红滑腻如脂而得其名，性味甘涩微温，具有涩肠止血、收敛生肌的作用，是一种常用收涩药。临床上多用以治疗久泻、久痢、便血、脱肛、遗精、崩漏、带下、溃疡不敛等病证。《本草求真》说赤石脂"甘温质重色赤，能入下焦血分固脱，及兼溃疡收口长肉生肌也……石脂之温，则能益气生肌；石脂之酸，则能止血固下。至云能以明目益精，亦是精血既脱，得此固敛，始见目明而精益矣。催生下胎，亦是味兼辛温，化其恶血，恶血去则胞与胎自无阻耳。故曰固肠，有收敛之能；下胎，不无推荡之峻"。从以上论述可知，赤石脂除有收敛固肠的作用之外，尚有化恶血、通脉络的活血化瘀之功。所以赤石脂是一味具有活血化瘀作用的收敛药，既可收敛生肌，又可活血祛瘀，用于眼科角膜溃疡的治疗，颇有佳效。

韦老认为，赤石脂一药，能收敛，能化瘀。经多年实践证明，赤石脂用于角膜溃疡治疗，具有促进溃疡愈合和控制病情发展的良好作用，是治疗角膜溃疡的一种重要药物，临床上应予以重视。应用时在辨证论治的基础上，重加赤石脂（20g）则效果显著。

【吴怀棠临床经验】江苏名老中医吴怀棠善用赤石脂治疗胃溃疡。吴老认为，用赤石脂为主药结合辨证论治处方治疗胃病，通过很多病例的实践发现其止痛、制酸、止血的效果非常显著。凡经消化道钡餐透视及X线片或经胃镜检查确诊为胃溃疡或十二指肠壶腹部溃疡者，用赤石脂治疗可在较短时间内见到效果。疼痛者即可止痛，食前定时作痛者奏效尤速；出血者即可止血，且较巩固，止后一般不再复发；泛水吞酸者，更易制止；但对胆汁反流、呕苦者则奏效较慢。经复查观察，凡坚持服药较长时间者，绝大多数溃疡可愈合而告彻底治愈。

对溃疡病合并胃或十二指肠炎症的治疗，应将赤石脂与左金丸（吴茱萸、黄连）或黄连汤（黄连、甘草、干姜、桂枝、人参、半夏、大枣）相辅并进，常常可得两愈之效。对单纯的胃或肠道急性炎症，大多无效，不宜投之。但对慢性胃炎或十二指肠球炎有胃酸分泌过多者用赤石脂制酸甚效。若能与左金丸或黄连汤合并使用并连续服用一段时间，则不仅可使慢性炎症消除，且可预防继发溃疡病。

汤剂用法：赤石脂一般用30g，重症或出血者可用至60g，研细绢包入汤剂，同煎服。汤剂组成仍须按胃寒者加吴茱萸、高良姜温之，胃热者加黄连、栀子清之，气滞者加香附、沉香理之，食滞者加神曲、麦芽消之，湿重者加苍术、厚朴燥之，痰多者加半夏、陈皮化之，中虚者加黄芪、党参补之，便溏者加白术、炮姜培之，便秘者加火麻仁、蜂蜜润之。

散剂用法：赤石脂250g，降香30g，香附、白及、炙甘草各60g。上药研极细末，每用5～6g，食后开水调服，每日服2～3次。或作为丸，或装入胶囊服均可。

注意事项：在治疗期间，病者必须注意饮食宜忌。一日三餐，宜以厚粥烂面为主；其他食品均宜以"富于营养，易于消化"为准则。忌食一切生冷瓜果，辛辣酸涩，变质不洁，油炸肥腻，硬饭以及其他坚实难化诸物。此外，应戒绝烟酒，注意保暖，尤须避免胃脘部受寒。若胃病兼患肠寄生虫病，特别是钩虫病者，均应先驱虫，然后用赤石脂治胃病，否则亦易影响疗效。

石榴皮

石榴皮最早载于《名医别录》。其性温，味酸、涩；归大肠经；其基本功效有涩肠止泻，止血，驱虫。

【杨干潜临床经验】名老中医杨干潜认为，小儿腹泻宜早用止涩法，因小儿不像老人常患习惯性便秘，且稚阳稚阴，每暴泻伤津，土虚木摇而死于慢惊风，故按《黄帝内经》"得守者生"之旨，须及早使用止涩法。杨老对每日泄泻超过 10 次或泄泻势甚者，即施用止涩，不必惧其留邪，"慎勿因循反致虚"。止涩之品，每选石榴皮 3～20g，再按比例适当增加甘草用量以制其涩味，若缺石榴皮，可用诃子。如"直肠洞泄"，用石榴皮而泻不止，可按年龄加用罂粟壳 3～6g 煎服。治一婴儿患中毒性消化不良，腹泻多月，某儿童医院疑为不可治，用此药配方辨证论治，两剂而止。

【郭梅峰临床经验】广东著名中医学家郭梅峰，治疗小儿泄泻经验颇为丰富。郭老将其常用药物编成"小儿泄泻方"：石榴皮 8g，生扁豆 9g，生谷芽 8g，云茯苓 10g，甘草 2g，扁豆花 3g，生薏苡仁 9g，莲子肉（去心）10 粒。药量应随年岁及病情增减，这是一剂酸涩止泻、甘淡渗湿、健脾和中之良方，郭老 20 多年来，应用此方治愈病例当以千计。

五倍子

五倍子最早载于《本草拾遗》。其性寒，味酸、涩；归肺、大肠、肾经；其基本功效有敛肺降火，涩肠止泻，敛汗，固精止遗，止血，收湿敛疮。

【孟景春临床经验】南京名老中医孟景春善用五倍子敷脐治疗盗汗。具体方法是：五倍子适量，研极细末，每次用 3～5g，用糯米稀饭汤调如厚糊状，敷于脐，至脐平为度，纱布覆盖，再用胶布固定，要密封勿使暖气外泄。若覆盖不密，冷后变硬则无效。每日换 1 次。一般 1～2 次即可生效。

用五倍子末敷脐治盗汗，在李时珍《本草纲目》中就有记载，并盛赞其功效。孟老在临床中遇盗汗、自汗之属虚证者，所用数例，均获良效（若属实或阴虚火旺明显者不可骤用）。现代研究表明，由于其中含有鞣酸，对蛋白质有沉淀作用，皮肤、黏膜、溃疡面接触鞣酸后，其组织蛋白即被凝固，形成一层被膜而有收敛作用。脐部亦名神阙穴，从经脉循行分布来看，是任脉所过的部位，冲脉循行的邻近之处，冲脉和五脏六腑都有联系；从解剖角度讲，脐部的皮肤结构较薄，且血管特别丰富，所以药物在脐部易于穿透弥散，易于吸收，吸收后又能很快地通过血液循环和经脉系统的输布，内达五脏六腑，从而发挥其治疗作用。

孟老善用五倍子治牙齿松动。具体方法是：五倍子 5 个，生明矾适量。先将完整的五倍子敲一孔，将生明矾实其中，煅存性。研为细末，储瓶备用。用时以洁净纱布蘸药末擦牙。每日 3 次。

如治黄某，男，41 岁。两侧臼齿浮动，不便咀嚼，已半年有余。在某口腔医院诊断为牙周综合征。建议拔除牙齿后修复。患者不愿拔牙，遂来就诊。检查：两侧臼齿均轻度松动，牙龈不肿，无出血、流脓现象。自述晨起口中发臭，牙龈常有发痒感。嘱外用此药擦牙，每日 3 次，内服玉女煎加减治疗。服用 10 天后，牙齿已不松动，咀嚼复常，口臭亦轻。嘱再服二至丸 1 个月，以资巩固。

以上固齿方系江苏省著名外科医师许履和的经验方，并命名曰"固齿散"，试用于临床确有效果。

罂粟壳

罂粟壳最早载于《本草发挥》。其性平，味酸、涩，有毒；归肺、大肠、肾经；其基本功效有敛肺，涩肠，止痛。

【吕奎杰临床经验】名老中医吕奎杰运用桃花汤加罂粟壳一味，治疗脾肾亏虚、滑脱不禁之泄泻腹痛，有相得益彰之效。但在辨证运用时，应掌握：有脾肾亏虚、滑脱不禁之见证；虚实夹杂，虚多实少；脉象细弦少力或虚大，舌苔腻滑。具有上述三项中之两项，即可主以是方。

罂粟壳性味酸、涩、平，入肺、大肠、肾经。《本草纲目》谓其有"止泻痢，固脱肛，治遗精久咳，敛肺涩肠"等功用。由于本品性收涩，具有麻醉作用，含有吗啡、可待因及罂粟碱等成分，故医者多不愿使用。其实，任何一种药物都有其不同宜忌，罂粟壳当然更不例外。本品适应证是久泻、久痢、腹痛，虚多实少者。但绝不可应用于虚实夹杂、实多虚少之证。若痰热恋肺，咳嗽痰稠，湿热下注之暴泻，以及停食积滞之腹痛等，用此均非所宜。

第三节
固精缩尿止带药

本类药物酸涩收敛，主入肾、膀胱经。具有固精、缩尿、止带作用。

山茱萸

山茱萸最早载于《神农本草经》。其性微温，味酸、涩；归肝、肾经；其基本功效有补益肝肾，收涩固脱。

【张志远临床经验】著名中医学家张志远认为山茱萸益阴又养阳。张老谓，山茱萸味酸收敛，性温能补肝肾，为中医常用药物之一，其对遗精、阳痿、血崩皆有疗效，特别是对大气下陷诸证更为擅长。自《神农本草经》载入后，现存含有本品最早的处方属《金匮要略》崔氏八味丸，明末张介宾在《新方八阵》左归丸、右归丸中，均配加此药，既益阴又养阳。张老临床常以之为君药治疗四种疾病：阅读书报不能持久，时间稍长则"目眩无所见"，将山茱萸同熟地黄、枸杞子、甘菊花配伍，炼蜜为丸，疗效显著；女性50岁、男性65岁左右，进入更年期，经常腰痛腿酸、头晕耳鸣，可与杜仲、女贞子、墨旱莲、十大功劳配伍；女性在生育期不孕，经期延后，血下过多，冲任无损，宜与当归、茜草、紫石英、鹿角胶配伍，民间验方续嗣丹即由此五药组成；大气下陷汗出不已、心中怔忡、呼吸微弱、手足厥冷、动则头眩，呈现虚脱之象，配以参附急火煎服，用量45～75g，能收良效。

【张锡纯临床经验】张锡纯在《医学衷中参西录》中反复强调山茱萸"大能收敛元气"而固脱，且认为其救脱之力较参、术、芪更胜，"凡人身之阴阳气血将散者，皆能敛之，故救脱之药，当以萸肉为第一"，并慨叹山茱萸为"救脱之圣药"。他认为元气来源于先天，补气之药只能补助后天之气，所以凡元气衰惫欲脱者，必先以收敛之品，敛固其脱。并且他还认为"凡人元气之脱，皆脱在肝"，在元气将脱之时，肝气之疏泄"能泻元气自下出也"，而山茱萸"既能敛汗，又善补肝，是以肝虚极而元气将脱者服之最效""使肝不疏泄，即能杜塞元气将脱之路"。所以临证凡遇元气将脱之证，必重用山茱萸敛肝，虽病势危重，也可挽救。既可单味重用，也可辅以益气之品。元气上脱者，辅以人参、代赭石；元气下脱者，辅以人参、黄芪。张锡纯所创的急救回阳汤、既济汤、来复汤、定心汤等方，均以山茱萸为主药，治疗大病久病之后，元气暴脱，阴阳不相维系，阳欲上脱，目睛上窜，心中摇摇如悬，阴欲下脱，或失精，或小便不禁，或大便滑泻，或虚汗淋漓，势危欲脱，或霍乱吐泻已极，精神昏昏，气息奄奄等一切阴阳俱虚欲脱证。现代药理研究表明，山茱萸能增强心肌收缩力，扩张外周血管，增强心脏泵血功能，使血压升高而利于休克的治疗或有抗休克作用。

【俞慎初临床经验】 著名中医学家俞慎初善用山茱萸治疗暴喘。在其《南方医话》中记载，治叶姓少年，素体羸弱，立春过后，暴喘汗出，声低息短，心悸动甚，口干唇燥，精神疲乏，四肢厥冷，面色泛红，额部扪之烘热，脉来浮散无力，知为虚喘，阳气欲脱。本欲进参附以救脱，但口唇干燥，有伤阴之象，附子大热，则非所宜，人参昂贵，而且难以骤得。细思本证，阳虚阴耗，肝肾两亏，选用山茱萸一药，既可两补肝肾、纳气平喘，又能涵阴敛阳、止汗固脱，有两全之妙。遂独用山茱萸 60g 去核浓煎顿服，须臾喘缓厥回，继以来复汤进之，药用山茱萸 60g，生龙骨 30g，生牡蛎 30g，生杭白芍 18g，潞党参 12g，炙甘草 6g。服 3 剂后，喘息尽已，依嘱常服山茱萸，调理半年，宿疾渐除。

用山茱萸以纳气固脱，这是近贤张锡纯独得之秘。此药善于涵阴敛阳，对于肝肾本虚，阴阳之气行将涣散的虚喘欲脱（以气短而不续，慌张里急，提之不升，吸之不下，常致长引一息为快，为辨证要点）具有特效。《医学衷中参西录》说山茱萸"得木气最厚，酸敛之中大具条畅之性，故善于救脱"，又曰山茱萸之性"不独补肝也，凡人身之阴阳气血将散者，皆能敛之"。书中多载实例，可资参考。但若用之得当，确能得心应手，与参附固脱，有异曲同工之妙。

覆盆子

覆盆子最早载于《名医别录》。其性微温，味甘、酸；归肝、肾、膀胱经；其基本功效有益肾固精缩尿，养肝明目。

【郝现军临床经验】老中医郝现军善用覆盆子治宫寒不孕。郝老认为，覆盆子性味甘温，补肝肾、涩精、缩尿、明目。临床发现覆盆子具有良好的暖宫散寒作用，可用于治疗妇女宫寒不孕，常配伍黄芪、党参、淫羊藿、山药、菟丝子、乌药、小茴香、补骨脂等。

金樱子

金樱子最早载于《雷公炮炙论》。其性平，味酸、甘、涩；归肾、膀胱、大肠经；其基本功效有固精缩尿，固崩止带，涩肠止泻。

【李文瑞临床经验】名老中医李文瑞善重用金樱子，一般用量6～20g，重用25～45g，最大用至60g。李师认为金樱子具有较强的固精缩尿功效。重剂应用则收涩作用显著。常于缩泉丸、桂枝加龙骨牡蛎汤、锁阳固精丸等方中重用。临床主要用于尿崩症、遗尿、遗精等。

刺猬皮

刺猬皮最早载于《神农本草经》。其性平，味苦、涩；归肾、胃、大肠经；其基本功效有固精缩尿，收敛止血，化瘀止痛。

【孟景春临床经验】南京名老中医孟景春善用刺猬皮治疗遗精。孟老谓，刺猬皮，味苦，性平，入大肠、胃经，凉血止血、降气定痛，其主治遗精，多家本草均无论述，只有清·王孟英的《随息居饮食谱》中有"煅研服，治遗精"。至于突出其治遗精功效者，在王清任的《医林改错》中有刺猬皮散，并曰"治遗精，梦而后遗，不梦而遗，虚实皆效"。其用法是：刺猬皮1个，瓦上焙干为末，黄酒调，吞服。在其方后注曰："实在效，真难吃。"于此可见其治遗精的效果卓著。亦有报道单用刺猬皮炒研治遗精者。可见其治遗精，确有良好的效果。

遗精一证，在临床比较常见，久遗不止，易损伤肾气，对身体健康影响甚大。遗精在诊治中，一般应分虚实，有梦为实，无梦为虚，滑脱不禁者为纯虚。虚者宜补宜涩，实者宜清宜泻（清泻君相之火），而王清任则认为刺猬皮治虚实皆有效。孟老认为若服刺猬皮末（可作为治遗精的专药），效果不显著者，仍需要结合辨证施治为要。"真难吃"是因煅后其味苦涩，兼有腥气。为解决这一问题，可将其焙研成末，装入胶囊服用。再有用量，王孟英、王清任两位医家，仅讲其制法，煅研末，而未说明用量。近时《吉林中草药》载，炒刺猬皮研末，每次用6g，每日服2次，用之者可参。

海螵蛸

海螵蛸最早载于《神农本草经》。其性温，味咸、涩；归脾、肾经；其基本功效有收敛止血，涩精止带，制酸止痛，收湿敛疮。

【邱德锦临床经验】名老中医邱德锦善用海螵蛸（乌贼骨）治呃逆。邱老谓，乌贼骨味咸、涩，性温，主要用于收敛止血、止带固精、制酸止痛、燥湿生肌。遍查历代本草，未有言其能降逆者。唯《素问》血枯证中有"胸胁支满者，妨于食"之句，治以四乌鲗骨一蘆菇（即茜草）方。叶天士《本草经解》中有乌贼骨气微温，禀天春和之木气，入足厥阴肝经之说，似与疏肝降逆之效有关。咸能润下，润下即可降逆除痞，如大承气汤之治痞满燥实是也。夫呃逆者，虽有胃寒、胃火、脾肾阳虚、胃阴不足等不同病因，但病机均为胃气上逆。乌贼骨能润下，治呃逆理当有验。扩而充之，治一切气逆之证，亦必有效也。旋覆代赭汤之所以能降逆化痰，是因方中旋覆花一味，辛苦咸微温，可润下，故有诸花皆升，唯旋覆独降之说。

例1：吉某，男，69岁，于1988年1月5日就诊。患胆石症伴胆总管梗阻，于3天前手术治疗，手术经过良好，唯术后呃逆，昼夜不止，牵拉刀口疼痛难忍。曾用中西各法，未能制止。投以乌贼骨60g，浓煎300mL，分2次服。下午4时服药后，呃逆次数减少，晚9时再服1次，一夜未呃，自此痊愈。

例2：郭某，女，51岁，于1988年3月17日就诊。患梅核气2年，屡治不愈。近日又增胸满胁痛，便秘。投以乌贼骨60g，佩兰叶30g，煎成450mL，每次用药汁150mL，送服十香止痛丸1粒，一日3次服药。服药3日止，8日已。

乌贼骨咸以入肾，有收敛之功用，能治吐血、鼻衄，足见具降逆之效。邱氏用于手术后呃逆和梅核气各1例收效，前证多虚，后证多实，表明乌贼骨治呃似乎起到补与泻的双向作用，有待验证。

第十七章

攻毒杀虫止痒药

凡以攻毒疗疮、杀虫止痒为主要作用的药物，分别称为攻毒药或杀虫止痒药。

硫 黄

硫黄最早载于《神农本草经》。其性温，味酸，有毒；归肾、大肠经；其基本功效有外用解毒杀虫疗疮，内服补火助阳通便。

【王琦临床经验】北京名老中医王琦胆大心细，善用虎狼之药硫黄而令人称叹叫绝。2009 年 7 月 20 日，先生接诊一畏寒女性，81 岁。该患者畏寒 30 余年，时值盛夏，却感同三九，终日着衬衣、毛衣、羽绒服等薄厚衣七层，虽时感上身汗出，需摇扇解汗，仍畏寒肢凉，如置冰中。平素不耐凉风及空调，不能食水果等生冷食物，夜间须着棉衣棉袜入睡。尝服金匮肾气丸、右归胶囊等补肾阳之药未效。查其舌暗红、苔白灰腻，脉沉。先生予桂枝 10g，白芍 10g，炙甘草 6g，制附子片 15g（先煎 1 小时），生姜 10g，大枣 10g，黄芪 20g，白术 15g，防风 10g，麦芽 15g，神曲 10g，生硫黄 2g（用豆腐煮后吞服），水煎服，每日 2 次，嘱忌油腻食物。如此叠予桂枝加附子汤合玉屏风散加硫黄，温阳固表。患者持续服药 2 个月后，阳气渐复，畏寒大减，着衣减至只穿薄厚毛衣两层，能耐受凉风及空调，可食西瓜、苹果、桃等水果，汗出亦大减。此方效若桴鼓，很大程度上取决于先生所投之硫黄每天 2g。

硫黄为有毒之药，服之不当可中毒。当今临床医师因惧怕硫黄之毒，鲜有用于口服者。先生审证准确，谨守病机，因证议药，对症制方，予硫黄口服尤重煎服方法：嘱患者将硫黄夹在两片豆腐中，用线裹紧，放入水中煮 1 小时，待豆腐变绿，再服其中的硫黄，食后再进食半个馒头。如此口服硫黄近 2 个月，共约 120g，未见患者有头晕、无力、恶心腹痛、浮肿等不良反应。故硫黄虽有毒性，但只要正确炮制，配伍得当，可获倍效。由此可见，用药如用兵，语谓"兵者凶也"，强寇入境，大敌当前，岂可因其凶而废之，医者用药亦因此理。品先生遣方，钦佩先生用药之果敢。

硫黄味酸温，有毒，归肾、大肠经。内服补火助阳通便，用于阳虚足冷，虚喘冷哮，虚寒便秘。徐灵胎谓："硫黄乃石中得火之精者也，石属阴而火属阳，寓至阳于至阴，故能治阴分中寒湿之邪。"张锡纯善用生硫黄治阳虚，认为其效捷而无附子之升发之弊，谓"且自古论硫黄者，莫不谓其功胜桂、附"。硫黄善补命门之火，《本草图新》曰硫黄"秉纯阳之精，益命门之火，热而不燥……亦救危补剂"。硫黄是壮阳之精品，若配合附子、肉桂治疗肾阳极度虚衰更是上乘之剂，疗效颇佳。

硫黄主要含硫（S），另可杂有砷、硒、铁、碲等成分。硫黄内服中毒量为 10～20g。引起硫黄中毒原因有二：一是硫黄中含有砷、硒、碲等有毒成分；二是硫在肠道中生成的硫化氢是一种剧烈的神经毒物，并可抑制某些酶的活性。传统以硫黄与豆腐共煮，试验表明，硫黄生品比经豆腐炮制后的砷含量大 8～15 倍。在肠内容物中，脂肪性物质较多时，易产生大量硫化氢，故硫黄内服时应忌油腻食物。

由此得知，临证中如遇有肾阳衰微，投桂附类不效者，要敢于给服硫黄，可望获满意疗效。

【张志秋临床经验】名老中医张志秋治疗命门火衰之泄泻善用硫黄。张老认为，此种泄泻之病机在于久泻伤阳，温运失职，脏虚腑寒。阳虚则气滞，气滞则寒凝，迫使上升之气机转为下降，泄泻自作。四神丸虽可温肾暖脾，轻骑利刃，直达病所，但对沉寒病冷、阳虚久泄之重证，则尚嫌力量不足，拟加生硫黄一味，峻补命门之火，温脾补肾。张锡纯亦大力推崇硫黄治久泻。张老每用生硫黄末为丸，先服少量，每日 0.6～0.9g，开水送下，逐渐加量至3g。硫黄熟用力薄，少服无效，多服有燥渴之弊，生用则量少而效高又无他弊，但必须是正品（以纯净、透明，无杂质者为佳）方可使用。沉寒痼冷，影响气血运行，肠道传送无力，能使人便秘；命门火衰，导致寒邪内停，肠道运化失常，亦可使人泄泻。故半硫丸可治老年人虚冷便秘，生硫黄也可治阳虚久泻，可根据病证应用。

蛇床子

蛇床子最早载于《神农本草经》。其性温，味辛、苦，有小毒；归肾经；其基本功效有燥湿祛风，杀虫止痒，温肾壮阳。

【王琦临床经验】北京著名中医男科专家王琦认为，蛇床子燥湿止汗止痒，前人言之甚详。如《罗氏会约医镜》云："蛇床子，去脾经之湿，补肾经之虚，益阳滋阴。治阳痿阴汗……疗男子阴囊湿痒。"王老谓蛇床子，苦能燥湿，温能散寒，辛能祛风止痒，常与荆芥、白芷等同用，治慢性前列腺炎之阴囊湿痒或阴汗不止等症，并可监制过用苦寒之弊，常用量为10g。

【韩桂茹临床经验】天津中医药大学韩桂茹善用蛇床子治疗外阴白色病变。外阴白色病变，俗称"外阴白斑"，属中医"阴痒"范畴。该病以外阴皮肤黏膜的不同程度变白、粗糙、萎缩、弹性下降，同时伴瘙痒为主症。韩老临床采用以蛇床子为主，内服加外洗法治疗，疗效显著。方法：蛇床子40～60g，何首乌30g，胡桃肉30g，白鲜皮30g，山楂30g。肾虚加淫羊藿、鹿衔草；血虚加大熟地黄、当归量；湿热加苍术、黄柏；阴肿裂痛加白花蛇舌草。每日1剂，水煎内服，药渣以纱布袋包裹入盆煎煮，熏洗坐浴20分钟（可反复加温），每日2～3次。

蛇床子辛苦温，入肾经。内服温肾壮阳，外用燥湿杀虫止痒。故为治疗外阴白色病变之良药。《神农本草经》云："主男子阴痿湿痒，妇人阴中肿痛。"《日华子本草》云："去阴汗、湿癣"。《本草疏经》云："能除妇人男子一切虚寒湿所生病。"综上诸家之论述，故临床采用蛇床子为君药，治疗外阴白色病变获效。

白 矾

白矾最早载于《神农本草经》。其性寒，味酸、涩；归肺、脾、肝、大肠经；其基本功效有外用解毒杀虫、燥湿止痒，内服止血止泻、祛除风痰。

【张洪义临床经验】名老中医张洪义重用白矾于顽固性呃逆。呃逆俗称"打嗝"，系由各种刺激因素引起迷走神经兴奋性增高所致的一种反射活动。顽固性呃逆频繁发作，症状顽固，常规治疗不能缓解，发作时可严重影响患者正常的呼吸运动，给患者带来精神及生理上的沉重负担。张老治疗本病遵《备急千金要方·呕吐哕逆》《证治汇补·胸膈门》，并从痰入手，认为顽固性呃逆多属痰浊中阻、胃中不和、胃气上逆而致，多夹风夹瘀。临床上治疗本病的关键在于治痰。然由于其病程较长，痰邪胶固，难以速除，故用一般的化痰药很难取得好的疗效。"矾石酸涩燥烈，最收湿气而化瘀腐，善吐下老痰宿饮。缘痰涎凝结，黏滞于上下窍隧之间，牢不可动。矾石收罗而扫荡之，离根失据，脏腑不容，高者自吐，低者自下。"张老认为白矾具沉降之性，能降上逆之胃气而止呃，其酸敛之性能敛内动之肝风，所以他在重用白矾基础上辨证治疗本病。然顽固性呃逆亦有少数气阴两虚者，因白矾可"损心肺，却水也"，故应慎用，防止其性燥烈，使虚者更虚。

蜂 房

蜂房最早载于《神农本草经》。其性平，味甘；归胃经；其基本功效有攻毒杀虫，祛风止痛。

【苏励临床经验】名老中医苏励善用蜂房配细辛治疗风湿痹痛。苏老谓，蜂房味微甘而性平，有小毒，可解毒疗疮、散结消肿、祛风除痹，而细辛辛温性烈，善于祛风除湿、散寒止痛、下气豁痰，研究发现其有明显的抗炎镇痛及局部麻醉功效。两者配伍后以细辛之升散，蜂房之灵动，共奏消肿散结、通络止痛之功。主要适用于类风湿关节炎以小关节为主的疼痛、肿胀、屈伸不利、骨节变形等。苏老认为古训"细辛不过钱"不足为凭，两者临床常用剂量为蜂房 9～30g，细辛 6～15g。若小关节积液肿痛明显，再并以汉防己、泽兰消肿止痛；关节局部热象重者，加岗稔根、虎杖根泻热通络止痛；关节僵硬胶着而痛，并豨莶草、徐长卿祛风解毒止痛；土茯苓配土贝母，忍冬藤合地龙亦适合类风湿关节炎之热痹，小关节红肿胀热痛、梭状变形者。

【朱良春临床经验】国医大师朱良春临床善用蜂房。《名医别录》谓其"治恶疽，附骨痈"，可使"诸毒均瘥"，能治"历节肿出"，故它是一味攻毒疗疮、散肿止痛的佳药。但在临床实践中，朱老发现它能温阳益肾，用治清稀带下和阳痿不举，具有显效。凡带下清稀如水，绵绵如注，用固涩药乏效者，于辨证方中加蜂房，屡获佳效。他认为："带下清稀，乃肾气不足，累及奇经，带脉失束，湿浊下注所致。利湿泄浊之品，仅能治标，而温煦肾阳，升固奇经，才是治本之图。"他用蜂房温阳益肾，每每伍以鹿角霜、小茴香等通补奇经之药，配伍独到。若带下因湿热下注，又有肾阳不足见证者，可在清泄湿热方中加用蜂房，亦可奏功。

对阳痿证，除肝经湿热致宗筋痿而不举者外，凡劳倦伤神，思虑过度，精血亏损，下元不足而致者，均可采用朱师创订的"蜘蜂丸"治疗。该丸由花蜘蛛（微焙）、炙蜂房、紫河车、淫羊藿、肉苁蓉温肾壮阳，以振其痿；熟地黄、紫河车填补肾精，以复其损。该丸为治阳痿不举之良方。朱师强调蜂房与花蜘蛛虽同为温肾壮阳药，但花蜘蛛功擅益肾助阳，而蜂房则不但温肾，且对全身功能有强壮调整作用。朱师还用蜂房治疗遗尿，亦重在温阳益肾以固本。用露蜂房炙存性，研极细末，成年人每服 3～6g，年幼者酌减，每日 2 次，黄酒或开水送下。凡遗尿久治不愈，证情顽缠，体质虚者，均可选用。

此外，蜂房还有一种功效，鲜为人知。朱师用其治疗慢性气管炎，久咳不已，取其温肺肾、纳逆气之功。不仅高效，而且速效，确是一味价廉物美的止咳化痰药。每用蜂房末 3g（小儿酌减），鸡蛋 1 个（去壳），放锅内混合，不用油盐，炒熟，于饭后一次吃下，每日 1～2 次，连吃 5～7 日可获满意疗效。

硼 砂

硼砂最早载于《日华子本草》。其性凉，味甘、咸；归肺、胃经；其基本功效有外用清热解毒，内服清肺化痰。

【范中明临床经验】名老中医范中明善用硼砂入煎剂治疗呕吐。范老谓，虽然现在很少有应用硼砂内服治疗呕吐的经验，但是在《本草纲目》中已有"除噎膈反胃"的记载。近年来，有用"开导散"治疗食管癌的报道，开导散即由一味硼砂和其他药物组成。范老受上述的启发，以少剂量（1.5g）内服试用于临床，意外地发现其治疗呕吐效果很好，其应用范围也十分广泛。从临床上观察，一般以胃肠道病变所致的呕吐效果为最佳，且不易复发。耳源性及中枢性呕吐之疗效，则取决于病变的程度，其取效亦是一过性的，容易复发。因此，在对症治疗的同时必须强调病因上的治疗，才能巩固其疗效。

此外，根据中医的辨证特点，应按照疾病的性质，区别寒、热、虚、实，分别予以配伍。范老习惯配伍，胃热者配大黄，胃寒者配吴茱萸，久呕、胃阴虚者配乌梅，胃气上逆者配代赭石。

由此可见，硼砂止呕不仅效果可靠，取效迅速，而且适应范围广泛，几乎是各种不同原因、不同性质的呕吐均能取效。因此，可以认为硼砂是一种比较理想的止呕药物，有推广应用的价值。

硼砂之主要成分为四硼酸钠，是碱性物质。据谓："防腐力强""对皮肤黏膜有收敛保护作用""内服刺激胃液分泌"。因此设想，其止呕的药理机制可能是通过四硼酸钠对胃黏膜的直接作用，使胃分泌增加，减轻有害物质对胃壁的刺激，清洁胃黏膜。也可能同时在胃黏膜形成保护膜，使局部血液循环改善，水肿、肿胀消失，从而起到止呕吐的作用。如果上述设想可以成立的话，那么就可以解释制止胃肠道病变所致的呕吐，是通过药物对胃黏膜的直接作用所取得的。因此，其收效迅速可靠，且制止耳源性或中枢性的呕吐之所以是一过性，容易复发，其原因是病灶未得清除。因此，特别需要强调病因上的治疗。

参考文献

[1]　尹常健．肝病用药十讲．北京：中国中医药出版社，2018．

[2]　张学文．疑难病证治．2 版．北京：人民卫生出版社，2005．

[3]　来春茂．来春茂医话．昆明：云南人民出版社，1984．

[4]　刘玉洁，蔡春江．王国三临证经验集．北京：人民卫生出版社，2009．

[5]　姜敏．王琦老师用硫磺温阳一则．世界中西医结合杂志，2010，5（9）：800-801．

[6]　王东坡，张凯麟．王琦男科用药经验撷粹．中医杂志，2003，5（44）：343-344．

[7]　阿提卡·吾布力哈斯木，胡晓灵．沈宝藩临床经验辑要．北京：中国医药科技出版社，2000．

[8]　邓铁涛．中国百年百名中医临床家邓铁涛．北京：中国中医药出版社，2001．

[9]　刘弼臣．刘弼臣临床经验辑要．北京：中国医药科技出版社，2002．

[10]　邹孟城．三十年临证经验集．上海：上海科技出版社，1998．

[11]　周信有．周信有临床经验辑要．北京：中国医药科技出版社，2000．

[12]　何任．中国百年百名中医临床家何任．北京：中国中医药出版社，2001．

[13]　孙松生，刘政．孙朝宗临证方药心得．北京：人民卫生出版社，2006．

[14]　余瀛鳌．中国百年百名中医临床家余无言．北京：中国中医药出版社，2001．

[15]　刘德荣，俞鼎芳．中国百年百名中医临床家俞慎初．北京：中国中医药出版社，2001．

[16]　邓铁涛．学说探讨与证治．广州：广东科技出版社，1981．

[17]　王鹏宇．内蒙古名老中医临床经验选粹．北京：中医古籍出版社，1991．

[18]　印会河．印会河中医内科新论．北京：化学工业出版社，2010．

[19]　叶进，朱雪萍，王莉珍，等．叶景华医技精选．上海：上海浦江教育出版社，1997．

[20]　关思友．关思友医案医话选——中医临床思维例释．郑州：郑州大学出版社，2002．

[21]　凌一揆，颜正华．中药学．上海：上海科学技术出版社，2014．

[22]　陈蔚文．中药学．2 版．北京：人民卫生出版社，2012．

[23]　钟赣生，杨柏灿．中药学．11 版．北京：中国中医药出版社，2021．

[24]　北京市老中医经验选编编委会．北京市老中医经验选编（第二集）．北京：北京出版社，1986．

[25]　中医研究院广安门医院．医话医论荟要．北京：人民卫生出版社，1982．

[26]　汤承祖．汤承祖 60 年行医经验谈．北京：人民军医出版社，2011．

[27]　巫君玉．名老中医带教录．北京：人民卫生出版社，1998．

[28]　袁家玑，陈慈煦．医林拔萃．贵阳：贵州人民出版社，1985．

[29] 陈四清．周仲瑛医案赏析．北京：人民军医出版社，2008.

[30] 胡天雄．中国百年百名中医临床家胡天雄．北京：中国中医药出版社，2001.

[31] 余国俊．中医师承实录．北京：中国中医药出版社，2006.

[32] 吴佩衡．吴佩衡医案．昆明：云南人民出版社，1979.

[33] 张志礼．张志礼临床经验辑要．北京：中国医药科技出版社，2000.

[34] 言庚孚．言庚孚医疗经验集．长沙：湖南科学技术出版社，1980.

[35] 颜德馨．颜德馨临床经验辑要．北京：中国医药科技出版社，2002.

[36] 张琪．张琪临证经验荟要．北京：中国中医药出版社，1993.

[37] 陈树森．陈树森医疗经验集萃．北京：人民军医出版社，1989.

[38] 朱晓鸣．临证秘验录．北京：中医古籍出版社，1999.

[39] 王森，刘语高，王晓龙．刘星元医案医论．北京：学苑出版社，2006.

[40] 北京中医学院．关幼波临床经验选．北京：人民卫生出版社，1979.

[41] 张廷模，周静，周祯祥．临床中药学．3版．上海：上海科学技术出版社，2006.

[42] 高学敏．中药学．2版．北京：中国中医药出版社，2007.

[43] 凌云鹏．临诊一得录．3版．北京：人民卫生出版社，2006.

[44] 李可．李可老中医急危重症疑难病经验专辑．太原：山西科学技术出版社，2006.

[45] 孙一民．临证医案医方．郑州：河南科学技术出版社，1981.

[46] 杨进等．中国百年百名中医临床家孟澍江．北京：中国中医药出版社，2001.

[47] 张琪．张琪临床经验辑要．北京：中国医药科技出版社，1998.

[48] 陆为民．徐景藩教授黄连配伍用药经验点滴．中医药学刊，2005，23（10）：1757-1758.

[49] 杨世兴，苏荣彪．陕西省名老中医经验荟萃第6辑．西安：陕西科学技术出版社，2005.

[50] 章真如．章真如临床经验辑要．北京：中国医药科技出版社，2004.

[51] 廖敦．王琦教授男科用药经验介绍．新中医，2003，35（7）：10-11.

[52] 彭慕斌．彭景星医论医案．北京．中国医药科技出版社，2005.

[53] 李静．名医师承讲记——临床家是怎样炼成的．北京：中国中医药出版社，2007.

[54] 上海市卫生局．上海老中医经验选编．上海：上海科学技术出版社，1980.

[55] 夏小军．夏小军医学文集．兰州：甘肃科学技术出版社，2007.

[56] 何绍奇．读书析疑与临证得失．北京：人民卫生出版社，1999.

[57] 刘惠民．刘惠民医案．济南：山东科学技术出版社，1979.

[58] 朱良春．中国百年百名中医临床家朱良春．北京：中国中医药出版社，2001.

[59] 谢海洲．谢海洲验案精选．北京：学苑出版社，2007.

[60] 余国俊．我的在中医之路——一位当代名医的治学与师承历程．北京：中国中医药出版社，2007.

[61] 陆为民．徐景藩教授临床应用石菖蒲的经验．中国中药杂志，2006，31（5）：430-431.

[62] 李俊龙．中国百年百名中医临床家魏龙骧．北京：中国中医药出版社，2001.

[63] 陈熠．中国百年百名中医临床家陈苏生．北京：中国中医药出版社，2001.

[64] 李丹初．湖北名老中医经验选．武汉：湖北名老中医咨询服务中心编，1985.

[65] 詹文涛．长江医话．北京：北京科学技术出版社，1989.

[66] 黄素英，等．中国百年百名中医临床家蔡小荪．北京：中国中医药出版社，2002.

[67] 孟景春．孟景春临床经验集．北京：湖南科学技术出版社，2007.

[68] 焦树德．焦树德临床经验辑要．北京：中国医药科技出版社，2001.

[69] 柴瑞霭．中国百年百名中医临床家柴浩然．北京：中国中医药出版社，2009.

[70] 辽宁市卫生局．沈阳市老中医经验选编第一集．内部刊物，1987.

[71] 张云鹏．中国百年百名中医临床家姜春华．北京：中国中医药出版社，2002.

[72] 高光震，单书健．吉林省名老中医经验选编．长春：吉林科学技术出版社，1985.

[73] 郭贞卿．郭贞卿医论集．成都：四川科学技术出版社，1985.